精神治療薬大系　上巻

監　修
三浦貞則
北里大学名誉教授

編　集
上島国利　　　村崎光邦　　　八木剛平
昭和大学医学部精神医学教室教授　　北里大学名誉教授　　慶應義塾大学医学部精神
　　　　　　　　　　　　　　　　CNS薬理研究所所長　　神経科学教室助教授

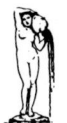

星　和　書　店
Seiwa Shoten, Publishers
2-5 Kamitakaido 1-Chome
Suginamiku Tokyo 168-0074, Japan

上巻執筆者

八木剛平	慶應義塾大学医学部精神神経科学教室助教授
田辺　英	慶應義塾大学医学部精神神経科学教室・文学部哲学科非常勤講師
石郷岡純	常盤病院副院長
渡辺雅幸	昭和大学医療短期大学教授
神庭重信	山梨医科大学精神神経医学講座教授
澤　　温	さわ病院院長
竹内尚子	かもめ薬局北里健康館薬局長，北里大学薬学部非常勤講師
稲田俊也	国立精神・神経センター精神保健研究所老人精神保健部室長
上島国利	昭和大学医学部精神医学教室教授
渡邊衡一郎	慶應義塾大学医学部精神神経科学教室
藤井康男	山梨県立北病院副院長
大谷義夫	北里大学医療衛生学部助教授
古賀良彦	杏林大学医学部精神神経科学教室教授
守屋直樹	埼玉社会保険病院神経科部長
立山萬里	東京都立保健科学大学教授

改訂によせて

　1952年 Delay と Deniker によって chlorpromazine が精神分裂病治療に導入されたことは画期的な出来事でありました。以来，抗精神病薬はいうに及ばす，抗うつ薬，抗不安薬，気分安定薬，さらには睡眠薬や抗てんかん薬も次々に開発されました。治療薬の開発からその作用機序解明へと向い，神経生理学や神経生化学の進展を促し，作用機序解明が次には精神分裂病ドパミン仮説やうつ病のセロトニン仮説，ノルアドレナリン仮説などそれぞれの疾病の発症仮説を生むことになりました。そして，それに基づいて多くの新しい向精神薬が開発されることになり，動物モデルの概念が生まれ，行動薬理学の領域の学問も進展させました。

　こうして私達は多くの向精神薬を前にしてこれまでは手も足も出なかった疾病に対してその生物学的基盤に基づいた科学的治療ができる時代となりました。こうした中で，向精神薬に関わる全領域の問題をとり上げ，時代の先端を行く精神治療大系全6巻が1995年星和書店から刊行されました。これだけの膨大な，質・量ともに誇れるものは国の内外をみても他に類をみないものとして評価されてきました。読者の方々には座右にこの大系を揃えさえすれば，すべてが解決するとさえ言われました。新たに読み返してみても，よくもこれだけのものが書けたと自分で感心してしまうほどです。

　しかし，どの領域も日進月歩で，新薬の開発は進み，新しい仮説を生み，また，分子遺伝学や分子免疫学などの進展はめざしいものがあります。どうしても，改訂の必要性に迫られることになりました。著者の方々との心血を注いだ労作も，一部不足を生じてきたのです。新らたに書くエネルギーは大

変なものがありますが，無理にお願いして，新しい時代の知見を盛り込み，時代の進展を先取りすべくここに精神治療薬大系の改訂版が出る運びとなりました．著者の方々への厚いお礼とともに，精神科薬物治療に携わる方々にとって大なる福音書になることを願っています．

2001年7月

村 崎 光 邦

精神治療薬大系(第1版)の刊行にあたって

　私どもがかねてより編纂中であった精神治療薬に関する総合的な解説書が，ここへきてようやく，『精神治療薬大系』として上梓の運びとなった。1986年からの企画であるので，実に10年越しの作業となった。その間に当初の予定より執筆項目やページ数が倍増し，脱稿済みの記述に追加や修正が必要となり，現段階ですでに全5巻別巻1という大部な構成となった。今後さらに進歩に応じた補遺等の続刊も検討されているので，これで最終的な姿とはまだいえない。刊行までのもたつきについては監修者の不手際がまず責められてよいが，近年この領域における日進月歩の真っただ中にあって，こうした書を出版するタイミングの難しさも改めて痛感させられた次第である。

　本書は，精神科およびその関連領域の卒後研修生，大学院生，ならびに診療や研究に携わる人々すべてを含む比較的広い対象を想定して書かれたものである。筆者らの主たる意図は，今日の精神科薬物療法の全般につき，治療薬の側面から理論的背景，治療薬の適用指針，臨床上の諸問題などを再整理するとともに，新知見や今後の動向に対する見解を含め，包括的に記述することにあった。この目的のため，やや欲張った感もあるが日本語による類書の乏しい現状を考慮して，現在わが国で使用されている精神治療薬の殆どすべてと，それに関連する必要な知識や重要な課題をほぼ網羅することになり，内容項目や紙数の上でも，全書とまではいえなくとも，従来の参考書に比しかなり規模の大きなものとなった。ただし，執筆者の顔ぶれからも明らかなように，本書はあくまでも臨床家の視点から記述した精神治療薬の大系である。学際的研究の進歩の著しい分野であるだけに，基礎的研究の最新情報など他の専門書の後追いになることもあると思うが，薬物療法の実地臨床に少しでも役立つことへのこだわりがこのような編集方針に反映したといえよう。

本書全5巻のおよその構成は以下の通りである。

第1巻：序論（歴史，分類）と総論的事項（薬理・生化学的物徴と作用機序，体内動態，臨床評価法，向精神薬療法の特性）
第2巻：抗精神病薬，総論的事項の続編（適用上の諸問題）
第3巻：気分安定薬（抗うつ薬，抗躁薬），その他の精神治療薬（抗てんかん薬，抗パーキンソン薬等）
第4巻：抗不安薬，睡眠薬
第5巻：副作用とその対策

なお，これを機会に，向精神薬の一覧表と最近のトピックスに関連した総説を一冊にまとめた別巻を追加して刊行することにした。本書が将来とも，このような補完的作業の継続により，急速な進歩の時代に可能なかぎり柔軟に対応できればと願っている。

本書は内容が多岐，広範囲にわたるだけに，仲間内とはいえ，私どもが誇りとする俊英多数を動員しての分担執筆となった。編集をお願いした上島国利，村崎光邦，八木剛平の各先生には，本書の性格上，なみなみならぬご苦労をおかけした。執筆者各位には，かなり無理な依頼にもかかわらず，快くご協力いただいた。心から感謝の意を表したい。また，長年にわたり出版の労をとられた星和書店編集部・浅沼義則氏に厚く御礼申し上げる。

平成8年5月

三浦貞則

上巻目次

改訂によせて ……………………………………………村崎　光邦… iii
精神治療薬大系（第1版）の刊行にあたって………………三浦　貞則… v

第1部　向精神薬の歴史・基礎・臨床

I　向精神薬の歴史 …………………………………八木　剛平，田辺　英… 3
　1.　草根木皮の時代（有史前から18世紀まで）……………………… 4
　2.　抽出・合成の時代（19世紀から20世紀前半まで）……………… 6
　3.　精神治療薬の出現（1950年代）…………………………………… 9
　　3.1　抗精神病薬（神経遮断薬）の出現 ………………………… 9
　　3.2　その他の精神治療薬の発見・再発見 ……………………… 11
　　3.3　薬物療法時代の開幕と現代精神薬理学の誕生 …………… 13
　4.　精神治療薬の改良と多様化（1960年代以降）…………………… 16
　　4.1　分裂病治療薬 ………………………………………………… 16
　　4.2　うつ病の治療薬 ……………………………………………… 21
　　4.3　神経症の治療薬 ……………………………………………… 23
　　4.4　躁うつ病の治療薬（気分安定薬）…………………………… 25
　　4.5　現在の精神治療薬の問題点 ………………………………… 25
　　文　献 ………………………………………………………………… 26

II　向精神薬の分類 ……………………………………………石郷岡　純… 29
　1.　向精神薬の概念 …………………………………………………… 30
　2.　分類の歴史 ………………………………………………………… 31
　3.　向精神薬の命名について ………………………………………… 35
　4.　現在の向精神薬の分類 …………………………………………… 37
　　文　献 ………………………………………………………………… 39

III　向精神薬の薬理・生化学的特徴と作用機序
　抗精神病薬 …………………………………………………渡辺　雅幸… 42
　1.　はじめに …………………………………………………………… 42
　2.　歴史的背景 ………………………………………………………… 42
　3.　DA受容体の発見 ………………………………………………… 43
　　3.1　DA刺激性アデニレートシクラーゼと ^{3}H-ブチロフェノン

　　　　　結合部位の発見 ……………………………………………… 43
　　　3.2　DA 受容体の分類（D_1 と D_2 の2大別）………………… 44
　4.　DA 受容体結合実験に関する最近の知見 ……………………… 46
　　　4.1　D_1，D_2 両受容体のイオンならびにグアニンヌクレオチド
　　　　　による調節 …………………………………………………… 46
　　　4.2　DA 受容体と三複合体モデル（ternary complex model）……… 48
　　　4.3　D_2 受容体といわゆるレシプローカルモデル（reciprocal model）
　　　　　について ……………………………………………………… 50
　　　4.4　DA 受容体の分類 …………………………………………… 50
　5.　DA 受容体と生理的機能 ………………………………………… 53
　　　5.1　下垂体の D_2 受容体と生理的機能 ………………………… 53
　　　5.2　脳の D_2 受容体と生理的機能 ……………………………… 54
　　　5.3　脳内 D_1 受容体 ……………………………………………… 57
　6.　ドパミンと行動 …………………………………………………… 57
　　　6.1　抗精神病薬と DA 作動性行動 ……………………………… 57
　　　6.2　DA 作動性行動とシナプス前部ならびにシナプス後部 D_2 受容体 …… 59
　　　6.3　D_1 受容体と行動 …………………………………………… 60
　7.　抗精神病薬の副作用と受容体 …………………………………… 61
　8.　精神分裂病と DA 受容体異常 …………………………………… 61
　文　献 ………………………………………………………………… 64

付：抗精神病薬・最近の進展 ………………………………渡辺　雅幸… 70
　1.　はじめに ………………………………………………………… 70
　2.　ドパミン受容体の分子生物学的研究 …………………………… 70
　3.　PET（positron emission tomography）による分裂病脳の研究 …… 78
　4.　非定型抗精神病薬について ……………………………………… 80
　文　献 ………………………………………………………………… 82

補遺：非定型抗精神病薬の作用機序に関する最近の研究 ……渡辺　雅幸… 84
　1.　非定型抗精神病薬とは ……………………………………………… 84
　2.　非定型抗精神病薬の神経伝達物質受容体への親和性 ……………… 86
　3.　非定型抗精神病薬と 5-HT_{2A} セロトニン受容体 ………………… 87
　　　3.1　5-HT_{2A} セロトニン受容体遮断と非定型抗精神病薬の奏功機序 … 87
　　　3.2　5-HT_{2A} セロトニン受容体遮断と clozapine の抗精神病効果との
　　　　　関連についての疑問点 ………………………………………… 89
　4.　Clozapine に特徴的な生化学的作用機序 …………………………… 90
　　　4.1　Clozapine と D_2 受容体占有 ……………………………………… 90
　　　4.2　Clozapine の前頭前野における選択的ドパミン放出促進作用 …… 91
　5.　脱分極性不活性化と非定型抗精神病薬 …………………………… 93
　6.　C-fos 発現と非定型抗精神病薬 ……………………………………… 95

6.1　抗精神病薬のc-Fos発現に及ぼす部位差 ……………………95
     6.2　D_3, D_4受容体と抗精神病薬 ……………………………96
  7.　まとめ …………………………………………………………97
  文　献 ………………………………………………………………98

抗うつ薬と抗躁薬　………………………………神庭　重信… 103
  1.　はじめに ……………………………………………………… 103
  2.　主な中枢神経系の神経化学 ………………………………… 108
     2.1　カテコールアミン作動性神経 ……………………… 108
     2.2　セロトニン作動性神経 ……………………………… 117
     2.3　アセチルコリン作動性神経 ………………………… 121
  3.　抗うつ薬の薬理作用とうつ病の生化学的仮説 ……………127
     3.1　抗うつ薬の急性期効果 ………………………………127
     3.2　抗うつ薬の慢性期効果：中枢神経系に起こる適応性変化 ……135
  4.　Lithium：薬理生化学的特徴 ………………………………142
     4.1　Li^+と糖代謝およびアミノ酸代謝 …………………143
     4.2　Li^+とモノアミン神経系 ……………………………144
     4.3　Li^+とセカンドメッセンジャー ……………………145
  5.　Carbamazepine：薬理生化学的性質 ………………………147
  文　献 ………………………………………………………………150

抗不安薬 …………………………………………………澤　　温… 167
  1.　抗不安薬の種類と歴史 ……………………………………… 167
     1.1　古典的なあるいは第二選択の抗不安薬 …………… 167
     1.2　ベンゾジアゼピン系抗不安薬 ……………………… 168
     1.3　非ベンゾジアゼピン系抗不安薬 …………………… 168
  2.　ベンゾジアゼピン系抗不安薬 ……………………………… 169
     2.1　ベンゾジアゼピンの発見 …………………………… 169
     2.2　ベンゾジアゼピン系抗不安薬の化学構造による特徴 ……169
  3.　ベンゾジアゼピン系抗不安薬の行動薬理学的特徴 ……… 171
     3.1　オープンフィールドにおける行動に対する作用 … 171
     3.2　条件行動に対する作用 ……………………………… 173
     3.3　馴化作用 ……………………………………………… 174
     3.4　筋弛緩作用 …………………………………………… 174
     3.5　抗けいれん作用 ……………………………………… 175
     3.6　催眠, 鎮静作用 ……………………………………… 175
  4.　抗不安薬の薬物動態 ………………………………………… 175
     4.1　吸　収 ………………………………………………… 175

         4.2　蛋白結合 …………………………………………………180
         4.3　臓器分布 …………………………………………………180
         4.4　代謝と排泄 ………………………………………………180
      5. ベンゾジアゼピンの作用機転 ……………………………………181
         5.1　GABA 受容体の発見 ……………………………………181
         5.2　ベンゾジアゼピン受容体の発見 …………………………185
         5.3　GABA 受容体とベンゾジアゼピン受容体との関係 ……187
         5.4　内因性リガンドの探求 ……………………………………188
      6. おわりに ……………………………………………………………188
      文　献 ……………………………………………………………………188

IV　向精神薬の体内動態 ………………………………石郷岡　純，竹内　尚子…191
      1. 向精神薬 TDM の臨床的意義 ……………………………………192
      2. TDM のための基礎事項 …………………………………………194
         2.1　薬物の生体内運命 …………………………………………194
         2.2　コンパートメントモデル理論 ……………………………199
               コンパートメントモデル理論（追補）………………204
         2.3　測定法 ………………………………………………………205
      3. 向精神薬の TDM ……………………………………………………206
         3.1　抗精神病薬 …………………………………………………206
         3.2　抗うつ薬 ……………………………………………………212
         3.3　ベンゾジアゼピン系薬物 …………………………………219
         3.4　抗てんかん薬 ………………………………………………226
         3.5　Lithium ……………………………………………………231
      4. おわりに ……………………………………………………………233
      文　献 ……………………………………………………………………239
付：向精神薬の相互作用 …………………………………………竹内　尚子…259
      1. はじめに ……………………………………………………………259
      2. 薬物相互作用の基本 ………………………………………………259
         2.1　薬物動態学的相互作用 ……………………………………259
         2.2　薬動力学的相互作用 ………………………………………262
      3. 代謝過程における薬物相互作用 …………………………………263
      4. 遺伝的多型 …………………………………………………………269
      5. 食品・嗜好品との相互作用 ………………………………………270
      6. まとめ ………………………………………………………………274
文　献 …………………………………………………………………………275

V　向精神薬の臨床評価 ………………………………八木　剛平，稲田　俊也…277

1. 臨床試験の定義・目的・段階 …………………………………………278
　　2. 臨床評価の歴史と方法 ……………………………………………………281
　　　2.1　20世紀前半までの諸問題 ………………………………………282
　　　2.2　臨床評価の方法論 …………………………………………………284
　　3. 臨床試験の倫理的および科学的な基準 ………………………………294
　　　3.1　日本における臨床試験の歴史 …………………………………294
　　　3.2　第I相から第III相まで（GCP）……………………………………295
　　　3.3　第IV相（GPMSP）……………………………………………………296
　　文　献 ………………………………………………………………………………297

VI　向精神薬療法の特性 ……………………………………上島　国利…301
　　1. はじめに …………………………………………………………………302
　　2. 精神科薬物療法の特性 …………………………………………………302
　　　2.1　受診動機の欠如 ……………………………………………………302
　　　2.2　誤った疾病観 ………………………………………………………302
　　　2.3　向精神薬に対する過剰な警戒心，恐怖心 ……………………303
　　　2.4　プラセボ効果が高い ………………………………………………303
　　3. プラセボ効果 ……………………………………………………………303
　　4. 向精神薬自体の持つ特性 ………………………………………………306
　　　4.1　比較的安全な薬物だが，副作用も出やすい …………………306
　　　4.2　服用しても快感が得られない …………………………………306
　　　4.3　薬用量と中毒量の差が大きい …………………………………306
　　　4.4　服薬が長期にわたる ………………………………………………306
　　5. 向精神薬療法と精神療法 ………………………………………………306
　　6. 薬物療法に影響する治療者側の要因 …………………………………308
　　7. 薬物療法に影響する患者側の要因 ……………………………………309
　　8. 医師患者関係 ……………………………………………………………309
　　　8.1　精神神経科受診時の患者心理 …………………………………310
　　　8.2　医師の倫理 …………………………………………………………310
　　9. 精神科薬物療法におけるインフォームド・コンセント ……………312
　　　9.1　医師の説明について ………………………………………………312
　　　9.2　患者の同意能力について …………………………………………312
　　　9.3　わが国におけるインフォームド・コンセントの実践について …312
　　10. ドラッグ・コンプライアンス drug compliance ………………313
　　　10.1　ドラッグ・コンプライアンスに影響を与える諸要因 ………314
　　11. おわりに …………………………………………………………………319
　　文　献 ………………………………………………………………………………320

第2部　抗精神病薬・持効性抗精神病薬，適用上の諸問題

I　抗精神病薬（神経遮断薬） ……………………八木　剛平，渡邊衡一郎…323
　1．抗精神病薬（神経遮断薬）の歴史 ……………………………………324
　　1.1　ラウォルフィア・セルペンチナと reserpine ………………………324
　　1.2　Chlorpromazine の登場と抗精神病薬としての神経遮断薬の独立
　　　　 …………………………………………………………………………326
　　1.3　神経遮断薬開発の分極 ………………………………………………327
　　1.4　抗精神病薬の多様化 …………………………………………………329
　　1.5　抗精神病薬に関する概念の変化 ……………………………………333
　2．抗精神病薬の適応と効果 ………………………………………………338
　　2.1　精神分裂病 ……………………………………………………………338
　　2.2　躁　　病 ………………………………………………………………359
　　2.3　うつ病とうつ状態 ……………………………………………………360
　　2.4　神経症と近縁領域 ……………………………………………………361
　　2.5　アルコール・薬物依存と離脱期精神病 ……………………………364
　　2.6　器質性精神病など ……………………………………………………364
　　2.7　その他 …………………………………………………………………365
　3．抗精神病薬の副作用・検査所見と安全性に関する諸問題 …………365
　　3.1　副作用の種類と検査所見 ……………………………………………365
　　3.2　副作用の発生機序と発生要因 ………………………………………375
　4．抗精神病薬の分類 ………………………………………………………386
　　4.1　臨床的分類 ……………………………………………………………386
　　4.2　薬理学的分類 …………………………………………………………392
　　4.3　臨床・薬理学的分類 …………………………………………………396
　5．抗精神病薬による精神分裂病の治療 …………………………………399
　　5.1　抗精神病薬の選択 ……………………………………………………400
　　5.2　用法・用量 ……………………………………………………………403
　　5.3　併用薬の効果 …………………………………………………………425
　　5.4　非薬物性治療手段の併用効果 ………………………………………435
　文　献 …………………………………………………………………………439

II　持効性抗精神病薬 ……………………………………………藤井　康男…451
　1．はじめに …………………………………………………………………452
　2．デポ剤の適応 ……………………………………………………………453
　　2.1　継続的投与 ……………………………………………………………453
　　2.2　一時的投与 ……………………………………………………………454
　3．投与方法 …………………………………………………………………455

		3.1　デポ剤の開始方法 …………………………………455
		3.2　維持療法中の投与量，投与間隔の調節 …………456
		3.3　注射方法 ……………………………………………457
	4．デポ剤の種類と選択方法 ……………………………………458
		4.1　fluphenazine enanthate（FE） ……………………458
		4.2　fluphenazine decanoate（FD） ……………………458
		4.3　haloperidol decanoate（HPD-D） …………………459
		4.4　その他のデポ剤 ……………………………………459
	5．経口薬とデポ剤の差異 ………………………………………461
		5.1　薬物動態 ……………………………………………461
		5.2　臨床比較試験，長期治療成績 ……………………462
		5.3　その他の違い ………………………………………463
	6．デポ剤の副作用とその対応 …………………………………464
		6.1　錐体外路症状（EPS） ………………………………464
		6.2　抑うつおよびアキネジア …………………………465
		6.3　悪性症候群 …………………………………………468
		6.4　その他の副作用 ……………………………………468
	7．デポ剤と倫理 …………………………………………………469
	文　献 ……………………………………………………………471

Ⅲ　適用上の諸問題
老年者と向精神薬 ……………………………………… 大谷　義夫…480
	1．老年精神薬理学 ………………………………………………480
		1.1　薬物動態学 …………………………………………480
		1.2　薬力学 ………………………………………………487
	2．各　論 …………………………………………………………489
		2.1　抗精神病薬 …………………………………………489
		2.2　抗うつ薬 ……………………………………………491
		2.3　気分安定薬あるいは抗躁病薬 ……………………494
		2.4　抗不安薬 ……………………………………………495
		2.5　睡眠薬 ………………………………………………497
	3．老年者に対する向精神薬処方の原則 ………………………498
	文　献 ……………………………………………………………499

小児と向精神薬 ………………………………………… 古賀　良彦…504
	1．小児の精神疾患と治療の特徴 ………………………………504
	2．小児の薬物動態の特徴 ………………………………………505
	3．向精神薬による治療計画の策定 ……………………………505

3.1　的確な診断 …………………………………………………………505
　　　3.2　向精神薬療法開始の決定と標的症状の設定 ………………………506
　　　3.3　他の治療法との併用 …………………………………………………506
　　　3.4　身体所見の検索 ………………………………………………………507
　　　3.5　説明と同意 ……………………………………………………………507
　　4.　治療の開始および効果の継時的観察 ……………………………………507
　　　4.1　初回投与 ………………………………………………………………507
　　　4.2　初回以後の投与量および投与法 ……………………………………508
　　　4.3　1日の服用回数 ………………………………………………………509
　　　4.4　効果と副作用の評価 …………………………………………………509
　　　4.5　向精神薬の長期維持量投与 …………………………………………510
　　5.　小児の精神疾患の向精神薬療法 …………………………………………511
　　　5.1　多動性障害 ……………………………………………………………511
　　　5.2　小児自閉症 ……………………………………………………………512
　　　5.3　内因性精神病 …………………………………………………………515
　　　5.4　情緒障害 ………………………………………………………………517
　　　5.5　強迫性障害 ……………………………………………………………518
　　　5.6　チック障害 ……………………………………………………………518
　　　5.7　遺尿症 …………………………………………………………………519
　　　5.8　選択性緘黙 ……………………………………………………………520
　　　5.9　吃　音 …………………………………………………………………520
　　　5.10　睡眠障害 ……………………………………………………………520
　　文　献 …………………………………………………………………………522

思春期青年期と向精神薬 …………………………………守屋　直樹…525
　　はじめに ………………………………………………………………………525
　第Ⅰ部
　　1.　思春期青年期患者の薬物療法をめぐる問題 ……………………………526
　　2.　思春期青年期精神疾患の向精神薬療法 …………………………………528
　　　2.1　精神分裂病 ……………………………………………………………528
　　　2.2　躁うつ病およびうつ病 ………………………………………………528
　　　2.3　登校拒否 ………………………………………………………………529
　　3.　摂食障害と向精神薬 ………………………………………………………530
　　　3.1　神経性食欲不振症 ……………………………………………………530
　　　3.2　過食症 …………………………………………………………………531
　　4.　境界例と向精神薬 …………………………………………………………532
　第Ⅱ部
　　1.　思春期の感情障害 …………………………………………………………534

2. 強迫性障害と clomipramine ……………………………534
　　3. 他の不安障害 ……………………………………………535
　　4. 過食症と抗うつ薬 ………………………………………535
　おわりに ………………………………………………………536
　文　献 …………………………………………………………536

一般臨床における向精神薬投与
──身体疾患に対する向精神薬投与 ………………………石郷岡　純…539
　1. はじめに ……………………………………………………539
　2. 総論的事項 …………………………………………………539
　　2.1 向精神薬投与が必要となるとき ……………………539
　　2.2 身体疾患への向精神薬投与時の留意点 ……………540
　　2.3 向精神薬使用時の原則 ………………………………542
　3. 身体疾患における向精神薬投与 …………………………542
　　3.1 肝疾患 …………………………………………………542
　　3.2 腎疾患, 血液透析 ……………………………………546
　　3.3 循環器疾患 ……………………………………………549
　　3.4 肥満, 代謝障害 ………………………………………552
　　3.5 疼　痛 …………………………………………………553
　　3.6 呼吸器疾患 ……………………………………………554
　　3.7 その他の疾患 …………………………………………554
　　3.8 その他の薬物相互作用 ………………………………556
　4. おわりに ……………………………………………………557
　文　献 …………………………………………………………557

向精神薬の併用に関する諸問題 ………………………………藤井　康男…563
　1. 抗精神病薬とベンゾジアゼピン系薬物の併用 …………563
　　1.1 ベンゾジアゼピンの薬理作用 ………………………563
　　1.2 精神病へのベンゾジアゼピン単独治療 ……………564
　　1.3 分裂病への抗精神病薬とベンゾジアゼピンの併用 …567
　　1.4 分裂病に対する睡眠薬としてのベンゾジアゼピン併用 …570
　　1.5 おわりに ………………………………………………571
　文　献 …………………………………………………………571
　2. 抗精神病薬と抗うつ薬の併用 ……………………………574
　　2.1 薬物相互作用 …………………………………………574
　　2.2 分裂病に対する抗うつ薬単独治療 …………………576
　　2.3 精神病急性期への抗精神病薬と抗うつ薬併用 ……577
　　2.4 慢性分裂病の陰性症状に対する抗うつ薬併用 ……578

2.5　分裂病の抑うつ状態への抗うつ薬併用 …………………578
　　2.6　妄想を伴ったうつ病に対する抗精神病薬，抗うつ薬併用 ………580
　　2.7　抗精神病薬と抗うつ薬併用による副作用の変化 …………580
　文　献 ………………………………………………………………581
　3．炭酸 lithium とその他の向精神薬の併用 ………………………583
　　3.1　炭酸 lithium と抗精神病薬 ……………………………583
　　3.2　炭酸 lithium と抗うつ薬, carbamazepine の併用 …………587
　文　献 ………………………………………………………………588

他の精神科治療法との関連 ………………………………立山　萬里…590
　はじめに ……………………………………………………………590
　1．精神療法 …………………………………………………………591
　　1.1　精神分裂病 ……………………………………………593
　　1.2　うつ病と躁うつ病 ……………………………………607
　　1.3　神経症 …………………………………………………617
　2．ショック療法 ……………………………………………………631
　　2.1　精神分裂病 ……………………………………………631
　　2.2　うつ病 …………………………………………………633
　おわりに ……………………………………………………………636
　文　献 ………………………………………………………………637

　索　引 ………………………………………………………………649

第1部

向精神薬の歴史・基礎・臨床

I　向精神薬の歴史

八木剛平

田辺　英

I 向精神薬の歴史

1. 草根木皮の時代（有史前から18世紀まで）

薬の歴史は食生活とともに始まったと考えられている[9]。私たちの先祖は食物を取捨選択する過程で，心身に異常な作用を起こす物質を知って，その利用を思いついたのであろう。

精神活動を変化させる薬物（広義の向精神薬）もまた，有史以前から草根木皮の形で知られていた（表1）。

最初の向精神薬は酒（アルコール）であったと考えられているが[13,22]，その

表1 向精神薬の歴史

草根木皮の時代 (有史以前—18世紀)	抽出・合成の時代 (19世紀—20世紀前半)	
酒類	エチルアルコール(1826)	
茶・コーヒー……………………カフェイン(1820)		
タバコ………………………………ニコチン(1825)		
麻黄………………………………エフェドリン(1885)	アンフェタミン(1887)	
インド蛇木(インド)…………………………………………………レセルピン(1952)		
大麻(中近東)……………………………………………………カンナビノール(1964)		
仙人掌(メキシコ)………………メスカリン(1894)	LSD-25(1943)	
阿片(ギリシャ)…………………モルヒネ(1805)		
ベラドンナ(エジプト)…………アトロピン(1825)	臭素(1826)	
コカ葉(ペルー)…………………コカイン(1855)	クロラール(1832)	
	スルフォナール(1886)	
	バルビタール(1903)	
	フェニトイン(1908)	

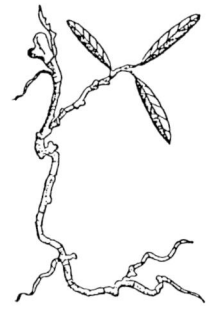

図1　インド蛇木
(Delay[6] より引用)

他にも多くの薬物が地球上の各地で，宗教的・医学的・軍事的な目的で用いられていたことも知られている[7]。ギリシャやオリエントでは阿片 opium が，エジプトやシリアではベラドンナが精神疾患の対症療法に用いられ，前者は20世紀のはじめまで古典的鎮静薬の代表として重要な地位を占めていた。またインドには精神病，不眠，高血圧，蛇咬傷に対して，数千年の歴史をもつ民間伝承薬：インド蛇木の根（ラウオルフィア・セルペンチナ）があった（図1）。後にその有効成分は reserpine として抽出され，chlorpromazine とともに分裂病治療薬の原型となった[8]。

　この時代の精神疾患に関する認識や病人の処遇・治療は民族によって異なり，また時代とともに変遷したが，薬物が使用された背景にはいくつかの共通点が見られる[1,11,18,27]。

　第1に病気の原因は超自然の力に帰せられることが多く，これに対応して治療は宗教と密接に結びついていた。向精神薬 psychopharmacon の言葉を初めて用いたのが，Lorichius(1548)という神学者であったという史実[19]は，この時代の疾病観の反映であろう。

　第2に精神疾患に対する治療手段は身体疾患の場合と大差なく，加持・祈禱や理学療法（西洋では瀉血，東洋では鍼・灸・按摩・水治など）が行われた。薬物としては，吐剤・下剤が長く主流を占めており，植物起源の鎮静薬

が果たす役割は限られていた。

　第3に，しかも治療を受けるのは一部の上流階級にすぎず，大部分の精神障害者は乞食・浮浪者・不具者・売春婦・犯罪人などと同列に扱われていた。

2. 抽出・合成の時代（19世紀から20世紀前半まで）

　18世紀の化学革命に続いて，19世紀に入ると阿片からのモルヒネ抽出（Sertürner, 1805）を端緒として，動植物からの有効成分の抽出や新しい化合物の合成が始まった。

　向精神薬としては第1に催眠・鎮静薬の登場が重要である。臭化物がてんかん（Locock, 1857）や不眠症（Behrend, 1864）に用いられ，抱水クロラール（Liebreich, 1869），veronal（Mering, 1903）などのバルビツール酸誘導体が合成された。

　精神疾患に対する催眠・鎮静薬の最も積極的な使用は持続睡眠療法である。すなわち，躁病や早発痴呆の急性興奮に対してtrionalを用いた数時間の睡眠療法（Wolf, 1901）が試みられた後，somnifen（Kläsi, 1920〜1922）やsulfonal（下田，1922）による数日間の持続睡眠の術式が確立された。その他，てんかんに対するphenobarbital（Hauptmann, 1912）やphenytoin（MerritとPutnam, 1938）の導入もこの疾患の治療史に一時代を画した。

　第2に重要なのは精神異常発現物質である。フランスでハシシュを用いた精神障害の研究（Moreau de Tours, 1845）が行われ，まずmescalin（1918），後にその1万倍も強力なLSD-25（1943）の合成によって幻覚剤による実験精神病への関心が高まった。またブルボカプニンによる動物の実験的カタトニー（De Jong, 1928）が，精神疾患の中毒説・化学説を刺激した。

　第3に中枢刺激剤の合成がある。麻黄からephedrineの抽出（長井，1885）に続いて，類似化合物amphetamine（Edeleano, 1887），methamphetamine（緒方，1919）が合成され，これらが微小脳障害児の多動（Bradley, 1934），ナルコレプシー（Prinzmetal, 1935），肥満，疲労，うつ状態，パーキンソニズム，中枢抑制剤中毒などに用いられた。

　このような動向を反映して，向精神薬の治療的利用の増大を予見した薬理

表2　向精神薬の古典的分類(Lewin, 1928)

Ⅰ. Euphorica	(鎮静薬)	：アヘン・モルヒネ，コデイン，コカ・コカインなど
Ⅱ. Phantastica	(幻覚薬)	：メキシコ産仙人掌・メスカリン，インド大麻，ベニテングダケ，ナス科植物(チョウセンアサガオ，ヒヨス)など
Ⅲ. Inebriantia	(発酵薬)	：アルコール，ベンジン，クロロフォルム，笑気，エーテルなど
Ⅳ. Hypnotica	(催眠薬)	：クロラール，臭化カリ，バルビタール，ブロムワレリル尿素，パラアルデヒド，スルフォナールなど
Ⅴ. Excitantia	(賦活薬)	：コーヒー，カフェイン，茶，コーラ，カカオ，砒素，水銀，タバコなど

　学者によって"psychopharmacology"の用語が造られ（Macht, 1920)[3]，当時の向精神薬について有名な分類（表2）が行われた（Lewin, 1928)。またカルジアゾール静注によるけいれん療法（von Meduna, 1935）や催眠鎮静薬による麻酔分析（Horsley, 1936）などの薬理学的な治療・検査法も登場した。
　このような新しい試みにもかかわらず，精神疾患の治療体系における薬物療法の地位はまだ低かった。それは，この時代までの向精神薬が精神疾患に対する有効性に乏しかったためばかりでなく，乱用・慢性中毒・禁断症状[10]の危険が露呈したためでもあった。アルコールについて慢性中毒の概念が生まれ（Huss, 1849），阿片の慢性中毒は1850年代に中国で社会問題となった。Cocaine中毒は1880年代にドイツで問題になり，1910年代には先進諸国でいわゆる麻薬に対する立法措置がとられた。次いで大麻が1920年代から主として北米で問題になっている。バルビツール酸誘導体の禁断症状についても症例報告が始まり（von Muratt, 1913），後にその集大成が行われた（Isbell, 1950)。Amphetamine類への依存（Guttman, 1937）と中毒精神病（Young, 1938）は，後に第二次大戦後の日本で社会問題となった。
　精神疾患の治療史からみると，この時代はむしろその他の治療手段がそれぞれ別個に開発された時代として重要である。すなわち，一方では精神分析療法（FreudとBreuer, 1895），森田療法（森田, 1920），行動療法（Jones,

1924)，作業療法論（Simon, 1927）など広義の精神療法が，他方ではマラリア療法（von Jauregg, 1917），インシュリンショック療法（Sakel, 1934），精神外科（Moniz, 1936），電気ショック療法（Cerletti, 1938）などの身体療法が次々と登場した。

この中でも，代表的な器質精神病として精神病院入院患者の約3割を占めていた進行麻痺が発熱療法によって克服され，これに続いて内因性精神病に対する種々の身体療法が導入されたことが，精神疾患の生物学的な病因論と治療論に大きな衝撃を与えた。発熱をはじめとする身体疾患が起こると精神疾患が良くなる例はヒポクラテスの昔から知られており，19世紀には進行麻痺についても似たような事実が認められていた。マラリア発熱療法はこのような経験に基づいて考案され，後のカルジアゾールけいれん療法には分裂病とてんかんの間の拮抗性が仮定されていた[1]。

またこの時代になると身体医学の影響を見逃すことができない。20世紀前半にはオリザニン（鈴木，1911），インシュリン（BantingとBest, 1922），コルチゾン（Kendall, 1934）などビタミン・ホルモン類の発見，ペニシリンの発見（Fleming, 1929），サルファ剤の合成（Domagk, 1932）に始まる化学療法剤・抗生物質の導入，抗ヒスタミン剤の開発（Bovet, 1937）などの重要な進歩があった[9]。

さらに身体病理学における諸理論，特に恒常性維持機構（Cannon, 1915），自律神経過剰刺激症候群（Reilly, 1930-1950），警告反応と汎適応症候群（Selye, 1936-1950），外科的ショックの冬眠療法による予防（Laborit, 1950）などが，精神疾患の病因論と治療論にも直接・間接に影響を及ぼしていた。ショック療法の効果は汎適応症候群の解発に関連づけられ[2]，自律神経作用薬（アセチルコリンなど），ホルモン（ACTH，コルチゾン），抗ヒスタミン剤，抗パーキンソン剤による実験的治療が開始された。精神疾患の病態生理学的研究はことごとく失敗に帰したが[2]，身体療法の作用仮説と侵襲に対する生体反応の研究は，新しい生物学的治療手段の出現を準備しつつあったのである。

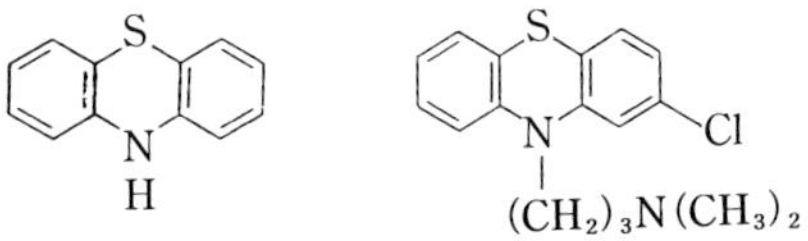

フェノチアジン　　4560RP chlorpromazine

図 2　フェノチアジンと chlorpromazine

3.　精神治療薬の出現（1950 年代）

第二次世界大戦から身体疾患に対する治療には，結核に対する streptomycine（Feldman, 1946），PAS（Lehman, 1946），isoniazid（1952），リウマチに対するコルチゾン（Hench, 1949），パーキンソン病に対する抗コリン剤 trihexyphenidyl（Corbin, 1949）の出現など，著しい進歩が見られた[9]。しかし，精神疾患に対しては，ショック療法，精神外科の荒療治や古典的鎮静薬による対症療法が続いていた。インドにおけるラウオルフィア・セルペンチナ（Sen, 1931），オーストラリアにおける lithium（Cade, 1949）の抗躁効果の報告は，まだ他国にまで伝わっていなかった。

3.1　抗精神病薬（神経遮断薬）の出現

3.1.1　Chlorpromazine

19 世紀に色素の合成原料として合成されたフェノチアジン（図 2）は，1930 年代には駆虫薬として，1940 年代にはその誘導体が抗ヒスタミン剤として注目された。これらは手術時のショックを予防するための前投薬として，フランスの外科医 Laborit によって用いられていた。やがてその自律神経安定効果が，抗ヒスタミン剤では副作用とみなされていた中枢作用によると考えられるに至り，より強力な催眠・鎮痛・降温効果をもつ「中枢性の自律神経安定剤」が追究されるようになった。

Chlorpromazine（図 2）はこのような要請を受けたローヌプーラン研究所によって合成されたフェノチアジン誘導体の 1 つで，このために開発された中枢活性のスクリーニングテスト（麻酔薬の効果延長作用，鎮痛薬の強化作

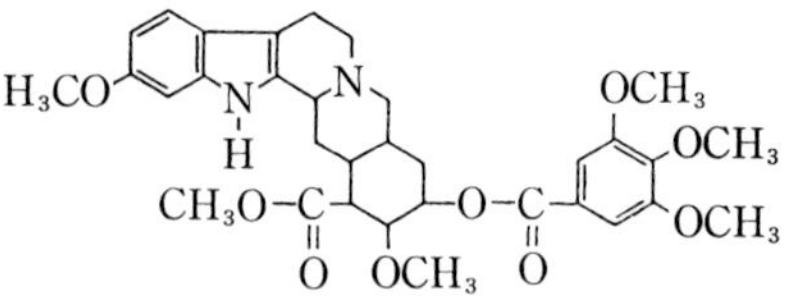

図3 Reserpine

用，条件回避行動抑制作用）で際立った中枢活動が認められた。この化合物はまず Laborit (1952) によって術前患者に投与され，その際の特異な精神状態（無関心）の観察から精神疾患に対する有用性が予見された。次いで Delay ら (1952) によって精神科の患者に初めて単独で投与され，分裂病を中心とする急性・慢性の精神病に対する有効性が見出された。その報告は同じ年の学会で続けられ，その追試がヨーロッパを初めとする世界各地へ広がっていったのである。

3.1.2 Reserpine の出現と神経遮断薬の独立

Reserpine（図3）はスイスのチバ社でインド蛇木の根（図1）から抽出されたアルカロイドである (Müller, 1952)。インドではこの植物の有効性がすでに英語で報告されていたが(Sen, 1931)，他国にはほとんど知られず，reserpine も当初は降圧剤として重視されていた。精神疾患に対する reserpine の使用は，インド蛇木の精神病治療薬としての価値を偶然に知った Kline (1954) によってアメリカで試みられ，精神病院の雰囲気を一変させるほどの効果が報告された。この薬物も chlorpromazine と同様に急速に他の国々へ普及し，両剤に対する国際会議（ミラノ，1955）で分裂病に対する有効性が世界各地から報告された。日本でもこの年に両剤が市販され，第52回日本精神神経学会でその有効性が報告された。

これと前後して両剤には精神病に対する効果の類似性 (Bleuler, 1954) とともに，神経症状（錐体外路・自律神経症状）を起こす共通点 (Steck, 1954) のあることが認識され，古典的鎮静薬にはみられないこの臨床特性によって両剤は神経遮断薬 neuroleptique (Delay, 1955) として独立した。なお両剤による精神身体症状が嗜眠性脳炎（von Economo, 1917）のそれに類似していることから，両剤はこのウイルスの脳内侵襲部位と同じ作用点をもつと推定

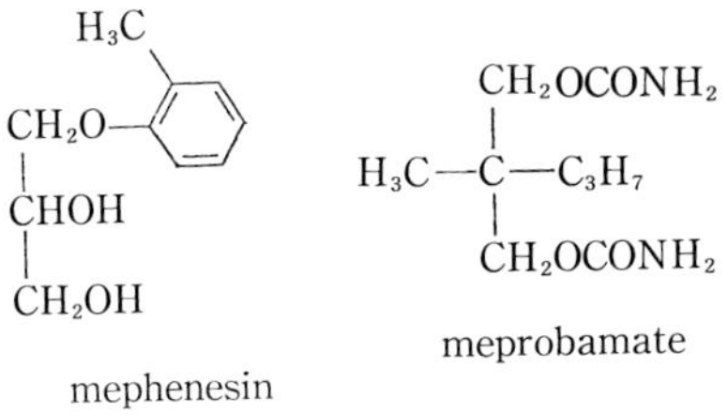

図 4　Mephenesin と meprobamate

された (Steck, 1954)。

　また, この脳炎に罹患した分裂病者がパーキンソニズムの出現後に回復したという臨床経験が想起され (Staehelin, 1954), 分裂病とパーキンソニズムとの拮抗関係が想定された。さらに両剤による錐体外路症状の出現は治療効果のための必要条件ともみなされ (Haase, 1954), これらの臨床経験がその後の新薬の開発を方向づけた[23]。1950 年代後半からは両剤の化学構造から出発して続々と新しい化合物が合成され, 動物を用いた新しい薬効検定試験 (カタレプシー惹起作用など) を経て, 次々と臨床試験に供されるようになった。

3.2　その他の精神治療薬の発見・再発見

3.2.1　抗不安薬 (meprobamate)

　中枢性筋弛緩剤 mephenesin には動物の静穏化作用 tranquilization のあることが知られており (Berger, 1947), この薬物の効果と持続性の増大を目的として meprobamate (図 4) がアメリカのウォーレス社で合成された (Berger, 1951)。Meprobamate は chlorpromazine の出現に刺激されて, 1953 年から分裂病やうつ病に投与されたが, 目立った効果はみられず, 後に不安神経症に対して有効であることが見出された (Selling, 1955)。その抗不安効果は二重盲検法で確認され (Hollister, 1956), 1950 年代後半にはトランキライザー (Delay, 1957) と呼ばれて, 最も頻繁に処方される薬の 1 つとなった。また, この薬物が動物で示す抗コンフリクト作用 (Geller, 1960) は, その後の抗不安薬の特異的な検定法となり, 1960 年代のベンゾジアゼピン系抗不安薬の開発に道を拓いた。

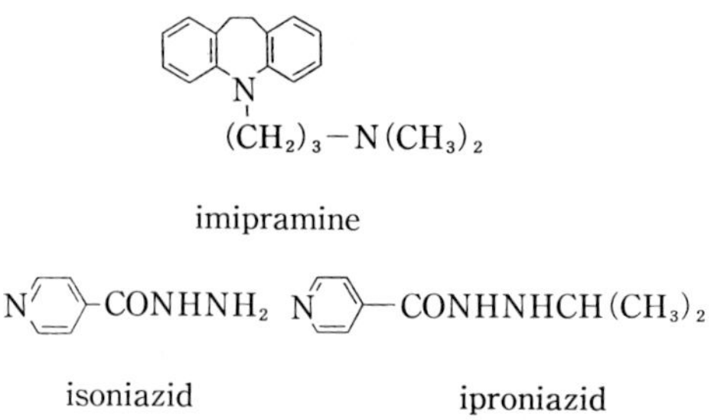

imipramine

isoniazid   iproniazid

図 5　Imipramine と isoniazid, iproniazid

3.2.2　三環系抗うつ薬(imipramine)とモノアミン酸化酵素阻害薬(iproniazid)

　Imipramine（図 5 ）は 1940 年代にスイスのガイギー社で抗ヒスタミン剤，抗パーキンソン剤として合成されていたイミノジベンジル誘導体の 1 つである。この化合物は Kuhn(1957) によってまず分裂病に投与されて chlorpromazine ほどの効果がないことがわかったが，次にうつ病に投与されて特異的な抗うつ効果のあることが発見された。Imipramine の化学構造を出発点としていわゆる三環系抗うつ薬の開発が始まった。

　他方では抗結核剤（isoniazid, iproniazid, 図 5 ）の副作用として出現する多幸，興奮，食欲増進などが注目され，Delay ら (1952) によってうつ病に対する効果が観察されていた。次いで iproniazid が，動物で reserpine による脳内モノアミン減少と鎮静状態を逆転させるという報告（Chessin & Brodie, 1956）から注目され，Kline (1958) によって精神賦活薬 psychic energizer と呼ばれた。この化学構造から多数のヒドラジン系抗うつ薬が開発されたが，さらにその抗うつ効果を，モノアミン酸化酵素阻害作用（Zeller, 1952）に関連付けた仮説が提出され（Saunders, 1959），この薬理作用を手がかりにして非ヒドラジン系のモノアミン酸化酵素阻害型抗うつ薬が出現することになった。

3.2.3　抗躁薬 (lithium)

　Lithium は原子番号 3 の元素で，医薬品としての古い歴史がある。痛風と膀胱結石に（Garrod, 1859），臭化物の形でてんかんに（Mitchell, 1870），代用食塩として心疾患の患者にも用いられていた。オーストラリアの Cade

(1949)は，躁病の生化学的研究で溶剤として用いた炭酸 lithium がモルモットを静穏化させることを観察し，これを躁病の患者に投与して特異的な治療効果を発見した。当時この報告は他国ではほとんど注目されなかったが，5年後にデンマークの Schou ら（1954）によって二重盲検プラセボ対照試験で有効性が立証された。抗躁薬としての lithium はまず西欧諸国に普及したが，一方では代用食塩として用いられた lithium による死亡例の報告が続いたこともあって，世界中で使用されるに至るまでにはなお長い年月を要することになる。

3.3 薬物療法時代の開幕と現代精神薬理学の誕生

精神病に対する神経遮断薬の効果は，1950 年代の精神病院の臨床統計によく現れている。投薬患者の増加に反比例して入院患者数と院内拘束患者数の減少が示された（図 6）。ショック療法が用いられる比率は次第に低下し，薬物療法がこれにとって変わった（図 7）。分裂病に対する神経遮断薬の効果は，肺炎に対するペニシリンや結核に対するストレプトマイシンの効果に匹敵するとみなされている（表 3）。神経遮断薬の用語とともに抗精神病薬 antipsychotique（Lambert, 1959）の用語も次第に普及していった。

製薬業界では，発見された治療薬の化学構造と薬理特性を出発点として，新しい向精神薬の開発競争が始まった。新しい化合物のスクリーニングのために，動物の行動を指標とした薬効研究，すなわち行動薬理学 behavioral pharmacology（Sidman, 1959）が誕生した。新薬の臨床試験には症状評価尺度（Rating Scale），二重盲検投薬法，推計学的解析法を用いた科学的な薬効判定法が開発・導入された。reserpine の脳内モノアミン枯渇作用を出発点として，向精神薬の作用機序に関する生化学的研究が発足した。これらの実験的方法の導入は，これから始まる現代精神薬理学を，それまでの向精神薬に関する純粋に経験的な認識から区別するものであった[5]。

神経遮断薬の出現を端緒とした精神治療薬の発見・再発見によって，向精神薬の新しい分類が要請され，第 2 回世界精神医学会（1957）で，新しい分類が Delay らによって提案された（次章，向精神薬の分類，表 1 参照）。また

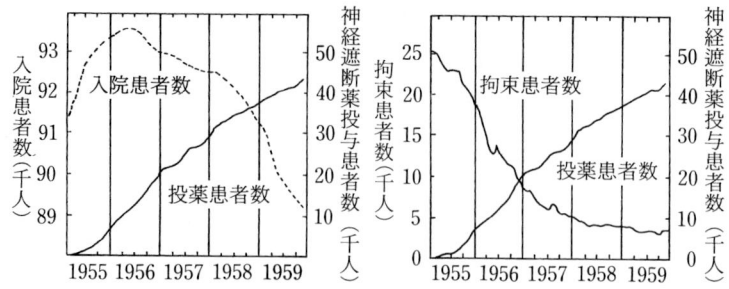

図6 1950年代後半の精神病院（ニューヨーク州立病院）における投薬患者の増加と入院患者および拘束患者の減少
Ban, T. (風祭元訳)：精神分裂病と向精神薬療法．国際医書出版，東京，1972より引用

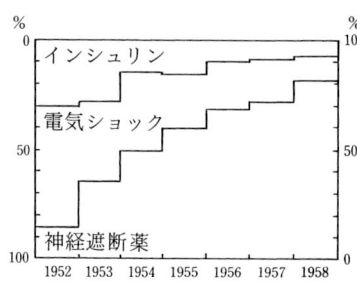

図7 1950年代の女子閉鎖病棟における治療法の変化
Delay, J.: Neuropsychopharmacology 1: (ed. Bradley, P.B. et al.) pp.196-205, Elsevier, Amsterdam, 1959より引用

表3 分裂病と内科疾患における新旧治療法の有効性比較

疾患の種類(治療法)	古い治療	新しい治療	予後改善幅
肺炎死亡率 (スルファ剤 v.s. ペニシリン)	12％	6％	2倍
結核改善率 (安静 v.s. ストレプトマイシン)	33％	69％	2倍強
分裂病(急性)改善率 (プラセボ v.s. NLP)	25％	70％	3倍弱

Davis, J.M.: J. Clin. Psychiatry, 11(sec 2): 18-21, 1985より作表

I 向精神薬の歴史 15

これと前後して各種の治療薬にさまざまな命名が行われた（次章，向精神薬の分類，表5参照）。同じ年に国際神経精神薬理学会議（Collegium Internationale Neuro-Psychopharmacologicum；CINP）が組織され，第1回学会（1958）がローマで開催された。さらに精神薬理学の専門誌 Psychopharmacologia（Springer Verlag, 1959）が創刊されている。精神治療薬の出現とともに精神科治療の薬物療法時代が始まり，現代精神薬理学が誕生したのである。

A．—クロールおよびピペラジン化したフェノチアジン誘導体

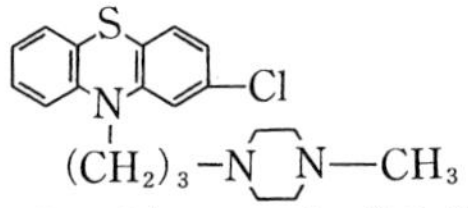

Prochlorperazine (15-60g)

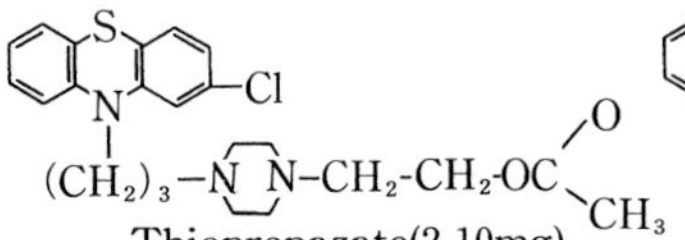

Thiopropazate (2-10mg) 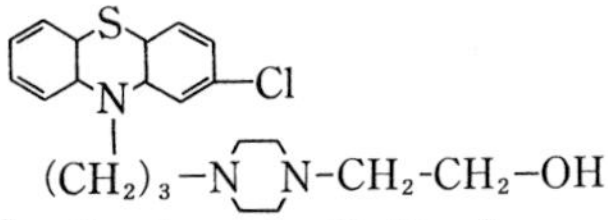　　Perphenazine (6-48mg)

B．—スルファミドおよびピペラジン化したフェノチアジン誘導体

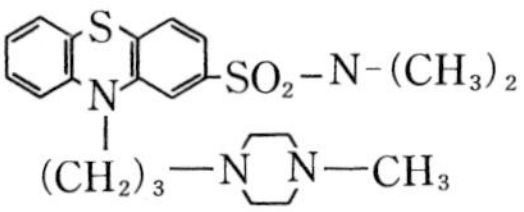

Thioproperazine (10-60mg)

C．—フロールおよびピペラジン化したフェノチアジン誘導体

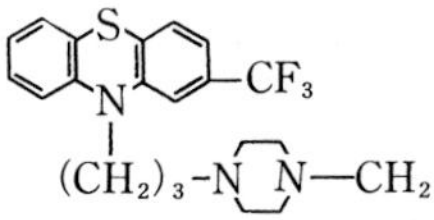

Trifluoperazine (5-30mg) 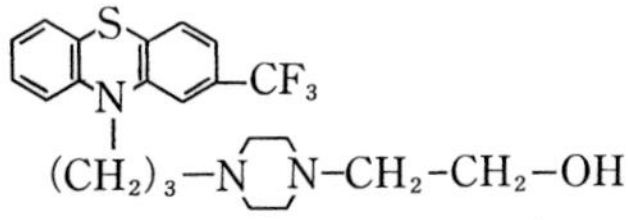　　Fluphenazine (1.5-10mg)

図8　主要なピペラジン系フェノチアジン
　　　括弧内は1日用量（Delay[6]より引用）

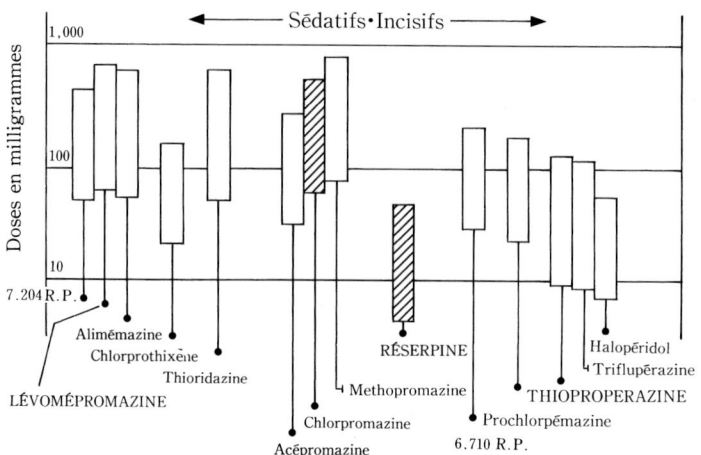

図9 抗精神病薬の双極分類
Lambert, P.A.: Classification des neuroleptiques. In: Actualités de thérapeutique psychiatrique. (ed. by Achaintre, A. et al.) pp.61-78, Masson & Cie, Paris, 1963より引用

4. 精神治療薬の改良と多様化（1960年代以降）

4.1 分裂病治療薬
4.1.1 神経遮断薬の強化（フェノチアジン誘導体）

　Chlorpromazineとreserpineの化学構造から出発した分裂病治療薬の開発は、まずフェノチアジン誘導体で成果をあげた。側鎖のピペラジン化と置換基のハロゲン化・スルファミド化によって、錐体外路系副作用は起こしやすいが、催眠・自律神経系副作用は弱く、用量力価が高い（1日用量が少なくてすむ）いわゆる鋭利型薬物（thioproperazine, fluphenazine）が登場した（図8）。これらは典型的な神経遮断薬ともいえるであろう。また、置換基のメトキシ化や側鎖のピペリジン化によって、用量力価が低く、催眠・自律神経系副作用は強いが、錐体外路系副作用の少ない鎮静型薬物（levomepromazine, thioridazineなど）が現れた。当時の開発の動向は神経遮断薬の双極分類（図9）に反映している（Lambert, 1963）。

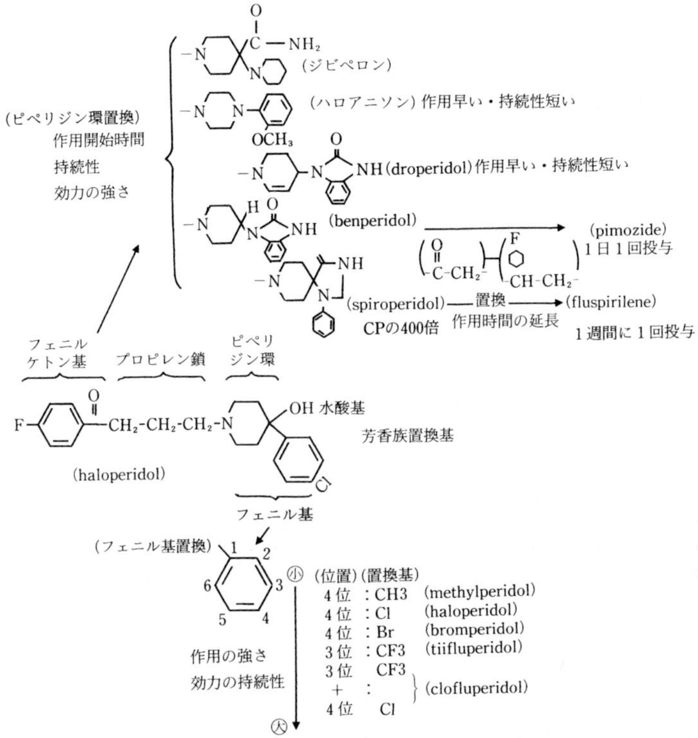

図10 ブチロフェノン誘導体の化学構造上の変化と薬理活性の変化
（大原 他[17] より引用）

これに対して pecazine (1955), promazine (1956) などフェノチアジン誘導体の一部と reserpine の誘導体は，chlorpromazine より効力が弱いことからあまり用いられなくなり，まもなく市場から姿を消していった。

4.1.2 神経遮断薬の純化（ブチロフェノン誘導体）

一方，ベルギーのヤンセン研究所では鎮痛薬の合成過程でブチロフェノン誘導体の中から chlorpromazine に類似した薬効特性（眼瞼下垂，運動減退，カタレプシー）をもつ化合物が発見された。これを出発点として，chlorpromazine との効力比が 50〜100 倍の haloperidol (1959)，200 倍の benperidol

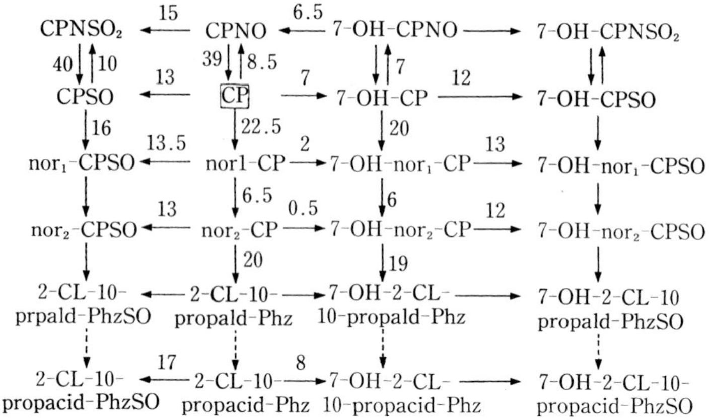

```
                15              6.5
CPNSO₂  ←——————  CPNO  ←——————  7-OH-CPNO  ——————→  7-OH-CPNSO₂
  40↑↓10      13   39↑↓8.5         ↑↓7           12      ↑↓
   CPSO   ←——————   CP   ——7——→  7-OH-CP    ——————→  7-OH-CPSO
    ↓16       13.5    ↓22.5  2      ↓20          13      ↓
 nor₁-CPSO ←——————  nor1-CP ——→ 7-OH-nor₁-CP ——————→  7-OH-nor₁-CPSO
    ↓         13    ↓6.5  0.5    ↓6             12      ↓
 nor₂-CPSO ←——————  nor₂-CP ———→ 7-OH-nor₂-CP ——————→  7-OH-nor₂-CPSO
                     ↓20          ↓19
   2-CL-10-    ←———  2-CL-10-  ——→ 7-OH-2-CL-      ——→   7-OH-2-CL-10
   prpald-PhzSO     propald-Phz    10-propald-Phz        propald-PhzSO
     ┆         17         ┆     8       ┆                     ┆
   2-CL-10-   ←————  2-CL-10-  ——→ 7-OH-2-CL-      ——→   7-OH-2-CL-10-
   propacid-PhzSO    propacid-Phz  10-propacid-Phz        propacid-PhzSO
```

chlorpromazineの代謝経路(桜井征彦：精神医学, 14, 1972)

2-CL-10-propald-Phz＝2-chloro-10-(β-propionaldehyde)phenothiazine
2-CL-10-propacid-Phz＝2-chloro-10(β-propinic acid)phenothiazine
2-CL-propald-PhzSO＝2-chloro-10-(β-propionaldehyde)phenothiazine sulfoxide
In vitroでのCPの代謝経路。点線は予想される経路を表す。矢印の傍の数字は基質(10μmol)
として使用されたときの種々の代謝産物へ転換する率(パーセント)を示す。

haloperidolの代謝経路
(Forseman, A. et al.：Antipsychotic
Drugs. In；Pharmacodynamics and
Pharmacokinetics, Pergamon Press,
Oxford, 1976)

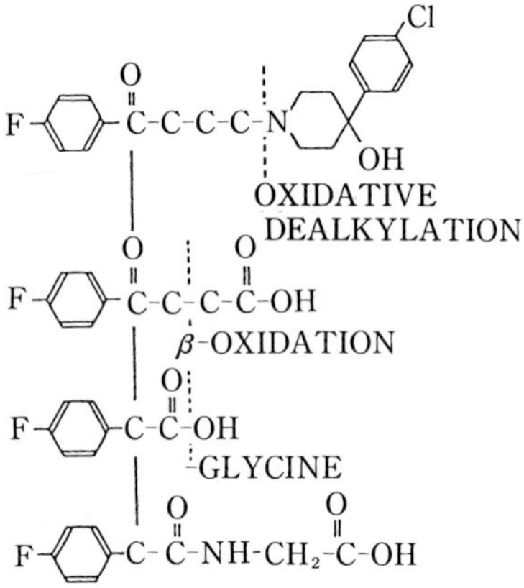

図11　Chlorpromazineとhaloperidolの代謝経路

表4 持効性抗精神病薬

薬剤名	構造式	R	投与経路	効果持続	常用量(1回)
Fluphenazine enanthate		$-(CH_2)_5-CH_3$	筋注	2週	12.5〜100mg
Fluphenazine decanoate		$-(CH_2)_8-CH_3$	筋注	4	12.5〜50
Pipothiazine undecylenate		$-(CH_2)_8-CH=CH_2$	筋注	2	100〜150
Pipothiazine palmitate		$-(CH_2)_{14}-CH_3$	筋注	4	50〜300
Flupenthixol decanoate		$-(CH_2)_8-CH_3$	筋注	2	20〜80
Fluspirilene			筋注	1	2〜10
Penfluridol			経口	1	10〜40

(風祭元:精神医学,22:143-149,1980より引用)

(1965),400倍のspiroperidol(1969)などが次々と開発された(図10)。その後の薬理学的研究で判明したように,これらは選択的ドパミン遮断作用と簡単な代謝経路(図11)をもっており,薬力学的および薬動学的な単純性という点で,フェノチアジン誘導体とは際立った対照を示すことになった。臨床的には,分裂病に対する効力が強化されたわけではないが,錐体外路症状以外の副作用はフェノチアジン誘導体より少なくなったことが指摘されている[21]。

4.1.3 神経遮断薬の持効化(いわゆるデポ剤)

1960年代に入ると維持療法の普及を背景にして,神経遮断薬の持効製剤化が試みられるようになった。Fluphenazineをエナント酸化した2週持効剤(1963),デカン酸化した4週持効剤(1966)に続いて,欧米では多くの持効剤が登場した(表4)。日本ではエナント酸fluphenazine以後は持効剤の導入・普及が遅れていたが,1980年代になってhaloperidolの持効剤が発売され

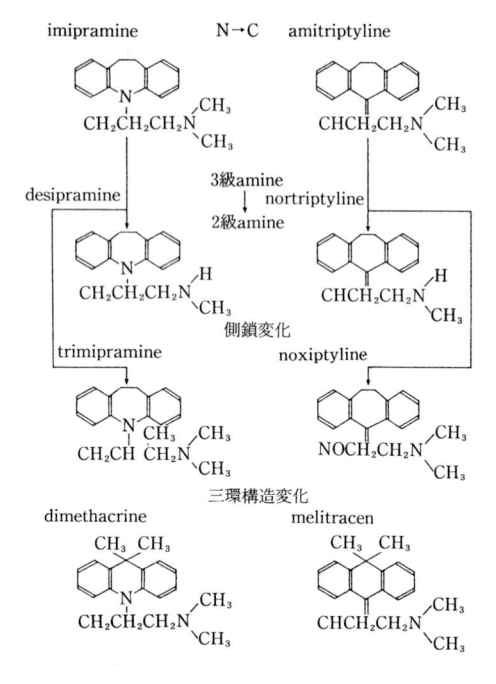

図12 三環系抗うつ薬の発展 (森[14] より引用)

(1985), また最近ではデカン酸 fluphenazine が市販になった (1994)。

4.1.4 神経遮断薬の非定型化 (非定型抗精神病薬)

神経遮断薬は化学構造の面でも多様化し,フェノチアジン誘導体に類似した三環化合物 (チオキサンテン・ジベンザゼピン・イミノジベンジル・チエピン誘導体) の他に,インドール誘導体 (oxypertine),ベンザミド誘導体 (sulpiride) が出現した。これらの多くは臨床的には鋭利型と鎮静型の中間的特性をもつように見えたが,1970年代の薬理学的研究の結果,thioridazine, sulpiride, clozapine の3剤が非定型薬物として分離され (Costall, 1975),その後の分裂病治療薬の開発に1つの方向を提示することになった[24]。すなわち,黒質・線条体系に対する抗ドパミン作用は中脳・辺縁系に強く (Bartholini, 1976),錐体外路症状を起こしにくい。したがって,中脳・辺縁系によ

り選択性の強い抗ドパミン薬を合成することが，錐体外路系副作用を起こさない新しい分裂病治療薬の開発につながる (Carlsson, 1978)，と期待されているのである。

さらに1980年代後半からドパミン D_2 よりも D_1 遮断作用の強い clozapine，ドパミン D_2 に加えてセロトニン S_2 遮断作用の強い risperidone が開発され，非定型抗精神病薬は1990年代の開発の主流になって来た[24]。とくに risperidone をはじめとするドパミン・セロトニン拮抗薬には"SDA"の名称が用いられている。他方で clozapine や olanzapine は非選択的に多様な受容体に親和性をもつことから，multi-acting receptor targeted antipsychotics (MARTA) と呼ばれるようになった。

4.2 うつ病の治療薬

4.2.1 三環系抗うつ薬の発展

いわゆる三環系抗うつ薬は imipramine の化学構造を出発点として開発が続けられた（図12）。これらはうつ病に対する治療効果でプラセボに勝り，imipramine とほぼ同等であること，維持療法によってある程度まで再発を予防できること(Seager, 1962)から，うつ病治療薬としての地位を確立した。しかし電撃療法の効果には及ばず (Robins, 1962)，双極性うつ病に対しては lithium にやや劣る (Prien, 1973) とされている。また安全性の面で，抗コリン性の副作用と過量服用時の心毒性が問題になり，より有効で安全な抗うつ剤の開発が期待されるようになった。

4.2.2 モノアミン酸化酵素阻害型抗うつ薬の淘汰と復活の徴候

Iproniazid を原型とするモノアミン酸化酵素阻害型抗うつ薬は，プラセボ (Cole, 1959)，imipramine (Rothman, 1960)，電撃療法 (Kiloh, 1960) との比較試験で有効性が充分に立証されなかった。また安全性の面でも肝実質障害 (Rosenblum, 1960) や多発神経炎などの副作用，チラミン含有食物（チーズなど）との相互作用による高血圧発作 (Blackwell, 1963)，三環系抗うつ薬との併用による高熱・死亡例 (Stanley & Bowen, 1964) があり，次第に使用されなくなった。日本で市販されていた safrazine も製造中止になった。

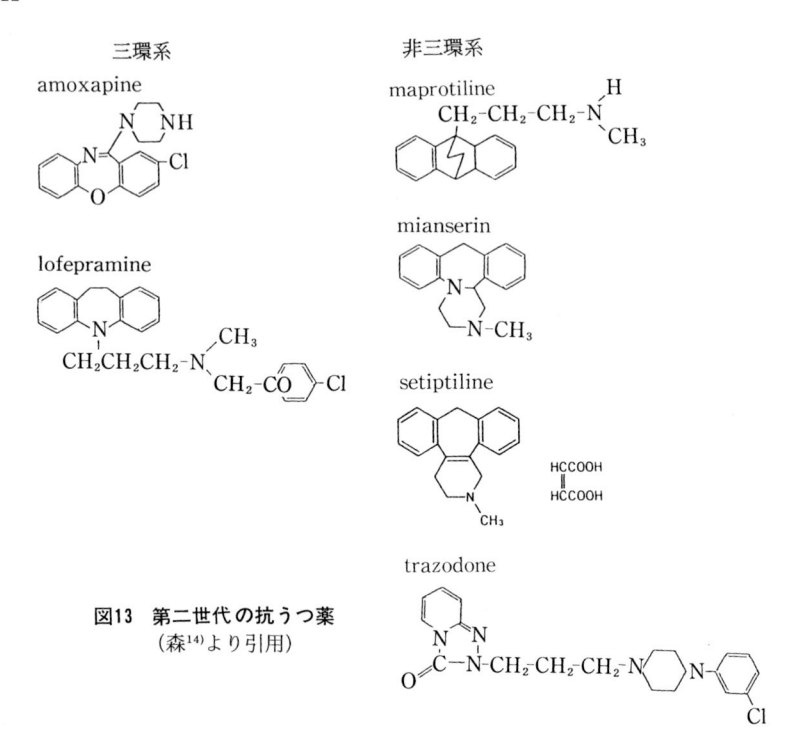

図13 第二世代の抗うつ薬
(森[14]より引用)

三環系: amoxapine, lofepramine
非三環系: maprotiline, mianserin, setiptiline, trazodone

　なお近年，可逆性のモノアミン酸化酵素（MAO_A）阻害薬（moclobemide）が登場し，危険な相互作用を軽減できるという期待のもとに，臨床試験が行われている。

4.2.3　第二世代抗うつ薬の出現

　1970年代に入って，上記のような三環系抗うつ薬の欠点を補うために，第二世代と呼ばれる抗うつ薬が登場しはじめ[14]，1980年代の開発の主流となった。化学構造の面では非三環（単環・複環・四環などの）構造が現れ（図13），薬理学的にはノルアドレナリンまたはセロトニンの再取り込み阻害作用がより選択的となった。またシナプス前 $α_2$-アドレナリン受容体を阻害する抗うつ薬（mianserin, setiptiline）も登場した。臨床試験の結果，有効性は第一世代薬物と大差はないが，副作用（特に抗コリン性）は明らかに少ないこと

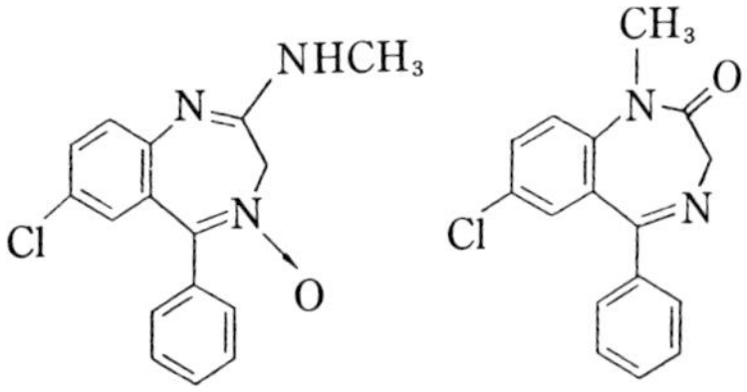

chlordiazepoxide　　　diazepam

図14　ベンゾジアゼピン系抗不安薬

が示されている。

4.2.4　選択的セロトニン再取り込み阻害薬（SSRI）

1990年代に入ると，選択的にセロトニンの再取り込みを阻害する薬物（selective serotonin reuptake inhibitor : SSRI）の開発が活発化し，fluoxetine, fluvoxamine, paroxetine, sertraline などが次々と臨床に供せられている。これらはうつ病だけでなく，強迫神経症や摂食障害への効果も期待されている。他方ではノルアドレナリン系への関心から選択的ノルアドレナリン再取込み阻害薬（selective noradrenaline reuptakeorinhibitor : SNRI）の開発も試みられたが，こちらはまだ成功に至らず，セロトニン・ノルアドレナリン再取込み阻害薬という意味での SNRI(milnacipran, duloxetine など）が市場に現れた。

4.3　神経症の治療薬

4.3.1　ベンゾジアゼピン系抗不安薬の出現

ベンゾジアゼピン誘導体（図14）は，1930年代に合成されていたベンゾヘプトキシジアジンを出発点としてアメリカのロシュ社で合成された。その1つ chlordiazepoxide（Sternbach, 1955）に meprobamate と類似した薬理作用のあることが発見され，外来患者の臨床試験でそれよりも優れた薬であることが報告された（Harris, 1960）。次いで神経症に対する有効性がプラセボ（Jenner, 1961），phenobarbital（Gore, 1962）との比較試験で立証された。

さらにこれより強力な diazepam が開発され(Randall, 1961)，それ以後は神経症と不眠の治療薬としておびただしい数のベンゾジアゼピン誘導体が導入されることになった。

これに対して meprobamate には強い依存形成と離脱症状(Lemere, 1956)のあること，過量服用時の致命率が chlordiazepoxide より著しく高いことが判明して(Davis, 1968)，次第に使われなくなった。また，小量の神経遮断薬 (chlorpromazine)も diazepam には劣ることが確認され (Hare, 1981)，抗不安薬としてはほとんど用いられなくなった。

4.3.2 β遮断薬の抗不安・不安効果

1965年から β 遮断薬が不安神経症に用いられ始め，propranolol の有効性がプラセボとの比較試験で立証された(Granville-Grossman, 1966)。その後ベンゾジアゼピン誘導体(diazepam)との比較で若干劣るとされたが (Hallström, 1981)，依存性のないことは利点とされている。

4.3.3 抗うつ薬の抗不安・恐怖・強迫効果

三環系抗うつ薬 doxepin にはベンゾジアゼピン誘導体と同等か，それ以上の抗不安効果があると報告されて以来，神経症に対する抗うつ薬の有効性が検討された。その結果，強迫神経症に対しては clomipramine の特異的な有効性が確立され(Yaryura-Tobias, 1976)，恐怖症に対しては多くの抗うつ薬がベンゾジアゼピン誘導体に優ること (McNair, 1981)，不安発作に対しても imipramine は chlordiazepoxide に優ることが示された (Kahn, 1986)。日本では SSRI の fluvoxamine が強迫神経症の，paroxetine がパニック障害の治療薬として認められた。

4.3.4 5-HT$_{1A}$作働性抗不安薬

1970年代にセロトニン1Aの作働薬(buspirone)が動物実験で抗コンフリクト作用をもつことが判明し，1985年に西ドイツで医薬品として認可された。日本では tandospirone が同様の薬理作用をもつ抗不安薬として1996年から発売されている。

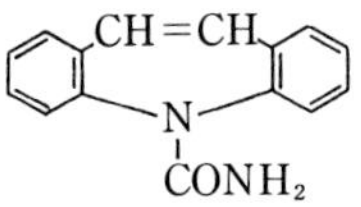

図15 Carbamazepine

4.4 躁うつ病の治療薬(気分安定薬)

4.4.1 Lithium の普及

躁病に対する効果が確認された後も,lithium は致命的な急性中毒の危険が知られていたため,アメリカでは 1970 年まで,日本では 1980 年まで発売に至らず,躁病の治療には主として神経遮断薬が用いられていた。1960 年代の臨床研究の結果,血中濃度の監視によって有効性と安全性の確保が可能となり,また抗躁効果は chlorpromazine と同等かそれ以上であることが確認された (Bunny, 1968)。さらに再発予防効果がプラセボとの比較で立証され (Baastrup, 1970),双極性うつ病の治療と再発予防にも抗うつ薬より有用であることが認識された(Prien, 1973)。神経遮断薬は重症例に対する効果でやや優るが (Prien, 1972; Garfield, 1980),鎮静性の副作用が多く,再発予防効果が明らかでない (Alfors, 1981) ことから,lithium を躁うつ病に対する第 1 選択薬とする見解が定着している。

4.4.2 Carbamazepine の気分安定効果

1960 年代の初期からてんかんや三叉神経痛の治療薬として使用されていた三環化合物の carbamazepine (図 15) に抗躁効果が発見された (竹崎, 1971)。躁病に対する治療効果は chlorpromazine との比較試験で確認され (大熊,1979),再発予防効果はプラセボとの比較でほぼ立証された (大熊, 1981)。これを契機に抗てんかん薬の応用が始まり,米国ではバルプロ酸が気分安定薬として認められるようになった。

5. 現在の精神治療薬の問題点[25) 26)]

このように 1950 年代には精神科に固有の疾病(精神分裂病圏,躁うつ病圏,

神経症圏）に対してある程度まで疾病特異的に奏効する第一世代の精神治療薬 (chlorpromazine, lithium, imipramine, meprobamate) が出揃った。次に1960-70年代には第一世代薬の主作用の強化と副作用の軽減を目指した第二世代薬(butyrophenone, carbamazepine, 非三環抗うつ薬, benzodiazepine)が登場した。また，精神分裂病に対する神経遮断薬の効果は，ドパミンD_2受容体遮断作用を介して，また抗うつ薬はアミン神経伝達系のシナプス間隙における伝達物質の増加を介して，さらにベンゾジアゼピン誘導体の抗不安効果は固有の受容体とGABA，塩素イオンチャンネル複合体に対する作用を介して発現することが明らかにされた。しかし神経遮断薬は分裂病の慢性例に対する効果の限界と錐体外路系副作用（特に非可逆性ジスキネジアと悪性症候群）の点で，また気分安定薬は遅効性・急性中毒時の致命性(lithium)，作用機序の不明確さの点で，さらに抗不安薬は連用による依存形成に関して，それぞれ問題を抱えていた。1980年代以降に登場した非定型抗精神病薬 (SDAやMARTA)，SSRI・SNRI (抗うつ薬)，$5-HT_{1A}$作働性抗不安薬などは，主としてセロトニンの役割に注目して第二世代薬の改良をめざしている。これは第三世代の精神治療薬とみなされるが，全体としては未だに完全な世代交替を遂げるには至っていない。

文　献

1) Ackerknecht, E. H. (石川清他訳)：ヨーロッパ臨床精神医学史．医学書院，東京，1962.
2) Bleuler, M.: Forschungen und Begriffswandlungen in der Schizophrenielehre 1941-1952. Fortschr. Neurol. Psychiatr., 19: 385-452, 1951.
3) Bobon, D. P.: Classification and terminology of psychotropic drugs. A historical critical review. Pharmacopsychiatry, 6: 1-12, 1973.
4) Davis, J. W., Bartlett, E., Termini, B. A.: Overdose of psychotropic drugs.: A review. Dis. Nerv. Syst., 29: 157-164, 246-256,1968.
5) Delay, J.: Adresse Presidentielle. In: Neuropsychopharmacology. (ed. by Brill, H. et al.) Exerpta Medica Foundation, Amsterdam, 1967.
6) Delay, J., Deniker, P. (秋元波留夫他訳)：臨床精神薬理学．紀伊国屋書店，東京，1965.
7) Deniker, P.(松岡芳隆他訳)：向精神薬の話―精神薬理学入門．白水社，東京，1974.

8) 保崎秀夫（監訳）：精神病治療薬の原点．金剛出版，東京，1977．
9) 石坂哲夫：薬学の歴史．南山堂，東京，1981．
10) 加藤正明，栗原雅直（編）：薬物依存と中毒Ⅰ，Ⅱ．現代精神医学大系15 A，B．中山書店，東京，1977．
11) 小林靖彦：日本精神医学の歴史．現代精神医学大系1 A，p.125-151，中山書店，東京，1979．
12) 呉　秀三：精神病学集要．第2版，吐鳳堂書店，東京，1915．
13) Lambert, P. A.（荻田和宏他訳）：ランベールの精神科薬物療法．国際医書出版，東京，1986．
14) 森　温理：第3世代の抗うつ薬．新興医学出版社，東京，1986．
15) モーズレー，H.（1872）（神戸文哉訳）：精神病訳説．京都癲狂院，1876．
16) 中島　啓：心をいやす薬の歴史．ファルマシアレビューNo.10，p.1-16，1983．
17) 大原健士郎，渡辺昌祐（編）：精神科・治療の発見．星和書店，東京，1988．
18) Pelicier, Y.（三好暁光訳）：精神医学の歴史．白水社，東京，1974．
19) Pöldinger, W.: Compedium of Psychopharmacotherapy. 3 rd rev. ed., Roche, Basel, 1975.
20) 斎藤正己：向精神薬と脳波．神経精神薬理，3：323-348，1981．
21) 酒井正雄，木下　潤：向精神薬副作用．Butyrophenone系薬物および類似の構造を持つ薬物．塩野義製薬，大阪，1978．
22) Silverstone, T., Turner, P.（伊藤　斉，三浦貞則監訳）：今日の精神科薬物治療．—精神医学の薬理学的側面．国際医書出版，東京，1980．
23) 八木剛平，伊藤　斉：抗精神病薬（neuroleptics）による錐体外路症状—その治療学的意義の変遷について，その1～3．精神医学，25：452-466，570-582，686-701，1983．
23) 八木剛平，稲田俊也：新しい分裂病治療薬の模索—いわゆるatypical neurolepticsを中心に．神経精神薬理，11：657-666，1987．
24) 八木剛平：精神分裂病の薬物治療学—ネオヒポクラティズムの提唱．金原出版，東京，1993．
25) 八木剛平，田辺　英：精神病治療の開発思想史—ネオヒポクラティズムの系譜．星和書店，東京，1999．
26) 八木剛平，渡辺衡一郎：精神科薬物療法の歴史と展望．臨床精神医学講座第14巻3—26，中山書店，1999．
27) Zilboorg, G.（神谷美恵子訳）：医学的心理学史．みすず書房，東京，1958．

II 向精神薬の分類

石郷岡 純

II 向精神薬の分類

1. 向精神薬の概念

　精神に作用する薬物のことを向精神薬というが，何らかの意味で精神活動に影響を与え得る薬物はきわめて多数存在するので，向精神薬と呼ぶには中枢神経系にその薬物の主要な作用の場があり，精神活動や行動に変化をもたらすことが主要な薬理作用であることが必要である。

　向精神薬 psychotropic という言葉は 1950 年代中頃より用いられ始め，後半には定着したといわれる。それまでは麻酔薬，睡眠薬といった術語は存在したが，向精神薬という概念で一群の薬物やその薬理作用を包括的に把握するようになったのは，いうまでもなく chlorpromazine の出現，引き続くモノアミン酸化酵素阻害薬 (MAOI) や imipramine などの抗うつ薬の開発がその大きな原動力となっている。ある分野における画期的な発明や発見が，その領域の概念を統一・深化させ，体系的なものへと発展させることは時として経験されることだが，この向精神薬という概念の成立はまさにその代表的なもののひとつである。そしてさらに，向精神薬の薬理作用や臨床効果を研究する精神薬理学 psychopharmacology という学問が生まれてきた。

　向精神薬の分類の詳細は別に述べられるが，類似の用語として精神治療薬あるいは精神神経病用薬がある。向精神薬は精神科領域で主に用いられるので，これと厳密に区別されず使用されることもあるが（本書でも両者を扱うことになる），向精神薬には治療薬としては用いられない精神変容薬が含まれるし，精神治療薬，精神神経病用薬には精神活動への影響という面では非特異的な睡眠薬や，日本ではてんかんが主として精神科で治療されてきた経緯

から抗てんかん薬が含まれ,また抗パーキンソン薬,抗酒薬なども入れられている。

2. 分類の歴史

向精神薬に関する体系的な分類が行われるようになったのは chlorpromazine, imipramine などの出現以降のことであるが,その原型は Lewin の分類(Ⅰ 向精神薬の歴史,表 2)にすでに見出すことができる。彼は中枢神経系に作用する薬物を 5 群に分類した。向精神薬の分類はまだ諸家の完全に一致するものがなく,化学的分類,基礎薬理学的分類,神経生理学的分類などのいずれも臨床効果と直接的な関連が乏しいので,基礎医学者からは臨床分類には厳密さがないという批判が寄せられるし,臨床家には基礎医学的分類は臨床・教育には不適当という意見が常に存在する。この問題は向精神薬の分類学上,未解決のまま今日に至っているが,Lewin の分類ですでに暗示されているように,精神活動の変化を扱う薬理学である以上,結局は精神症状あるいは精神症状群に対する効果という臨床的な分類を主軸に置かざるをえず,さらにそれを基礎的な事項で補足するという方法をとることが通常である。

さて,現在の向精神薬の分類体系は Delay のそれに始まる(表 1)。この分類は 1957 年の第 2 回世界精神医学会議に提案され,第 3 回の会議で採択が決定されたものである。Delay はフランスの学者らしく,Janet 流の心理的力 force psychologique, psychological tonus の概念を基礎として,それに及ぼす薬物の作用で大別し,さらに意識水準と気分の 2 点から考察し分類した。すなわち,その大分類は心理的力を下げるか,上げるか,逸脱させるか,に基づいてなされているし,その中でさらに,意識に作用するか,気分に作用するか,で下位分類がなされている。

同時期,Kleine らは独自に Freud 流の心的エネルギー psychic energy の概念を基礎として向精神薬の分類を行っているが,結果的に Delay のものとほぼ合致することとなったことは,こうした向精神薬の分類が普遍的で妥当性のあるものであったことを示しているといえよう(表 2)。

表1 Delayの向精神薬の分類(1957)

A. 精神安定薬 (psycho-leptiques) (または精神鎮静薬)	1) 催眠薬 （または意識安定薬 noo-leptiques）	chloral barbiturates
	2) 神経安定薬 （または感情安定薬 thymo-leptiques）	phenothiazines reserpines butyrophenones
	3) 穏和安定薬	meprobamate azacycional
B. 精神賦活薬 (psycho-analeptiques) (または精神刺激薬)	1) 意識刺激薬 （または意識賦活薬 noo-analeptiques）	精神緊張性のアミン類
	2) 感情刺激薬 （または感情賦活薬 thymo-analeptiques）	isoniazid iproniazid imipramine
	3) 他の刺激薬	vitamine C 等
C. 精神変容薬 (psycho-dysleptiques) (または精神混乱薬)	幻覚薬または離人薬	mescaline LSD-25 psilocybin

表2 Kleineの向精神薬の分類(1959)

Ⅰ. Psychoinhibitors
　　hypnotics
　　ataraxics
　　sedatives, muscle relaxants
Ⅱ. Psychoactivators
　　psychomotor stimulants
　　psychostimulants, psychic energizers
Ⅲ. Psychotomimetics

Delay の分類の中では，彼によって最も明確に定義づけられる特徴となっているのが，神経安定薬 neuroleptiques である。当初はその臨床上の特徴として，
1. 特有の精神運動性不関状態（催眠作用を伴わない）の惹起
2. 興奮や激越状態の治療効果
3. 急性および慢性精神症状治療効果
4. 錐体外路症状や自律神経症状の出現
5. 皮質下に対する作用の優位性

が挙げられていたが，後に次の2点に集約された。
1. ある種の精神症状の減弱作用
2. 錐体外路型の神経症状と自律神経症状の惹起

そして，この2点の作用の存在が neuroleptique と呼ぶことの根拠であるとの主張は今日まで変わりがない。近年一般的になった antipsychotics（抗精神病薬）が上記の第1点のみの作用を強調しているので不正確であるという理由で，Deniker らのフランスの学者は不満であるようだが，今日その命名にかかわらず，この種の薬物にこの2点の特徴が備わっていることに異論はないと思われる。しかし，近年の非定型抗精神病薬の出現は，第2点の存在が必須のものであるか否かという基本的な問題を投げかけるに至った。これに対して，他の薬物についての定義は neuroleptiques におけるほどの明瞭さには欠けている。

Delay 以後に現れた分類も多くあるが，基本的な変更を迫るものはない。ただし，基礎薬理学的な知識が増大し，各薬物の作用機序に対する理解が深まるにつれ，医学心理学的な概念に基づいた分類原理はより希薄となり，臨床効果と基礎薬理作用の双方を勘案した折衷的なものになる方向にある。代表的なもののひとつとして，1967年のWHOの分類を挙げておく（表3）。これは，それまでに行われてきた分類を踏まえたものなので特に目新しい点はないが，major tranquilizer, minor tranquilizer の用語の使用をやめた点が特徴である。

ちなみに，わが国の日本標準商品分類のうち，精神科治療薬に該当する部

表3 WHOの向精神薬の分類(1967)

neuroleptics	phenothiazines butytrophenones thioxanthenes reserpine 誘導体, benzoquinolizines
anxiolytic sedatives	meprobamate とその誘導体 benzodiazepine 誘導体 barbiturates
antidepressants	MAO 阻害薬 imipramine とその他の三環化合物
psychostimulants	amphetamine, methylphenidate, pipradrol, caffeine
psychodysleptics (hallucinogens)	LSD mescaline psilocybin dimethyltryptophan (DMT) cannabis (marihuana, hashish など)

表4 日本標準商品分類

11. 中枢神経用薬
- 111 全身麻酔剤
- 112 催眠鎮静剤
- 113 抗てんかん剤
- 115 興奮剤・覚醒剤
- 117 精神神経用剤
- 119 その他の中枢神経系用薬

分を表4に挙げるが, 112 催眠鎮静剤に各種睡眠薬が, 115 興奮剤・覚醒剤に methamphetamine が含まれており, 他の向精神薬は 117 精神神経用剤に一括して含まれている。

3. 向精神薬の命名について

　前述の neuroleptiques と antipsychotics などの例にみられるように，向精神薬の命名は多彩であり，その日本語訳もまた一定していないものが多い。表5に三浦(1972)[4]のまとめた向精神薬の命名の対比を掲げるが，以下に混乱をきたしている点についていくつか説明したい。
　そのひとつは，Delay に始まる向精神薬の分類が，基本的に精神現象に対する作用の3つの方向性に基づいており，そこでは leptique（安定）と analeptique（賦活）を対立する2つの基本的概念としている（他のひとつは dysleptique〈変容〉である）ことに由来する混乱である。Delay らは分類の基本原理から必然的に chlorpromazine などのいわゆる抗精神病薬を neuroleptique と呼んだが，その感情面への作用を重視して thymoleptique と呼ぶことは許容しているようである（Janzarik〈1956〉は thymoplegic と表現している）。しかしドイツ語圏や口語使用の際には leptique と analeptique という本来正反対の意味をもつ語の区別が行われず，その後は彼らの意図に反して thymoleptique といえば，彼らのいう thymoanaleptique である抗うつ薬を指すことが一般的になったことは，この分野の用語の混乱を端的に示す1例である。
　次に major tranquilizer, minor tranquilizer について触れたい。Tranquilizer という言葉は Berger と Bradley (1946) が mephenesine の作用を"tranquilization"と表現したことに始まるというが，Plummer ら (1954) がサルに reserpine を投与した時の作用を tranquilizing action と呼んだことから，その後は reserpine, meprobamate ともに tranquilizer といわれるようになった。Major tranquilizer, minor tranquilizer と区別したのは Jacobsen (1957)に始まるが，前述のように 1967 年の WHO の分類ではこの語の使用は廃止された。しかし，その後の Ban(1969)[1] の分類でも使用されているし，現在でも一部の成書で採用されている。
　抗うつ薬に関する用語の問題としては，thymoleptique と thymoanaleptique という，本来反対の意味をもつ語が同義に用いられるようになったこと

表5 主な向精神薬の命名[4]

neuroleptics 　神経捕捉剤 　神経弛緩剤 　神経安定剤(薬)	neuroplegics 自律神経遮断剤 psychoplegics psycholeptics 精神安定剤(薬) (major) ataractics major tranquilizers 強力精神安定剤(薬) antipsychotics 抗精神病薬
antianxiety drugs 　抗不安薬(剤)	(minor) ataractics (minor) tranquilizers(穏和)精神安定剤(薬) anxiolytic sedatives
antidepressants 　抗うつ薬(剤) 　　tricyclic(al) antidepressants 　　　三環系抗うつ薬(剤) 　　MAO inhibitors 　　　MAO阻害薬(剤)	thymoanaleptics 感情賦活薬 psychoanaleptics 精神賦活薬 thymoleptics 感情調整剤(薬) tricyclic compounds 三環化合物 thymeretics 感情興奮薬 psychic energizers 精神賦活薬
psychostimulants 　精神刺激薬(剤)	(central) stimulants 中枢刺激薬 psychotonics 精神昂揚薬 amphetamines
psychotomimetics 　精神異常発現薬	psychodysleptics 精神変容剤(薬) hallucinogens 幻覚剤 psychedelics psychotogenic drugs

が最大である。また，thymeretic 感情興奮薬という言葉は Janzarik (1959) が使用したものだが，これは imipramine が抑うつ状態にある者だけに効果があるのに対し，MAOI は正常人の気分も上昇させるので，後者を区別するためにこの語を適用したのである。

今後，用語上の混乱をきたす可能性が考えられるのは，noo の接頭辞を冠したものである。Delay らの分類では知的能力や覚醒度を変化させる薬物に対してこの語を用い，彼らの分類原理に従って睡眠薬を nooleptiques, 覚醒アミン類を nooanaleptiques とも呼んだが，ほとんどこうした用い方は定着し

なかった。しかし近年になり，いわゆる抗痴呆薬の一部に対しこの noo の使用が復活してきている。Nootropics がそれで，日本語では向知性薬あるいは向記憶薬などと訳されているが，これも一定ではない。Nootropics の語は Giurgea (1972)[3] が初めて piracetam を prototype とする一群の薬物に対して使用した。これらの薬物は徐々に臨床応用されてきているが，その命名については充分検討されてはおらず，今後は nooleptiques, nooanaleptiques などと混乱のない形で定義されていかねばならないであろう。

4. 現在の向精神薬の分類

Delay に始まる向精神薬分類の骨格は，今日まで根本的な変更を受けないまま存続している。Deniker (1979)[2] は彼の講演の中で，基本分類に変更のないことを述べ，リチウム塩は精神安定薬の中の一項として追加されている (régulateurs de l'humer 感情調整薬)。また精神変容薬は3つに分けて示している(表6)。彼らの分類の今後の問題としては，前述の nootropics などの新たな一群の薬物が，Janet の心理的力に作用すると考えられるのか，考えられるとしたら，安定，賦活，変容の3つの方向性のいずれかでとらえられるのかによって，この分類の基本的な変更がなされる可能性がある点であろう。

さて，いささか過剰とも思えるほど強烈な分類原理に基づく Delay らのものに比べ，近年の英米圏やわが国の分類はより並列的なものとなっているものが多い。その理由としては，表6中のⅠ. 精神安定薬の中ではベンゾジアゼピン系薬物などの鎮静薬と神経安定薬，さらにはリチウム塩などの間に共通した作用機序がほとんどないこと，Ⅱ. 精神賦活薬の中では amphetamine 類の臨床薬理効果と MAOI や三環系抗うつ薬のそれとはかなり異なることなどから，分類上それらを同一のカテゴリーに置く必然性が希薄と感じられるためであろう。たとえば1980年の American Medical Association の分類は表7のようになっている。

本書でもこれと類似の分類を採用し，これを化学構造別の下位分類で補足する方法をとった(表8)。ただし，大分類は各薬物の向精神作用に主に基づいているのに対し，化学構造自体はほとんどそれとは無関係であり，整理の

表6 Denikerの向精神薬の分類(1979)[2]

作　用　様　式	化学構造による分類
Ⅰ. 精神安定薬	
1. 催眠薬	バルビツール系および非バルビツール系
2. トランキライザーおよび古典的鎮静薬	ベンゾジアゼピン系など, ブロム化合物, ヒダントイン化合物など
3. 神経安定薬	フェノチアジン, レセルピン, ブチロフェノン, ベンザミド化合物など
4. 感情調整薬	リチウム塩
Ⅱ. 精神賦活薬	
5. 意識刺激薬	アンフェタミン化合物など
6. 感情刺激性の抗うつ薬	イミプラミンおよび三環系誘導体, ヒドラジン化合物, MAOI
7. 他の刺激薬	カフェイン, リン化合物, アスコルビン酸など
Ⅲ. 精神変容薬	
8. 幻覚薬および夢幻性薬物(Lewinの空想惹起薬)	メスカリン, LSD-25, プシロシビン, カンナビノールなど
9. 麻(酔)薬(Lewinの幸福感惹起薬)	モルヒネ, ヘロイン, コカインなど
10. アルコールおよび誘導体(Lewinの発酔薬)	アルコール, エーテルなど

表7 American Medical Associationの向精神薬の分類(1980)

1. Drugs used for anxiety and insomnia
2. Antipsychotic drugs
3. Drugs used in affective disorders
4. Drugs used in nonpsychotic mental disorders

ための参考程度の意義しかもたない。むしろ，近年では向精神薬の作用機序の解明が進み，一部の薬物ではその薬物が主に作用を及ぼす伝達物質受容体，あるいは取り込み部位への作用別に分類することも可能になりつつある。現

表8 向精神薬の分類

I　精神治療薬　psychotherapeutics*
　1．抗精神病薬　antipsychotics**
　2．気分安定薬　mood stabilizers**
　3．抗うつ薬　antidepressants**
　4．抗不安薬　antianxiety drugs**
　5．精神刺激薬　psychostimulants
　6．睡眠薬　hypnotics
　7．鎮静薬　sedatives
　8．抗てんかん薬　antiepileptics
　9．抗酒薬　antialcoholic drugs
　10．抗パーキンソン薬　antiparkinsonian drugs
　11．抗痴呆薬
II　精神異常発現薬　psychotomimetics
　1．幻覚剤　hallucinogens(LSD-25など)
　2．多幸化薬　euphoriants(モルヒネ，コカインなど)
　3．発酔薬　(アルコール，エーテルなど)

*狭義の向精神薬，**最狭義の向精神薬

時点ではその方法を向精神薬全体に適応できるほどの進展はみせていないが，将来的にはこの方法で全く異なった下位分類で記述されることになる可能性が高いと思われる。

引用文献

1) Ban, T.: Psychopharmacology. Williams & Wilkins, Baltimore, 1969.
2) Deniker, P.: Pratique actuelle des chimiothérapies psychiatriques en Europe.（栗原雅直，森　浩一，森山成桃訳：ヨーロッパにおける精神科薬物療法の現況．臨床精神医学，8：575-594，1979)
3) Giurgea, C.: Toward a pharmacology of the integral activity of the brain. Attemt for a nootropic concept in psychopharmacology. Actual Pharmacol. (Paris), 25：115-157, 1972.
4) 三浦貞則：薬物療法．精神科治療学(平井富雄，原　俊夫，保崎秀夫編)，pp. 46-134, 金原出版，東京，1972．

参考文献

1) Bobon, D.P.: Classifications and terminology of psychotropic drugs. A historical

critical review. Pharmacopsychiatry, 6 : 1-12, 1973.
2) Deniker, P. : La Psychopharmacology. Presse de Universitaires de France. Paris, 1966.(松岡芳隆,松岡慶子訳:向精神薬の話―精神薬理学入門.白水社,東京,1968)
3) 葉田　裕:精神科治療薬の分類.現代精神医学大系 5 B,精神科治療学II(笠原　嘉,島薗安雄編),pp. 142-163,中山書店,東京,1977)
4) Lambert, P.A. : Psychopharmacologie Clinique. Privat Editeur, Toulous,1980.(荻田和宏,冨永　格,中山道規,藤井康夫訳:ランベールの精神科薬物療法.国際医書出版,東京,1986)

III 向精神薬の薬理・生化学的特徴と作用機序

抗精神病薬 ……………………渡 辺 雅 幸

付：抗精神病薬・最近の進展 …渡 辺 雅 幸

補遺：非定型抗精神病薬の作用機序に
　　　関する最近の研究 ……渡 辺 雅 幸

抗うつ薬と抗躁薬 ……………神 庭 重 信

抗不安薬 ………………………澤　　　温

III 向精神薬の薬理・生化学的特徴と作用機序

抗精神病薬

1. はじめに

1952年にDelay, J.とDeniker, P.[18]によりchlorpromazineが分裂病治療に初めて使用されて以来，現在までに分裂病症状を軽減するのに有効な各種の抗精神病薬（antipsychotic drugs，または神経抑制薬neuroleptics）が開発されてきた。これらの抗精神病薬に共通した正確な脳内の生化学的作用機序を解明することにより，分裂病の生化学的異常を究明できるのではないかとの期待が生じた。近年の研究によりラウオルフィア系の薬物を除く，他の大多数の抗精神病薬の生化学的作用機序は，化学構造の如何にかかわらず，脳内ドパミン(DA)受容体(D_2タイプ)遮断作用であることが確定しており，その結果分裂病の病因には脳内DA系過剰伝達が関係しているとの分裂病のDA仮説が有力になっている。またこのDA仮説と一致して分裂病脳内でDA受容体(D_2)が増加しているとの報告がみられるようになった。したがって本稿では主に抗精神病薬とDA受容体との関連について述べる。

2. 歴史的背景[81]

1952年にchlorpromazineの，1954年にreserpineの分裂病症状への有効性が報告されて以来，各種の抗精神病薬が精神科臨床で使用されている。それらにはラウオルフィアアルカロイド誘導体（reserpineなど），フェノチアジン系誘導体(chlorpromazineなど)，チオキサンテン系誘導体(flupenthixolなど)，ブチロフェノン系誘導体(haloperidol, spiperoneなど)，ベンザミド系誘導体（sulpirideなど）がある。臨床経験からこれらの抗精神病薬を分

裂病患者に投与していると，多少なりともパーキンソン病類似の錐体外路症状が副作用として生じることが気づかれていた。他方錐体外路系の変性疾患であるパーキンソン病死後脳の生化学的検索により，錐体外路中枢（被殻や尾状核）内でDA含量が激減しているとの報告が1960年になされた[22]。その後この疾患に対するlevodopa療法の有効性の発見により，パーキンソン病症状の出現とDA欠損とが深い関連のあることが確定したのである[35]。

抗精神病薬の中でラウオルフィアアルカロイドであるreserpineの生化学的作用機序は，脳内のモノアミン（セロトニン，ノルエピネフリン，ドパミン，ヒスタミン）の全般的減少作用であることが早くから示されていた[80]。したがってreserpine投与でパーキンソン症状が生じる理由は，この薬物によるDA減少作用によるものと考えることができる。他方ラウオルフィアアルカロイド以外の抗精神病薬（フェノチアジン系やブチロフェノン系など）の生化学的作用機序についても研究がすすみ，1963年Carlsson, A. ら[7]はchlorpromazineやhaloperidolをマウスに投与すると脳内カテコールアミン（ドパミンとノルエピネフリン）含量自体は著変がないが，それらの代謝物が増加することを発見した。彼らはこの事実から抗精神病薬は脳内カテコールアミン受容体を遮断し，その結果代償的にカテコールアミン代謝回転が増加したものと推測した。したがって抗精神病薬投与でパーキンソン症状が出現することは，薬物により線条体DA受容体が遮断され，その結果DAによる神経伝達が阻害されたためと考えることができる。このようにしてラウオルフィアアルカロイド以外の大多数の抗精神病薬の生化学的作用機序は脳内DA受容体遮断作用であることが予測されたために，脳内DA受容体の研究が神経精神薬理学にとって重要な課題としてうかびあがってきた。

3. DA受容体の発見[87]

3.1 DA刺激性アデニレートシクラーゼと ^{3}H-ブチロフェノン結合部位の発見

1972年にBrown, J.H.ら[5]が網膜で，またKebabian, J.W.ら[39]は脳線条体でDA刺激性アデニレートシクラーゼの存在を発見した。すなわち上記のよ

うな DA 支配を受けている組織のホモジネートに DA 作動薬（agonist）を加えると ATP からサイクリック AMP への産生が増加する。この DA 刺激性アデニレートシクラーゼ活性はフェノチアジン系やチオキサンテン系薬物によってかなり強力に阻害されるため，一時この部位が抗精神病薬が臨床的抗精神病効果を発揮する DA 受容体であると考えられた[38]。しかしながらフェノチアジン以上に強力な抗精神病作用を有するブチロフェノン系薬物がこの酵素を阻害する力が極めて弱いこと[11,66]，また明らかな抗精神病作用を有する sulpiride などのベンザミド系薬物が本酵素に対し全く阻害作用を有していないこと[63]が示された結果，DA 刺激性アデニレートシクラーゼと抗精神病作用との関連に疑問がもたれ，また DA 受容体がすべて DA 刺激性アデニレートシクラーゼと関係あるものではないことが明らかになってきた。

　他方 1975 年に Seeman, P. ら[64]，Creese, I. ら[13]がブチロフェノン系の強力な抗精神病薬である ^{3}H-haloperidol の線条体膜成分との結合実験を行い，^{3}H-haloperidol で標識される部位が DA 受容体の性質を有することを示した。重要な点は，ブチロフェノンも含むさまざまなクラスの抗精神病薬のヒトにおける抗精神病効果（抗精神病薬にはブチロフェノンのように臨床用量が少量ですむものから，フェノチアジンのように比較的多量投与を必要とするものまで投与量に幅がある）や動物における DA 作動性行動（DA 作動薬により惹起される常同行動や催吐作用）を抑制する力価と，*in vitro* で線条体膜の ^{3}H-haloperidol の標識する DA 受容体に結合する各薬物の親和性との間に見事な相関が成立することである[14,65]。このことは神経抑制薬（neuroleptics）の抗精神病効果の生化学的作用機序は脳内（^{3}H-haloperidol の標識する）DA 受容体（後述の D_2 タイプ）遮断作用であることを明確に示したものである（図 1）。

3.2　DA 受容体の分類（D_1 と D_2 の 2 大別）

　1979 年 Kebabian と Calne, D.B.[40] は DA 受容体の分類に関して重要な提案を行った。彼らは DA 受容体を DA 刺激性アデニレートシクラーゼと関連している D_1 受容体と，関連していない D_2 受容体とに 2 大別したのである。

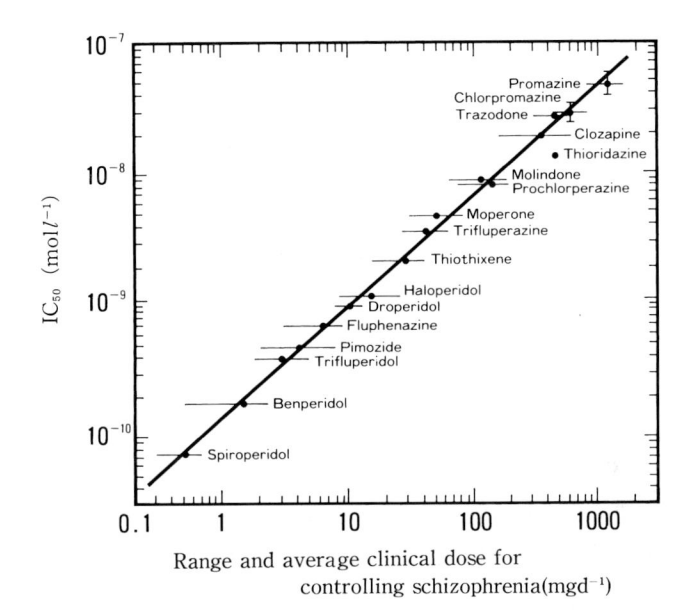

図1 抗精神病薬の臨床用量と脳 D_2 ドパミン受容体に対する親和性との相関

各種の抗精神病薬が ^3H-haloperidol の尾状核膜成分に対する結合を 50％阻害する濃度（IC_{50}，D_2 受容体に対する親和性）と，分裂病患者に用いられる臨床用量（mg/日）との間に高い相関関係が認められる。文献(65)より引用。

　彼らをこの発想に導いたのは主に下垂体 DA 受容体について当時までに知られていた知見である。すなわち下垂体前葉にはプロラクチン放出を抑制するように機能する DA 受容体が存在する[8]が，下垂体には DA 刺激性アデニレートシクラーゼは存在しない。また抗精神病薬である sulpiride は下垂体で DA 拮抗薬（antagonist）（プロラクチン放出を促進する）として作用するが，線条体の DA 刺激性アデニレートシクラーゼは全く抑制しない。さらにいくつかの麦角性薬物は下垂体で DA 受容体を刺激し作動薬（プロラクチン放出を抑制する）として作用するが，中枢神経組織内では DA 刺激性アデニレートシクラーゼ活性を抑制し拮抗薬として作用することなどである。

以上のようなことからDA受容体にはD$_1$（DA刺激性アデニレートシクラーゼと関連）とD$_2$（DA刺激性アデニレートシクラーゼと関連がない）の2種類が存在すると考えられるわけであり，下垂体にはD$_2$タイプの受容体しか存在せず，脳内にはD$_1$とD$_2$の両受容体が共存，混在していることになる。そしてSeemanら[64,65]やCreeseら[13,14]により発見された，^{3}H-haloperidolで標識されヒトの臨床的抗分裂病効果と関係するDA受容体はD$_2$受容体であることが明らかになった[67]。さらにsulprideはD$_1$を抑制する作用を全く欠くためにD$_2$の特異的拮抗薬と考えることができる[40]。

4. DA受容体結合実験に関する最近の知見[87]

4.1 D$_1$，D$_2$両受容体のイオンならびにグアニンヌクレオチドによる調節

受容体に関する研究は結合実験の手技（radioreceptor-binding assay）が開発されることによって大いに発展したが，さらに近年では結合実験の結果を特殊なプログラムを用いて[52]コンピューターで解析する詳細な研究が行われるようになった。以下にDA受容体に関する最近の結合実験の結果を述べる。

まず結合実験においては適切な標識リガンドを選択することが重要である。D$_2$受容体は前述のように^{3}H-haloperidolなどの^{3}H-ブチロフェノン（近年は^{3}H-haloperidolよりもD$_2$への親和性が高い^{3}H-spiperoneを使用[68]）で標識されることが多い[67]が，^{3}H-domperidone[76]（domperidoneは血液・脳関門を通過しないため抗精神病作用はないが，膜標品では脳が材料であってもD$_2$に選択的に結合する[41]）や，^{3}H-ベンザミド（最近，強力なベンザミドである^{3}H-YM-09151-2の結合実験が報告された[54]）によっても選択的に標識される。

D$_1$に関しては従来はチオキサンテン系の^{3}H-flupenthixolがD$_1$，D$_2$両受容体に高親和性を示すため，*in vitro*の実験で少量のコールド（cold）のブチロフェノンを加えD$_2$をマスクする条件下でD$_1$を標識する結合実験が行われたが，非特異的結合が高すぎるなどの難点があった[45]。しかし最近D$_1$の選択的拮抗薬であるSCH 23390が開発された結果[37]，^{3}H-SCH 23390を使用す

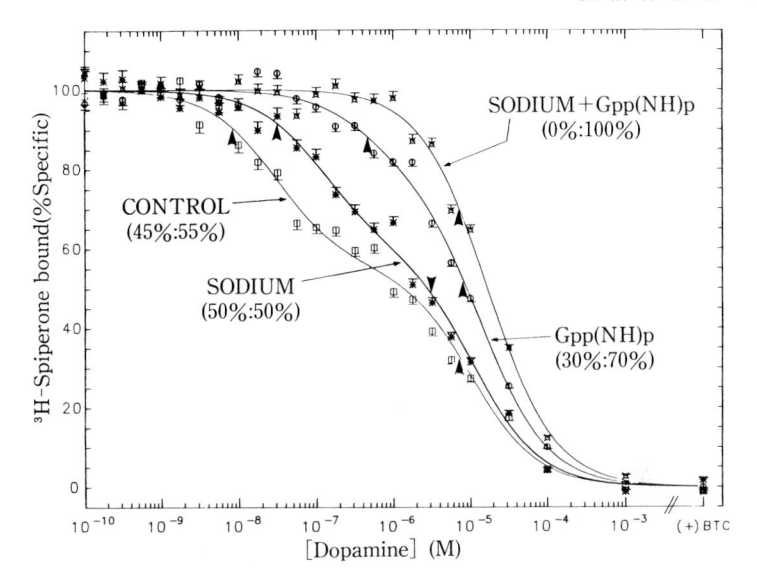

図2 下垂体 D_2 受容体の Na^+ とグアニンヌクレオチドによる調節
　下垂体膜での ³H-spiperone と cold のドパミンの競合実験。control 条件下（Mg^{2+} 存在）では曲線は左にシフトしてなだらかであり，作動薬高親和性部位と低親和性部位を示す。Na^+ やグアニンヌクレオチド [Gpp(NH)p] は曲線を右にシフトさせ作動薬高親和性部位から低親和性部位への転換を生じる。Na^+ とグアニンヌクレオチド両者存在下では完全な転換が見られる。曲線の横の数字は作動薬高親和性部位と低親和性部位の割合(%)を示し，黒い矢印は各結合部位の K_D 値の存在場所を示す。文献(85)より引用。

ることにより D_1 の結合実験が容易に行えるようになっている[3]。

　ここで D_1，D_2 両受容体の結合実験におよぼす陽イオンやグアニンヌクレオチドの効果をまとめると次のとおりである。D_1，D_2 共に ³H-拮抗薬（D_2 では ³H-spiperone[31,72,74]，³H-domperidone[30]，³H-YM-09151-2[54]，D_1 では ³H-flupenthixol[45]，³H-SCH 23390[34,56]）に対してコールドなDA拮抗薬を用いて競合実験を行えば競合曲線は急勾配となりコンピューターでこれを解析すると単一の結合部位しか示さない。他方 Mg^{2+} イオン存在下に D_1，D_2 共に ³H-拮抗薬に対してコールドな DA 作動薬を用いて競合実験を行うと，競

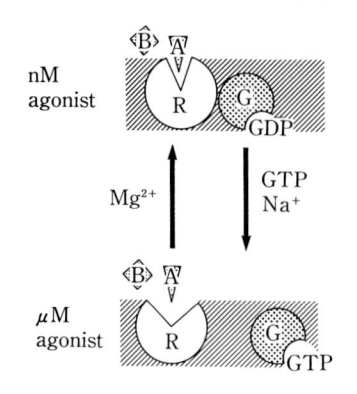

図3　DA受容体に関する三複合体モデル
D_1，D_2 共に受容体蛋白（R）はG蛋白（G）との関係で作動薬（A）高親和性および低親和性を示す。Mg^{2+} は作動薬高親和性部位を形成し，Na^+ とグアニンヌクレオチド（GTP）は作動薬低親和性部位へシフトさせる。拮抗薬（B）は作動薬の識別する2つの結合部位を区別しない。

合曲線がなだらかでありコンピューターで解析すると，作動薬高親和性と作動薬低親和性の2つの結合部位が認められる[21,29,30,31,34,45,54,55,56,71,72,74,85,86]。さらに D_1，D_2 共に Na^+ イオンやグアニンヌクレオチドが加わると，作動薬の示すなだらかな曲線が右方にシフトして急勾配となり，作動薬高親和性部位の割合が減少し，作動薬低親和性部位の割合が増加する。すなわち作動薬高親和性部位から低親和性部位への転換が生ずる[21,29,30,31,34,45,54,55,56,71,74,85,86]。図2に下垂体 D_2 についての1実験例を示した。

4.2　DA 受容体と三複合体モデル（ternary complex model）

上述した実験結果は D_1，D_2 両 DA 受容体について三複合体モデルが適応されることを示している。すなわち作動薬と拮抗薬は両者とも同一の受容体に結合するのであるが，作動薬のみが受容体のコンホメーションの変化を引き起こし，その結果作動薬の結合した受容体は膜内グアニンヌクレオチド調節蛋白（guanine nucleotide regulatory protein，G蛋白）とカップルする。G蛋白とカップルした受容体が作動薬高親和性を示し，G蛋白とカップルしていないフリーな受容体が作動薬低親和性を示すと考えられる。Mg^{2+} は（作動薬，受容体ならびにG蛋白がカップルした三複合体である）作動薬高親和性部位を形成するのに役立ち，Na^+ とグアニンヌクレオチドはこの三複合体を不安定化させ，（受容体とG蛋白が解離した）作動薬低親和性側へシフトさせると考えられる[86]（図3）。

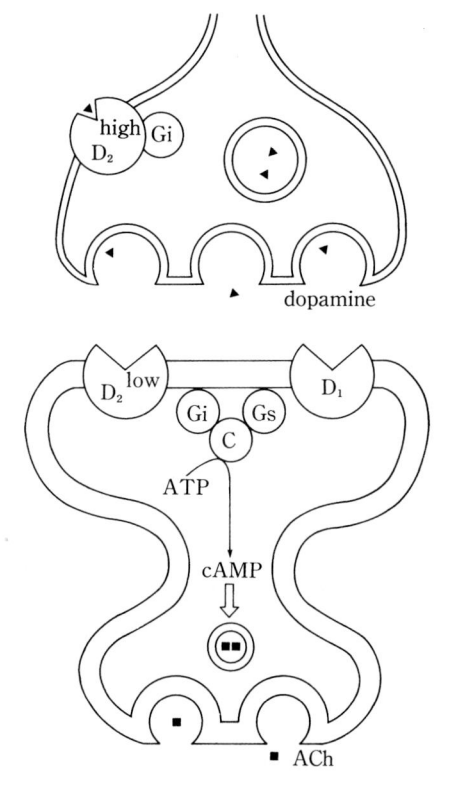

図4　D_1, D_2 両受容体の線条体における生理的機能

シナプス前部自己受容体は D_2 タイプであり，DA がこの受容体に結合すれば神経終末からの DA 遊出が阻止される。自己受容体は作動薬高親和性部位 (D_2^{high}) が生理的機能を担う結合部位である可能性がある。線条体では DA ニューロンの多くはアセチルコリン（ACh）を伝達物質とする介在ニューロンとシナプス形成している。D_1 は Gs 蛋白と共役してシナプス後部細胞のアデニレートシクラーゼ触媒部分（C）を活性化し，D_2 は Gi 蛋白と共役してシクラーゼ (C) を抑制する。シナプス後部 D_2 受容体に DA が結合すれば Gi 蛋白を介してシクラーゼが抑制され，その結果介在ニューロンからの ACh 遊出が阻止される。

　このような三複合体モデルは元来 β-受容体のようなアデニレートシクラーゼと関連している受容体に関して，G 蛋白が受容体蛋白とシクラーゼの触媒部分との間に介在すると考えると様々な事象を説明しやすいとして考案されたものである[19,46]。最近はさらにアデニレートシクラーゼに促進的に作用する（アデニレートシクラーゼ活性を増加させる）受容体と，シクラーゼに抑制的に作用する（シクラーゼ活性を抑制する）受容体は，それぞれ異なった G 蛋白と関連していることが明らかにされてきた[27,28]。すなわち前者（シクラーゼ活性促進受容体）は Gs 蛋白と，後者（シクラーゼ活性抑制受容体）は Gi 蛋白と関連しているとされている[27,28]。ところで D_1 は前述した Kebabian らの定義では DA 刺激性アデニレートシクラーゼ（DA がシクラーゼ活

性を増加させる）と関連している受容体であり[40]，他方 D_2 は近年の研究で DA 抑制性アデニレートシクラーゼ（DA がシクラーゼ活性を抑制する）と関連している受容体であることが明らかにされてきた（後述）。したがって元来アデニレートシクラーゼと関連している受容体について考案された三複合体モデルが D_1，D_2 両 DA 受容体についても成立することは妥当性があると考えられる。この場合 D_1 は Gs 蛋白と，D_2 は Gi 蛋白とカップルしていることとなり，脳のように D_1，D_2 両 DA 受容体が共存している組織ではアデニレートシクラーゼ活性を相反的に支配していることになる[73,78]（図4）。

4.3 D_2 受容体といわゆるレシプローカルモデル（reciprocal model）について

理論的なことに関してつけ加えると下垂体 D_2 受容体について，一時三複合体モデルの発展としていわゆるレシプローカルモデルが提唱されたことがある[20,21,90]。このモデルによれば D_2 受容体には拮抗薬の結合においても拮抗薬高親和性部位と拮抗薬低親和性部位の2つの部位が存在し，作動薬高親和性部位＝拮抗薬低親和性部位がグアニンヌクレオチドにより作動薬低親和性部位＝拮抗薬高親和性部位に転換しうるとしたものである。しかしこのレシプローカルモデルにおける拮抗薬低親和性部位は結合実験に伴うアーチファクトであって，拮抗薬は作動薬の識別する2つの部位を区別しえず，常に D_2 受容体全体を同一の親和性で単一の結合部位として標識することが示されている[24]。

このように結合実験において作動薬は必ず高親和性と低親和性の2つの結合部位を示し，拮抗薬は必ず単一の結合部位しか示さないことから，現在では試験管内での結合実験のみによって，ある薬物が作動薬か拮抗薬かをある程度予測できるようになっている。

4.4 DA 受容体の分類

ここで DA 受容体の分類について述べると，一時 Sokoloff ら[76]や Seeman[67]によって主に作動薬と拮抗薬への親和性の相違から DA 受容体が

D_1, D_2, D_3, D_4 の4種類に分類されたことがある。Seeman の定義した D_4 は DA 作動薬およびブチロフェノン系拮抗薬双方に対して高親和性を示す部位であるが，これは前述した D_2 の作動薬高親和性部位の定義（D_2 は ^{3}H-ブチロフェノンで標識される受容体であるので当然ブチロフェノンには高親和性を示す）と一致し，現在では同一のものと考えられている。もしもこの部位がグアニンヌクレオチドなどにより D_2 の作動薬低親和性部位に完全に転換しないならば，転換に抵抗する部位が D_2 とは異なるいわゆる D_4 である可能性も存在した。事実下垂体 D_2 [21] や脳の D_2 [36,89] でこの転換が不完全であるとの報告も存在した。しかし下垂体 D_2 については実験のインキュベーション温度を高温にすれば完全な転換が生じ[85]，また脳 D_2 に関しても標識リガンドの ^{3}H-spiperone が線条体において一部 5-HT$_2$ 受容体を標識してくる[47]ことを考慮すれば，グアニンヌクレオチドと Na$^+$ により作動薬高親和性部位から低親和性部位への完全な転換が生ずること[29,31]が明らかになったので，もはや D_4 の存在を考える必要はなくなっている。

また D_3 は元来脳で ^{3}H-DA 作動薬が標識する部位であり，作動薬に対して高親和性を示し，ブチロフェノンに対して低親和性を示す部位として定義された[67]。ところが脳における ^{3}H-作動薬とブチロフェノンの競合実験をコンピューターで解析すると曲線がなだらかであり，ブチロフェノン高親和性と低親和性の2つの部位から成ることがわかった[44]。この ^{3}H-作動薬で標識され（したがって作動薬に対し高親和性），ブチロフェノンにも高親和性を示す部位は定義からいえば D_4 すなわち D_2 の作動薬高親和性部位に他ならない。また ^{3}H-作動薬で標識されブチロフェノンには低親和性を示す部位は元来の定義での D_3 である。ところがこの D_3 に対する各種抗精神病薬の親和性が DA 刺激性アデニレートシクラーゼ（すなわち D_1）を阻害する各薬物の力価とよく相関することが示された[1,44]。こうして今では D_3 は D_1 の作動薬高親和性部位に他ならぬと考えられている[44,45,71,73]。またこの D_3 部位は 6-OHDA により黒質線条体路を破壊したラット線条体内で減少したところから，以前はシナプス前部 DA 自己受容体であると考えられていた[53,67,76]。しかし D_3 は reserpine 投与によっても減少するところから，内在性 DA の欠乏が

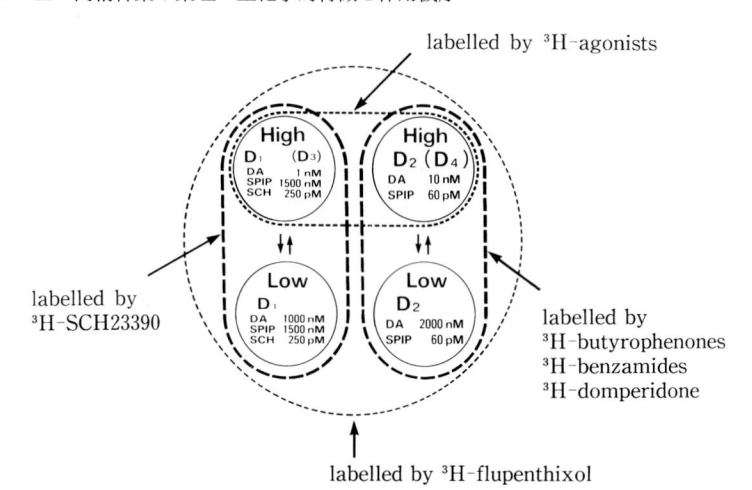

```
                    labelled by ³H-agonists
                  ┌─────────┬─────────┐
                  │  High   │  High   │
                  │ D₁ (D₃) │ D₂ (D₄) │
                  │ DA    1 nM │ DA   10 nM │
                  │ SPIP 1500 nM│ SPIP 60 pM │
                  │ SCH  250 pM│           │
                  └─────────┴─────────┘
                       ↕↕        ↕↕
labelled by       ┌─────────┬─────────┐
³H-SCH23390       │  Low    │  Low    │      labelled by
                  │  D₁     │  D₂     │      ³H-butyrophenones
                  │ DA  1000 nM│ DA  2000 nM│ ³H-benzamides
                  │ SPIP 1500 nM│ SPIP  60 pM│ ³H-domperidone
                  │ SCH  250 pM│           │
                  └─────────┴─────────┘
                    labelled by ³H-flupenthixol
```

図5　DA 受容体と標識リガンドとの関係

D_1，D_2 共に作動薬高親和性部位（D_1^{high} と D_2^{high}）と作動薬低親和性部位（D_1^{low} と D_2^{low}）とから成る。DA（ドーパミン），SPIP（spiperone），SCH（SCH23390）の横の数字はそれぞれの部位に対する各薬物の K_D 値を示す。D_2 は ³H-butyrophenones，³H-benzamides，³H-domperidone で特異的に標識され，D_1 は ³H-SCH23390 により選択的に標識される。³H-flupenthixol は D_1，D_2 両者を標識する。³H-DA 作動薬（agonists）は D_1，D_2 受容体の作動薬高親和性部位を標識する。ただし ³H-spiperone は 5-HT$_2$ 受容体にも親和性が高いので線条体膜では大部分 D_2 受容体を標識するが，前頭葉皮質では 5-HT$_2$ 受容体を特異的に標識する[47]。

D_3 の減少の原因であったことが示唆され，D_3 がシナプス前部自己受容体である可能性は現在では否定されている[43]。自己受容体は近年 D_2 タイプであることも示されている（後述）。

　ここでは現在知られている DA 受容体と各標識リガンドとの関係を図5に示す。³H-DA 作動薬は図5に示されるように，脳のように D_1，D_2 両 DA 受容体を含む組織では D_1，D_2 両受容体の作動薬高親和性部位を共に標識するが，下垂体のように D_1 は存在せず D_2 のみを含む組織では D_2 の作動薬高親和性部位のみを標識することになる。

5. DA 受容体と生理的機能

5.1 下垂体の D_2 受容体と生理的機能

　DA 受容体の分類は結合実験の結果からも元来 Kebabian らが提案した D_1, D_2 の 2 大別に回帰したわけであるが，抗精神病薬の臨床的抗分裂病効果と関係ある DA 受容体は D_2 であり[67]，また生体の様々な生理的機能との関係が明らかにされているのも D_2 タイプである[67,78]。ところで脳内には D_1, D_2 両 DA 受容体が混在し，解剖学的にもシナプス前部ならびにシナプス後部受容体の区別があるなどの結果，脳は DA 受容体と生理的機能との関係を探るのにやや困難な組織である。他方，下垂体前葉には D_2 タイプの DA 受容体しか存在せず，またシナプス前部，後部の別もないため，下垂体は D_2 の生理的機能との関係を研究するのには適した組織といえる。

　下垂体組織ホモジネートの VIP（vasoactive intestinal peptide）により賦活されたアデニレートシクラーゼ活性が DA 作動薬によって抑制されること[23,57]から，下垂体の D_2 受容体はアデニレートシクラーゼに抑制的に作用していることが比較的早期から明らかにされている。一方結合実験で DA 作動薬の示す 2 つの結合部位（作動薬高親和性部位と作動薬低親和性部位）の K_D 値（薬物の受容体に対する親和性を示す定数）を求め，これらの値と DA 作動薬の下垂体アデニレートシクラーゼ活性を抑制する力価とを比較すると，作動薬高親和性部位の K_D 値とシクラーゼ活性抑制力価とがほぼ等モルで良く相関することが示されている[4,49]。また下垂体培養細胞からのプロラクチン放出を抑制する DA 作動薬の力価と各作動薬の作動薬高親和性部位の K_D 値との間にもほぼ等モルで良い相関の存在することが示されている[26]。これらの結果は下垂体門脈血中の DA が下垂体細胞の D_2 受容体に結合すると，Gi 蛋白を介してシクラーゼの活性が抑制され，その結果下垂体細胞からのプロラクチン放出が抑制されることを示唆している。また作動薬の示す 2 つの結合部位の中で作動薬高親和性部位が下垂体 D_2 受容体の生理的機能と深く関連した結合部位であることが示唆される。下垂体門脈血中の DA 濃度は極めて低濃度（10〜40 nM の範囲）であることが知られており[2,17]，下垂体

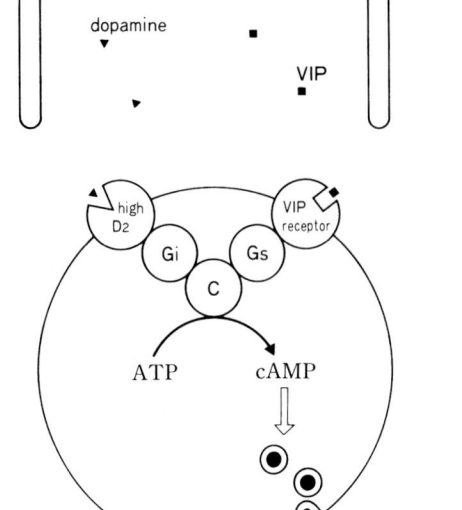

図6 下垂体 D_2 受容体と生理的機能

視床下部隆起漏斗系より下垂体門脈血中に放出された DA が下垂体 D_2 に結合すると Gi 蛋白を介してシクラーゼ（C）が抑制される。ATP からサイクリック AMP への産生は抑制され，その結果下垂体細胞からのプロラクチン放出が阻止される。下垂体 D_2 の生理的結合部位は作動薬高親和性部位（D_2^{high}）である。

D_2 受容体では作動薬高親和性部位が生理的結合部位であることは合理的なことと考えられる。図6に下垂体 D_2 と生理的機能の関係を示した。

臨床との関係では分裂病患者に神経抑制薬が投与されると下垂体 D_2 受容体も遮断されるため，下垂体細胞のシクラーゼ活性が増加し，その結果プロラクチン放出が増加し乳汁分泌の副作用が出現することとなる。

5.2 脳の D_2 受容体と生理的機能

5.2.1 脳の D_2 とアデニレートシクラーゼ

下垂体においては前述のごとく D_2 がシクラーゼ活性を抑制することは比較的容易に証明できた。しかし脳においては元来 D_1（DA 刺激性アデニレートシクラーゼ）が発見された部位[39]であるので，D_2 のシクラーゼ抑制作用が D_1 の作用に遮られて実証が困難であった。しかし最近 D_1 の特異的拮抗薬である SCH 23390 が開発され[37]，これを in vitro の実験に加えて D_1 の効果を遮断しておくと，脳線条体においても DA が D_2 を介してアデニレートシク

ラーゼを抑制することが示されたのである[12,58]。

5.2.2 脳内シナプス前部自己受容体と D_2

脳の DA 受容体は神経細胞における存在部位により，シナプス前部自己受容体（presynaptic autoreceptor）と，シナプス後部受容体（postsynaptic receptor）とに分けられる。以下に Stoof, J. C. らの総説[77,78]を参照して，シナプス前部ならびにシナプス後部 DA 受容体の機能について述べる。

シナプス前部自己受容体はシナプス前部での DA 代謝を抑制し，またシナプス前部神経終末からの DA 放出を抑制する。シナプス前部 DA 自己受容体の機能は，ラット線条体スライスからの K^+ によって誘発される ^3H-ドパミンの放出を用いて測定することができる。D_2 の選択的作動薬（Ly 141865 など）はこのモデルにおいて強く ^3H-ドパミン放出を抑制するが，D_1 の選択的作動薬（SKF 38393）は効果を示さない。また DA 作動薬による ^3H-ドパミン放出抑制は D_2 の選択的拮抗薬（sulpiride など）や他の神経抑制薬により拮抗される。以上の結果から脳内シナプス前部 DA 自己受容体は D_2 タイプであり D_1 ではないと考えられる。

したがってシナプス前部自己受容体に DA が結合すると Gi 蛋白を介してシナプス前部での DA 代謝が抑制され，またシナプス前部神経終末からシナプス間隙への DA 放出が抑制されるのであろう（図4）。

5.2.3 シナプス後部受容体と D_2 受容体

シナプス後部 DA 受容体の多くは線条体内では，アセチルコリン（ACh）を含有する介在ニューロン上に存在すると考えられている[32]。実験動物に D_2 作動薬を投与すると線条体内 ACh 含量は増加し，DA 拮抗薬投与により減少する。また in vitro の灌流実験で D_2 の選択的作動薬（Ly 141865 と RU 24926）は線条体スライスからの ^3H-ACh 放出を抑制し，D_2 の選択的拮抗薬（sulpiride）は D_2 作動薬の ^3H-ACh 放出抑制作用に拮抗する。一方 D_1 の特異的作動薬（SKF 38393）や拮抗薬（SCH 23390）は線条体スライスからの ^3H-ACh 放出に効果を示さない。

それゆえに線条体内介在ニューロン（ACh ニューロン）上の生理的機能を有する DA 受容体は D_2 タイプであり，シナプス間隙に放出された DA がこ

表1 ドパミン受容体(生化学, 生理学, 薬理学)　　　　文献(78)より。

	D_1受容体	D_2受容体
生化学的反応		
	受容体刺激―cyclic AMP の増加 　　　　　DARPP-32 のリン酸化	―cyclic AMP の減少
生理学的反応		
	受容体刺激―副甲状腺ホルモン遊出(ウシ) 　　　　　―Lymnaea stagnalis(モノアラガイ属)中枢神経系の成長ホルモン産生細胞の反復性発火 　　　　　―腎血管平滑筋の弛緩	―プロラクチン, α-MSH 放出の阻止(ラット下垂体) ―アセチルコリン, ドパミン放出の阻止(ラット線条体) ―β-エンドルフィン放出の阻止(ラット視床下部) ―ドパミン作動性ニューロンの発火率の阻止 ―化学感覚性放電の阻止(ウサギ頸動脈球) ―Lymnaea stagnalis 中枢神経系の成長ホルモン産生細胞の過分極 ―ノルエピネフリン放出の阻止(特定の末梢性交感神経ニューロン)
薬理		
	選択的作動薬―SKF38393;SKF82526; 　　　　　　dihydroxynomifensine 選択的拮抗薬―SCH 23390	―RU 24926;RU 24213;N 0434; 　N 0437;LY 141865 ―(−)-sulpiride;YM 09151-2; 　domperidone

のシナプス後部 D_2 受容体に結合すれば Gi 蛋白を介してシクラーゼ活性が抑制され，その結果介在ニューロンからの ACh 放出も抑制されると考えられる(図4)。黒質線条体路の変性で内在性 DA が減少したり，神経抑制薬の投与で線条体シナプス後部 D_2 受容体が遮断されると，介在ニューロンからの ACh 放出が促進され，その結果臨床的にパーキンソン症状が出現すると考えられる。したがって神経抑制薬の副作用で生じるパーキンソン症状には過剰になった ACh 放出に拮抗するムスカリン様アセチルコリン受容体拮抗薬投与が有効である。

5.3 脳内 D_1 受容体

D_1 は線条体内でアデニレートシクラーゼ活性を増加させることは早くから知られていた[39,40]。さらに D_1 は最近 dopamine-adenosine 3′：5′-monophosphate-regulated phosphoprotein (DARPP-32) のリン酸化と関連しており，この蛋白は in vitro で蛋白リン酸化酵素活性を阻害することが明らかにされている[33,84]。従来 D_1 の脳における生理的機能との関係は不明な点が多かったが，このことは D_1 には生理的機能が存在しないことを意味するものではなく，未だ充分に究明されていないと考えるのが妥当であろう。

表1に現在知られている D_1，D_2 両受容体と生理的機能との関係を表示する[78]。

6. ドパミンと行動

6.1 抗精神病薬と DA 作動性行動

DA 作動薬ならびに抗 DA 作動薬 (DA 拮抗薬) が動物の行動に大きな影響を与えることはよく知られており，これらの DA 作動性行動が抗精神病薬のスクリーニングに使用されてきたことも周知の通りである。しかし上述してきた DA 受容体の生理的生化学的機能が，どのような神経解剖学的，神経生理学的基盤を仲介して行動として表現されるようになるのかは不明な点が多い。以下には最近の Clark, D. らの総説[9,10]を参照して，現時点で考えられている DA 作動性機能と行動との関係を記す。

一般に抗精神病薬は動物における抗 DA 作動性行動テストによってスクリーニングされることが多い。古典的 DA 拮抗薬を動物に投与すると運動活性 (locomotor activity) が減少するし，また，DA 作動薬によって惹起される常同行動も抑制される。DA 拮抗薬はまた条件回避反応 [conditioned avoidance responding (CAR)] や頭蓋内自己刺激 [intracranial self-stimulation (ICSS)] を抑制する。さらに多量の DA 拮抗薬を投与するとカタレプシーのような著明な運動機能障害を生ずる。

ところで中枢神経系における DA ニューロンの分布は詳細に調べられているが，主要な経路は中脳終脳系である。この経路は黒質線条体路（黒質緻

密体A9に神経細胞体が存在し，被殻，尾状核に投射する)と中脳辺縁路(腹側被蓋野A10に神経細胞体が存在し，側坐核，嗅結節などの辺縁系に投射する)に2大別される。黒質線条体路は主に錐体外路系の運動機能と関係する。他方，中脳辺縁路は主に情動行動と関係し，おそらく分裂病症状の発現とも関連があるのではないかと考えられる。そして前述した動物の様々なDA作動性行動は近年この2つの異なったDA作動性経路によって区別して営まれていることが明らかにされてきた。たとえばDA拮抗薬を側坐核内に直接注入すると運動活性が減少することから，中脳辺縁DA系の遮断が運動活性の減少と関連していることがわかる。側坐核を中心とした中脳辺縁DA系はICSSの報酬動機づけ機構と関連しており，DA拮抗薬がこのDA系を遮断すると，ICSSが抑制され，同時に動物の周囲に対する関心を喪失させて運動活性の減少を生ずるのであろう。

　他方，DA拮抗薬による，作動薬によって惹起された常同行動の阻止は線条体のDA作動性機能と関係があるとされている。また抗精神病薬によるCARの抑制も黒質線条体DA系の遮断が原因であると考えられている。なぜなら黒質線条体DA系の変性により生ずるパーキンソン病の病態とCARのDA拮抗薬による抑制は共に，自発運動開始の障害がその共通機構であると考えられるからである。DA拮抗薬を多量に投与した場合に生ずるカタレプシーは，線条体DA機能の強力な遮断による運動機能障害とされている。

　一般に古典的DA拮抗薬は中脳辺縁系DA機能と黒質線条体DA機能をほぼ等しく阻害する。例えば中脳辺縁系機能と関連する運動活性の減少やICSSの阻止と，黒質線条体系機能と関連するCARの阻止等との間には強い相関が存在するのが一般的である。このような行動上の結果と一致して，結合実験によっても各種神経抑制薬の線条体D_2と，側坐核D_2に対する親和性は全く同一であると報告されている[69]。

　ところが最近(−)3PPP [(−)-3-(3-hydroxyphenyl)-N-n-propylpiperidine]と呼ばれる薬物が，行動上古典的DA拮抗薬とは異なったプロフィールを示すことが明らかにされ注目されている[9,10]。(−)-3PPPを動物に投与すると運動活性減少やICSS阻止などの中脳辺縁系機能には強い効果を示す

が，常同行動の阻止あるいは CAR の抑制などの黒質線条体機能に対しては極めて効果が弱い。また(−)-3PPP はカタレプシーや筋強直のような線条体を介する運動機能障害を生じない。これらの事実は，(−)-3PPP は古典的 DA 拮抗薬(一般的抗精神病薬)とは異なり，かなり特異的な中脳辺縁 DA 系遮断作用を有し，黒質線条体 DA 系遮断作用は極めて弱いことになる。(−)-3PPP がなぜこのような選択的中脳辺縁 DA 系遮断作用を有するか不明な点が多い。しかしこのような動物実験から推測されることは，(−)-3PPP を臨床的に使用した場合に，(黒質線条体系遮断作用が弱いので)錐体外路系副作用を呈することなく，(中脳辺縁系遮断作用により)抗分裂病効果が得られるのではないかとの期待である。(−)-3PPP は結合実験からも他の定型的 DA 作動性薬物とは異なった Na^+ やグアニンヌクレオチドによる調節を受けていることが報告されており[25]，本剤の臨床的使用は興味深い。

6.2 DA 作動性行動とシナプス前部ならびにシナプス後部 D_2 受容体

　DA 作動性行動は一般に D_2 タイプの受容体を介して発現すると考えられ[67]，たとえば DA 作動薬投与によって生ずる運動活性の増減は脳内 D_2 受容体との関係で議論されている。ラットに比較的少量の DA 作動薬を投与すると運動活性は減少するが，多量の DA 作動薬を投与すると運動活性が亢進してくることが知られている[9,10]。この理由としては投与された DA 作動薬の作用する D_2 受容体の解剖学的局在の相違によると考えられている[9,10]。

　すなわちラットに少量の DA 作動薬が投与された場合は，シナプス前部 D_2 自己受容体が刺激され，シナプス前部からシナプス間隙への DA 放出が抑制される。その結果シナプス後部細胞への DA 刺激が減少し，行動的には運動活性が減少してくるものと考えられる。シナプス前部周辺には低濃度の DA しか存在しないため，シナプス前部 D_2 自己受容体は，下垂体の D_2 と同様に少量の DA 作動薬に対しても感受性を呈するような D_2 の作動薬高親和性部位が生理機能と関係した結合部位である可能性が大きい[73] (図 4)。分裂病患者に少量の DA 作動薬を投与して脳内シナプス前部自己受容体を刺激してシナプス前部からの DA 放出を抑制することにより分裂病治療を行おうと

する試みもある[79]。

一方ラットに比較的多量の DA 作動薬が投与されると直接シナプス後部 D_2 受容体が刺激され，行動的には運動活性が増加してくると考えられる。シナプス後部 DA 受容体は高濃度の内在性 DA によって絶えず刺激されている受容体であり，したがって高濃度 DA 作動薬に対してでなければ感受性を呈しない D_2 の作動薬低親和性部位が生理的機能と関係した結合部位となっている可能性があろう[73]（図4）。

6.3 D_1 受容体と行動

これまで述べてきたように従来は行動なども含めた DA 作動性生理機能は主に D_2 タイプを介していると考えられ，D_1 と行動との関係は不明な点が多かった。ところが近年 D_2 と D_1 それぞれに対して選択的に作用する作動薬や拮抗薬が開発された結果[78]（表1），これらの薬剤を用いることにより D_1 と行動との関係が徐々に明らかにされている。以下に最近の Waddington, J. L. の総説[83]を参照して D_1 と行動との関係を述べる。

常同行動の1つである grooming（毛づくろい）や sniffing（におい嗅ぎ）は D_1 の選択的作動薬である SKF 38393 により誘発され，D_1 の選択的拮抗薬である SCH 23390 により遮断されるが，D_2 の選択的拮抗薬であるベンザミドでは遮断されないことから，D_1 を介した行動であろうと考えられる。

また選択的 D_1 拮抗薬（SCH 23390）は，選択的 D_2 作動薬（pergolide など）投与により惹起される常同行動や運動活性増加に拮抗する。一方選択的 D_2 作動薬（RU 24213）単独投与では大量投与を行わないと常同行動を惹起することが困難であるし，D_1 の選択的作動薬（SKF 38393）単独投与では grooming を除いて他の常同行動は引き起こさない。ところが RU 24213 と SKF 38393 両者併用投与により動物に著明な常同行動を誘発しうる。これらの結果は，D_2 は行動表現の特異的な mode（型）を選択し，D_1 は D_2 の刺激によって生ずる行動の強度を促進的に調節しているとの可能性を示している。しかしながらこのような D_1 と D_2 の行動への協同作用は，D_1 と D_2 はアデニレートシクラーゼ活性を相反的に支配しているとの生理化学的関係からは理解し

がたい結果であり，今後の研究を要する点であろう。

また現在神経抑制薬の抗分裂病効果は D_2 遮断作用と関連があり D_1 とは無関係と考えられてはいるものの，分裂病症状に対する D_1 の選択的拮抗薬の臨床的効果を検討することは，分裂病の病態や神経抑制薬の作用機序を探る上で興味深い試みとなるだろう。

7. 抗精神病薬の副作用と受容体

神経抑制薬の臨床的抗分裂病効果の生化学的基礎は脳内 D_2 受容体遮断作用であることは今日疑いの余地のないところである。しかし神経抑制薬の中には D_2 ドパミン受容体以外の神経伝達物質受容体に対して強い親和性を示すものも多い[61]。だが D_2 以外の神経伝達物質受容体に対する神経抑制薬の親和性と臨床的抗分裂病効果との間には相関は認められず[61]，むしろ神経抑制薬の副作用と関係があるらしいと現在考えられている。

たとえば chlorpromazine や thioridazine のように α-受容体に対する親和性が強い神経抑制薬は起立性低血圧や過鎮静を起こしやすいと考えられる[60]。また thioridazine のように錐体外路系副作用を起こしにくい神経抑制薬はムスカリン様アセチルコリン受容体への親和性が極めて高く，それ自身が抗コリン作動性抗パーキンソン薬としての作用をあわせもっているため，錐体外路系副作用が少ないのであろうと考えられる[50,75]。

8. 精神分裂病と DA 受容体異常[87]

各種抗精神病薬の生化学的作用機序は脳内 D_2 ドパミン受容体遮断作用であるところから，分裂病患者脳内では D_2 受容体を介した DA 神経伝達が過剰に生じているのではないかとの分裂病の DA 仮説が生じた。そしてこの仮説を実証するために分裂病死後脳の DA 受容体測定が多く報告されている。

1978年 Lee, T. らは分裂病死後脳の尾状核，被殻，側坐核で ^{3}H-haloperidol 結合（すなわち D_2）が増加していると報告した[42]。Owen, F. らも 1978年分裂病死後脳の上記3部位で ^{3}H-spiperone 結合の増加を見出し，これは B_{max} 値（D_2 受容体数）の増加によるとしている[59]。1984年 Seeman らは多

数例を用い，^{3}H-spiperone の Scatchard 実験を行い分裂病死後脳の D_2 を調べた[70]。それによると分裂病群では被殻，尾状核，側坐核でいずれも D_2 数が二峰性の分布を示した。すなわち分裂病の 1 群は D_2 数がほぼ対照値と等しいが，他の 1 群では対照値の約 2 倍に D_2 数が増加しているという。彼らはこの結果は Crow, T. J.[16] が分裂病を type 1（幻覚・妄想などの陽性症状が主で抗精神病薬によく反応する）と type 2（感情鈍麻，無為などの陰性症状が主で薬物への反応が乏しい）に 2 大別した分類に相応するかもしれぬと示唆した。すなわち type 1 が D_2 数の増加群，type 2 が D_2 数不変群である。その他我国でも融[82]や Mita, T.ら[51] が，分裂病死後脳尾状核で D_2 数（^{3}H-spiperone 結合）増加を報告している。

D_1 については Carenzi, A. ら[6] が DA 刺激性アデニレートシクラーゼ活性は分裂病尾状核で変化がないと報告している。Cross, A. J. ら[15] は ^{3}H-flupenthixol が D_1，D_2 両受容体を標識することに着目し，domperidone（特異的 D_2 拮抗薬）で阻害される結合を D_2 とし，domperidone で置換されず piflutixol（チオキサンテン系であり D_1，D_2 両方への拮抗薬）で置換される部分を D_1 として，分裂病死後脳で D_1 と D_2 を同時に測定し，D_2 部分は増加するが D_1 は不変であったと述べている。最近 Pimoule, C. ら[62] は，^{3}H-SCH 23390 で標識される D_1 は分裂病死後脳で変化がないと報告している。

こうして各研究者の間では分裂病死後脳で D_2 が増加し D_1 は変化がないとの知見がほぼ一致して得られている。しかし Mackay, A. V. P.ら[48] は分裂病を抗精神病薬服薬群と非服薬群に分けたところ，服薬群死後脳では D_2 の増加が見られたが，非服薬群では対照と比して変化がなかったところから，分裂病死後脳の D_2 の増加は服薬による結果であると主張している。動物に抗精神病薬を投与すると脳内 D_2 受容体数が増加することはよく知られている[67]。他方，他の研究者ら[51,59,70,82] は分裂病死後脳では非服薬群であっても D_2 の増加が見られると述べており，分裂病脳内 D_2 の増加が分裂病の病因と一次的に関係したものか，あるいは服薬による二次的なものかはまだ決着がついていない。

さらに最近は前述した死後脳の受容体変化を生体の脳でも検出しようとす

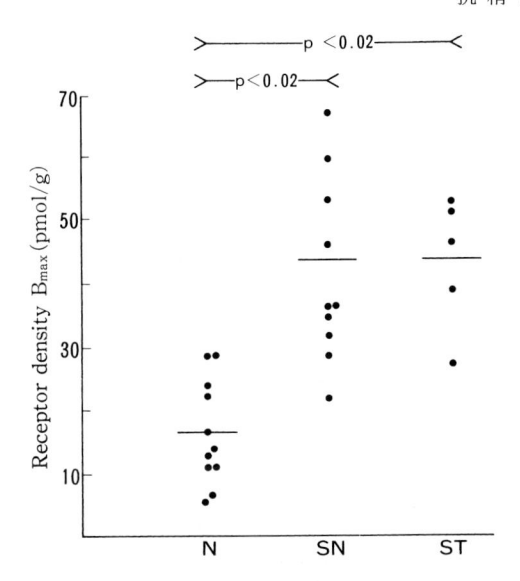

図7 精神分裂病脳内の D_2 受容体数
Positron emission tomography (PET) により生体の脳尾状核内 D_2 受容体数 (B_{max}) を測定した結果である。分裂病患者は過去に神経抑制薬により治療歴のある者 (ST) も，神経抑制薬の投与を全く受けたことのない者 (SN) も共に，健常者 (N) に比して D_2 受容体数が約2.5倍に増加している。文献(88)より引用。

る試みがなされている。Wong, D. F. ら[88]は ^{11}C-3-N methylspiperone を用いPET (positron emission tomography) で D_2 ドパミン受容体を画像解析し，分裂病患者は服薬の経歴がある者でも過去に全く未投薬の者でも共に，正常健常者より，尾状核 D_2 受容体数が2.5倍も増加していると報告している（図7）。この報告が事実とすれば分裂病患者脳内の D_2 受容体数増加は分裂病病因ないし病態と深く関係した事象ということになり，極めて興味深い。しかし分裂病脳内で D_2 数増加が何故に生じてくるのかは不明であり，今後の研究を必要とするところである。

文　献

1) Bacopoulos, N.: [³H] dopamine binds to D-1 and D-2 receptors in rat striatum. Eur. J. Pharmacol., 87: 353-356, 1983.
2) Ben-Jonathan, N., Oliver, C., Weiner, H.J. et al.: Dopamine in hypophysial portal plasma of the rat during the estrous cycle and throughout pregnancy. Endocrinology, 100: 452-458, 1977.
3) Billard, W., Ruperto, V., Crosby, G. et al.: Characterization of the binding of ³H -SCH 23390, a selective D-1 receptor antagonist ligand, in rat striatum. Life Sci., 35: 1885-1893, 1984.
4) Borgundvaag, B. and George, S.R.: Dopamine inhibition of anterior pituitary adenylate cyclase is mediated through the high-affinity state of the D_2 receptor. Life Sci., 37: 379-386, 1985.
5) Brown, J.H. and Makman, M.H.: Stimulation by dopamine of adenylate cyclase in retinal homgenates and of adenosine-3′: 5′-cyclic monophosphate formation in intact retina. Proc. Natl. Acad.Sci. USA, 69: 539-543, 1972.
6) Carenzi, A., Gillin, J.C., Guidotti, A. et al.: Dopamine-sensitive adenylyl cyclase in human caudate nucleus. Arch. Gen. Psychiatry, 32: 1056-1059, 1975.
7) Carlsson, A. and Lindqvist, M.: Effect of chlorpromazine or haloperidol on formation of 3-metoxytyramine and normetanephrine in mous brain. Acta Pharmacol. et Toxicol., 20: 140-144, 1963.
8) Caron, M.G., Beaulieu, M., Raymond, V. et al.: Dopaminergic receptors in the anterior pituitary gland; correlation of [³H] dihydroergocryptine binding with the dopaminergic control of prolactin release. J. Biol. Chem., 253: 2244-2253, 1978.
9) Clark, D., Hjorth, S. and Carlsson, A.: Dopamine-receptor agonists; mechanisms underlying autoreceptor selectivity I. Review of the evidence. J. Neural Transmission, 62: 1-52, 1985.
10) Clark, D., Hjorth, S. and Carlsson, A.: Dopamine receptor agonists; mechanisms underlying autoreceptor selectivity II. Theoretical consideraions. J. Neural Transmission, 62: 171-207, 1985.
11) Clement-Cormier, Y.C., Kebabian, J.W., Petzold, G.L. et al.: Dopamine-sensitive adenylate cyclase in mammalian brain: a possible site of action of antipsychotic drugs. Proc. Natl. Acad. Sci. USA, 71: 1113-1117, 1974.
12) Cooper, D.M.F., Bier-Laning, C.M., Halford, M.K. et al.: Dopamine, acting through D-2 receptors, inhibits rat striatal adenylate cyclase by a GTP-dependent process. Mol. Pharmacol., 29: 113-119, 1986.
13) Creese, I., Burt, D.R. and Snyder, S.H.: Dopamine receptor binding; differentiation of agonist and antagonist states with ³H-dopamine and ³H-haloperidol. Life Sci., 17: 993-1002, 1975.
14) Creese, I., Burt, D.R. and Snyder, S.H.: Dopamine receptor binding predicts clinical and pharmacological potencies of antischizophrenic drugs. Science, 192:

481-483, 1976.
15) Cross, A.J., Crow, T.J. and Owen, F.: ^{3}H-flupenthixol binding in post-mortem brains of schizophrenics; evidence for a selective increase in dopamine D_2 receptors. Psychopharmacology, 74: 122-124, 1981.
16) Crow, T.J.: Two syndromes in schizophrenia? Trends Neurosci., 5: 351-354, 1982.
17) De Greef, W.J. and Neill, J.D.: Dopamine levels in hypophysial stalk plasma of the rat during surges of prolactin secretion induced by cervical stimulation. Endocrinology, 105: 1093-1099, 1979.
18) Delay, J., Deniker, P. and Harl, J-M.: Traitement des états d'excitation et d'agitation par une méthode médicamenteuse dérivée de l'hibernothérapie. Ann. Méd. Psychol., 110(pt. 2): 267-273, 1952.
19) De Lean, A., Stadel, J.M. and Lefkowitz, R.J.: A ternary complex model explains the agonist-specific binding properties of the adenylate cyclase-coupled β-adrenergic receptor. J. Biol. Chem., 255: 7108-7117, 1980.
20) De Lean, A., Kilpatrick, B.F. and Caron, M.G.: Guanine nucleotides regulate both dopaminergic agonist and antagonist binding in porcine anterior pituitary. Endocrinology, 110: 1064-1066, 1982.
21) De Lean, A., Kilpatrick, B.F. and Caron, M.G.: Dopamine receptor of the porcine anterior pituitary gland; evidence for two affinity states discriminated by both agonists and antagonists. Mol. Pharmacol., 22: 290-297, 1982.
22) Ehringer, H. and Hornykiewicz, O.: Verteilung von Noradrenalin und Dopamin (3-Hydroxytyramin) im Gehirn des Menschen und ihr Verhalten bei Erkrankungen des extrapyramidalen Systems. Klin. Wochenschr., 24: 1236-1239, 1960.
23) Enjalbert, A. and Bockaert, J.: Pharmacological characterization of the D_2 dopamine receptor negatively coupled with adenylate cyclase in rat anterior pituitary. Mol. Pharmacol., 23: 576-584, 1983.
24) George, S.R., Watanabe, M. and Seeman, P.: Dopamine D_2 receptors in the anterior pituitary; a single population without reciprocal antagonist/agonist states. J. Neurochem., 44: 1168-1177, 1985.
25) George, S.R., Watanabe, M. and Seeman, P.: Dopamine D_2 receptors in brain and anterior pituitary recognize agonist and antagonist actions of $(-)$-3-PPP. J. Neural Transmission, 64: 13-33, 1985.
26) George, S.R., Watanabe, M., Di Paolo, T. et al.: The functional state of the dopamine receptor in the anterior pituitary is in the high affinity form. Endocrinology, 117: 690-697, 1985.
27) Gilman, A.G.: G proteins and dual control of adenylate cyclase. Cell, 36: 577-579, 1984.
28) Gliman, A.G.: Receptor-regulated G proteins. Trends Neurosci., 9: 460-463, 1986.
29) Grigoriadis, D. and Seeman, P.: Complete conversion of brain D_2 dopamine

receptors from the high-to the low-affinity state for dopamine agonists, using sodium ions and guanine nucleotide. J. Neurochem., 44 : 1925-1935, 1985.
30) Grigoriadis, D. and Seeman, P. : [^{3}H]-domperidone labels only a single population of receptors which convert from high to low affinity for dopamine in rat brain. Naunyn-Schmiedeberg's Arch. Pharmacol., 332 : 21-25, 1986.
31) Hamblin, M.W., Leff, S.E. and Creese, I. : Interactions of agonists with D-2 dopamine receptors ; evidence for a single receptor population existing in multiple agonist affinity-states in rat striatal membranes. Biochem. Pharmacol., 33 : 877-887, 1984.
32) Hattori, T., Singh, U.K., McGeer, E.G. et al. : Immunohistochemical localization of choline acetyltransferase containing neostriatal neurons and their relationship with dopaminergic synapses. Brain Res., 102 : 164-173, 1976.
33) Hemmings, H.C., Nairn, A.C., Aswad, D.W. et al.: DARPP-32, a dopamine-and adenosine 3′: 5′-monophosphate-regulated phosphoprotein enriched in dopamine-innervated regions ; II purification and characterization of the phosphoprotein from bovine caudate nucleus. J. Neurosci., 4 : 99-110, 1984.
34) Hess, E.J., Battaglia, G., Norman, A.B. et al.: Guanine nucleotide regulation of agonist interactions at [^{3}H]-SCH 23390-labeled D_1 dopamine receptors in rat striatum. Eur. J. Pharmacol., 121 : 31-38, 1986.
35) Hornykiewicz, O.: Dopamine in the basal ganglia ; its role and therapeutic implications (including the clinical use of L-DOPA). Br. Med. Bull., 29 : 172-178, 1973.
36) Huff, R.M. and Molinoff, P.B. : Quantitative determination of dopamine receptor subtypes not linked to activation of adenylate cyclase in rat striatum. Proc. Natl. Acad. Sci. USA, 79 : 7561-7565, 1982.
37) Hyttel, J.: SCH 23390-the first selective dopamine D-1 antagonist. Eur. J. Pharmacol., 91 : 153-154, 1983.
38) Iversen, L.L.: Dopamine receptors in the brain ; a dopamine-sensitive adenylate cyclase models synaptic receptors, illuminating antipsychotic drug action. Science, 188 : 1084-1089, 1975.
39) Kebabian, J.W., Petzold, G.L. and Greengard, P.: Dopamine-sensitive adenylate cyclase in caudate nucleus of rat brain, and its similarity to the 'dopamine receptor.' Proc. Natl. Acad. Sci. USA, 69 : 2145-2149, 1972.
40) Kebabian, J.W. and Calne, D.B.: Multiple receptors for dopamine. Nature, 277 : 93-96, 1979.
41) Laduron, P.M. and Leysen, J.E.: Domperidone, a specific in vitro dopamine antagonist, devoid of in vivo central dopaminergic activity. Biochem. Pharmacol., 28 : 2161-2165, 1979.
42) Lee, T., Seeman, P., Tourtellotte, W.W. et al.: Binding of ^{3}H-neuroleptics and ^{3}H-apomorphine in schizophrenic brains. Nature, 274 : 897-900, 1978.
43) Leff, S.E. and Creese, I. : Dopaminergic D-3 binding sites are not presynaptic autoreceptors. Nature, 306 : 586-589, 1983.

44) Leff, S.E. and Creese, I.: Interactions of dopaminergic agonists and antagonists with dopaminergic D_3 binding sites in rat striatum ; evidence that [^{3}H] dopamine can label a high affinity agonist-binding state of the D_1 dopamine receptor. Mol. Pharmacol., 27 : 184-192, 1985.
45) Leff, S.E., Hamblin, M.W. and Creese, I.: Interactions of dopamine agonists with brain D_1 receptors labeled by ^{3}H-antagonists ; evidence for the presence of high and low affinity agonist-binding states. Mol. Pharmacol., 27 : 171-183, 1985.
46) Limbird, L.E.: Activation and attenuation of adenylate cyclase ; the role of GTP-binding proteins as macromolecular messengers in receptor-cyclase coupling. Biochem. J., 195 : 1-13, 1981.
47) List, S.J. and Seeman, P.: Resolution of dopamine and serotonin receptor components of [^{3}H] spiperone binding to rat brain regions. Proc. Natl. Acad. Sci. USA, 78 : 2620-2624, 1981.
48) Mackay, A.V.P., Iversen, L.L., Rossor, M. et al.: Increased brain dopamine and dopamine receptors in schizophrenia. Arch. Gen. Psychiatry, 39 : 991-997, 1982.
49) McDonald, W.M., Sibley, D.R., Kilpatrick, B.F. et al.: Dopaminergic inhibition of adenylate cyclase correlates with high affinity agonist binding to anterior pituitary D_2 dopamine receptors. Mol. Cell. Endocrinol., 36 : 201-209, 1984.
50) Miller, R.J. and Hiley, C.R.: Anti-muscarinic properties of neuroleptics and drug-induced parkinsonism. Nature, 248 : 596-597, 1974.
51) Mita, T., Hanada, S., Nishino, N. et al.: Decreased serotonin S_2 and increased dopamine D_2 receptors in chronic schizophrenics. Biol. Psychiatry, 21 : 1407-1414, 1986.
52) Munson, P.J. and Rodbard, D.: LIGAND ; a versatile computerized approach for characterization of ligand-binding systems. Anal. Biochem., 107 : 220-239, 1980.
53) Nagy, J.I., Lee, T., Seeman, P. et al.: Direct evidence for presynaptic and postsynaptic dopamine receptors in brain. Nature, 274 : 278-281, 1978.
54) Niznik, H.B., Grigoriadis, D.E., Pri-Bar, I. et al.: Dopamine D_2 receptors selectively labeled by a benzamide neuroleptic ; [^{3}H]-YM-09151-2. Naunyn-Schmiedeberg's Arch. Pharmacol., 329 : 333-343, 1985.
55) Niznik, H.B., Grigoriadis, D.E., Otsuka, N.Y. et al.: The dopamine D_1 receptor ; partial purification of a digitonin-solubilized receptor-guanine nucleotide binding complex. Biochem. Pharmacol., 35 : 2974-2977, 1986.
56) Niznik, H.B., Otsuka, N.Y., Dumbrille-Ross, A. et al.: Dopamine D_1 receptors characterized with [^{3}H]SCH 23390 ; solubilization of a guanine nucleotide-sensitive form of the receptor. J. Biol. Chem., 261 : 8397-8406, 1986.
57) Onali, P., Schwartz, J.P. and Costa, E.: Dopaminergic modulation of adenylate cyclase stimulation by vasoactive intestinal peptide in anterior pituitary. Proc. Natl. Acad. Sci. USA, 78 : 6531-6534, 1981.
58) Onali, P., Olianas, M.C., Gessa, G.L.: Characterization of dopamine receptors mediating inhibition of adenylate cyclase activity in rat striatum. Mol. Phar-

macol., 28: 138-145, 1985.
59) Owen, F., Cross, A.J., Crow, T.J. et al.: Increased dopamine-receptor sensitivity in schizophrenia. Lancet, ii: 223-226, 1978.
60) Peroutka, S.J., U'Prichard, D.C., Greenberg, D.A. et al.: Neuroleptic drug interactions with norepinephrine alpha receptor binding sites in rat brain. Neuropharmacology, 16: 549-556, 1977.
61) Peroutka, S.J. and Snyder, S.H.: Relationship of neuroleptic drug effects at brain dopamine, serotonin, α-adrenergic, and histamine receptors to clinical potency. Am. J. Psychiatry, 137: 1518-1522, 1980.
62) Pimoule, C., Schoemaker, H., Reynolds, G.P. et al.: [^{3}H]SCH 23390 labeled D_1 dopamine receptors are unchanged in schizophrenia and Parkinson's disease. Eur. J. Pharmacol., 114: 235-237, 1985.
63) Roufogalis, B.D., Thornton, M. and Wade, D.N.: Specificity of the dopamine sensitive adenylate cyclase for antipsychotic antagonists. Life Sci., 19: 927-934, 1976.
64) Seeman, P., Chau-Wong, M., Tedesco, J. et al.: Brain receptors for antipsychotic drugs and dopamine; direct binding assays. Proc. Natl. Acad. Sci. USA, 72: 4376-4380, 1975.
65) Seeman, P., Lee, T., Chau-Wong, M. et al.: Antipsychotic drug doses and neuroleptic/dopamine receptors. Nature, 261: 717-719, 1976.
66) Seeman, P.: Anti-schizophrenic drugs-membrane receptor sites of action. Biochem. Pharmacol., 26: 1741-1748, 1977.
67) Seeman, P.: Brain dopamine receptors. Pharmacol. Rev., 32: 229-313, 1980.
68) Seeman, P.: Dopamine receptor measurement with [^{3}H] ligands. In: Methods in Biogenic Amine Research (ed. by Parvez, S., Nagatsu, T., Nagatsu, I. et al.), pp. 591-622, Elsevier Science Publishers, Amsterdam, 1983.
69) Seeman, P. and Ulpian, C.: Neuroleptics have identical potencies in human brain limbic and putamen regions. Eur. J. Pharmacol., 94: 145-148, 1983.
70) Seeman, P., Ulpian, C., Bergeron, C. et al.: Bimodal distribution of dopamine receptor densities in brains of schizophrenics. Science, 225: 728-731, 1984.
71) Seeman, P., Ulpian, C., Grigoriadis, D. et al.: Conversion of dopamine D_1 receptors from hight to low affinity for dopamine. Biochem. Pharmacol., 34: 151-154, 1985.
72) Seeman, P., Watanabe, M., Grigoriadis, D. et al.: Dopamine D_2 receptor binding sites for agonists; a tetrahedral model. Mol. Pharmacol., 28: 391-399, 1985.
73) Seeman, P., Grigoriadis, D., George, S.R., Watanabe, M. et al.: Functional states of dopamine receptors. In: Dopaminergic Systems and Their Regulation (ed. by Woodruff, G.N., Poat, J.A. and Roberts, P.J.), pp. 97-109, VCH Publishers, Florida, 1986.
74) Sibley, D.R., De Lean, A. and Creese, I.: Anterior pituitary dopamine receptors; demonstration of interconvertible high and low affinity states of the D-2 dopamine

receptor. J. Biol. Chem., 257 : 6351-6361, 1982.
75) Snyder, S.H., Greenberg, D. and Yamamura, H.I. : Antischizophrenic drugs and brain cholinergic receptors ; affinity for muscarinic sites predicts extrapyramidal effects. Arch. Gen. Psychiatry, 31 : 58-61, 1974.
76) Sokoloff, P., Martres, M.P. and Schwartz, J.C. : Three classes of dopamine receptor (D-2, D-3, D-4) identified by binding studies with ^{3}H-apomorphine and ^{3}H-domperidone. Naunyn-Schmiedeberg's Arch. Pharmacol., 315 : 89-102, 1980.
77) Stoof, J.C. : Dopamine receptors in the neostriatum ; biochemical and physiological studies. In : Dopamine Receptors, ACS Symposium Series 224 (ed. by Kaiser, C. and Kebabian, J.W.), pp. 117-145, American Chemical Society, Washington, D. C., 1983.
78) Stoof, J.C. and Kebabian, J.W. : Two dopamine receptors ; biochemistry, physiology and pharmacology. Life Sci., 35 : 2281-2296, 1984.
79) Tamminga, C.A., Gotts, M.D., Thaker, G.K. et al. : Dopamine agonist treatment of schizophrenia with N-propylnorapomorphine. Arch. Gen. Psychiatry, 43 : 398-402, 1986.
80) 融 道男：躁うつ病の中枢モノアミン異常仮説．精神機能と神経伝達―臨床神経伝達物質学―, pp. 115-136, 共立出版, 東京, 1981.
81) 融 道男：精神分裂病の薬理．中外医学社, 東京, 1983.
82) 融 道男：精神疾患とドーパミン．代謝, 22 : 145-155, 1985.
83) Waddington, J.L. : Behavioural correlates of the action of selective D-1 dopamine receptor antagonists ; impact of SCH 23390 and SKF 83566, and functionally interactive D-1 : D-2 receptor systems. Biochem. Pharmacol., 35 : 3661-3667, 1986.
84) Walaas, S.I., Aswad, D.W. and Greengard, P. : A dopamine-and cyclic AMP-regulated phosphoprotein enriched in dopamine-innervated brain regions. Nature, 301 : 69-71, 1983.
85) Watanabe, M., George, S.R. and Seeman, P. : Dependence of dopamine receptor conversion from agonist high-to low-affinity state on temperature and sodium ions. Biochem. Pharmacol., 34 : 2459-2463, 1985.
86) Watanabe, M., George, S.R. and Seeman, P. : Regulation of anterior pituitary D_2 dopamine receptors by magnesium and sodium ions. J. Neurochem., 45 ; 1842-1849, 1985.
87) 渡辺雅幸, 柏瀬宏隆：精神分裂病とドーパミンレセプター．最新医学, 42 : 928-937, 1987.
88) Wong, D.F., Wagner, H.N., Tune, L.E. et al. : Positron emission tomography reveals elevated D_2 dopamine receptors in drug-naive schizophrenics. Science, 234 : 1558-1563, 1986.
89) Wreggett, K.A. and Seeman, P. : Agonist high-and low affinity states of the D_2-dopamine receptor in calf brain ; partial conversion by guanine nucleotide. Mol. Pharmacol., 25 : 10-17, 1984.

90) Wreggett, K.A. and De Lean, A.: The ternary complex model; its properties and application to ligand interactions with the D_2-dopanine receptor of the anterior pituitary gland. Mol. Pharmacol., 26: 214-227, 1984.

付：抗精神病薬・最近の進展

1. はじめに

　上記原稿を出版社に送付したのは1987年5月のことであった。しかし，その後，抗精神病薬の作用部位であるドパミン（DA）受容体に関する研究の進展はめざましく，とりわけ分子生物学研究が爆発的に進み，分裂病との関連についても新しい重要な知見が次々と報告されている。その結果，上記原稿の内容が古色蒼然となってしまった感は否めない。そこで最近の進展について付記しておく必要があると考えられる。このことに関連しては著者の発表した他の総説[32,33]も参照されたい。

2. ドパミン受容体の分子生物学的研究（表1）

　まず最近出されたいくつかの総説[4,10,12,18,27,33]を参照しドパミン受容体の分子生物学的研究について述べる。ドパミン受容体の分類について，上記の如く比較的最近まで，D_1，D_2の2種類のドパミン受容体が存在するとの考えが受け入れられていた。しかし最近の分子生物学的受容体遺伝子クローニングの研究により，現在，ドパミン受容体にはD_1，D_2に加えてD_3，D_4，D_5までの5種類の受容体が存在することが，明らかにされた。これらの分子生物学的研究に基づいた新分類は前述の作動薬，拮抗薬に対する親和性に基づいた分類とは異なったものである。この内，D_1，D_5は構造が類似しておりD_1様

表1 ドパミン受容体の分類

		D_1類似サブファミリー		D_2類似サブファミリー		
		D_1	D_5	D_2	D_3	D_4
遺伝子, アミノ酸配列の特徴						
アミノ酸数	ヒト	446	477	414(S)/443(L)	400	419($D_{4.4}$)
	ラット	446	475	415(S)/444(L)	446	368
イントロン		なし	なし	あり	あり	あり
ヒト染色体		5q35.1	4p15.1-16.1	11q22-23	3q13.3	11p15.5
遺伝子の特異性			ヒト pseudogenes 2p, 1q	alternative splicing		ヒトにおける多型性
細胞内シグナル伝達						
グアニンヌクレオチド感受性		あり	あり	あり	なし	あり
アデニレートシクラーゼ		促進	促進	抑制	?	抑制
その他		$IP_3 \uparrow$ Caチャンネル↑	Caチャンネル↑	Kチャンネル↑ Caチャンネル↓ $IP_3 \uparrow$	ドパミン放出↓	
分布		尾状核-被殻 側坐核 嗅結節	海馬 視床下部	尾状核-被殻 側坐核 嗅結節 下垂体 黒質 腹側被蓋野	嗅結節-カエハン島 視床下部 側坐核 黒質 腹側被蓋野	延髄 扁桃体 中脳 前頭葉皮質
薬理学 作動薬		SKF 38393	SKF 38393	bromocriptine	quinpirole 7-OH-DPAT	(+)NPA
拮抗薬		SCH 23390	SCH 23390	spiperone haloperidol	UH 232 AJ 76 spiperone	clozapine spiperone

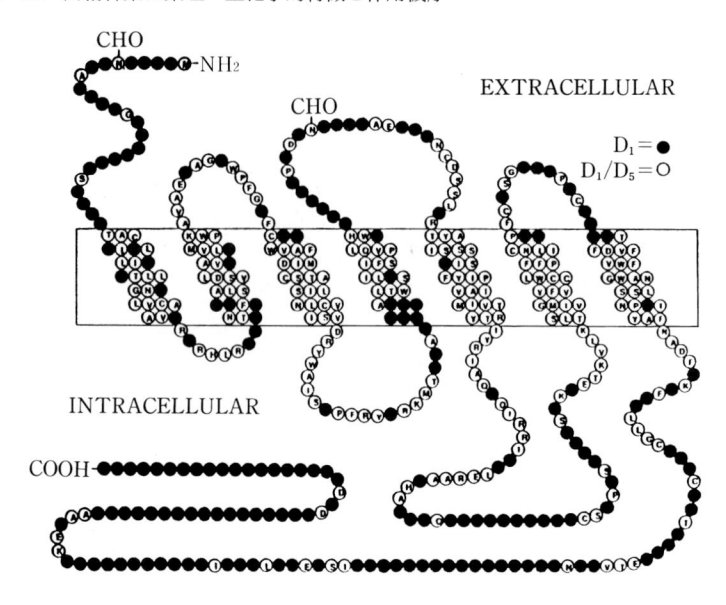

図1 D_1 および D_5 ドパミン受容体のアミノ酸配列[27]
原図には○の中にアミノ酸配列のアルファベットが示されている。

のサブファミリーとしてまとめられ，D_2，D_3，D_4 も相互に類似しており，D_2 様のサブファミリーとしてまとめられる。これらの5種類のドパミン受容体の構造を図1および図2に示した。これらの5種類のドパミン受容体は細胞膜を7回，貫通する構造を有しており，これは，G蛋白質と共役する受容体に共通したものである。また，D_1 および D_5 は，比較的短い第3細胞質側ループと比較的長い細胞質内C末端を有しており，この構造はGs蛋白と共役し，アデニレートシクラーゼを活性化する受容体に共通している。一方，D_2，D_3，D_4 は長い第3細胞質側ループと短い細胞質内C末端を有しており，これはGi蛋白と共役しアデニレートシクラーゼを抑制する受容体に共通している。各ドパミン受容体の細胞内情報伝達系との関連について図3に示した。D_1 受容体はアデニレートシクラーゼ活性を促進するとともに，サイクリックAMP依存性にカルシウムチャンネルを活性化する。また D_1 はホスホリパーゼCを活性化して細胞内カルシウム貯蔵部位から細胞質内へのカルシウム

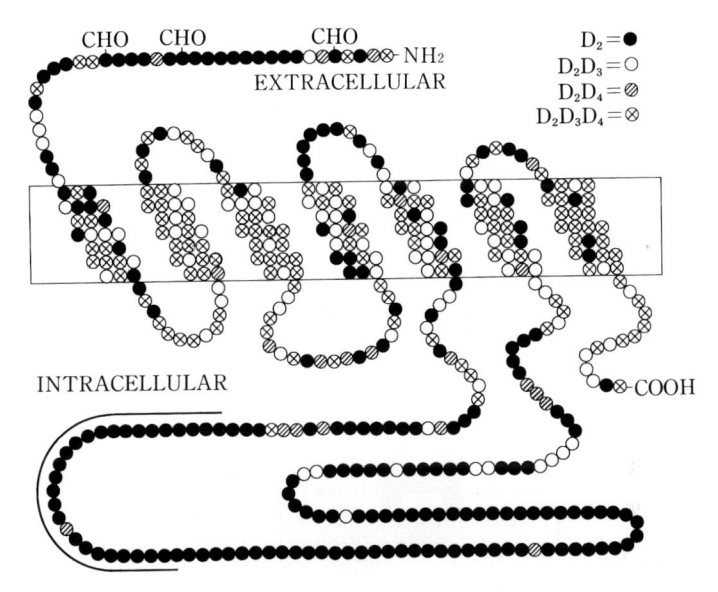

図2 D_2, D_3 および D_4 ドパミン受容体のアミノ酸配列[27]
黒線は D_2 の alternative splicing により添加された29個のアミノ酸を示す。原図には○の中にアミノ酸配列のアルファベットが示されている。

放出を引き起こす。D_5 もアデニレートシクラーゼ活性を促進することが示されている。他方 D_2 はアデニレートシクラーゼ活性を抑制し、かつカリウムチャンネルを活性化して過分極を引き起こし、その結果、細胞内カルシウム濃度を減少させる。他方また意外なことに、D_2 は培養線維芽細胞においてホスファチジルイノシトール水解を引き起こし、その結果細胞内カルシウム貯蔵部位からカルシウムを遊離させ、細胞内カルシウム濃度を増加させる効果も認められている。さらに D_2 刺激はアラキドン酸遊離を増加させるともいう。ところが D_3 は、D_2 類似の構造にもかかわらず、培養細胞に発現させてもグアニンヌクレオチドの調節効果がみられず、したがってG蛋白と共役しているか否か不明であり、またアデニレートシクラーゼ抑制効果も認められないことから細胞内情報伝達との関連が明確ではなかった。しかし、最近ドパミン産生セルラインに発現させた D_3 はドパミン放出抑制を生ずることが示さ

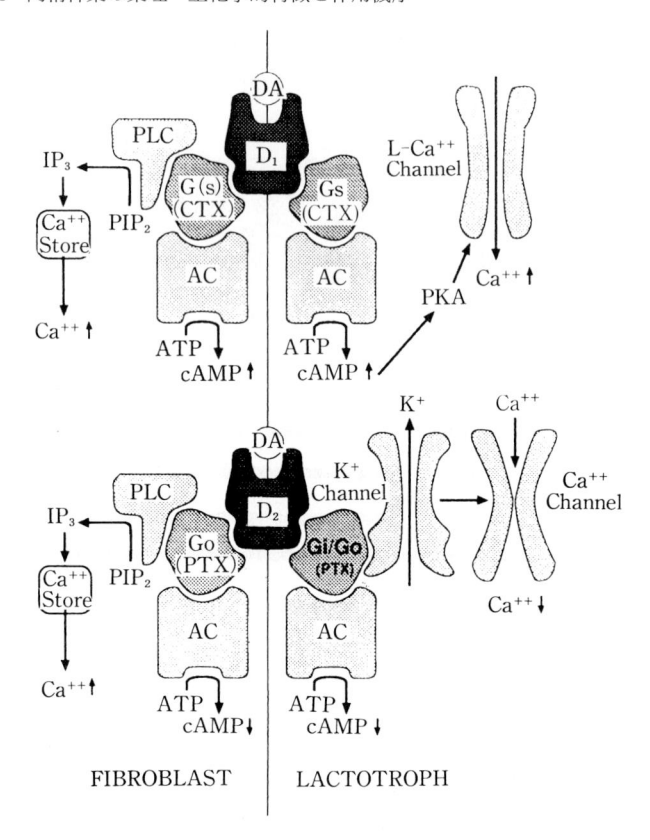

図3 D_1, D_2 ドパミン受容体と細胞内情報伝達との関連[4]

FIBROBLAST：マウス Ltk 線維芽細胞, LACTOTROPH：ラット GH4Cl somatomammotroph 細胞, DA：ドパミン, CTX：コレラトキシン感受性, PTX：百日咳トキシン感受性, G：G蛋白, PLC：ホスホリパーゼC, AC：アデニレートシクラーゼ, cAMP：サイクリックAMP, PKA：蛋白質リン酸化酵素A, PIP_2：ホスファチジルイノシトール二リン酸, IP_3：イノシトール三リン酸。矢印の方向はセカンドメッセンジャーが増加あるいは減少することを示す。

れている[30]。この現象はD_3がシナプス前部自己受容体として機能しているとの考えと一致する。D_4はグアニンヌクレオチドによる調節を受けるところから，G蛋白と共役していることは確実であり，アデニレートシクラーゼを抑制することも最近報告されている。

D_1，D_5受容体遺伝子はイントロンを有しておらず，これは比較的，G蛋白共役受容体に共通した特徴である。またD_5受容体遺伝子には3種類存在し，しかもそれぞれ異なった染色体上にあることが発見されたが，この内1種類のみが実際のD_5受容体をコードしており，残り2つはpseudogenesであるという。他方，D_2，D_3，D_4受容体遺伝子はイントロンを有しており，特にD_2受容体にはalternative splicingにより，第3細胞質側ループに29個のアミノ酸が添加されているD_2 L (long)と，添加されていないD_2 S (short)との2種類のサブフォームが存在する。このD_2の2種類のサブフォームはD_2受容体の存在する全ての組織において共存している。この2種類のサブフォームに生理機能上の相違があるかどうかまだはっきりと確定されていないが，最近2種類のサブフォーム間でclozapineを含むいくつかの抗精神病薬に対する親和性に差があるとの報告が出されている[16]（後述）。また1992年，Van Tol, H.H.M.ら[31]はD_4ドパミン受容体遺伝子には第3細胞質側ループの一部をコードしている48個の塩基対が2回($D_{4.2}$)，4回($D_{4.4}$)，7回($D_{4.7}$)と繰り返す少なくとも3種類の遺伝子上の多型性が存在すると報告した。このような多型性はラットD_4遺伝子には発見されず，ヒトに特異的であるという。さらにこの遺伝子上の多型に由来する各種D_4受容体は非定型抗精神病薬clozapineに対する親和性が異なるという。すなわち$D_{4.2}$および$D_{4.4}$受容体は$D_{4.7}$受容体よりもclozapineに対する親和性が3〜4倍高い。1993年Lichter, J.B.ら[14]は178人のヒト染色体を調べた結果，この第3細胞質側ループをコードするD_4受容体遺伝子の多型性がさらに一層複雑であり，現在知られている機能性蛋白質の中でも最も変異性に富んだものの1つであると報告している。すなわちD_4遺伝子にはこの48個の塩基対（1単位，1 repeat）の繰り返し回数が1992年の報告よりも多く，2〜8回ないし10回の多型が存在することが明らかにされた。さらにこの1単位内での48個の塩基

配列自体が少しずつ異なっており，合計19種類の1単位が認められた。さらにこの19種類の特有な1単位が，2〜8回ないし10回と異なった繰り返しを受ける結果，合計28種類のハプロタイプが存在するという。そしてこのハプロタイプの分布には人種別に大きな差異が存在するという。これらのD_4遺伝子上の変異はアミノ酸配列，ひいてはD_4受容体の構造にも大きな影響をおよぼすと考えられる。その結果，D_4受容体へのリガンド結合が各個人で大きく異なる可能性が存在する。またこの多型の存在する第3細胞質側ループはG蛋白とのカップリングに重要な部位であり，したがってD_4受容体を介する細胞内情報伝達が各個人により大きな変異を生じている可能性も存在する。これらの事実から，ヒトD_4遺伝子の多型性が各個人の各種精神障害発症への感受性や，抗精神病薬に対する有効性に個人差が存在する背景となっている可能性が示唆されている。

　各種ドパミン受容体mRNAの分布から，ドパミン受容体の脳内発現部位が詳しく調べられている。D_1は尾状核—被殻，側坐核，嗅結節に多く，D_5は海馬，視床下部に存在する。D_2は尾状核—被殻，側坐核，嗅結節に多く存在する他，下垂体，黒質，腹側被蓋野にもかなり存在する。D_3は嗅結節—カエハ島，側坐核，視床下部に多く，尾状核—被殻，黒質に中等量存在する。D_4は延髄，扁桃体，中脳，前頭葉皮質に多く，次いで尾状核—被殻に存在する。しかしD_5，D_3，D_4の発現量はD_1，D_2のそれに比して，1〜2桁ほども少ない。ドパミン神経細胞体の存在する黒質や腹側被蓋野にD_2，D_3両受容体が存在することは，両受容体がシナプス後部受容体としての機能に加え，シナプス前部自己受容体として機能していることを示唆する解剖学的根拠となっている。またD_2受容体が錐体外路系運動機能中枢である尾状核—被殻に多いのに比して，D_3，D_4両D_2様受容体発現は尾状核—被殻に少なく，むしろ情動，認知機能と関連が深いと思われる辺縁系（嗅結節，側坐核，扁桃体）や前頭葉皮質に多いことは，抗精神病薬の作用部位としての，D_3，D_4両受容体の重要性を示している。またD_1，D_2のmRNAはドパミン受容体陽性細胞の約50％で共存しているという。

　D_1，D_5両受容体は薬理学的に極めて類似したプロフィールを示す。すなわ

ち両受容体ともにベンザゼピン薬物である SCH 23390, SKF 38393 に対する親和性が高く，一方ブチロフェノン (spiperone, haloperidol) やベンザミド (sulpiride) への親和性は低い。しかし D_1 は D_5 よりもドパミンに対する親和性が約 10 倍高いという特徴がある。

　D_2，D_3，D_4 の D_2 様受容体は全般的に抗精神病薬に対する親和性が高いという類似したプロフィールを示すが，ある程度の相違も存在する。D_2，D_3，D_4 ともに，ブチロフェノン系の spiperone, haloperidol への親和性が高く，ベンザゼピンの SCH 23390 や SKF 38393 への親和性は低い。ところが選択的自己受容体拮抗薬である UH 232，AJ 76 は D_2 よりも D_3 への親和性が高い。またドパミン自体も D_3 が D_2 よりも 20 倍，親和性が高い。これらの D_3 の薬理学的プロフィールは，D_3 が自己受容体として機能している可能性と一致する。また一般的に抗精神病薬は D_3 よりも D_2 に対する親和性が高い。その中でも haloperidol, thioproperazine など強力な抗精神病作用を有するとともに錐体外路系副作用を惹起しやすい定型的抗精神病薬は D_3 よりも D_2 に対する親和性が 10〜20 倍も高い。他方 sulpiride や thioridazine などの錐体外路症状を引き起こしにくく，脱抑制作用を有する非定型抗精神病薬は D_3 よりも D_2 に対する親和性が 2〜3 倍程度高いのみである。これらの結果から非定型抗精神病薬の作用部位として D_3 の重要性が指摘されている。他方 D_4 は全般的に各種抗精神病薬に対して D_2 よりもいくらか親和性が低い。しかし治療抵抗性分裂病に有効性が報告され，かつ錐体外路系の副作用を生じない非定型抗精神病薬である clozapine に対しては D_4 は D_2 よりも 10 倍親和性が高い。しかもこの D_4 への親和性は clozapine 投与時の患者血漿中の薬物濃度とよく一致するという。この結果は clozapine の作用機序は，脳内 D_4 受容体遮断であることを強く示唆している。

　D_1 から D_5 までの各ドパミン受容体遺伝子のヒト染色体上の位置はすでに明らかにされている。制限酵素を使用して得られる各ドパミン受容体遺伝子の多型性（制限酵素断片長多型，RFLPs）を利用し，精神分裂病との連鎖を調べた研究が数多く報告されているが，各ドパミン受容体遺伝子と分裂病との連鎖についておおむね否定的である[6,33]。

分裂病患者の D_1, D_2 ドパミン受容体遺伝子構造をしらべた報告があるが，分裂病患者の D_1, D_2 両受容体のアミノ酸配列は，対照に比して差がないという[21,23,26]。

最近，ベンザミド系の ^3H-racropride が D_2, D_3 には高親和性を示すが，D_4 には低親和性であり，他方 ^3H-emonapride (YM-09151-2) は D_2, D_3, D_4 にともに高親和性を有していることを利用し，^3H-emonapride 結合 ($D_2+D_3+D_4$) から ^3H-racropride (D_2+D_3) 結合を差し引いて分裂病死後脳の D_4 ドパミン受容体密度を測定したところ，対照に比して6倍に増加しているとの報告が出された[25]。これに対し ^3H-racropride (D_2+D_3) 結合は分裂病と対照間で差がなかったという[25]。また D_4 ドパミン受容体遺伝子には第1エクソン部分において特定の12個の塩基対を2回繰り返す A1 allele と，1回のみ繰り返す A2 allele の多型が存在するが，妄想性障害患者は正常対照および分裂病に比して，A2 allele を呈する頻度が有意に多かったが，分裂病と対照間では差がなかったとの報告も出されている[3]。D_4 は前述の如く clozapine の作用部位でもあり，今後 D_4 受容体遺伝子と精神障害の関連について研究が進展することが期待される。

他方，D_2 ドパミン受容体遺伝子の Taq I により生じる多型性 (RFLPs) を利用し，分裂病以外の精神神経疾患と D_2 受容体遺伝子との関連を調べた報告がいくつか出されている。それによると，アルコール依存症や多物質常用者と D_2 遺伝子との間に関連が存在するとの報告[1,28]と，これを否定する報告[2,9]が存在する。Comings, D.E.ら[5]はアルコール依存症に加えてトゥレット症候群，多動を伴う注意欠陥障害，自閉症などの精神神経障害と D_2 遺伝子との間に有意な関連があると述べ，D_2 遺伝子はこれらの精神神経障害の主要な病因遺伝子ではないが，おそらくこれらの疾患を増悪させる修飾遺伝子として作用している可能性を示唆している。

3. PET (positron emission tomography) による分裂病脳の研究

PET を使用した分裂病患者生体脳のドパミン受容体研究については，スウェーデンのグループが精力的に行っている[7,8,20,24]。彼らは ^{11}C-racropride(ベ

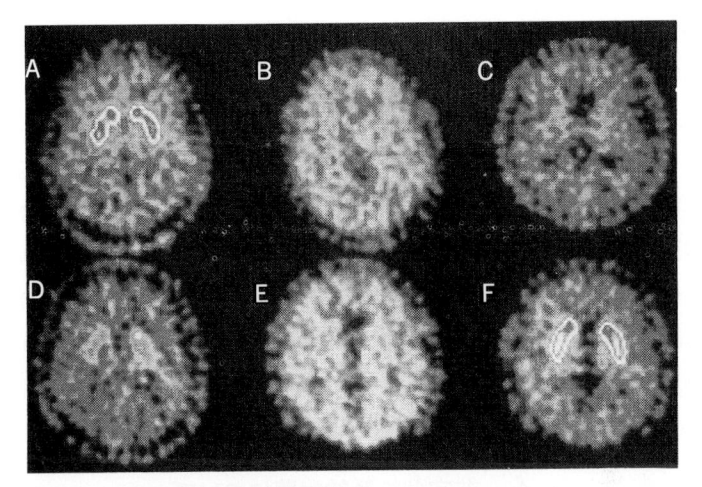

図4 ヒト脳の^{11}C-racropride 結合[24]

A（上左）：健常者，B（上中）：haloperidol（8 mg/日）にて治療中の分裂病患者，C（上右）：flupenthixol（100 mg/週）にて治療中の分裂病患者，D（下左）：clozapine（600 mg/日）にて治療中の分裂病患者，E（下中）：sulpiride（1600 mg/日）にて治療中の分裂病例，F（下右）：Eと同じ患者であるが完全に休薬して2週間後。健常者（A）および休薬2週間後の患者（F）では脳基底核に放射性物質の蓄積が認められるが，抗精神病薬にて治療中の患者（B, C, D, E）では蓄積の減少が見られる。

ンザミド系薬物）をリガンドとして飽和実験により測定した分裂病脳のD_2受容体密度は，対照脳のそれと比較して変化がないと報告している[8]。この結果はPETにより分裂病脳でD_2受容体数が増加していることを報告した米国のWongらの報告（前述）とは異なっており，現時点でも論争が続いている。他方，スウェーデンのグループは[7]さらに，抗精神病薬服用中で症状がよくコントロールされている分裂病患者を選び，^{11}C-racroprideを使用してPETで被殻のD_2受容体占有率を調べたところ（図4を参照），ジベンゾジアゼピン系のclozapineを除く各種抗精神病薬（フェノチアジン系のchlor-promazineなど，チオキサンテン系のflupenthixol，ブチロフェノン系のhaloperidolなど，ジフェニルブチル系のpimozide，ベンザミド系のsulpiride など)はおおむね 65〜89％の占有率を示したという。ただし clozapine のみは 40〜65％と低値であった。また分裂病患者に cold の racropride を治療薬として投与し，同時に ^{11}C-racropride を使用した PET で脳内 D_2 受容体の占有率を調べている[20]。それによると，racropride の D_2 受容体占有率と臨床的抗精神病効果との間に有意な相関が認められたという。また錐体外路系副作用を生じた患者は，副作用を呈しなかった患者よりも，有意に高い D_2 受容体占有率を認めたという。これらの結果は，clozapine 以外の抗精神病薬の作用機序は抗精神病効果も錐体外路系副作用もともに脳内 D_2 ドパミン受容体遮断であるとの動物実験からの予測を生体の患者脳でも確認した点で重要と考えられる。

4. 非定型抗精神病薬について

近年，抗精神病薬の作用部位としてドパミン受容体に加えて，5-HT_2 セロトニン受容体が注目を集めている。その根拠は非定型抗精神病薬 clozapine の作用機序研究に由来している。Clozapine は近年，治療抵抗性の分裂病に有効性があり，しかも陽性症状のみならず陰性症状にも有効であり，さらに錐体外路系の副作用を生じにくいと報告され[11]注目されている興味深い薬物である。clozapine の様に臨床的に錐体外路系の副作用を生じにくく，ラットにおいてもカタレプシーを生じにくいプロフィールを有し，かつ従来の薬物では奏効しにくかった陰性症状にも有効性が期待される薬物を，従来の定型的抗精神病薬と区別して非定型抗精神病薬と呼ぶようになっている[15]。ラットを使用した in vitro および in vivo の結合実験の結果から，これらの非定型抗精神病薬に共通した薬理学的特徴として，D_2 受容体遮断作用が比較的弱い反面，5-HT_2 セロトニン受容体遮断作用が強力であると報告されている[17,29]。Clozapine 投与中の分裂病患者前頭葉では，5-HT_2 受容体（^{11}C-N-methylspiperone で標識）が本剤により強力に占有されていることは PET でも確認されている[19]。分裂病死後脳では 5-HT_2 受容体数が減少しているとの報告も出されており[13]，分裂病の特に陰性症状と脳内セロトニン系との関連が今後さらに究明されることが期待される。

他方，ラットにおいてシナプス活動の指標となる c-fos 発現に及ぼす抗精神病薬投与の効果をみた研究があり[22]，それによると定型的抗精神病薬 haloperidol は線条体（錐体外路中枢）と側坐核（辺縁系）の c-fos 発現を惹起するが，clozapine は線条体では効果がない反面，側坐核と内側前頭前野の c-fos 発現を引き起こすという。さらに D_1 拮抗薬 SCH 23390 は線条体と側坐核の c-fos 発現を減少するという。したがって haloperidol は錐体外路および辺縁系の両方の D_2 に効果を及ぼしている一方で，clozapine は選択的に側坐核（辺縁系）の D_2 受容体遮断作用を有している可能性がある。また clozapine の内側前頭前野における効果は本剤の 5-HT_2 受容体への作用を反映していると考えられる。

Stockmeier, C.A. ら[29]も非定型抗精神病薬は，線条体よりも嗅結節（辺縁系）の D_2 受容体遮断作用が強いとの $in\ vivo$ の結合実験の結果を出している。他方 clozapine の作用機序は前述の如く，D_4 受容体遮断にあるとの説が有力となってきており，さらに最近，clozapine は D_2 L (long) には低親和性であるが，D_2 S (short) に対してはかなり高い親和性を有しているとも報告されている[16]。今後 clozapine の作用機序の解明は分裂病の病態，病因にせまる道として期待されるところである。

また新しいタイプの抗精神病薬としてシグマ受容体に結合する薬剤にも興味がもたれている[34]。シグマ受容体は元来 pentazocine 等が結合するオピアト受容体の一種と考えられたが，naloxone に親和性が低いためにオピアト受容体としての性質は否定されており，その生理学的機能は現時点でも不明である。シグマ受容体に対して haloperidol 等の多くの抗精神病薬が高親和性をもって結合することが明らかにされた結果，神経抑制薬の抗精神病作用は D_2 受容体遮断作用に加えて，シグマ受容体に対する作用が関連しているとの仮説が生じた。したがって選択的にシグマ受容体に結合する薬剤は錐体外路系副作用を生じることなく，抗精神病作用が得られるのではないかとの期待が生じ，その方面での開発が進められている[34]。

しかしながら抗精神病薬の作用部位として脳内の D_2 様ドパミン受容体が極めて重要であることは，最新の分子生物学的基礎的研究や PET を使用し

た画像診断学的臨床的研究によってもますます明確になってきたといえよう。今後も抗精神病薬作用機序をめぐる研究は神経科学の中でも最も興味深く，エキサイティングな分野の1つであり続けることであろう。

文　献

1) Blum, K., Noble, E. P., Sheridan, P. J. et al.: Allelic association of human dopamine D2 receptor gene in alcoholism. JAMA, 263: 2055-2060, 1990.
2) Bolos, A. M., Dean, M., Lucas-Derse, S. et al.: Population and pedigree studies reveal a lack of association between the dopamine D2 receptor gene and alcoholism. JAMA, 26: 3156-3160, 1990.
3) Catalano, M., Nobile, M. and Novelli, E. et al.: Distribution of a novel mutation in the first exon of the human dopamine D4 receptor gene in psychotic patients. Biol. Psychiatry, 34: 459-464, 1993.
4) Civelli, O., Bunzow, J. R. and Grandy, D. K.: Molecular diversity of the dopamine receptors. Annu. Rev. Pharmacol. Toxicol., 32: 281-307, 1993.
5) Comings, D. E., Comings, B. G., Muhleman, D. et al.: The dopamine D2 receptor locus as a modifying gene in neuropsychiatric disorders. JAMA, 266: 1793-1800, 1991.
6) Coon, H., Byerley, W., Holik, J. et al.: Linkage analysis of schizophrenia with five dopamine receptor genes in nine pedigrees. Am. J. Hum. Genet., 52: 327-334, 1993.
7) Farde, L., Wiesel, F.-A., Halldin, C. et al.: Central D2-dopamine receptor occupancy in schizophrenic patients treated with antipshchotic drugs. Arch. Gen. Psychiatry, 45: 71-76, 1988.
8) Farde, L., Wiesel, F.-A., Stone-Elander, S. et al.: D2 dopamine receptors in neuroleptic-naive schizophrenic patients: a positron emission tomography study with [^{11}C] racropride. Arch. Gen. Psychiatry, 47: 213-219, 1990.
9) Gelernter, J., O'Malley, S., Risch, N. et al.: No association between an allele at the D2 dopamine receptor gene (DRD2) and alcoholism. JAMA, 266: 1801-1807, 1991.
10) Gingrich, J. A. and Caron, M. G.: Recent advances in the molecular biology of dopamine receptors. Ann. Rev. Neurosci., 16: 299-321, 1993.
11) Kane, J., Honigfeld, G., Singer, J. et al.: Clozapine for the treatment-resistant schizophrenic; a double blind comparison with chlorpromazine. Arch. Gen. Psychiatry, 45: 789-796, 1988.
12) 越谷和雄, 臼田真治：ドーパミン受容体サブタイプと精神分裂病. 神経精神薬理, 15: 641-649, 1993.
13) Laruelle, M., Abi-Dargham, A., Casanova, M. F. et al.: Selective abnormalities of prefrontal serotonergic receptors in schizophrenia; a postmortem study. Arch. Gen. Psychiatry, 50: 810-818, 1993.
14) Lichter, J. B., Barr, C. L., Kennedy, J. L. et al.: A hypervariable segment in the

human dopamine receptor D4 (DRD4) gene. Human Mol. Genetics, 2 : 767-773, 1993.
15) Lieberman, J. A.: Understanding the mechanism of action of atypical antipsychotic drugs : a review of compounds in use and development. Br. J. Psychiatry, 163 (suppl. 22) : 7-18, 1993.
16) Malmberg, A., Jackson, D. M., Eriksson, A. et al.: Unique binding characteristics of antipsychotic agents interacting with human dopamine D2A, D2B, and D3 receptors. Mol. Pharmacol., 43 : 749-754, 1993.
17) Matsubara, S., Matsubara, R., Kusumi, I. et al.: Dopamine D1, D2 and serotonin 2 receptor occupation by typical and atypical antipsychotic drugs in vivo. J. Pharmacol. Exp. Ther., 265 : 498-508, 1993.
18) Niznik, H. B. and Van Tol, H. H. M.: Dopamine receptor genes : new tools for molecular psychiatry. J. Psychiat. Neurosci., 17 : 158-180, 1992.
19) Nordström, A.-L., Farde, L. and Halldin, C.: High 5-HT_2 receptor occupancy in clozapine treated patients demonstrated by PET. Psychopharmacol., 110 : 365-367, 1993.
20) Nordström, A.-L., Farde, L., Wiesel, F.-A. et al.: Central D2-dopamine receptor occupancy in relation to antipsychotic drug effects : A double-blind PET study of schizophrenic patients. Biol. Psychiatry, 33 : 227-235, 1993.
21) Ohara, K., Ulpian, C., Seeman, P. et al.: Schizophrenia : dopamine D1 receptor sequence is normal, but has DNA polymorphisms. Neuropsychopharmacol., 8 : 131-135, 1993.
22) Robertson, G. S. and Fibiger, H. C.: Neuroleptics increase *c-fos* expression in the forebrain : contrasting effects of haloperidol and clozapine. Neurosci., 46 : 315-328, 1992.
23) Sarkar, G., Kapelner, S., Grandy, D. K. et al.: Direct sequencing of the dopamine D2 receptor (DRD2) in schizophrenics reveals three polymorphisms but no structural change in the receptor. Genomics, 11 : 8-14, 1991.
24) Sedvall, G., Farde, L., Persson, A. et al.: Imaging of neurotransmitter receptors in the living human brain. Arch. Gen. Psychiatry, 43 : 995-1005, 1986.
25) Seeman, P., Guan, H.-C. and Van Tol, H. H. M.: Dopamine D4 receptors elevated in schizophrenia. Nature, 365 : 441-445, 1993.
26) Seeman, P., Ohara, K., Ulpian, C. et al.: Schizophrenia : normal sequence in the dopamine D2 receptor region that couples to G-proteins. DNA polymorphisms in D2. Neuropsychopharmacol., 8 : 137-142, 1993.
27) Sibley, D. R. and Monsma, F. J. Jr.: Molecular biology of dopamine receptors. Trends Pharmacol. Sci., 13 : 61-69, 1992.
28) Smith, S. S., O'Hara, B. F., Persio, A. M. et al.: Genetic vulnerability to drug abuse : the D2 dopamine receptor Taq I B1 restriction fragment length polymorphism appears more frequently in polysubstance abusers. Arch. Gen. Psychiatry, 49 : 723-727, 1992.

29) Stockmeier, C. A., DiCarlo, J. J., Zhang, Y. et al. : Characterization of typical and atypical antipsychotic drugs based on in vivo occupancy of serotonin 2 and dopamine 2 receptors. J. Pharmacol. Exp. Ther., 266 : 1374-1384, 1993.
30) Tang, L., Todd, R. D. and O'Malley, K. L. : Dopamine D3 receptors inhibit dopamine release in a neuronal cell line. Soc. Neurosci. Abstr., 19 : 79, 1993.
31) Van Tol, H. H. M., Wu, C. M., Guan, H-C. et al. : Multiple dopamine D4 receptor variants in the human population. Nature, 358 : 149-152, 1992.
32) 渡辺雅幸，絹谷昌之：精神神経疾患とレセプター異常：精神分裂病．日本臨床，47 増刊 Receptor : 1184-1194, 1989.
33) 渡辺雅幸，絹谷昌之，大竹野伸二：精神分裂病とドパミンレセプター．レセプター――基礎と臨床―（井村裕夫，岡哲雄，芳賀達也，岸本英爾編）, pp 857-867 , 朝倉書店，東京，1993.
34) Watanabe, M., Rominger, D., Hurt, S. D. et al. : [^{3}H] 1-(cyclopropylmethyl)-4-(2-(4-fluorophenyl)-2-oxoethyl) piperidine HBr (DuP 734). a selective ligand for sigma receptors in mouse brain in vivo. J. Pharmacol. Exp. Ther., 266 : 1541-1548, 1993.

補遺：非定型抗精神病薬の作用機序に関する最近の研究

　近年，抗精神病薬研究の分野で最も注目を集めているものに非定型抗精神病薬に関する研究があげられる．そこで本稿では，主に非定型抗精神病薬の作用機序について 2000 年 8 月時点での最近の研究を展望する．

1. 非定型抗精神病薬とは[3,6,14,19,33]

　従来から使用されている，chlorpromazine や haloperidol などの定型抗精神病薬は，分裂病患者の治療において大きな役割を演じてきた．しかし，定型抗精神病薬には臨床上，次のような限界があることが指摘されてきた．すなわち，定型抗精神病薬投与には錐体外路系副作用が随伴しやすいこと，薬

物療法が有効な症状は主に陽性症状（幻覚，妄想等）であり，陰性症状（感情鈍麻，意欲低下等）には有効性が乏しいことである．さらに，定型抗精神病薬投与によっては全く症状が改善しない，いわゆる治療抵抗性の分裂病患者が20％前後存在することは，臨床上極めて重要な問題点であった．

1988年，Kaneら[16]により治療抵抗性分裂病患者を対象としてchlorpromazineとclozapineの比較試験が行われた結果，clozapineは陽性症状改善作用に加えて，陰性症状改善作用も認められ，錐体外路系副作用が生ぜず，かつ全てではないが，かなり多くの治療抵抗性分裂病患者に有効性が認められると報告されて以来，従来の抗精神病薬に比較して際立って優れた臨床効果を有しているclozapineのような薬剤を，非定型抗精神病薬と呼ぶことが一般的となっている[3,6,33]．しかしclozapineは一部の患者に顆粒球減少という致命的な副作用を生じるため，clozapineに続く新たな非定型抗精神病薬の開発が世界的に進められている．その結果，risperidone, olanzapine, ziprasidone, sertindole, quetiapineなどの新規非定型抗精神病薬が開発されてきた[3,6,33]．

なお，歴史的にはclozapineに加えて従来から存在する薬物の中でもsulpiride, thioridazineのように比較的錐体外路系副作用の少ない薬剤を非

表1 定型および非定型型精神病薬の比較

		定型抗精神病薬	非定型抗精神病薬
プロトタイプ		haloperidol	clozapine
臨床効果	陽性症状	有効	有効
	陰性症状	無効	有効
	治療抵抗性分裂病	無効	有効＊
	錐体外路系副作用	有り	無し
薬理学	ラットカタレプシー	生じる	生じない
	ドパミン系への作用部位	黒質線条体系 中脳辺縁系	中脳辺縁系 中脳皮質系
	受容体	D_2	$5\text{-}HT_{2A}(?)$

＊Kaneら（文献16）によれば治療抵抗性の患者の30％に有効である．

定型抗精神病薬と呼んできた背景があるし,現在でもそのような使われ方をされる場合がある[19,44]。

ここで定型抗精神病薬と非定型抗精神病薬の薬理学的比較を表1にまとめておく。

2. 非定型抗精神病薬の神経伝達物質受容体への親和性

Chlorpromazine や haloperidol などの定型抗精神病薬の作用機序は,脳内ドパミン D_2 受容体遮断がその一義的臨床効果と関連していることは,現時点においても疑問の余地のないところである。これに対し clozapine はドパミン D_2 受容体遮断作用が比較的弱い一方で,それ以外のドパミン D_4,$\alpha 1$ アドレナリン,$\alpha 2$ アドレナリン,5-HT_{2A} セロトニン,5-HT_{2C} セロトニン,5-HT_6 セロトニン,5-HT_7 セロトニン,H1ヒスタミン,ムスカリン性アセチルコリン受容体への強い親和性を有しており,またドパミン D_1,ドパミン D_3,5-HT_{1A} セロトニン受容体へも中程度の親和性を示し[3,6],どの受容体への作用がそのユニークな臨床効果と関連するのか議論のわかれるところであった。その中でも,clozapine の 5-HT_{2A} セロトニン受容体遮断作用がその臨床効果に重要であるとの考え[24,26]が,今日幅広く受け入れられている。

表2 各種抗精神病薬の受容体親和性(文献3,6より)
Ki values (nmol/L)

受容体	clozapine	risperidone	olanzapine	ziprasidone	quetiapine	sertindole	haloperidol
dopamine D1	290	580	52	130	1300	12	120
dopamine D2	130	2.2	20	3.1	180	0.45	1.4
dopamine D3	240	9.6	50	7.2	940	2.6	2.5
dopamine D4	47	8.5	50	32	2200	11	3.3
5-HT1A	140	210	2100	2.5	230	2200	3600
5-HT1D	1700	170	530	2	>5100		>5000
5-HT2A	8.9	0.29	3.3	0.39	220	0.2	120
5-HT2C	17	10	10	0.72	1400	0.51	4700
5-HT6	11	2000	10	76	4100	5.4	6000
5-HT7	66	3	250	9.3	1800	28	1100
α1-adrenoceptors	4	1.4	54	13	15	1.4	4.7
α2-adrenoceptors	33	5.1	170	310	1000	280	1200
histamine H1	1.8	19	2.8	47	8.7	440	440
muscarinic	1.8	2800	4.7	5100	100	260	1600

事実，多くの新規の非定型抗精神病薬（risperidone, olanzapine, ziprasidone, sertindole）はドパミン D_2 受容体への親和性に比較して $5-HT_{2A}$ セロトニン受容体への親和性が強力であり[3,6]，したがってこれらをセロトニン・ドパミン拮抗薬（serotonin・dopamine antagonist）と呼ぶこともある。表2に代表的抗精神病薬の様々な神経伝達物質受容体への親和性が表示してある[3,6]。

3. 非定型抗精神病薬と $5-HT_{2A}$ セロトニン受容体

3.1 $5-HT_{2A}$ セロトニン受容体遮断と非定型抗精神病薬の奏功機序

したがって，脳内セロトニン系とドパミン系とがどのような相互作用を有しているのかが，重要な研究課題である。様々な研究から，脳内セロトニン系はドパミン系に抑制をかける機構が存在することが明らかとなっている[2,23,32]。さらに，その抑制機構に関して脳内セロトニン系は特に $5-HT_{2A}$ 受容体を介して，ドパミン系を抑制しており，$5-HT_{2A}$ 受容体が非定型抗精神病薬により遮断されると線条体や前頭葉皮質でドパミン放出が促進され，錐体外路系副作用軽減効果および陰性症状改善効果が出現するとの説が存在する[17]。

例えば，脳内透析実験を使用して新規非定型抗精神病薬の一種 sertindole をラットに投与すると，ラット前頭前野及び線条体の両部位におけるドパミンとその代謝物の DOPAC および HVA 放出が顕著に増加する[43]（図1）。Sertindole は強い $5-HT_{2A}$ セロトニン受容体遮断作用とそれよりいくらか弱いドパミン D_2 受容体遮断作用を有しており[3]，錐体外路系副作用を生じにくく，また分裂病の陽性および陰性症状に奏功することが，臨床的に確かめられている[47]。それゆえ，sertindole の強力な $5-HT_{2A}$ セロトニン受容体遮断作用が前頭前野におけるドパミン放出を促進し，そのことが陰性症状改善効果と関係している可能性があると考えられる[43]。他方，sertindole の線条体におけるドパミン放出促進作用は，線条体内のドパミン神経終末に存在するシナプス前部 D_2 自己受容体が遮断され negative feedback が解除されたためと考えられる。その理由として，haloperidol などの定型抗精神病薬（D_2 受容

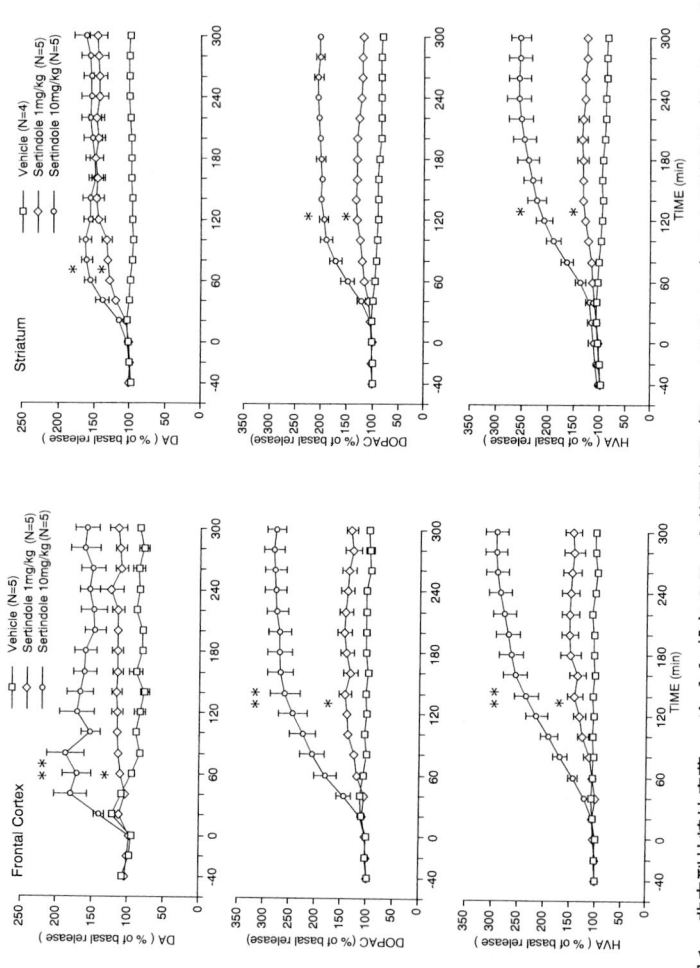

図1 非定型抗精神病薬 sertindole 投与のラット前頭前野 (Frontal Cortex) および線条体 (Striatum) のドパミン (DA) とその代謝物 (HVA, DOPAC) 放出におよぼす影響 (文献 43)

Sertindole 投与により，前頭前野および線条体の両部位でドパミンとその代謝物 (HVA, DOPAC) 放出が顕著に増加する。Sertindole の 5-HT$_{2A}$ 受容体遮断効果が前頭葉のドパミン放出と関連し，D$_2$ 受容体遮断効果が線条体のドパミン放出を引き起こすと考えられる。

体拮抗薬)投与でも線条体でのドパミン放出が普遍的に認められることがあげられる[21,29,42,46]。また,haloperidol投与ではD$_2$受容体の少ない前頭前野ではドパミン放出促進効果は少ないことも報告されている[21,29,42]。

Sertindoleと同様の脳内透析実験による前頭前野及び線条体の両部位におけるドパミン放出促進効果は,risperidone,olanzapineなど他の新規非定型抗精神病薬においても報告されている[13,42]。

ところが最近の脳内透析の研究では,5-HT$_{2A}$受容体刺激はむしろドパミン放出を促進する方向に作用し[8],5-HT$_{2C}$受容体の方がドパミン放出に抑制をかけているとの報告もある[27]。したがって,セロトニン受容体のどのサブタイプが非定型抗精神病薬の作用機序と関連しているのか,さらなる研究が必要であろう。

3.2 5-HT$_{2A}$セロトニン受容体遮断とclozapineの抗精神病効果との関連についての疑問点

上述のごとく,5-HT$_{2A}$セロトニン受容体遮断作用は,新規非定型抗精神病薬のsertindole,risperidoneおよびolanzapineの錐体外路系副作用の軽減や陰性症状改善作用に貢献している可能性は確かに強いものの,他方では5-HT$_{2A}$セロトニン受容体遮断作用のみでclozapineの優れた臨床効果を説明することは困難であるとの考えが,最近生じてきている。

すなわち,clozapineの特徴は何よりも治療抵抗性分裂病患者において有効性が認められるところにあるが,clozapine以外の新規非定型抗精神病薬がclozapineと同様に治療抵抗性分裂病に有効であるかについては,これを疑問視する考えが多い。例えばquetiapine,sertindole,ziprasidoneについては治療抵抗性分裂病への有効性は報告されていない[33]。

さらにrisperidoneやolanzapineは,PET (positron emission tomography)によりヒト被験者において十分な脳内5-HT$_{2A}$セロトニン受容体遮断作用を有していることが明らかにされているにもかかわらず[18],治療抵抗性分裂病患者への有効性は証明されていない[4,6]。例えばConleyらは[4]治療抵抗性分裂病を対象としてolanzapineとchlorpromazineの臨床効果で比較

したところ，両群間に差は認められなかったこと，さらに olanzapine に反応しなかった 21 例の患者に clozapine を投与したところ，11 例（52 %）に改善が生じたことを報告している。この報告は，clozapine の臨床効果は，clozapine と受容体親和性のプロフィールが類似している新規非定型抗精神病薬の olanzapine と比較しても優れていること，したがって，clozapine の作用機序は $5\text{-}HT_{2A}$ セロトニン受容体遮断作用以外にも存在することを示唆している。

他方，chlorpromazine は定型抗精神病薬であるにもかかわらず，$5\text{-}HT_{2A}$ 受容体への親和性が高く[24]，事実 PET によりヒト被験者において十分な脳内 $5\text{-}HT_{2A}$ セロトニン受容体遮断作用を有していることも明らかにされており[39]，このことも clozapine の作用機序は $5\text{-}HT_{2A}$ セロトニン受容体遮断のみにもとづくものではないことを示している。

さらに最近，$D_4/5\text{-}HT_{2A}$ 拮抗薬 fananserin は抗分裂病効果がなかったことが報告されたが[40]，このことは D_4 ドパミン受容体遮断の抗分裂病効果を否定するだけでなく，$5\text{-}HT_{2A}$ 受容体遮断作用が抗分裂病作用と関連しているとの可能性にも疑問を投げかけるものである。選択的 $5\text{-}HT_{2A}$ 受容体拮抗薬 MDL 100907 の臨床試験において，MDL 100907 は haloperidol よりも抗精神病効果は劣るとの preliminary な情報もあり[14]，$5\text{-}HT_{2A}$ 受容体遮断作用と抗分裂病効果との関連性についての結論は，まだ確定したものとは言いがたい。

4. Clozapine に特徴的な生化学的作用機序

4.1 Clozapine と D_2 受容体占有

それでは clozapine の独特な臨床効果と関連ある生化学的作用機序は何かとの重要な問題が出現する。

Clozapine は，他の定型および非定型抗精神病薬が普遍的に有している D_2 受容体への親和性が乏しいという特徴がある。PET によっても臨床用量の clozapine（16-68 %）の脳内線条体 D_2 受容体占有率は，risperidone（63-89 %）や olanzapine（43-89 %）に比較しても低い[18]。したがって clozapine の

錐体外路系副作用が少ない理由は，5-HT_{2A}受容体遮断を考えずとも，線条体D_2受容体遮断効果が錐体外路系副作用を生じるほどではないということのみによっても十分説明しうると考えられる。

ところで，risperidoneとolanzapineによるD_2受容体占有率については，定型抗精神病薬が抗精神病効果を発揮する脳内D_2受容体占有率と同じ65-70％を越えて初めてこれらの薬剤の臨床効果も発揮されることが明らかにされたが，clozapineはそれよりも明らかに低いD_2受容体占有率（30-60％）で抗分裂病効果を発揮している[18]。

脳内透析の結果からも，risperidoneとolanzapineは線条体におけるドパミン放出促進効果をもっており[13,42]，このことからも両薬剤は線条体でのD_2受容体遮断作用の強いことが示唆されるが，clozapineは線条体でのドパミン放出促進効果を欠いているとの報告が多く，clozapineの線条体でのD_2受容体遮断作用が弱いことは脳内透析の実験からも明らかである[13,21,28,29,42,46]。

これらの結果からは，risperidoneやolanzapineの抗精神病効果は定型抗精神病薬と同様にやはり脳内D_2受容体遮断が重要であることが示されると同時に，clozapineの作用機序は，risperidoneやolanzapineあるいは定型抗精神病薬の作用機序（すなわち脳内D_2受容体遮断）とは異なっている可能性があることを，強く示唆している。すなわち最大の謎は，clozapineはD_2ドパミン受容体遮断作用が明らかに弱いのにもかかわらず，治療抵抗性分裂病患者への有効性などの優れた抗精神病効果を有しているのはなぜかということである。

4.2 Clozapineの前頭前野における選択的ドパミン放出促進作用

前述のように，risperidone, olanzapine, sertindoleは脳内透析実験により前頭前野と線条体の両部位においてドパミン放出促進作用をもっている[13,42,43]。しかし，clozapineは線条体においてはドパミン放出促進作用を欠き，前頭前野においてのみドパミン放出を顕著に促進するという部位特異性を有している[13,21,28,29,42,46]。この事実は，clozapineが他の新規非定型抗精神病

薬 (risperidone, olanzapine, sertindole) とも異なった薬理効果を有している一つの例証と考えられ，clozapine の前頭前野における部位選択的なドパミン放出促進作用が clozapine の優れた臨床効果と関連している可能性を示唆するものである。

これは分裂病においては中脳辺縁系ドパミン系機能過剰と中脳皮質系ドパミン系機能低下が共に生じており，前者は陽性症状発現と関連し，後者は陰性症状発現と関連しているとする分裂病に関する修正されたドパミン仮説とも合致する[5,45]。すなわち，中脳皮質系のドパミン系機能は中脳辺縁系ドパミン系に抑制をかける方向でバランスが保たれており，前頭葉機能低下が生じると，その抑制が低下して中脳辺縁系ドパミン系機能過剰を引き起こす[45]。したがって，clozapine による前頭前野の選択的ドパミン放出促進作用は，分裂病における中脳皮質系ドパミン系機能低下を改善し陰性症状改善効果を生じるとともに，中脳皮質系ドパミン系機能改善は，中脳辺縁系ドパミン系機能過剰をも抑制し，陽性症状改善効果をもたらすとする考えが有力になりつつある。

なお，最近の分裂病患者を対象とした *in vivo* の研究で，前頭葉においては脳内ドパミン系の機能低下[31]が，皮質下においてはドパミン神経伝達の増加が実際に生じているとの報告も現われつつある[1]。

Clozapine の前頭前野における選択的ドパミン放出促進作用には，他の新規非定型抗精神病薬で重要視されている 5-HT_{2A} 遮断作用に加えて，clozapine の有している 5-HT_{1A} 受容体刺激作用が関連している可能性が指摘されている。すなわち，5-HT_{1A} 受容体拮抗薬により clozapine の前頭前野におけるドパミン放出促進効果が抑制されること[35]，clozapine 自体が 5-HT_{1A} 受容体に中等度の親和性を有しており，しかも作動薬的に作用することが示されている[30]。

前述のように，セロトニン神経細胞はドパミン神経細胞に抑制をかけている[2,23,32]が，特に前頭葉皮質に投射する腹側被蓋野のドパミン神経細胞に対するセロトニン神経系の支配が大きいとの報告がある[2]。以前から，clozapine の投与により縫線核のセロトニン神経細胞の発火は抑制されることが示され

ている[7,22,28]。縫線核のセロトニン神経細胞体には5-HT_{1A}受容体が自己受容体として存在している。したがって、5-HT_{1A}自己受容体がclozapineにより刺激されるとセロトニン神経細胞発火が抑制され、その結果、中脳皮質系ドパミン神経細胞の脱抑制が生じて[25]、前頭葉皮質からのドパミン放出が促進されると考えられる。

また、選択的$\alpha2$受容体遮断薬投与も前頭前野のドパミン放出促進効果があることから、clozapineのもつ$\alpha2$アドレナリン受容体遮断作用もclozapineの前頭葉におけるドパミン放出促進効果に貢献しているとの考えもある[12]。

こうして、clozapineのもつ$\alpha2$アドレナリン受容体遮断作用、5-HT_{2A}受容体遮断作用、5-HT_{1A}受容体刺激作用が重なりあってclozapineの前頭葉における選択的ドパミン放出促進効果が生じ、そのことがclozapineの優れた抗分裂病効果と関連している可能性が強いものと思われる。

5. 脱分極性不活化と非定型抗精神病薬[9]

ドパミン系と非定型抗精神病薬との関連については、脱分極性不活化に焦点をあてた電気生理学的研究も行われている。脱分極性不活化とは、神経伝達物質への拮抗薬が投与されると、投与当初は代償性に神経細胞が脱分極を生じて発火が亢進するが、長期にわたって（3週間）薬剤が投与されつづけ脱分極が持続すると、かえって発火が減少する現象をいう。

周知の如く、脳内ドパミン作動系は黒質緻密体（A9）に細胞体が存在し神経終末が背外側線条体（尾状核、被殻）に終わり、主に運動機能に関与する黒質線条体系と、腹側被蓋野（A10）に細胞体が存在し辺縁系（側坐核、嗅結節）や前頭前野に神経終末が終わり、主に精神機能に関係していると考えられる中脳辺縁・皮質系に2大別される。

Clozapineのような非定型抗精神病薬を3週間連続投与すると、腹側被蓋野のドパミン神経細胞のみに発火の抑制（脱分極性不活化）が認められるが、haloperidolのような定型抗精神病薬投与では、黒質と腹側被蓋野両方のドパミン神経細胞に脱分極性不活化が生じる。

このことから，haloperidol 等の定型抗精神病薬は黒質線条体系と中脳辺縁系のドパミン受容体遮断作用を有しているのに対し，clozapine は黒質線条体系への作用は有しておらず，中脳辺縁・皮質系のドパミン系のみに選択的作用を有していることが示されている。

この電気生理学的実験は，抗精神病薬の錐体外路系副作用についての臨床効果とよく一致する所見と考えられる。すなわち，haloperidol は黒質線条体ドパミン系に作用して錐体外路系副作用を生じ，中脳辺縁ドパミン系にも作用して抗精神病効果を発揮する。他方，clozapine は黒質線条体ドパミン系に作用を欠くので錐体外路系副作用を生じることなく，中脳辺縁ドパミン系のみに作用して抗精神病効果を発揮する。

様々な抗精神病薬のこの脱分極性不活化におよぼす効果を表3に示した。しかし，この脱分極性不活化を指標とした電気生理学的研究からは錐体外路系副作用の有無については，各薬剤の特徴とよく一致した分類が得られるものの，clozapine の治療抵抗性分裂病にも有効であるとするユニークな臨床効果を説明するには至っていない。

表3 各薬剤のドパミン神経細胞の脱分極性不活化を生じる程度と臨床効果との関連（文献9）

		脱分極性不活化		臨床効果	
		腹側被蓋野	黒質緻密帯	抗精神病効果	錐体外路系副作用
抗精神病薬	chlorpromazine	高い	高い	高い	高い
	clozapine	高い	低い	高い	低い
	haloperidol	高い	高い	高い	高い
	haloperidol+ムスカリン受容体拮抗薬	高い	低い	高い	低い
	molindone	高い	低い	高い	高い
	nemonapride	高い	高い	高い	高い
	remoxipride	高い	低い	高い	低い
	ritanserine	高い	低い	高い	低い
	quetiapine	高い	低い	高い	低い
	sertindole	高い	低い	高い	低い
	sulpiride	高い	低い	高い	低い
	thioridazine	高い	低い	高い	低い
その他の化合物	metoclopramide	低い	高い	低い	高い
	zacopride	低い	低い	低い	低い

6. C-fos 発現と非定型抗精神病薬

6.1 抗精神病薬の c-fos 発現に及ぼす部位差

　最近，定型抗精神病薬と非定型抗精神病薬の作用を生化学的に区別する技法としてよく使用されるものに，最初期遺伝子 c-fos の mRNA および，その蛋白産物である Fos 蛋白発現があり，定型および非定型薬剤投与後の c-fos 発現に脳内で部位差が存在するとの報告が多い。Haloperidol, fluphenazine, chlorpromazine などの定型抗精神病薬は側坐核（特に shell 部位）に c-fos を発現させることに加えて，それ以上に背外側線条体に多く c-fos を発現させるが, sulpiride, risperidone, thioridazine のような錐体外路系副作用を生じにくい非定型的薬剤は背外側線条体よりも，側坐核の方に多く c-fos を発現させやすいと報告されている[34]。さらに, clozapine の投与では背外側線条体には c-fos は出現せず，側坐核や中隔のような辺縁系や前頭前野に c-fos が発現するとの報告が多い[10,34]。

　この抗精神病薬による c-fos 発現の部位差は，各薬剤の臨床特徴とよく一致するものと思われる。すなわち, haloperidol のような定型抗精神病薬は背外側線条体に終わる黒質線条体ドパミン系に作用して錐体外路系副作用を生じ，側坐核に終わる中脳辺縁ドパミン系にも作用して抗精神病効果を発揮す

表4　抗精神病薬投与と c-fos 発現の部位差との関連

			c-fos発現を生じる部位		
	薬剤名	臨床効果の特徴	前頭全野	側坐核	背外側線条体
定型抗精神病薬	haloperidol fluphenazine chlorpromazine	抗-精神病効果 錐体外路系副作用	−	＋	＋
非定型抗精神病薬	sulpiride thioridazine risperidone	抗-精神病効果	−	＋	±
	clozapine	抗-精神病効果 抗-治療抵抗性分裂病	＋	＋	−
示唆される部位と臨床効果との関連			抗-治療抵抗性分裂病	抗-精神病効果	錐体外路系副作用

る。他方，clozapine, risperidone などの非定型抗精神病薬は黒質線条体ドパミン系への作用が乏しいので錐体外路系副作用が少なく，中脳辺縁ドパミン系に作用して抗精神病効果を発揮する。また，clozapine のみに認められる前頭前野における c-fos 発現は，clozapine の治療抵抗性分裂病への有効性と関連がある可能性を示している。

抗精神病薬投与の脳内部位別 c-fos 発現への影響と臨床効果との関連について表4にまとめた。

6.2 D_3, D_4 受容体と抗精神病薬

定型抗精神病薬が背外側線条体(ならびに側坐核)に c-fos を発現させる機序は D_2 受容体遮断を介しているものと考えられるが，非定型抗精神病薬 clozapine が辺縁系や前頭前野に c-fos を発現させる機序はまだ明確なものとは言いがたい。ドパミン作動薬である(比較的 D_3 受容体に選択性があるといわれる) 7-OH-DPAT 前処置により，clozapine 投与により生じる辺縁系の c-fos 発現が抑制されることから，clozapine はドパミン系特に，D_3 受容体を介して辺縁系に作用しているとの説がある[10,41]。さらに Guo らは[11]辺縁領域における clozapine 投与後の Fos 蛋白発現と D_3 受容体 mRNA の細胞内の共存を見い出し，clozapine の作用が D_3 受容体を介している可能性を示唆している。

これは，D_2 類似サブファミリーに属する D_3 および D_4 ドパミン受容体が非定型抗精神病薬の作用部位として重要であるとの説と合致する[36,37,38]。すなわち，D_3 受容体は線条体での発現は乏しく，側坐核などの辺縁系に多く発現しており，D_4 受容体も線条体にはほとんど発現せず，前頭葉皮質や海馬に発現するという興味深い分布を示すことから，これらの受容体に選択的に作用する薬剤は錐体外路系副作用を生じることなく，抗精神病効果を発揮し，すなわち非定型抗精神病薬として作用している可能性があるとの考えである。特に D_4 受容体は $in\ vitro$ で，clozapine への親和性が高く注目されていた[37]。しかし，最近，選択的 D_4 受容体拮抗薬 L-745,870 および D_4/5-HT_{2A} 拮抗薬 fananserin が全く抗分裂病効果を有していないことが報告された結

果[20,40]，D_4受容体の抗精神病薬作用部位としての役割は否定的となりつつある。また ex vivo オートラジオグラフィー実験の結果，生体に投与された clozapine や sulpiride のような非定型的薬剤は脳内 D_3 受容体占有率が極めて低く[15]，したがって非定型的薬剤の作用部位として D_3 受容体が重要であるとの考えにも疑問がもたれるところである。

このように非定型抗精神病薬の作用部位として，D_2 受容体類似の D_3 ないし D_4 受容体が重要な役割を演じている可能性はうすれつつあるのが現状であるが，さらなる検討は必要である。例えば，D_3 受容体の選択的薬剤の分裂病での臨床試験は試みられていないが，施行してみる価値は残っている。

7. まとめ

非定型抗精神病薬の作用機序をめぐって近年多くの研究が行われてきた。その過程の中で定型抗精神病薬の臨床効果と関連する D_2 受容体遮断作用はあまり重視されなくなり，それとともに分裂病の症状発現には脳内ドパミン伝達過剰が関係するとの分裂病の古典的ドパミン仮説についても疑問がなげかけられる状況であった。

しかし定型抗精神病薬に加えて，olanzapine や risperidone などの新規非定型抗精神病薬の抗精神病効果においてもやはり D_2 受容体遮断が重要であるという可能性が最近ふたたび強まっているし，さらに分裂病患者の脳内皮質下において実際にドパミン放出が増加しているとの臨床所見も報告されるようになっている。

一方，clozapine の臨床効果は明らかに D_2 受容体遮断作用以外のところにありそうである。また olanzapine や risperidone などの新規非定型抗精神病薬の錐体外路系副作用の軽減や陰性症状への有効性については，$5-HT_{2A}$ 受容体遮断効果が重要な役割を演じている可能性は強いが，非定型抗精神病薬のプロトタイプである clozapine の作用機序が全て $5-HT_{2A}$ 受容体遮断のみによって説明できるという考えにも，疑問が投げかけられるようになっている。

Clozapine は治療抵抗性分裂病において，定型抗精神病薬との比較のみならず新規非定型抗精神病薬と比較しても優れた効果を有しており，したがって clozapine の有効性の根拠を探る研究は分裂病の生化学的病態に迫る新たな道筋であることは確かである。その中でも clozapine が前頭前野において選択的なドパミン放出促進作用を有していることが，clozapine のユニークな臨床効果と関連している可能性は強いものと考えられるが，その詳細なメカニズムについては不明な点が多く，今後の研究のポイントになるものと考えられる。また本稿では触れなかったが，分裂病の生化学的病態に関してはドパミン仮説とならんで NMDA 受容体機能低下説が有力であり非定型抗精神病薬の作用機序をその方面に求めようとする研究も重要である[6]。

それにしても，clozapine は世界各国において治療抵抗性分裂病に積極的に使用されているにもかかわらず，我が国においてはいまだ臨床使用可能に至らないのは極めて残念なことである。我が国においても clozapine の臨床的，基礎的研究が今後，発展することが切に希望されるところである。そのことが分裂病の原因は何かという脳研究の最大のフロンティアの一つを解明することにつながり，ひいては分裂病という難病に苦しむ多くの人々を救済する有力な道筋であると思われるからである。

文　献

1) Abi-Dargham, A., Rodenhiser, J., Printz, D. et al.: Increased baseline occupancy of D_2 receptors by dopamine in schizophrenia. Proc. Natl. Acad. Sci. USA, 97: 8104-8109, 2000.
2) Arborelius, A., Chergui, K., Murase, S. et al.: The $5-HT_{1A}$ receptor selective ligands, (R)-8-OH-DPAT and (S)-UH-301, differentially affect the activity of midbrain dopamine neurons. Naunyn-Schmiedeberg's Arch. Pharmacol., 347: 353-362, 1993.
3) Arnt, J. and Skarsfeldt, T.: Do novel antipsychotics have similar pharmacological characteristics? A review of the evidence. Neuropsychopharmacology, 18: 63-101, 1998.
4) Conley, R.R., Tamminga, C.A., Bartko, J.J. et al.: Olanzapine compared with chlorpromazine in treatment-resistant schizophrenia. Am. J. Psychiatry, 155: 914-920, 1998.
5) Davis, K.L., Kahn, R.S. and Davidson, M.: Dopamine in schizophrenia: a review

and reconceptualization. Am. J. Psychiatry, 148 : 1474-1486, 1991.
6) Duncan, G.E., Zorn, S. and Lieberman, J.A. : Mechanism of typical and atypical antipsychotic drug action in relation to dopamine and NMDA receptor hypofunction hypotheses of schizophrenia. Mol. Psychiatry, 4 : 418-428, 1999.
7) Gallager, D.W. and Aghajanian, G.K. : Effect of antipsychotic drugs on the firing of dorsal raphe cells. I . Role of adrenergic system. Eur. J. Pharmacol., 39 : 341 -355, 1976.
8) Gobert, A. and Millan, M.J. : Serotonin (5-HT)$_{2A}$ receptor activation enhances dialysate levels of dopamine and noradrenaline, but not 5-HT, in the frontal cortex of freely-moving rats. Neuropharmacology, 38 : 315-317, 1999.
9) Grace, A.A., Bunney, B.S., Moore, H. et al. : Dopamine-cell depolarization block as a model for the therapeutic actions of antipsychotic drugs. Trends Neurosci., 20 : 31-37, 1997.
10) Guo, N., Klitenick, M.A., Tham, C. -S. et al. : Receptor mechanisms mediating clozapine-induced c-fos expression in the forebrain. Neuroscience, 65 : 747-756, 1995.
11) Guo, N., Vincent, S.R. and Fibiger, H.C. : Phenotypic characterization of neuroleptic-sensitive neurons in the forebrain : contrasting targets of haloperidol and clozapine. Neuropsychopharmacology, 19 : 133-145, 1998.
12) Hertel, P., Fagerquist, M.V. and Svensson, T.H. : Enhanced cortical dopamine output and antipsychotic-like effects of raclopride by α 2 adrenoceptor blockade. Science, 286 : 105-107, 1999.
13) Hertel, P., Nomikos, G.G., Iurlo, M. et al. : Risperidone : regional effects in vivo on release and metabolism of dopamine and serotonin in the rat brain. Psychopharmacology, 124 : 74-86, 1996.
14) Ichikawa, J. and Meltzer, H.Y. : Relationship between dopaminergic and serotonergic neuronal activity in the frontal cortex and the action of typical and atypical antipsychotic drugs. Eur. Arch. Psychiatry Clin. Neurosci., 249 : Suppl. 4, IV/90-,IV/98, 1999.
15) Kaichi, Y., Nonaka, R., Hagino, Y. and Watanabe, M. : Dopamine D_3 receptor binding by D_3 agonist 7-OH-DPAT (7-hydroxy-dipropylaminotetralin) and antipsychotic drugs measured ex vivo by quantitative autoradiography. Can. J. Physiol. Pharmacol., 78 : 7-11, 2000.
16) Kane, J., Honigfeld, G., Singer, J. et al. : Clozapine for the treatment-resistant schizophrenic : a double blind comparison with chlorpromazine. Arch. Gen. Psychiatry, 45 : 789-796, 1988.
17) Kapur, S. and Remington, G. : Serotonin-dopamine interaction and its relevance to schizophrenia. Am. J. Psychiatry, 153 : 466-476, 1996.
18) Kapur, S., Zipursky, R.B. and Remington, G. : Clinical and theoretical implications of 5-HT$_2$ and D$_2$ receptor occupancy of clozapine, risperidone, and olanzapine in schizophrenia. Am. J. Psychiatry, 156 : 286-293, 1999.

19) Kinon, B.J. and Lieberman, J.A.: Mechanisms of action of atypical antipsychotic drugs: a critical analysis. Psychopharmacology, 124: 2-34, 1996.
20) Kramer, M.S., Last, B., Getson, A. et al.: The effects of a selective D_4 dopamine receptor antagonist (L-745, 870) in acutely psychotic inpatients with schizophrenia. Arch. Gen. Psychiatry, 54: 567-572, 1997.
21) Kuroki, T., Meltzer, H.Y. and Ichikawa, J.: Effects of antipsychotic drugs on extracellular dopamine levels in rat medial prefrontal cortex and nucleus accumbens. J. Pharmacol. Exp. Ther., 288: 774-781, 1999.
22) Lejeune, F., Audinot, V., Gobert, A. et al.: Clozapine inhibits serotoninergic transmission by an action at α 1-adrenoceptors not at $5-HT_{1A}$ receptors. Eur. J. Pharmacol., 260: 79-83, 1994.
23) Lejeune, F., Newman-Tancredi, A., Audinot, V. et al.: Interactions of (+)-and (-) -8-and 7-hydroxy-2 (di-n-propylamino) tetralin at human (h) D_3, hD_2 and h serotonin$_{1A}$ receptors and their modulation of the activity of serotonergic and dopaminergic neurones in rats. J. Pharmacol. Exp. Ther., 280: 1241-1249, 1997.
24) Leysen, J.E., Janssen, P.M.F., Schotte, A. et al.: Interaction of antipsychotic drugs with neurotransmitter receptor sites in vitro and in vivo in relation to pharmacological and clinical effects: role of $5 HT_2$ receptors. Psychopharmacology, 112: S 40-S 54, 1993.
25) Melis, M., Diana, M. and Gessa, G.L.: Clozapine potently stimulates mesocortical dopamine neurons. Eur. J. Pharmacol., 366: R 11-R 13, 1999.
26) Meltzer, H.Y. and Nash, J.F.: IV. Effects of antipsychotic drugs on serotonin receptors. Pharmacol. Rev., 43: 587-604, 1991.
27) Millan, M.J., Dekeyne, A. and Gobert, A.: Serotonin (5-HT) $_{2C}$ receptors tonically inhibit dopamine (DA) and noradrenaline (NA), but not 5-HT, release in the frontal cortex in vivo. Neuropharmacology, 37: 953-955, 1998.
28) Millan, M.J., Gobert, A., Newman-Tancredi, A. et al.: S 16924 ((R)- {1- [2-(2, 3 -dihydro-benzo [1, 4] dioxin-5-yloxy)-ethyl] -pyrrolidin-3 yl}-1-(4-fluoro-phenyl) -ethanone), a novel, potential antipsychotic with marked serotonin $(5-HT)_{1A}$ agonist properties: I . Receptorial and neurochemical profile in comparison with clozapine and haloperidol. J. Pharmacol. Exp. Ther., 286: 1341-1355, 1998.
29) Moghaddam, B. and Bunney, B.S.: Acute effects of typical and atypical antipsychotic drugs on the release of dopamine from prefrontal cortex, nucleus accumbens, and striatum of the rat: an in vivo microdialysis study. J. Neurochem., 54: 1755-1760, 1990.
30) Newman-Tancredi, A., Chaput, C., Verriele, L. et al.: Clozapine is a partial agonist at cloned, human serotonin $5-HT_{1A}$ receptors. Neuropharmacology, 35: 119-121, 1996.
31) Okubo, Y., Suhara, T., Suzuki, K. et al.: Decreased prefrontal D_1 receptors in schizophrenia revealed by PET. Nature, 385: 634-636, 1997.
32) Prisco, S., Pagannone, S. and Esposito, E.: Serotonin-dopamine interaction in the

rat ventral tegmental area : an electrophysiological study in vivo. J. Pharmacol. Exp. Ther., 271 : 83-90, 1994.
33) Remington, G. and Kapur, S. : Atypical antipsychotics : are some more atypical than others? Psychopharmacology, 148 : 3-15, 2000.
34) Robertson, G.G., Matsumura, H. and Fibiger, H.C. : Induction patterns of Fos-like immunoreactivity in the forebrain as predictors of atypical antipsychotic activity. J. Pharmacol. Exp. Ther., 271 : 1058-1066, 1994.
35) Rollema, H., Lu, Y., Schmidt, A.W. et al. : Clozapine increases dopamine release in prefrontal cortex by $5\text{-}HT_{1A}$ receptor activation. Eur. J. Pharmacol., 338 : R 3 -R 5, 1997.
36) Schwartz, J. -C., Diaz, J., Pilon, C. et al. : Possible implications of the dopamine D_3 receptor in schizophrenia and in antipsychotic drug actions. Brain Res. Rev., 31 : 277-287, 2000.
37) Seeman, P. and Van Tol, H.H.M. : Dopamine receptor pharmacology. Trends Pharmacol. Sci., 15 : 264-270, 1994.
38) Sokoloff, P., Giros, B., Martres, M. -P. et al. : Molecular cloning and characterization of a novel dopamine receptor (D_3) as a target for neuroleptics. Nature, 347 : 146-151, 1990.
39) Trichard, C., Paillere-Martinot, M-L., Attar-Levy, D. et al. : Binding of antipsychotic drugs to cortical $5\text{-}HT_{2A}$ receptors : a PET study of chlorpromzaine, clozapine, and amisulpiride in schizophrenic patients. Am. J. Psychiatry, 155 : 505 -508, 1998.
40) Truffinet, P., Tamminga, C.A., Fabre, L.F. et al. : Placebo-controlled study of the $D_4/5\text{-}HT_{2A}$ antagonist fananserin in the treatment of schizophrenia. Am. J. Psychiatry, 156 : 419-425, 1999.
41) Vahid-Ansari, F. and Robertson, G.S. : 7-OH-DPAT differentially reverses clozapine-and haloperidol-induced increases in Fos-like immunoreactivity in the rodent forebrain. Eur. J. Neurosci., 8 : 2605-2611, 1996.
42) Volonte, M., Monferini, E., Cerutti, M. et al. : BIMG 80, a novel potential antipsychotic drug : evidence for multireceptor actions and preferential release of dopamine in prefrontal cortex. J. Neurochem., 69 : 182-190, 1997.
43) Watanabe, M. and Hagino, Y. : The atypical antipsychotic sertindole enhances efflux of dopamine and its metabolites in the rat cortex and striatum. Eur. J. Pharmacol., 367 : 19-23, 1999.
44) Watanabe, M., Kodama, Y., Shimizu, K. et al. : The coincidence of schizophrenia and idiopathic Parkinson's disease : successful treatment with a combination of antiparkinsonian drugs and atypical antipsychotic drugs. Human Psychopharmacology, 12 : 271-275, 1997.
45) Weinberger, D.R. : Implications of normal brain development for the pathogenesis of schizophrenia. Arch. Gen. Psychiatry, 44 : 660-669, 1987.
46) Youngren, K.D., Inglis, F.M., Pivirotto, P.J. et al. : Clozapine preferentially

increases dopamine release in the rhesus monkey prefrontal cortex compared with the caudate nucleus. Neuropsychopharmacology, 20: 403-412, 1999.
47) Zimbroff, D.L., Kane, J.M., Tamminga, C.A. et al.: Controlled, dose-response study of sertindole and haloperidol in the treatment of schizophrenia. Am. J. Psychiatry, 154: 782-791, 1997.

| III | 向精神薬の薬理・生化学的特徴と作用機序 |

抗うつ薬と抗躁薬

We must remember that all our provisional ideas in psychology will one day be explained on the basis of organic substrates.   Sigmund Freud *"On Narcissism"*—

1. はじめに

過去20数年間に, 数多くの画期的な技術革新によって神経科学は目覚ましい発展を遂げてきた。1990年現在注目される輝かしい成果のいくつかを挙げてみよう。免疫学の進歩がもたらした鋭敏な組織化学―神経解剖学の技術開発により, 単一神経細胞内での神経伝達物質やその合成酵素あるいは受容体を初めそれらのmRNAの分析をも可能となった。その結果, 伝達物質レベルでの中枢神経系の詳細な局在や分布, いわゆる化学的解剖 (chemical anatomy) が研究できるようになった[87]。直径およそ1 μm のガラス微小電極の先端と細胞膜との間に10ギガオーム (10×10^9オーム) もの電気抵抗を作り上げることによって, シングル・イオンチャンネルの詳しい観察を可能としたパッチクランプ法が, マックス・プランク研究所のHamill, O. P.らによって開発された[80]。制限酵素 (restriction endonuclease) の発見により飛躍的に発展した遺伝子工学は[231], 下垂体ホルモンの遺伝子塩基配列を決定し, 前駆物質から活性ペプチドが生成されるまでのプロセスを明らかにした京都大学の沼らのパイオニア的仕事以来[154], 神経科学の研究においても重要な位置を占めつつある。すでにHuntington病の遺伝子座位が第4染色体に[75], そしてアルツハイマー病のアミロイド蛋白の遺伝子座位が第21染色体上にあることがそれぞれ同定されている[70]。ペンシルバニアのアーミッシュの集落に見

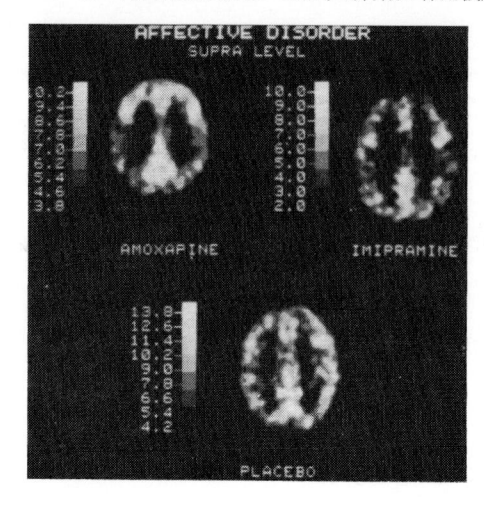

図1
感情障害の患者にamoxapine，imipramine，プラセボを投与し48時間後にグルコース代謝率を測定した。
amoxapineでは前頭葉に高代謝率が，imipramaineでは低代謝率がみられた。(文献31より引用)

られる双極性障害ではその遺伝子座位が第11染色体上に[54)]，また欧州での研究ではX染色体上にあると推定されており[143)]，双極性障害の遺伝様式が単一ではないことも示唆されている。周知のごとく，受容体結合実験法の開発により，脳にオピウム，ベンゾジアゼピン（そしてimipramine）を初めとする数多くの外因性物質の固有の受容体が存在することが発見されてきた[207)]。後述するように，受容体機能の研究やそれらの受容体に対する内因性物質の探求，向精神薬の受容体に対する作用などの研究も大いに進んだ[163)]。最後に，さまざまな生理あるいは病理学的条件下における脳の機能や構造をとらえようとする試みに脳のイメージングがある。今までに，PETやMRI，そして今は実験段階にあるが脳内の微小磁気の動きをとらえるスキッド診断装置などが開発されてきた。現在PETを用いた研究により，服薬歴のない精神分裂病患者で，線条体のドパミンD_2受容体数の異常増加が存在することが推定されている[251)]し，図1のように，抗うつ薬の作用機序の研究にも応用されている[31)]。また，臨床的にもアルツハイマー病の早期診断[117)]やてんかんの焦点の同定[56)]などにおける有用性も期待されている。これらの領域のどの1つを取り上げても，そこに秘められた可能性には測り知れないものがある。数理科学の進歩は生命科学に革命をもたらし，それはやがては医学の，さら

表1 抗うつ薬の薬理作用

1. 急性期作用(数時間)
   A. モノアミン取り込み阻害作用
   B. 脳幹部でのNEおよび5-HT神経の発火の減少
   C. 一過性にNEおよび5-HT代謝回転の減少
   D. ムスカリン,ヒスタミン($H_1>H_2$),アドレナリン($\alpha_1>\alpha_2$)などの各種受容体阻害作用
2. 慢性期作用(数週)
   A. モノアミン取り込み阻害作用継続
   B. NEおよび5-HT神経の発火,代謝回転の正常化あるいは増強
   C. NE放出の増強
   D. 各受容体機能に起こる感受性変化
      - β_1, α_2, DA自己受容体の脱感受性変化
      - α_1, 5-HT受容体の過感受性変化

(文献12より引用)

には精神医学のあり方さえも大きく変えてゆく。我々は今,最も難解といわれている精神疾患の原因を科学的に解明するツールを手に入れつつある。

以上のような神経科学の急速な進歩に伴い,抗うつ薬の薬理学的作用の研究も飛躍的に前進した。その情報量は膨大な量にのぼり,到底そのすべてをここで紹介することは不可能である。これらの研究では,主にカテコールアミン(CA)を初めとするモノアミン(MA)作動性神経シナプス部位での薬理作用に焦点をあててきた。抗うつ薬の発見当初にはシナプス前部位での薬理作用が,そして最近ではシナプス後部位での薬理作用が中心に調べられてきている。その結果,表1にまとめてあるように,抗うつ薬は多くの薬理作用を持つことが明らかにされている。なかでも,抗うつ薬を慢性投与した際に臨床効果の発現時期と一致して起こってくる受容体の可塑性に基づく変化,たとえばβ-アドレナリン受容体(β-受容体)の数および機能の減少など[221],が現在最も注目されている作用である。しかし,これらの仮説も抗うつ薬の作用機序を完全に説明できるには至っていない。

抗うつ薬の作用機序研究のもつむずかしさはいくつかあるが,その最大の問題は,うつ病の原因が全くつかめていないことである。むしろ現在では,

我々は抗うつ薬の作用研究が，うつ病の原因解明に至る重要な洞察を与えてくれることを期待しているのである。うつ病を糖尿病に例えるならば，インスリンの薬理作用の研究によって糖尿病の原因を解明しようと努力している状態に近い。そこには，"インスリンを研究するものは，糖尿病よりもインスリンについてより詳しくなるだけだろう"との懐疑的な意見もある。さらに，うつ病が様々な原因で起こる疾患グループの総称があり，大うつ病（DSM-III）でさえも細分化される可能性がある。また，現在分けられている各グループ間を細かく比較してみると，その臨床像，抗うつ薬に対する反応性，遺伝負荷の程度などに差が見られることが明らかとなった[82]。三環系抗うつ薬は，大うつ病に有効であるが，幻覚・妄想を伴ううつ病にはあまり有効ではなく，一般に電気ショック療法（ECT）が適応となる[5]。また，いわゆる神経症性うつ病のあるものはモノアミン酸化酵素阻害薬（MAOI）によりよく反応する[202]。これは ECT，MAOI，三環系抗うつ薬がそれぞれ異なる作用機序をもっていることを示唆するし，逆に異なる臨床像をもつうつ状態に共通した疾患機序が本当にあるのかという疑問にも繋がる。しかしながら，いずれの治療法も，その治療効力に若干の差があるものの，大うつ病に効果をもつことから，これらの治療法には共通した作用機序があるとし，この仮定の上に抗うつ薬の作用機序研究は成り立っている。したがってこの章で対象となるうつ病は，大うつ病いわゆる内因性うつ病ないしはそれに近い状態を指していることを予め断わっておきたい。

一方，抗うつ薬の開発にもいくつかの問題が残されている。Imipramine が登場してから今日に至る 30 年間に神経科学は目覚ましい発展を遂げ，確かに抗うつ薬の研究も大いに進んだ。ところが，その後，その効果において imipramine に優る抗うつ薬が開発されたであろうか。確かに副作用が少なく臨床上使用しやすい薬物が数多く登場した。しかしながら，どの薬物もうつ病の改善率は 65～70％で，プラセボの反応性 30～40％と比べ，その差が 30％の域を出ない[12]。話は横道へずれるが，抗うつ薬のこの切れ味の悪さが作用機序研究をさらにむずかしくしていると思われる。一般に抗うつ薬の開発は，そのプロトタイプである imipramine 様の分子構造を基本とし，修飾を加え

てできる誘導体のもつ抗うつ効果を，うつ病の動物モデルを用いて，あるいは in vitro で CA 取り込み阻害効力を判定してから臨床的に試されるという過程を踏む。動物を使った抗うつ薬のスクリーニング法は，reserpine を投与して起こる低体温や行動抑制に対する阻害作用を調べる方法あるいは learned helplesseness モデル，muricidal ラットモデル，臭丘切除モデルなどの動物に起こる行動変化に対する抑制作用を調べる方法があるが，これらのうつ病モデルはいずれも限られたモノアミン系の異常に基づくもので，それぞれに一長一短がある[26]。このようにして登場してくる薬物は，その薬理作用および臨床作用において，imipramine と多かれ少なかれ似てくるのは当然である。しかも，仮にユニークな作用をもつ抗うつ薬が開発されたとしても，その抗うつ効果が従来の抗うつ薬に比べ劣る場合には，市場には登場してこない。しかし，このようにして落とされる薬物の中にも，詳しく調べてみると，従来の抗うつ薬があまり効果のないある種のうつ病には選択的に著効をもつ可能性がないとも限らないのである。一方，非定型的抗うつ薬と呼ばれる一群の薬物，mianserin, iprindol, thalbutamol, flupenthixol などは，もともと他の目的で臨床的に使われている際，偶然その抗うつ効果が発見されたもので，reserpine 作用に対する拮抗作用，モノアミン取り込み阻害作用などを欠くというユニークな薬理作用をもっている[126]。Imipramine に始まり，今日に至るまで，画期的な抗うつ薬の発見は偶然に頼らねばならない状況にある。

　以上のように，抗うつ薬の薬理学的研究は未だ多くの未解決の問題を抱えながらも，着実に進歩しつつある。我々はあまりに楽観的になったり，あるいは逆に悲観的になったりすることなく，常に問題点を踏まえながら，未知のもの，保証のないものを追い求める地道な研究努力を続けていかねばならない。

　第2部では，抗うつ薬の神経薬理作用の十分な理解のために必要と思われる神経化学の基礎の説明を加えたい。そして，第3部以下に，抗うつ薬および抗躁薬の作用機序に関する研究の最近の知見をできる限り広い範囲にわたって述べたい。前にも述べたように，この領域の研究は膨大な量となってい

るため，紙面の都合上参考文献を挙げるにとどめる箇所も多くあるが，御了承いただくとともに，興味ある読者は直接文献にあたられたい。

For an agent to act it must be bound.

―Paul Ehrich―

2. 主な中枢神経系の神経化学

2.1 カテコールアミン作動性神経

2.1.1 カテコールアミン生合成

モノアミン (MA) は，ノルアドレナリン (NA), アドレナリン (AD), ドパミン (DA), などのカテコール核をもつカテコールアミン (CA) と，セロトニン (5-HT) やヒスタミンなど，それぞれインドール核，イミダゾール核をもつインドールアミンおよびイミダゾールアミンなどの総称である。CA は，血液中から能動輸送による神経細胞へ取り込まれるチロシンを前駆物質とし，幾段階かの酵素反応を経て形成される（図2）。チロシンはまず，CA 生合成の律速酵素であるチロシン水酸化酵素 (TH) の作用によってドパ (DOPA) へと生合成される[41,153,226]。この酵素は O_2, Fe^{2+} や補酵素テトラヒドロプテリジンを必要とする。このため，還元型プテリジンを供給するジヒドロプテリジン還元酵素は，CA 生合成の調節に重要な役割をもつと考えられる。さらにこの酵素の活性は，サイクリック AMP (cAMP) 依存性プロテインキナーゼや Ca^{2+} ーカルモジュリン依存性プロテインキナーゼによって調節を受ける[254,255]。たとえば，カテコールアミン作動性神経 (CA 神経) の活動が亢進すると，CA 生合成が高まることが知られている。これは脱分極により，Ca^{2+} ーカルモジュリン依存性プロテインキナーゼが活性化される結果，TH のプテリジンに対する親和性が高まり，かつ最終生成物に対する親和性が低下するため，フィードバック抑制が外れることに起因すると考えられている。さらに，長期間神経活動の亢進が持続すると，TH の酵素誘導が起こることも証明されている。脳内セロトニン合成速度が脳内トリプトファン濃度に大きく依存しているのに対して，脳内 CA 濃度はチロシンの投与によって変化しない[67]。これは，TH が通常状態では，チロシンで飽和されているこ

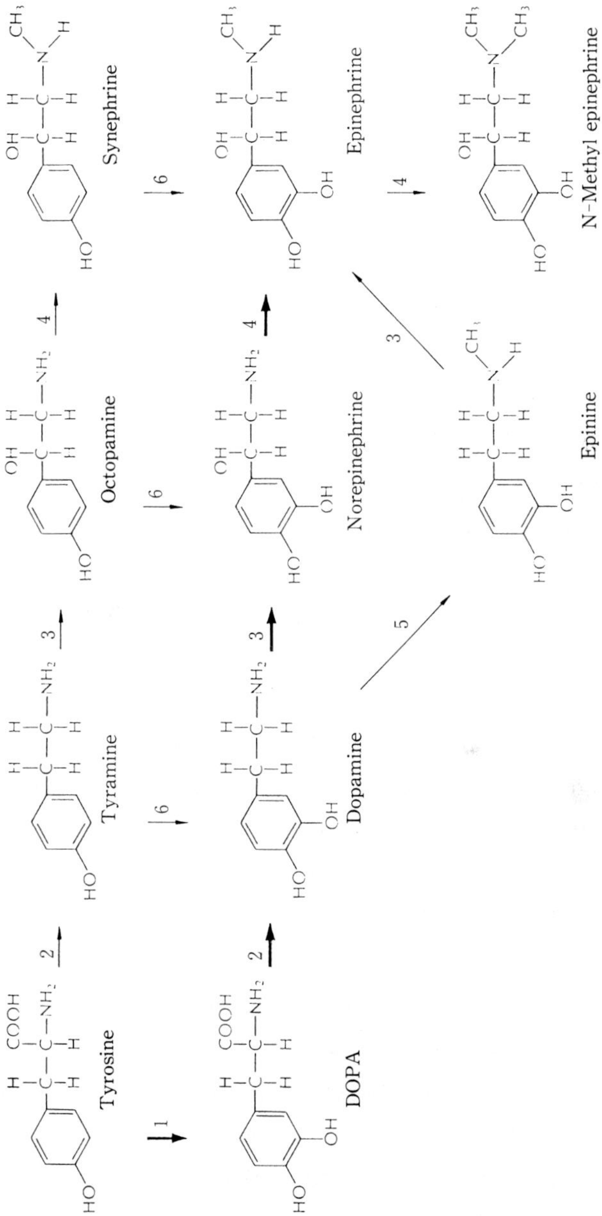

図2 カテコールアミン生合成経路

とを示唆している。しかしながら，神経活動が活発な状態では，チロシンの投与によってCA生合成が高まるとの報告もある[67]。また，α-methyl-ρ-tyrosineとその同族体はTHの阻害薬であるが，これらの物質を動物に投与することで起こる脳生理機能の変化から，逆にCA神経系の機能を調べることができる。

DOPAは次にドパ脱炭酸酵素によってDAへと生合成される[88]。ノルアドレナリンあるいはアドレナリン作動性神経（NAあるいはAD神経）においては，DAはさらに，ドパミン-β-水酸化酵素(DBH)の作用でノルアドレナリンへと変換される。DBHはCA含有小胞中に存在しており，NA神経系の免疫化学的マーカーとして利用される。そらに，この酵素は，DA，チラミン，フェニルエチルアミン類を基質とするため，NA神経終末部において類似構造物質がNAと置きかわり，擬神経伝達物質（pseudoneurotransmitter）として放出されることがある。

一方，AD神経では，フェニルエタノールアミン-N-メチル基転移酵素の作用で，NAなどのフェニルエタノールアミンが，ADなどそれぞれ対応するN-メチルフェニルエタノールアミンへと代謝される。

2.1.2 CAの分解

CAの分解に重要な役割を果たしているのがモノアミン酸化酵素（MAO）とカテコール-O-メチル基転移酵素（COMT）である（図3）。MAOはCA側鎖のアミノ基の酸化的脱アミノ化反応により対応するアルデヒドを生成する[47]。アルデヒドはさらにアルデヒド脱水素酵素の作用を受けて対応する酸へ，あるいはアルデヒド還元酵素によりアルコールやグリセロールへと変化される。末梢では酸化反応が還元反応より優勢のため，NAは，MAOの作用でアルデヒドとなった後，多くはバニリルマンデリン酸（VMA）などの酸へ代謝される。一方，中枢では，還元酵素の作用によって，アルデヒドの多くは3-methoxy-4-hydroxyphenylethyleneglycol(MHPG)などのグリセロール誘導体となる。MAOは主にミトコンドリア外膜に分布している。また神経細胞外にも存在すると推定されているが，機能的に重要なのは細胞内酵素であり，取り込まれたCAが小胞へ蓄えられる前，あるいは小胞から放出され

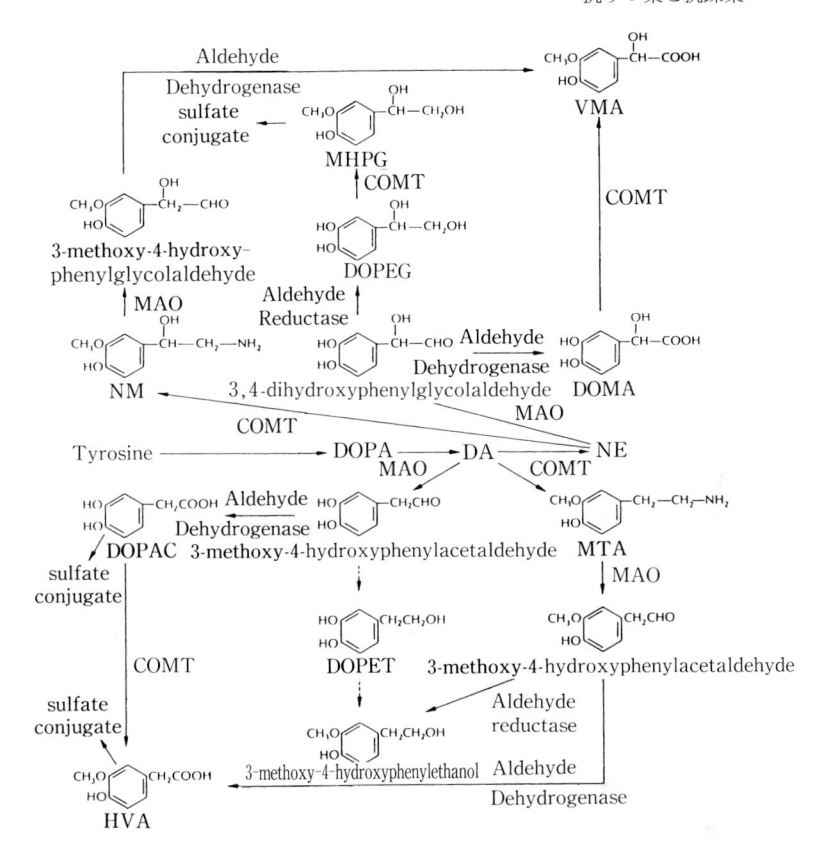

図3 カテコールアミン分解経路
破線矢印はいまだ確定的でない経路

た CA が神経膜に到達する前に作用する。

また最近では基質特異性および阻害薬の親和性などから，MAO_A，MAO_B の2種類に分類されている[1]。MAO_A は NA，5-HT に作用し，clorgyline によって選択的に阻害される。一方，MAO_B は β-フェニルエチルアミン，ベンジラミンを基質とし deprenyl によって選択的に阻害される。DA, チラミン，トリプタミンは両方の酵素によって等しく作用を受ける。これらの酵素のサ

ブタイプの生理・病理学的意義は今のところ不明である．MAO の阻害薬（MAOI）は今までその副作用のため臨床での使用が制限されてきたが，今後は MAO のより詳しい研究により，安全かつ有効な MAOI が開発されてくる可能性がある．今後の研究が待たれる分野である．

一方，COMT は S-アデノシルメチオニンをメチル供与体とし，メチル基を CA へ転移する酵素である[74,159]．この酵素は神経細胞外で主に機能するらしい．しかしながら，COMT も MAO 同様，放出される CA の生理活性を終了させる機能はもたない．この機能は，次に述べるように，CA が神経細胞へと取り込まれることによって行われる．

2.1.3 CA の放出および取り込み機構

CA の放出機構の研究は，主に副腎髄質細胞あるいは末梢神経を用いて行われた[31]．中枢神経系での研究は，脳の特殊な構造と研究のむずかしさから未だよく調べられていない．副腎髄質のクロマフィン細胞においては，節前線維から放出されるアセチルコリンの刺激を受けて，Ca^{2+} の細胞内流入が起こる．CA は通常クロモグラニン，ATP，および DBH などとともに小胞内に蓄えられているが，細胞内 Ca^{2+} 濃度の増加によって誘発される exocytosis によって，これらの物質と共に細胞外へ放出される[246]．なお，付け加えると，神経細胞では，この小胞は神経細胞体で生成され，軸索流によって神経末端へ運ばれてくると考えられているが，放出された小胞が再び取り込まれて利用される可能性もある[41]．

伝達物質の放出はさまざまな機序の調節を受ける[122]．末梢神経においては，図4にあるように，シナプス前 α-アドレナリン受容体（α_2-受容体）とシナプス前 β-アドレナリン受容体（β_2-受容体）などの自己受容体がその調節に関与している．シナプス間隙に放出された NA の濃度が高くない状態では，β_2-受容体が選択的に刺激され，cAMP の生成を促進し，NA 放出を高める．一方，NA 濃度が増加した状態では，α_2-受容体が刺激され cAMP の生成が減少することによって，NA の放出が減る．しかしながら，中枢神経系ではこの β_2-自己受容体の存在は明らかでない．また，多くの α_2-受容体はシナプス後膜上にも存在しているらしいが，これらの機能は未だよくわかっていない．

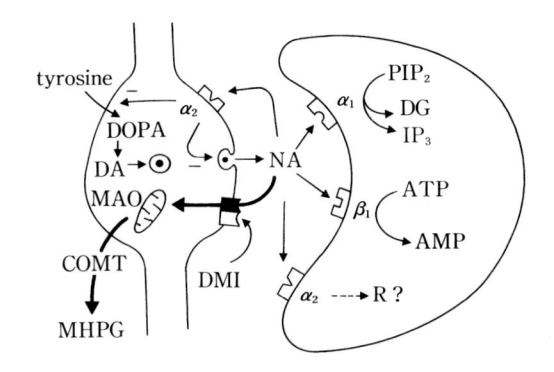

図4 ノルアドレナリン・シナプスの概略図

NAのシナプス部位での濃度が上がると，シナプス前α_2-受容体が刺激され，NA成分抑制ならびに放出抑制などの負のフィードバックが起こる．また，末梢神経ではNAノシナプス部位の濃度の低下によってシナプス前β_2-受容体が選択的に刺激され，NA放出促進が起こるが，中枢神経系ではβ_2-受容体の変化は確認されていない．NA取り込みを司る担体蛋白質（凹）は隣接するdesipramine結合蛋白によって活動の調節を受ける．
PIP$_2$：フォスファチジルイノシトール二燐酸
　IP$_3$：イノシトール三燐酸
　DG：ジアシルグリセロール
DMI：desipramine

以上の自己受容体以外にも，プロスタグランジン類（とくにEシリーズ），オピオイドを初めとする神経ペプチド，アセチルコリンなどがCA放出調節に関与している．

　脱分極により放出されるCAの生理活性は，CAがニューロンやグリア細胞へ取り込まれることで終了する[10]．この取り込みは，神経膜上に分布する特殊な担体蛋白質によって行われ，エネルギーならびに細胞外Na$^+$に依存的に，濃度勾配に逆らってCAを細胞内へ取り込む．したがって，エネルギー代謝阻害剤やウアバインなどによって阻害される．周知のように，多くの三環系抗うつ薬やコカインなどの薬物はCAや5-HT取り込みを阻害する能力を有する．また，末梢での研究によるとNAはシナプス前膜（uptake 1）

だけでなく，シナプス後膜 (uptake 2) へも取り込まれることが報告されている[89]。

2.1.4 代謝回転率

神経精神薬理学の論文では，しばしば代謝回転率という用語が用いられるので[41,256]，ここで少々説明を加えたい。代謝回転率とは，あるコンパートメント内に存在する特定の物質が新しく同じ物質で置換 (renewal) されるその速度を意味する。ある物質が新しく置換されるには大きく分けて，そのコンパートメント内でその物質が新しく生合成される場合と，他の場所で作られて送られてくる場合とがある。もし仮に他からの輸送がない場合，その物質の代謝回転率は生合成速度と一致し，神経系の活動状態を反映する指標となり得る。代謝回転を測定する方法には幾種類かあるが，それぞれ一長一短があり，実験の目的に応じて最も適切な方法を選択する必要がある。たとえば，間接的な測定手段であり信頼性は落ちるけれども，臨床的にも広く応用できる方法として，その物質の代謝物の量を測定する方法がある。NA の代謝物である MHPG（前述），あるいは DA の代謝物の 3,4-dihydroxy phenylacetic acid (DOPAC)，および homovanillic acid (HVA) は，それぞれ中枢 NA あるいは DA 神経の活動状態の指標としてよく利用されている。一方，5-HT の代謝物である 5-hydroxy indole acetic acid (5-HIAA) は，5-HT 神経活動のよい指標と考えられている。脳のモノアミン代謝物の幾分かは血流によっても運び去られ，特に 5-HIAA ではこの量が無視できない。しかしながら，モノアミン神経系の多くが脳室周辺に分布していることを考えると，脳室で測定される代謝物のレベルは，これらの系の機能を反映していると思われる。脊髄穿刺で得られる CSF 中の $MHPG/SO_4$ あるいは DOPAC, HVA の値も中枢 NA および DA 神経の活動状態を比較的よく反映する。5-HIAA の多くは脊髄の 5-HT 神経がその由来であると考えられているが，これらの神経は脳幹部の神経核に発しているため，ある程度中枢 5-HT 神経系の活動を反映するのではないかと推定されている。

プロベネシドは 5-HIAA や HVA の CSF からの輸送による排泄を阻害するが，その投与後に見られるこれらのモノアミンの代謝物の蓄積率は，それ

それ対応する神経系の代謝回転をさらによく反映することが知られている。しかし，プロベネシドは MHPG の排泄には影響を与えない。

一方，尿中で測定される MHPG の 60 %（げっし類では 30 %）が脳由来と考えられているが，MHPG は速やかにバニリルマンデリン酸へ代謝され，その代謝は個人では一定しているものの，個人差が大きいという問題がある。一方，5-HIAA は，多くが末梢の 5-HT 神経に由来するらしい。また，尿中の HVA, DOPAC はパーキンソン病でも変化が見られないことから，中枢ドパミン神経のよい指標とはなりにくいようである。代謝物の測定から神経活動を推定する方法では，代謝物を測定する部位が目的とする神経系から離れれば離れるほどその信頼性が落ちる。得られた結果の解釈は常に慎重でなければならないが，これら代謝物の測定によって，ある程度は対応する神経系の機能を推定できるし，少なくとも新しい研究の糸口を見出すのに役立つことが予想される。

2.1.5 中枢性カテコールアミン作動性神経の局在と分布

脳における CA 神経系の詳細な局在と分布が，組織化学の進歩によって明らかにされつつある（図5）[94,128]。NA 神経の細胞体は橋と延髄に限局し，青斑核（locus coelureus, LC）と外側被蓋核（lateral tegmental nucleus, LTN）の 2 つの核を構成する。LC は第 4 脳室底にあり，NA 神経の最大核である。この核から 5 つの主要経路が同側に分布し，これらの系を電気的に刺激すると，大脳皮質，視床，海馬，小脳皮質など，これらの神経が投射する領域で，シナプス後神経の自然発火の抑制が見られる。これは，脱分極によって放出された NA によりシナプス後 β-受容体が刺激され，引き続いて cAMP の合成が促進されてシナプス後膜抵抗が増大する結果であると推定されている。LTN は LC の周辺に分散している神経群であり，一部は LC から上行する神経と絡み合い，前頭部の下部，疑核，中隔核へ投射し，また一部は脊髄へ下行している。NA 神経系は，食欲，神経内分泌，精神運動，情動，認知などの生理機能と密接に関わっているらしい[151]。

アドレナリン（AD）を含有する神経細胞体は，延髄で 2 つの神経群（C1, C2）を形成し，上行性および下行性の神経路を形成している[86]。この系は神

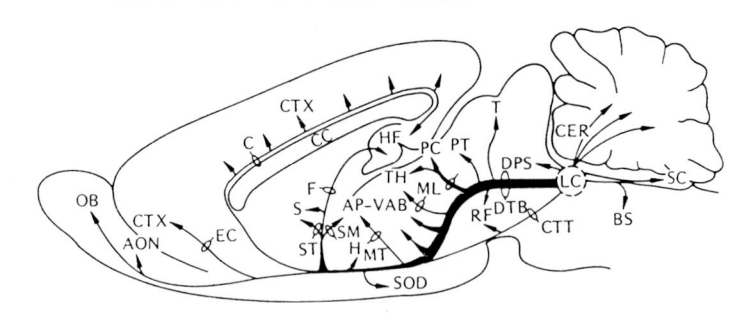

図5 青斑核から放射するノルアドレナリン神経系の分布

(文献41より引用)

略語：AON=anterior olfactory nucleus；AP-VAB=ansa peduncularis-ventral amygdaloid bundle system；BS=brainstem nuclei；C= cingulum；CC=corpus callosum；CER=cerebellum；CCT=central tegmental track；CTX=cerebral neocortex；DPS=dorsal periventriculary system；DTB=dorsal catecholamine bundle；EC=external capsule；F=fornix；H=hypothalamus；HF=hippocampal formation；LC=locus coeruleus；ML=medial lemniscus；MT=mammillothalamic tract；OB=olfactory bulb；PC=spinal cord；SM=stria medullaris；SOD=supraoptic decussations；ST=stria terminalis；T=tectum；TH=thalamus.

経内分泌，血圧調節などに関係しているらしい[151]。

　近年，これら古典的な伝達物質と神経ペプチドが共存することが明らかにされた[87]。ペプチドが脳で発見された当初は，ペプチドはそれ自体の神経系を形成しているのではないかと予想されたが，近年の系統的な研究の結果，古典的伝達物質とペプチドの共存は例外というよりむしろ法則である可能性が高まってきている。表2に現在までに共存が明らかにされているペプチドがまとめてあるが，これらの系でペプチドは古典的伝達物質の生理作用発現を微妙に調節している。最近ニューロテンシン受容体の研究が進んでいる[97,98]。このペプチドはDA系の活動を調節していることが明らかにされ，内因性抗精神病物質ではないかと推定されている[156]。ペプチドは分解されやすく，かつ血液脳関門を通り難いことから，その臨床的応用が限られていたが，将来これらペプチドの機能を薬理学的に操作することができれば，神経精神薬理学に新しい領域が切り開かれる可能性があると思われる。

表2 ラット脳各部位での古典的伝達物質とペプチドの共存

classical transmitter	ペプチド	Brain region
Dopamine	Neurotensin	Ventral tegmental area（rat）
	Cholecystokinin	Ventral tegmental area（rat,man）
Norepinephrine	Enkephalin	Locus ceruleus（cat）
	Neuropeptide Y	Medulla oblongata（man,rat）
		Locus ceruleus（rat）
Epinephrine	Neurotensin	Medulla oblongata（rat）
	Neuropeptide Y	Medulla oblongata（rat）
5-HT	Substance P	Medulla oblongata（rat,cat）
	TRH	Medulla oblongata（rat）
	Enkephalin	Medulla oblongata, pons（cat）
ACh	VIP	Cortex（rat）
	Enkephalin	Cochlear nerves（guinea pig）
	Substance P	Pons（rat）
GABA	Somatostatin	Thalamus（cat）

（文献87より引用）

2.2 セロトニン作動性神経

2.2.1 セロトニン生合成，分解および放出機序

中枢神経に共存するセロトニン（5-HT）量は，全身の5-HT全量の1〜2％に過ぎない。しかしながら，5-HT神経は睡眠，覚醒，体温調節，性行動の抑制，痛覚閾値の調節を初めとする数多くの重要な生理作用をもち，さらには躁うつ病などの精神疾患の原因と関わっているのではないかとも推定されている[42,63,227]。

5-HTの前駆物質であるトリプトファンの大部分（80％）は，血液では蛋白結合型として存在し，能動輸送によって神経細胞へ取り込まれる[81]。中枢5-HT量は食事に含まれるトリプトファンの量によって大きく影響され，食事性トリプトファンの摂取量を増加すると脳内5-HT量が増加することが知られている[38]。また，フェニルアラニン，ロイシン，チロシンなどのアミノ酸

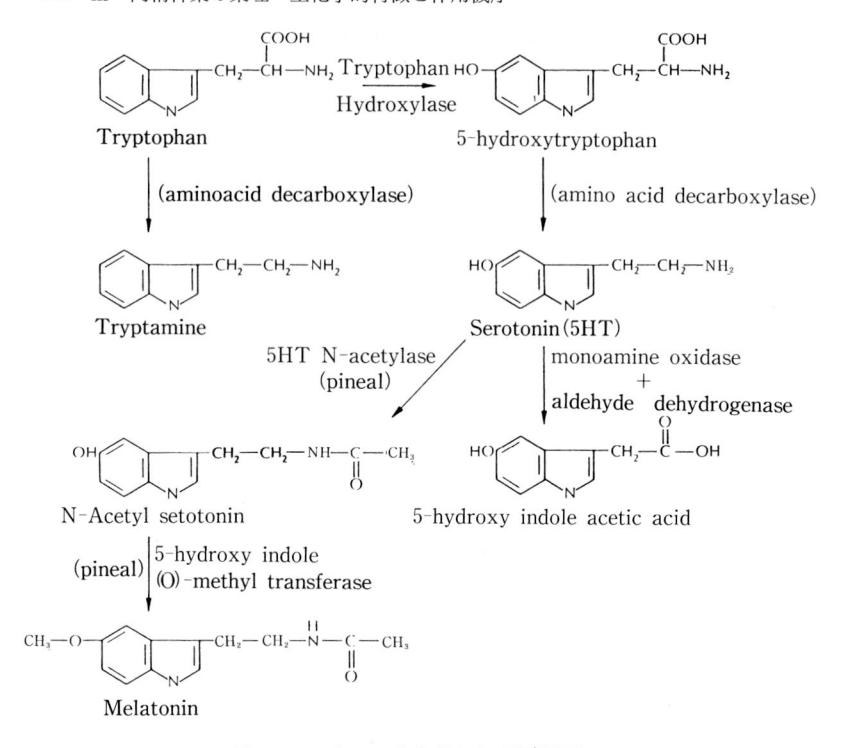

図6 セロトニン生合成および分解経路

はトリプトファンの取り込みを拮抗阻害する。哺乳類の体内ではトリプトファンの大部分はキヌレインを経てニコチン酸へと変換され，5-HT 生合成は決して主要な経路ではない。

　5-HT 代謝系の酵素の多くは CA 代謝系のそれと共通している[42,227]。トリプトファンは，トリプトファン水酸化酵素（律速酵素）により，5-ヒドロキシトリプトファン (5-HTP) へ変換される。この酵素は，チロシン水酸化酵素同様典型的な一原子酸素添加酵素で，分子状 O_2 とプテリジン補酵素を必要とする。p-chlorphenylalanine が代表的な阻害薬である。次に，5-HTP は芳香族アミノ酸脱炭酸酵素 (DDC) の作用を受け，5-HT となる。また，血小板や松果体の交感神経終末部など 5-HT 生合成酵素を持たない組織にも 5

-HT が高濃度存在しているが，これらの組織は 5-HT を取り込んで貯蔵すると考えられている。

5-HT は MAO の作用を受け，5-ヒドロキシインドールアセトアルデヒドへ代謝され，次にアルデヒド脱水素酵素の酸化作用を受けて 5-ヒドロキシインドール酢酸(5-HIAA)に，あるいはアルコール脱水素酵素の還元作用を受けて 5-ヒドロキシトリプトホールへ代謝される[47]。酸化作用を受けるかあるいは還元作用を受けるかは組織中の $NAD^+/NADH$ 比によって決定される。脳では酸化作用が優勢で，5-HT は主に 5-HIAA の形となって循環血液や脳脊髄液へ放出される。

5-HT 生合成の調節機構は CA に比べあまり明らかにされていない。5-HT 生合成は 5-HT や 5-HIAA によって最終生成物阻害を受けない。しかし，神経活動が亢進すると，Ca^{2+}（あるいは cAMP）依存性キナーゼの作用で律速酵素のトリプトファン水酸化酵素が活性化されることが報告されている[118]。5-HT は神経終末部のシナプス小胞に貯蔵され，脱分極によっておこる Ca^{2+} の流入によって放出されるらしい。放出された 5-HT は，NA 同様シナプス終末部の細胞膜に存在する高親和性の取り込み機構によって取り込まれ不活性化される[81]。

2.2.2 中枢性セロトニン作動性神経の局在と分布

中枢性セロトニン作動性神経 (5-HT 神経) は脳幹の縫線核 (raphe nuclei) と網様体に限局する 9 つの神経群として存在し，B1〜B9 に区分されている。このうち B3 と B9 は網様体に，それ以外は縫線核に属する。大脳，辺縁系，視床，線条体および小脳などへ投射するが，一般にはっきりとしたパターンがない。これらの領域に 5-HT を局所的に投与すると，神経細胞の自然発火の減少が見られるが，場所によっては増強が起こることもある。5-HT 受容体は，[^{3}H] 5-HT でラベルされる $5-HT_1$ 受容体と，[^{3}H] spiperone でラベルされる $5-HT_2$ 受容体とに大きく分類される（図 8）[81,180]。5-HT によるシナプス後神経の発火抑制と増強は，それぞれ $5-HT_1$ および $5-HT_2$ 受容体によるのではないかとの推定もある。5-HT 神経には自己受容体 ($5-HT_{1A}$) が存在し，フィードバック抑制に関与しているらしい[180]。

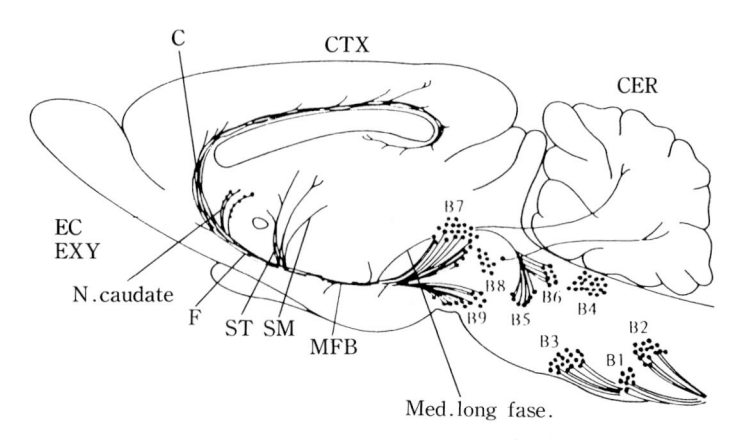

図7 主なセロトニン神経系の局在と分布
略語は図5参照（文献42より引用）

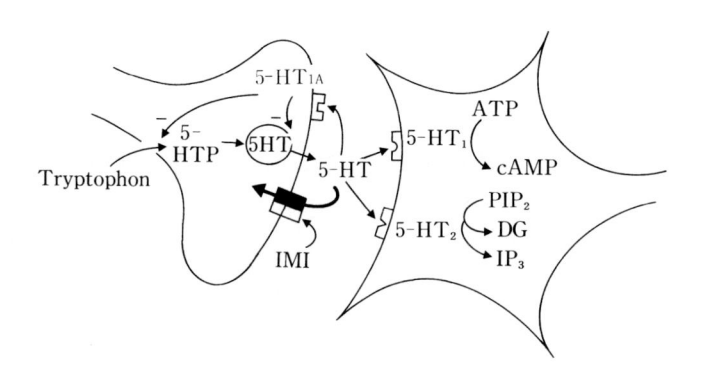

図8 セロトニン・シナプスの概略図
5-HT取り込み担当蛋白（■）は imipramine結合蛋白によってその活性調節を受ける。
PIP_2：フォスファチジルイノシトール三燐酸
IP_3：イノシトール三燐酸
DG：ジアシルグリセロール
IMI：imipramine

2.3 アセチルコリン作動性神経

抗うつ薬のアセチルコリン作動性神経（ACh 神経）に及ぼす影響が，その作用あるいは副作用と密接な関係がある可能性が挙げられているので，この系についてもごく簡単に説明を加えてみたい。

ACh はコリンとアセチル CoA とから合成され，この反応はコリンアセチル基転移酵素（ChAT）によって触媒される[95,109,235]。

$$\text{Acetyl CoA} + \text{choline} \rightleftarrows \text{ACh} + \text{CoA}$$

この酵素はまた，ACh 神経の組織化学的マーカーとして利用される。アセチル CoA はグルコースに由来し，ミトコンドリアにおいてピルビン酸を経て生成される[235]。一方，コリンは，血液中からコリンとしても取り込まれるが，その 90％はフォスファチジルコリンなどリン脂質として取り込まれた後分解されてできる。神経細胞膜でのコリンの輸送系には，高親和性（km＝1～5μM）と低親和性（km＝40～80μM）取り込みの 2 種類があり，どちらも神経終末部に存在し，ヘミコリニウムで阻害される[235]。貯蔵 ACh の大部分がシナプス小胞に蓄えられ，残りが細胞質に存在しているが，脱分極による Ca^{2+} 流入が引金となりシナプス小胞の ACh が放出される。最近では細胞質の ACh 放出を重視する報告もある[53]。また，新しく合成された ACh が優先的に放出されるらしい。放出された ACh は，アセチルコリンエステラーゼ（AChE）によって分解された後，コリンの形となって主に，上記の高親和性取り込みによって取り込まれ再利用されると考えられている。

ACh は生理活性物質として早くから同定され，神経伝達物質としてもその地位を最も早く確立された物質であったにもかかわらず，組織化学的検索のむずかしさのため脳における詳細な局在・分布は近年になって，ようやく明らかにされつつある段階にある。ACh の合成酵素である ChAT に対する抗体を用いた免疫学的組織化学的手法や，受容体のオートラジオグラフィーなどを用いた研究の結果，ACh 神経系の主なものはマイネルト核（nucleus basalis of Meynert）に発し，大脳皮質へ投射する系，中隔野から海馬に至る系，手網核から中脳脚間核へ至る系，そして線条体における介在神経などであることがわかった（図 9）[242]。話は横道へずれるが，アルツハイマー病

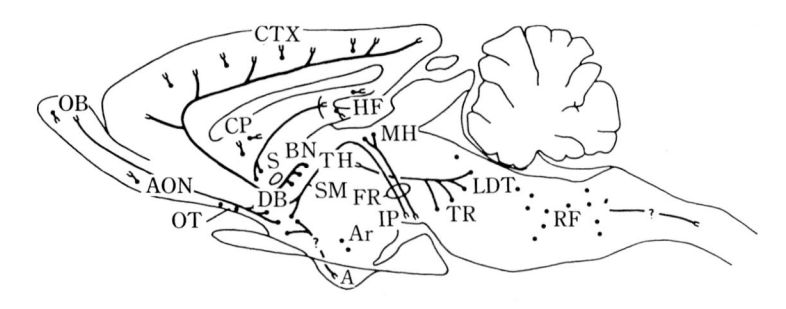

図9 アセチルコリン神経系の局在と分布

略語：DB=nucleus of the diagonal band；CP=caudate putamen；BN=nucleus basalis；A=amygdala；Ar=arcuate nucleus；TR=tegmental reticular system；LDT=lateral dorsal tegmental nucleus；IP=nucleus interpeduncularis；MH=medial habenula；OT=olfactory tubercle；FR=fasciculus retroflexus，他の略語は図5参照（文献48より引用）

では，大脳皮質，海馬でのAChレベルやChAT活性の低下，高親和性コリン取り込みの減少，およびマイネルト核でニッスル染色されるACh神経細胞数の減少，細胞の大きさの減少，あるいはムスカリン様アセチルコリン受容体数の減少などが報告されている[48]。数多くの研究により，ACh神経系が記憶のインプットに関わっていることが強く示唆されている。そして，アルツハイマー病でこの系にさまざまな障害がおこっていることから，これがアルツハイマー病の病源ではないかとも推定されている[48]。ACh受容体は，ニコチン様受容体とムスカリン様受容体に区別される[211]。ニコチン様受容体は骨格筋，自律神経節に存在し，ムスカリン様受容体は平滑筋，心筋，外分泌腺および自律神経節などに存在する。脳のACh受容体の主なものはムスカリン様受容体であるが，ニコチン様受容体，また両者の性質をもつ混合型も存在する。

2.3.1 ヒスタミン作動性神経

後述するように，抗うつ薬の多くはヒスタミンH_1受容体に対して拮抗的阻害作用を有し，鎮静，催眠などの副作用を起こすと考えられている[99]。ヒスタミンはその前駆物質であるヒスチジンの形で脳に取り込まれ，ヒスチジン

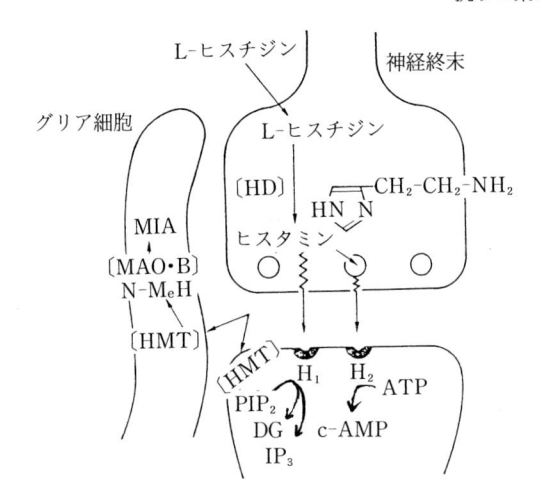

図10 ヒスタミン・シナプスの概略図

神経伝達物質の代謝過程：①前駆物質であるアミノ酸，L-ヒスチジンの取り込み，②脱炭酸酵素，L-ヒスチジン・デカルボキシレース [HD] による合成，③顆粒中に貯蔵される，④神経刺激による放出，⑤シナプス後作用；そのうちのあるものはサイクリック・AMP (cAMP) を介する，⑥放出されたヒスタミンがヒスタミン・N-メチルトランスフェーレスにより不活性化され，N^{t-}メチルヒスタミン (N^{t-}MeH) となり，さらに MAO type B により脱アミノ化されメチルイミダゾール酢酸 (MIA) となる。PIP_2, フォスファチジルイノシトール二燐酸；IP_3, イノシトール三燐酸；DG, ジアシルグリセロール（文献49より引用）

脱炭酸酵素の作用を受け合成される（図10）[196]。ヒスタミンの多くは神経終末部の細胞質に分布し，脱分極により，細胞外 Ca^{2+} に依存して放出される。放出されたヒスタミンは，ヒスタミン・メチル基転移酵素および MAO_B によって不活性化される。また脳内ヒスタミンの濃度分布は，ヒスチジンの脱炭酸酵素の活性分布とほぼ一致し，視床下部で最も高く，続いて脳幹部，辺縁系の順となっている。また，視床下部，脳幹部に多く分布する細胞体は，内側前脳束を経由し，大脳皮質，海馬，視床，線条体を含む各領域へ投射する。脳内にはヒスタミン H_1 および H_2 受容体とが同定されている。なおさらに脳内ヒスタミン神経系について興味ある読者は総説 99, 196 を参照されたい。

2.3.2 神経伝達物質受容体と細胞内応答様式

神経伝達物質がその固有の受容体と結合すると,その受容体の物理・化学的性質に変化が起こり,引き続いて細胞内に微小変化(細胞内応答)が誘発される。この細胞応答には大きく2つの様式がある[138]。その1つはニコチン様アセチルコリン受容体においてよく研究されているような,シナプス後膜のイオンチャンネルのコンダクタンスに変化が起こり,膜電位が変化するいわゆる ionotropic transmission であり,この伝達は msec のオーダーで起こる fast transmission である。この様式をとる受容体に GABA,グリシン,グルタミン受容体などがある。一方,β-受容体のようにその受容体が刺激されるとアデニレート・シクラーゼなどの酵素が活性化され,cAMP などのセカンド・メッセンジャーの産生が起こる系がある。これら metabotropic transmission は,min のオーダーで起こる slow transmission であり,また主に前者の伝達機能を修飾すると考えられている。この応答に関与する受容体は大きく2系統に分類され,セカンド・メッセンジャーとして従来からよく知られている cAMP を利用する系と,cGMP,Ca^{2+},アラキドン酸,あるいはフォスファチジル・イノシトールが分解されてできるイノシトール三リン酸,ジアシルグリセロールなどのセカンド・メッセンジャー候補を産生する系とがある (図11)[21]。

cAMP をメッセンジャーとする受容体に,β-アドレナリン,α_2-アドレナリン,ヒスタミン H_2,バゾプレッシン V_2,5-HT_1 受容体などがあり,Ca^{2+} の移動を引き起こす受容体に α_1-アドレナリン,ヒスタミン H_1,バゾプレッシン V_1,5-HT_2,ムスカリン ACh 受容体がある。また,フォスファチジル・イノシトールの分解を促進する受容体はみな Ca^{2+} の移動を起こし,cGMP の産生を促すことから,以上の3つの応答は同一の受容体刺激が異なるエフェクターを介して引き起こす応答ではないかと推定されている。最近の知見によれば,この種の受容体はまず G 蛋白と呼ばれるシグナル・トランスジューサーを刺激し,続いてフォスフォリパーゼなどのエフェクターを活性化し,フォスファチジル・イノシトールの分解を促進する (図12)[21]。そしてジアシルグリセロールおよびイノシトール三リン酸ができてくるわけだが,後者

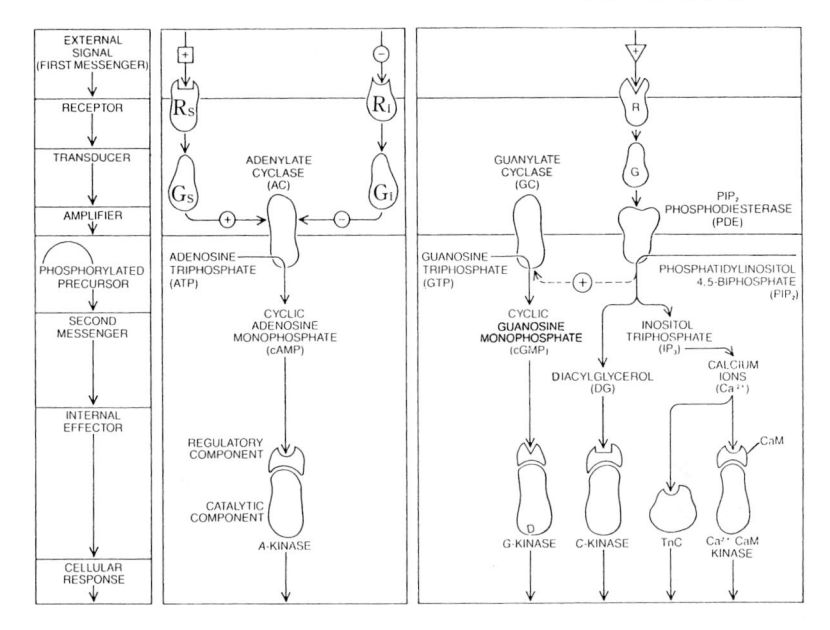

図11　セカンドメッセンジャー系
caM：calmodulin, TnC：troponin C（文献21より引用）

は小胞体などの細胞内 Ca^{2+} 貯蔵所からの Ca^{2+} 遊離を促進し，前者は増加した細胞内 Ca^{2+} と協力的にプロテインキナーゼCを活性する[20,21,161]。さらに，ジアシルグリセロールはアラキドン酸へと代謝され，アラキドン酸あるいはそのリポキシジネースの代謝物がグアニレートシクラーゼを刺激しcGMPを産生するのではないかと考えられている[185,206]。興味深いことに，リチウムイオン（Li^+）は後述するように，通常臨床量でこのイノシトール・リン酸の代謝回転を抑制する。慢性投与によって，イノシトールの生成が減少することが証明されているが，その結果これらフォスフォリパーゼCをエフェクターとする受容体の機能が低下するのではないか，またこの作用が Li の作用機序となんらかの関係があるのではないかとも推定されている[20,22]。

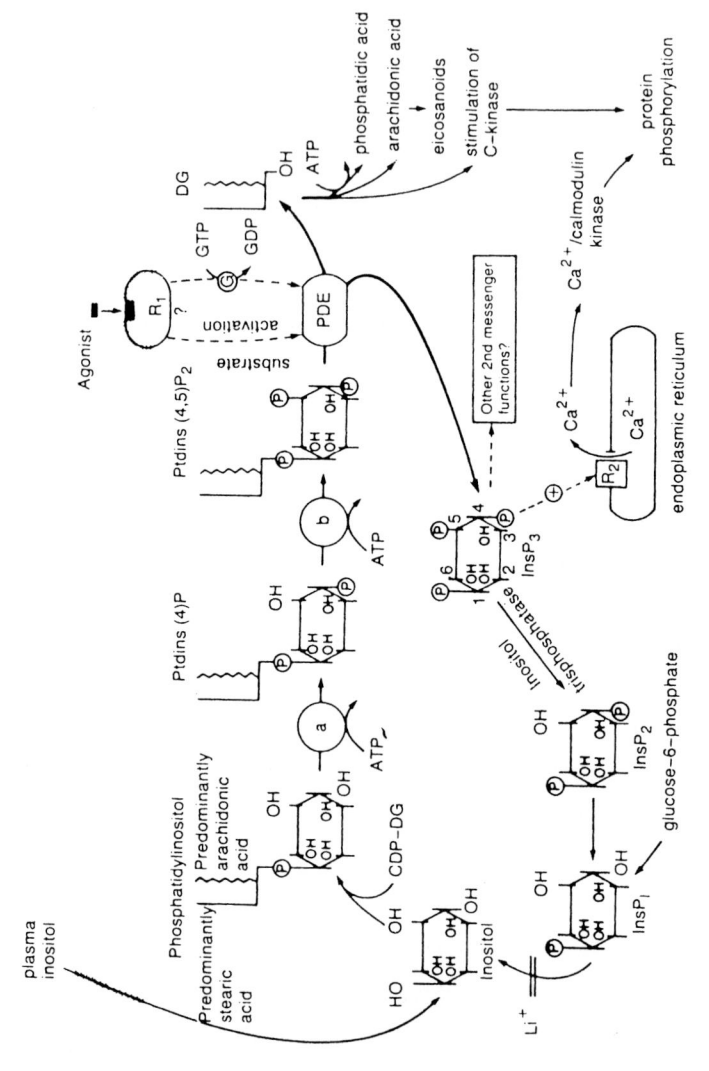

図12 受容体と共役したイノシトールリン酸代謝

略語：PtdIns(4)P：フォスファチジルイノシトール4-燐酸，PtdIns(4,5)P：フォスファチジルイノシトール-4，5-二燐酸，PDE：フォスフォジエステラーゼ，$InsP_2$：イノシトール1,4,5-三燐酸，$InsP_3$：イノシトール1,4,5-三燐酸，$InsP_2$：イノシトール1,4-二燐酸，DG：ジアシルグリセロール（原典は文献22）

"I have no data yet. It is a capital mistake to theorize before one has data. Insensibly one begins to twist facts to suit theories, instead of theories to suit facts."

—A. Conan Doyle *Sherlock Holmes*—

3. 抗うつ薬の薬理作用とうつ病の生化学的仮説

3.1 抗うつ薬の急性期効果
3.1.1 神経伝達物質受容体に対する拮抗的阻害作用

　三環系抗うつ薬は現在調べられている限りでも，数多くの受容体に対して拮抗的阻害作用を持つことが判明している(表3)。そしてこの作用がある種の副作用の原因である可能性が挙げられている(表4)[106]。Richelsonらはさまざまな受容体に対する抗うつ薬の阻害定数[注1)]を系統的に調べているので[182,183]，そのデータを基に抗うつ薬の各種受容体に対する作用について説明する。

　a. 抗うつ薬とヒスタミン受容体：数多くの中枢性作用をもつ薬物が，脳内ヒスタミン受容体を拮抗阻害することが知られている。ヒスタミン神経は睡眠，覚醒の調節に関与しており，ヒスタミン H_1 受容体の阻害は鎮静，催眠などを起こす[99,196]。向精神薬の多くもヒスタミン H_1 受容体の阻害作用をもち，この作用が強い鎮静作用を起こすと考えられている（表4）[104,183]。抗精神病薬のプロトタイプである chlorpromazine はもともと抗ヒスタミン薬 promethazine から誘導されてできた薬物であり，抗うつ薬のプロトタイプの imipramine もまた chloropromazine 様薬物の開発・研究の途上生れた薬物であることを踏まえれば，このことは容易にうなずけるかも知れない。中でも，表3にあるように amitriptyline, trimipramine は特に強い抗 H_1 作用をもつ。たとえば表3にあるように，trimipramine は抗ヒスタミン薬の diphenhydramine の約250倍強い抗 H_1 作用を持っている。一般に，三級アミ

注1) 受容体は結合する物質（リガンド，L）と受容体（R）とが共存し，平衡状態では次の関係が成り立つ。

$$L + R \underset{k_{-1}}{\overset{k_1}{\rightleftarrows}} LR, \quad K_D = \frac{k_1}{k_{-1}} = \frac{[L][R]}{[LR]} \quad (K_D \text{は平衡解離定数})$$

つまり，リガンドが受容体とより強く結合する時，K_D はより小さい値となる。

表3 抗うつ薬の脳内モノアミン受容体に対する拮抗的阻害定数 (K_D : nM)

薬物	ヒスタミン受容体 H_1	ヒスタミン受容体 H_2	ムスカリン受容体	アドレナリン受容体 α_1	アドレナリン受容体 α_2	ドパミンD_2受容体
1. 抗うつ薬	1.1					
Amitriptyline	11	1,900	18	27	940	1,000
Imipramine	11	3,300	90	90	3,200	2,000
Trimipramine	0.27	2,400	58	24	680	180
Protriptyline	25	3,700	25	130	6,600	2,300
Clomipramine	31	…	37	38	3,200	190
Nortriptyline	10	15,000	150	60	2,500	1,200
Desipramine	110	12,000	190	130	7,200	3,300
Maprotiline	2.0	45,000	570	90	9,400	350
Mianserin	0.40	2,800	820	34	73	21,000
Amoxapine	25	8,300	1,000	50	2,600	160
Bupropion	6,600	…	48,000	4,600	81,000	…
Butriptyline	1.1	…	35	570	4,800	…
Doxepin	0.24	1,400	80	24	1,100	2,400
Iprindol	130	8,300	2,100	2,300	8,600	…
Nomifensin	21,000	30,000	250,000	850	6,500	…
Trazodone	350	15,000	320,000	36	490	3,800
2. 選択的阻害薬						
Diphenhydramine	25					
Cimetidine		455				
Atropine			2.4			
Prazosin				0.092		
Fentramine					1.6	
Haloperidol						0.16

薬物は阻害定数が小さいほど受容体阻害作用が強い。(文献 102, 104, 182 より引用)

ン抗うつ薬は二級アミン抗うつ薬に比べ抗 H_1 作用が強い。実際向精神薬を使っていて鎮静,睡眠などの副作用が強く現われるようなら抗 H_1 作用の弱い薬物へ切り替え,また逆に,焦躁・不眠の強い場合には抗 H_1 作用の強い薬

表4 受容体阻害による抗うつ薬の副作用

| 抗ムスカリン | 抗ヒスタミン | | 抗α_1アドレナリン | 抗ドパミンD_2 |
	H_1	H_2		
視力調節障害	鎮静	錯乱	起立性低血圧	錐体外路症状
狭角緑内障	ねむけ		めまい	遅発性ジスキネジア
口渇	低血圧？		反射性頻拍	無月経，乳汁分泌症候群
便秘	体重増加？			
尿閉				
記銘力障害				
発汗減少				

(文献106より引用)

物を選択するのがよいかも知れない。

　かつて，脳ホモジネイトを使用した実験の結果，多くの抗うつ薬に共通して強度のヒスタミンH_2受容体阻害作用が見られた[73,107]。そして，この作用が抗うつ薬の薬理作用機序ではないかと推定されたことがあった。しかしながら，より生理学的な実験条件下で行った著者らの追試結果によると，doxepin, trimipramine, amitriptylineなど2〜3の抗うつ薬を除いて，一般に抗うつ薬はH_2受容体に対する阻害作用をもたないことが明らかとなった[102,234]。脳ホモジネイトを用いて得られた結果はアーチファクトであった可能性が高い。Doxepin, trimipramineなどの抗H_2作用の比較的強い抗うつ薬は，実際に十二指腸潰瘍の治療にも有効であるとの報告もある[134]。しかし，著者らが以前指摘したように，この治療効果もただ単にこれら抗うつ薬が胃壁細胞のH_2受容体を阻害し，胃酸分泌を抑制した結果であったというだけでなく，抗H_1作用のもたらす鎮静効果，抗コリン作用による胃酸分泌抑制などが関与していた可能性もある[105]。また，いわゆる仮面うつ病の一症状としての胃潰瘍が起こっていたような場合には，本来の抗うつ効果によって治癒した可能性もある。

　b．抗うつ薬とムスカリン様アセチルコリン受容体：抗うつ薬のもつムスカリン受容体の阻害作用は，抗うつ薬治療において最もよく見られる副作用

である視力調節障害，心拍数増加，便秘，口渇，見当識・記銘力障害などの症状を引き起こす（表4）。抗うつ薬の多くはこの抗ムスカリン作用をもち，なかでも amitriptyline や protriptyline は atropine の1/8程度に匹敵する強い抗ムスカリン作用をもっている[55]。一般に，二級アミン抗うつ薬は三級アミン抗うつ薬に比べ，また第二世代の抗うつ薬は第一世代のそれに比べ抗ムスカリン作用が弱いのが特徴である（表3）。話は変わるが，かつて古典的抗うつ薬に共通して強い抗ムスカリン作用が見られたこと，および AChE の阻害薬である physostigmine が，躁状態を改善し，逆にうつ状態を悪化するとの臨床結果などに基づき，うつ病はコリン系の NA 系に対する相対的，あるいは絶対的過剰活動が原因で起こり，抗うつ薬の抗ムスカリン作用が抗うつ効果に関与しているのではないかとの仮説が提唱された（うつ病のコリン仮説）[91]。しかし，表3にあるように抗ムスカリン作用は薬物によってかなりの差があり，ある種の薬物はこの作用を実際上欠いているにもかかわらず，抗うつ薬間の抗うつ効果には臨床上有意な差が見られないなどの矛盾がある。

　c．抗うつ薬とアドレナリン受容体：Trimipramine, amitriptyline, mianserin などは α_1 受容体を強く阻害する。確定的ではないが，この抗 α_1 作用が，臨床上起立性低血圧，めまい，失神などの副作用の原因ではないかと推測されている（表4）[106]。一方，α_2 受容体に対しては，mianserin が強い阻害作用をもつ。Mianserin はモノアミン取り込み阻害作用を欠くものの，抗 α_2 作用によって NA 放出を促進し，シナプス間隙での NA 利用度を高める。他の抗うつ薬は抗 α_2 作用が弱く，また一般に抗うつ薬は β 受容体に対しては阻害作用をもたない。

　d．抗うつ薬と他の受容体：Amoxapine, trimipramine, clomipramine は強度のドパミン D_2 受容体阻害作用をもつ。その効果は抗精神病薬の clozapine と同程度である。Amoxapine はジベンゾキサゼピン誘導体の抗精神病薬である loxapine の代謝物であり，さらに amoxapine の代謝物である 7-OHamoxapine はより強度の抗ドパミン D_2 作用をもつ。このため，これらの抗うつ薬では錐体外路症状が出たり，無月経，乳汁分泌症候群やさらには遅発性ジスキネジアなどが起こってくる可能性がある（表4）。また，抗うつ

薬は5-HT$_2$受容体に対しては比較的強い阻害作用をもつが，5-HT$_1$受容体に対しては阻害作用を欠くことが報告されている[197]。さらに，GABA，オピオイド，ベンゾジアゼピン受容体などに対しては，抗うつ薬は阻害作用をもたない[77]。

3.1.2 抗うつ薬とモノアミン取り込み阻害作用

うつ病の古典的モノアミン仮説と関連してimipramineの抗うつ効果が臨床的に確認されてまもなく，これら三環系抗うつ薬がNAや5-HTの取り込みを強度に阻害することが発見された[4,10]。

三環系抗うつ薬はモノアミンの取り込みを阻害することで，そしてMAOIはモノアミンがMAOで代謝される過程を阻害することでシナプス間隙に放出されるモノアミンの利用度を高める。その結果モノアミン神経の活動を増強する。逆に，この系の活動を抑制するreserpine, α-メチルドパ, β-ブロッカーなどはうつ病を誘発することから，"うつ病は，一つあるいはいくつかのモノアミン神経伝達物質が，ある重要なシナプス部位で欠損するために起こり，逆に躁病はこれらの機能が過剰となる状態"ではないかという，いわゆる古典的うつ病のモノアミン仮説が生まれた[32,191,229,230]。しかしながら，この仮説が成立するためには，さらに次に挙げるいくつかの条件を満たさなければならない[256]。

1) モノアミン系機能を増強する薬物は抗うつ効果をもつ。
2) 逆に，この系の機能を抑制する薬物はうつ状態を引き起こす，あるいは躁病に効果がある。
3) うつ病患者ではモノアミンあるいはその代謝物の組織，体液中のレベルが低下しており，逆に躁病患者では増加している。
4) モノアミン系機能の指標となる酵素活性，代謝回転あるいは内分泌異常やチャレンジテストの結果が，うつ病や躁病でそれぞれ対応して予想される機能状態と一致している，などである。

実際これらの条件はどれだけ満たされているのだろうか。Amphetamine, cocaine, levodopaなどモノアミン神経活動を増強する薬物は，ごく軽度ではあるが抗うつ効果をもち，ときに躁病を誘発することがある[256]。トリプトフ

ァンや 5-HTP など 5-HT の前駆物質の抗うつ効果については一致した結果が得られていないが，MAOI や三環系抗うつ薬と併用するとこれらの薬物の抗うつ効果が増強されることが知られている[64]。一方，チロジン水酸化酵素（TH）の抑制薬である AMPT は，躁状態に効果があることが報告されている[29]。また，トリプトファン水酸化酵素の阻害薬である PCPA には，imipramine の抗うつ効果を妨げる作用がある[203]。ところがドパミン β-水酸化酵素の抑制薬であるフサリン酸は，うつ病あるいは躁病のどちらにも効果がない[72]。

うつ病患者でモノアミン代謝物を測定した研究は数多くあり，なかでもうつ病患者で，CSF 中の 5-HIAA レベルが低下しているとの報告が多い[8,9,45]。しかしながら否定的な結果も報告されている[18,27]。プロベネシド投与後の 5-HIAA 蓄積率が低いとの報告もあるが[236,238]，これも多くの否定的な結果が出ている[18,71]。MHPG を測定した結果でも一貫した傾向は見られていない[173,201,214]。一方，HVA のベースラインおよびプロベネシド投与による蓄積率がうつ病で低下しているという結果が，比較的一貫して報告されているように思われる[27,71,187,237]。また，躁病では 5-HIAA あるいは HVA レベルが低下しているという報告と，正常であるとの報告がある[4,13,27,50,71,187]。一方，尿中 MHPG を測定した結果では，双極性うつ病患者では，正常あるいは単極性うつ病より低値を示すとの報告が数多くなされている[49,192,193]。さらに，攻撃的行動と CSF での 5-HIAA 値との間に負の相関が，MHPG 値との間には正の相関があると報告されているし[30]，自殺者では CSF での 5-HIAA レベルの低下が，そして代償性変化と思われる 5-HT$_2$ 受容体数の増加が前頭葉で見られるとの報告もある[208]。つまり，自殺などの衝動や攻撃性のコントロールに脳内 5-HT／NA 機能の平衡関係が重要な役割を果たしているのかも知れない。

さらに興味深いことに，CSF の 5-HIAA 値の低いうつ病患者は，5-HT 取り込みをより選択的に阻害する clomipramine によく反応し，5-HIAA 値の高い群は NA 取り込みを比較的選択的に阻害する nortriptyline に反応するとの報告がある[7,238]。また，amitriptyline（5-HT 取り込みを比較的強く阻害

する)に反応した群はしなかった群に比べ，尿中 MHPG が高かったとの結果も出ている[17,192]。このように，うつ病には高 MHPG／低 5-HIAA 値を示す群と低 MHPG／高 5-HIAA 値を示す群が存在する可能性が示唆されている。

以上のように膨大な量の研究にもかかわらず，アミン代謝物の研究結果はさまざまであり，統一的な解釈が困難な状態となっている。この原因として次に挙げるいくつかの可能性が考えられる[256]。まず，各研究に使用された臨床分類法が統一的でなかったこと。次に，性，年齢，食事，活動レベルあるいはウルトラディアン(時間内)，サーカディアン変動といった代謝物レベルに影響を与える要素をきちんとコントロールしていない場合が多かったことである。最近の研究によると，うつ病患者では正常者と比較して，サーカディアンリズムが進んでいる（あるいはときに遅れている）ことが示唆されている[245]。さらに，正常人においても MHPG は日中高く，夜低いというリズムがある[244]。つまり，採血時間の差が結果に大きな影響を与えた可能性がある。この分野の研究では，新しい検査法が登場するといきなりそれを患者群に施行しようとする傾向があるが，その前に正常者群を対象に，検査結果に影響を与える可能性のある因子を十分に検討する必要がある。十分な基礎的検証のない研究には思わぬところに落とし穴があり得るものである。

従来より異なる実験条件下で得られた各種薬物の IC_{50} 値[注2]をもとに比較した結果，三級アミン抗うつ薬は 5-HT 取り込みを，二級アミン抗うつ薬は NA 取り込みを選択的に阻害するように思われた。また，三級アミン抗うつ薬には臨床的に焦燥うつ病により効果的であり，二級アミン抗うつ薬は精神運動制止傾向の強いうつ病に効果的であるという観察から，うつ病の臨床症状とその基盤に想定される生化学的異常とを結び付け，焦燥傾向の強い"セロトニン欠乏うつ病"と制止傾向の強い"ノルアドレナリン欠乏うつ病"の 2

注2)　＊ IC_{50} 値は次の式で決められる実験条件に依存する変数である。
$$k_i = IC_{50} / \left(1 + \frac{L^*}{K_D^*}\right),$$
K_D^* は放射性物質でラベルされたリガンドの平衡解離定数
L^* は放射性物質でラベルされたリガンドの濃度
K_i は阻害薬の平衡解離定数

表5 抗うつ薬の(^{3}H)モノアミンの再取り込み阻害定数(Ki 値; nM)

薬物	ノルエピネフリン取り込み阻害定数	5-HT取り込み阻害定数	ドパミン取り込み阻害定数
Amitriptyline	24 #	66	2,300
Imipramine	13 #	42	5,100
Trimipramine	510	2,500	3,400
Clomipramine	28 #	5 #	1,800
Protriptyline	1 #	280	1,850
Nortriptyline	4 #	260	1,700
Desipramine	1 #	340	5,200
Maprotiline	7 #	3,300	2,900
Mianserin	42 #	2,300	16,200
Amoxapine	4 #	470	1,920
Bupropion	2,300	4,300	630
Fluoxetine	280	12 #	1,600
Fluvoxamine	500	7 #	5,000
Dothiepin	34 #	110	2,100
Iprindol	640	3,300	3,200
Nomifesine	5 #	1,300	51 #
Trazodone	5,000	190	14,000
Zimeridine	3,200	72	4,400
ノルエピネフリン	91		
5-HT		22	
ドパミン			66

薬物は, 阻害定数の値が小さいほどモノアミン取り込み阻害作用が強い.

(文献184より引用)

種類に分類された[31]。しかしながら, 表5にあるように, Richelson らが25種の抗うつ薬の K_i 値を同じ条件下で調べ IC_{50} 値でなく K_i 値を比較した結果, 7割以上の薬物は NA 取り込み阻害作用が5-HT 取り込み阻害作用より強く, 三級アミン抗うつ薬は5-HT を, そして二級アミン抗うつ薬は NA を選択的に阻害する傾向は見られないことが判明した[84]。三級アミン抗うつ薬は強度の抗 H_1 作用に基づく鎮静作用をもつため, 焦燥うつ病により効果的で

あるという結果が出たのかも知れない。

3.2 抗うつ薬の慢性期効果：中枢神経系に起こる適応性変化

前述のうつ病の"モノアミン仮説"は，完全でないにしても多くの生化学的観察事実を説明できることを述べてきた。しかしながら，この仮説の最大の弱点は，これら抗うつ薬のモノアミン取り込み阻害作用が投薬後直ちに見られる作用であるにもかかわらず，抗うつ薬の臨床効果発現には1～3週の潜時が必要であるという事実を説明できないことにあった。この臨床的潜時は，脳での抗うつ薬の濃度が平衡状態に達するのに必要な薬物動態学的な要素だけでは説明しきれないことが判明している。しかも，その後 mianserin, iprindol などの非定型抗うつ薬と呼ばれ，モノアミンの取り込み阻害作用をもたず，かつ抗うつ作用をもつ薬物も誕生した。以上の二点から，現在ではこの古典的モノアミン仮説だけではすべての抗うつ薬に共通した作用機序（もしそれが仮にあるとして）を説明できないと考えられている。

次に精神薬理学者達は，抗うつ薬の慢性投与後に，臨床的潜時に見合って初めて起こってくる中枢神経系の変化に注目した。ヴァンダービルト大の Sulser らは，ラット辺縁系にこの変化を発見した。すなわち，抗うつ薬を慢性的に投与したラットでは，辺縁系での β-受容体を介する cAMP の産生能が低下し（脱感受性変化，desensitization），しかもそれが β-受容体の最大結合部位数（B_{max}）の減少（down regulation）による可能性を明らかにしたのである[221,240]。つまり，受容体は抗うつ薬が慢性的に存在する場合，神経細胞の可塑性により，新しい環境に適応した変化を起こすらしいことが示唆されたわけである。この発見がきっかけとなり，その後数多くの受容体について抗うつ薬の慢性期効果が調べられた。次に，この領域における最近の知見を展望する。その他の多くの優れた総説もぜひ参照されたい[133,145,162,217,248]。

3.2.1 シナプス前部位に見られる変化

a. モノアミン代謝回転：Desipramine などの二級アミン抗うつ薬は急性投与時には NA 代謝回転を低下させ，脳内 NA 濃度を減少させるが，これは NA 取り込み阻害作用によって α_2-受容体を介した負のフィードバックがか

表6 抗うつ薬慢性投与時にみられる主な作用

薬物	代謝回転			受容体機能								
	NA	5-HT	DA	α_1	α_2	β	β受容体数	5-HT	5-HT$_1$受容体数	5-HT$_2$受容体数	DA自己受容体	シナプス後DA
Amitriptyline	0		↓	↑	0	↓	↓		↑	↓0	↓	↓0	↑
Imipramine	↓↑	↓↑0	↓	↑	↓	↓	↓	↑	↓	↓0	↓0	↑
Trimipramine												
Protriptyline	↑		0									
Clomipramine	0	↓0	0			↓	↓	↑0	0			
Nortriptyline							↓					
Desipramine	↓↑	0	0		↓	↓	↓	↓↑0			↓0	↑
Maprotiline	0	0	0	↑								
Mianserin	↓↑	0	0	↑	0	↓	0	↓↑	0	↓	↓	↑
Amoxapine												
Zimelidine		↓		↑	↓	↓	↓	↓0	↓0	↓		↑
Fluoxetine		↓		↓		0	0	0	0	0		0
Doxepin						↓						
Iprindol	0	↑0	0	↑	0			↑	0	↓	↓	↑
Nomifensin					↓	↓						
Trazodone	↑					↓						
MAOI			0		↓	↓	↓	↓	↓	↓		
ECT	↑	↑0	0		↓	↓	↑	0	↑			↑
REM断眠					↓	↓0						

↑，増加；↓，減少；0，変化なし　　　　　　　　　　　　　　　　（文献133参照）

かり，NA神経活動に抑制が起こる結果代謝回転が低下するのだろうと考えられている[39,158]。二級アミン抗うつ薬を反復投与した際には，急性投与時とは逆にMHPG濃度が増加するという報告と，逆に減少するという報告があり，その結果は一致していない（表6）[15,108,218,225]。三級アミン抗うつ薬にはこの作用は見られない[215]。

一方，三級アミン抗うつ薬は急性投与時に5-HT代謝回転を抑えることが知られているが，慢性投与時の5-HT代謝回転に対する作用についてはさまざまな結果が出ており一致していない（表6）[108,219]。Zimelidineやfluoxetine

などの選択的 5-HT 取り込み阻害薬の反復投与によっても，5-HT 代謝回転は急性投与時と同じに低下したままだったとの報告がある[108]。

MAOI は急性投与時に脳内 NA および 5-HT レベルを増加させるが，3週間投与を続けるとこれらのレベルは正常化する[35]。電気ショック療法（ECT）は単回あるいは反復施行後に NA 代謝回転を増加させる[121]。5-HT 代謝回転に対しては，単回施行時に増加するが反復施行には増加あるいは変化がなかったと報告されている[85]。

Amitriptyline, clomipramine は急性投与時 DA 代謝回転を増強する[112,169]。慢性投与時の効果はまちまちな結果が報告されている[108,215,219]。Imipramine, amitriptyline, mianserin はシナプス前 DA 受容体の低感受性を起こし，低量の apomorphine（DA 刺激薬）で誘発される動物行動を減少させる[99]。また，ネコの皮質脳波を観察した結果では，desipramine, imipramine, amitriptyline などが DA 神経活動を増強するらしい[155]。MAOI あるいは ECT の反復投与は DA 代謝に影響を与えないらしい[127]。

このように，慢性投与実験の結果はまちまちになりやすい。その理由として，薬物の投与量，投与期間，測定手段，薬物最終投与後から実際の実験や測定までに経過した時間などのさまざまな要素が結果に影響を与えていると思われる。

b. モノアミン取り込み部位の研究： [^{3}H]desipramine あるいは [^{3}H]mazindol が NA 取り込み部位の検索に[92,124]，そして [^{3}H]imipramine あるいは [^{3}H]paroxetine が 5-HT 取り込み部位の検索に[76,179]，それぞれ用いられてきた。[^{3}H]desipramine 結合部位は reserpine 反復処置によって低下し，MAO 阻害薬反復投与により増加することが知られておりシナプス間隙での NA 濃度の変化に適応的に反応するらしい[125]。しかしながら，desipramine の反復投与後に，[^{3}H]imipramine の結合部位数は低下するが，[^{3}H]desipramine 結合部位数には変化がないとの報告もある[178]。

[^{3}H]desipramine 結合部位もそうであるが，[^{3}H]imipramine は，5-HT の取り込み担体そのものを標識しているというよりはその調節する部位と結合している可能性が高く，現在 [^{3}H]imipramine 結合部位の内因性リガンド

として，tryptamine 類が推定されている[198]。この結合部位は imipramine，desipramine を初め非定型抗うつ薬の mianserin や ECT，あるいは 5-HT 取り込みを選択的に阻害する薬などの反復投与で減少することが判明している[179]。ところが厄介なことに，これら結合部位数の変化と 5-HT 取り込み機能状態とは必ずしも並行しないとの報告もあり[14]，これらのデータの意義はいまだ明確でない。

c. シナプス前 α_2 受容体：第 I 部で述べたように，シナプス前 α_2 受容体は自己受容体として機能し，NA 放出および代謝回転に負のフィードバックをかけると考えられている。desipramine などの抗うつ薬を慢性投与するとシナプス前 α_2-受容体に脱感受性変化が起こることが電気生理学的に証明されている（図 6）[222]。また，clonidine（α_2-刺激薬）によって起こる MHPG/SO4 の濃度変化も少なくなる[225]。mianserin は急性投与時にこの受容体に対する強い阻害作用を発揮し，NA 放出を増強する[16]。しかしながら，慢性投与時には，この受容体の阻害作用を失い，かつ脳の MHPG/SO4 レベルを増加させるという奇妙な効果を持つ[216]。amitriptyline, nortriptyline, iprindol などはこの受容体に対する作用を欠いている[225]。

以上のように，すべてではないが多くの抗うつ薬の慢性投与あるいは ECT の反復施行は，α_2-受容体の脱感受性変化を起こすことが示された。そこで，うつ病のある群では，もともとこの α_2 受容体の機能が異常に亢進しているのではないかとの仮説も提唱されている[40]。つまり，α_2-受容体機能の過剰によって NA の放出が減少し，二次的にシナプス後 β-受容体機能が過感受性変化を起こしている状態がうつ病であり，抗うつ薬は NA 取り込みを阻害し，mianserin の場合には直接 α_2-受容体機能を抑制することで NA 放出を促進させ，シナプス間隙で NA 利用度を高め，その結果シナプス後 β-受容体に脱感受性変化を与えてうつ病を改善するのだろうという仮説である。

3.2.2 シナプス後部位に見られる変化

a. β-受容体：抗うつ薬の慢性投与後に，ラット辺縁系あるいは大脳皮質において β-受容体機能の脱感受性変化（cAMP 産生の減少）が起こることが発見されたことは前に述べた。この報告は引き続く数多くの研究によっても

確かめられている(図6)[220]。この脱感受性変化は，β-受容体の down regulation に起因しているのではないかと推定されているが，mianserin や zimelidine など受容体の数の減少を伴わずに受容体の機能の抑制を起こしてくる抗うつ薬もある。さらに興味深いことに，MAOI，ECT，そして一過性の抗うつ薬作用をもつと言われる REM 断眠によっても同様の脱感受性変化が起こることが判明している[220]。弱いながらも NA 取り込み阻害作用をもち，軽度の抗うつ作用をもつ chlorpromazine もこの変化を起こす[194]。そしてこの受容体数の変化は投薬を中断すると，7日目ぐらいから処置前の数に戻る[250]。ところが，6-ヒドロキシドパミンの前処置で NA 神経を破壊するとこの変化は起こらなくなる[250]。NA 取り込み阻害作用の強い(＋)oxaprotiline はこの変化を起こすが，阻害作用を欠く(－)oxaprotiline はこの変化を起こさない[147]。また，α_2-受容体の拮抗薬 yohimbine を同時に投与すると β-受容体の変化が促進される[93]。以上の事実は抗うつ薬のもつ慢性期の効果は，シナプス部位での NA 利用度が高まった結果二次的に起こってくることを示唆している。しかしながら，強度の NA 取り込み阻害作用をもつ cocaine にはこの作用が見られない。d-amphetamine は NA の取り込みを阻害しかつ放出を促進するが，β-受容体に対する作用は一定していないなどの矛盾した結果もある[200]。また，5-HT 神経を破壊するとこれら抗うつ薬の起こす脱感受性変化が見られなくなることから，5-HT 神経が β-受容体の感愛性の調節機構になんらかの形で関与していることが考えられたが[90]，その後の追試ではこの報告は確認されていない[78,160]。自殺者の脳で β-受容体機能が亢進していたとの報告は興味深い[135]。Sulser は，ストレスに対する正常のホメオスタシスとして β-受容体機能の低下が生じ，うつ病はこの反応が欠如しストレス耐性が悪くなっている状態ではないかと提唱している[148]。しかしうつ病の β-受容体機能亢進説は矛盾点もある。たとえば，β-ブロッカーは臨床的に抗うつ効果をもたない。むしろうつ病を誘発することがよく知られている。また，抗うつ薬の臨床力価と β-受容体機能低下の力価との間に相関がない。電気生理学的検索や中枢 β-受容体の機能を反映すると考えられているメラトニン分泌を指標とした研究では抗うつ薬の慢性投与によって β-受容体の機能が

低下するかどうかは統一的な結果が出ていないなどである。β-受容体を介する特異的な動物行動が明らかにされていないので,抗うつ薬の β-受容体に対する作用の意義を行動学的に捉えることができないことがこの分野の研究の進歩を妨げていると思われる。

b. α_1- および α_2- 受容体：[^{3}H]WB4101 あるいは [^{3}H]dihydroerbtcryptine を使用した研究によると,各種抗うつ薬の慢性投与は,α_1-受容体数に変化を与えないことが報告されている[19,188]。しかしながら,より親和性,選択性の高い [^{3}H]prazosin を使用した研究では,imipramine 投与後にラット大脳皮質,脳幹などの部位で α_1-受容体が増加するとの結果が報告されている[36]。また,これを裏付けるように,電気生理学的実験や行動学的実験（clonidine 多量投与時のマウスの行動量増加）でも抗うつ薬の慢性投与時にシナプス後 α_1-受容体機能が過感受性変化を起こすことが報告されている[144]。抗うつ薬の慢性投与で α_1 感受性イノシトール・リン酸代謝回転がどう変化するかを調べた研究はまだなく興味深いところである。うつ病と α_1-受容体機能は今後ますます注目されそうであるが,現在臨床的に中枢 α_1-機能をみる適当な指標はまだない。

Clonidine 刺激によるシナプス後 α_2-受容体を介する GH の分泌に対して,desipramine や ECT では影響がないが,imipramine では抑制が起こる[57,159,140]。また,受容体結合実験はシナプス前受容体と後受容体を区別して検索できないが,各種抗うつ薬や ECT の反復投与後の α_2-受容体結合部位数における変化はさまざまな結果が報告されている[6,146,205]。

c. 5-HT 受容体：抗うつ薬の慢性投与が,5-HT 受容体に及ぼす影響は報告によってさまざまであり,いまだ議論が多い。[^{3}H]5-HT を使用した受容体結合実験でも,clomipramine あるいは ECT の慢性投与が,5-HT$_1$ 受容体に及ぼす変化についてはさまざまな結果が出ているが,著明な効果はないようである[168,249]。MAOI の慢性投与が,5-HT$_1$ 受容体を介するといわれる serotonin behavioral syndrome を抑制するという報告がある[61]。

一方,各種抗うつ薬あるいは一部の抗精神病薬は,[^{3}H]spiperone でラベルされる 5-HT$_2$ 受容体の数の減少を招く[26,113,168]。MAOI$_b$ は 5-HT$_1$ および

5-HT₂受容体数を減少させる[113,190]。ECT は 5-HT₂ 受容体数の増加を起こすらしい[113]。選択的 5-HT 取り込み阻害作用をもつ fluoxetine はこの受容体数に変化を起こさず，モノアミン取り込み阻害作用の弱い iprindol が数を減らすことから[168,190]，この受容体の変化は，抗うつ薬の 5-HT 取り込み阻害作用とは関係していないように思われる。電気生理学的実験によると，抗うつ薬はラット前脳神経細胞での 5-HT 受容体刺激による発火抑制を増強する[150]。同様の 5-HT 受容体機能の亢進は行動学的にも確かめられており[62,149]，受容体機能と数がなぜ並行して動かないのかは今のところ明らかにされていない。また，5-HT₂ 受容体を介すると思われる 5-HTP 負荷時の血中コルチゾール反応が躁うつ病で過剰反応を示し，抗うつ薬に反応した後正常化することが報告されている[142]。

3.2.3 血小板を使用した抗うつ薬の薬理学的研究

血小板には神経細胞と共通した蛋白質や酵素が多く存在し，現在少なくとも MAO，5-HT の能動輸送機構，α-，β-，および 5-HT 受容体，そして[³H]imipramine 結合部位などの存在が確認されている[252]。このため，血小板でのこれらの細胞構成物の状態を観察することで（末梢の窓を通して），うつ病患者の脳で起こっている生化学的変化を推定できないだろうかとの期待が高まっている。次に，これらの研究結果を簡単に説明してみたい。

うつ病患者では，5-HT 輸送が障害される結果，血小板中の 5-HT 濃度が低下しているとの報告がある[233]。この異常はうつ状態が改善した後にも見られることから，うつ病患者に特異的に存在する生物学的 trait ではないかとも示唆されている[44]。[³H]imipramine 結合部位が血小板で同定されている[123]。この結合は 5-HT 取り込み蛋白あるいはその調整部位を標識しているらしく，また，脳内の [³H]imipramine 結合部位の変化とも対応するとの報告もある。うつ病患者では，この結合部位数が減少しているらしい[28]。自殺者の脳でも同様に 5-HT の減少，[³H]imipramine 結合部位あるいは 5-HT₂ 受容体数の減少が報告されており興味深い[28,209,239]。また，Li の投与によって，減少していた 5-HT 取り込みが正常化するとの報告もある[44]。血小板において，5-HT 受容体の刺激は血小板凝集を起こすが，うつ病患者ではこ

の機能が減少しており,抗うつ薬に反応後正常化するとの報告もある[83]。しかしながら,否定的な結果も報告されている[253]。さらに付け加えるならば,トリプトファンがうつ病患者で低下しているとの報告もある[43,167]。また,蛋白と結合していないフリーのトリプトファンが春・秋に減少するとの報告は[223],季節性うつ病の原因を考えるときに興味深い。

血小板 α-受容体の大部分は α_2-受容体であると考えられているが,[^{3}H] clonidine を使用した研究で,うつ病でこの受容体が増加していると報告された[65]。ところが,[^{3}H] dihydroergocryptine を使用した研究では,うつ病でこの結合部位数が減少しているとの結果が出ており,未だはっきりとした結論が出せない状態である[157]。

リンパ球を使用した末梢 β-受容体の研究も数多く行われている。これらの研究によるとうつ病では β-受容体を介した cAMP の刺激に低下が見られるらしい[166]。

一方,β-受容体数がうつ病で増加しており,amitriptyline に反応した後に正常化するとの報告もある[223]。これら末梢機能の研究結果の解釈は,常に慎重でなければならないと思う。なぜならば,末梢の受容体や酵素などの蛋白質が,実際中枢でのそれと同じ性質をもっているのか,中枢で起こる変化と末梢での変化の間に平行した動きがあるのか,など基本的な問題が解決されていないからである。ある指標がうつ病で変化していても,うつ病との相関が確かにあるのか,また相関が証明できても,それが一次的な変化なのか二次的な変化なのかの検討は困難な場合が多い。さらに,これらの変化がうつ病の状態(state)に伴って起こる変化なのか,うつ病の素因(trait)に伴っている変化なのかを区別する必要がある。

4. Lithium:薬理生化学的特徴

Lithium イオン(Li^+)は最も小さなアルカリイオンであり,Na^+,K^+,Mg^{2+},Ca^{2+} などの陽イオンと相互作用をもつ。たとえば,Na イオンチャンネルは,Li^+ と Na^+ を区別しないため,Li^+ はこのチャンネルを通して細胞内へ流入する[181]。活発に活動している神経では,この経路で流入する Li^+ によ

って細胞内Li濃度が増加する。話は横道にずれるが，筆者は，このNa$^+$チャンネルを通過してLi$^+$が流入する機序が，Li$^+$の作用機序とも関係あるのではないかと考えている。前述したごとく，躁うつ病ではNA，5-HT，ACh系などの神経系の活動バランスの失調が想定されている。これら神経系の絶対的あるいは相対的過剰活動に際して，Li$^+$はNa$^+$チャンネルを通って細胞内により流入し，細胞内Li$^+$濃度が増加する。その結果細胞内でのLi$^+$の作用（その決定的な作用機序は不明）が正常時以上に強く現われ，神経の過剰活動を抑制し，神経系のバランスの崩れを正常化するのではないだろうか。そして，神経活動が正常化してくると，Li$^+$の流入が減り，またもとの細胞内レベルに戻る。このようにして，Li$^+$は躁うつ病の急性期に対する効果あるいは再発予防効果を発揮している可能性がある。また，高濃度では，Li$^+$はK$^+$チャンネルを阻害するが，通常投与量ではLi$^+$は活動電位に影響を与えないらしい[84]。これらイオンとの相互作用以外にも，lithium独特の受容体のようなものを介して作用を発揮している可能性もある。次に，現在までに調べられている重要と思われるlithiumの作用をいくつか紹介していきたい[33,34,243]。

4.1 Li$^+$と糖代謝およびアミノ酸代謝

Li$^+$の投与によって，肝臓のグリコーゲンが脳，筋肉，脂肪組織へとシフトし，それらの組織でのグリコーゲン・レベルが増加することが報告されている[24,172]。また，Li$^+$はフルクトース-1，6-二燐酸酸化酵素を抑制し，糖新生をも阻害する[25]。Li$^+$の投与によって，一時的にインスリンの放出が抑制されるが，やがて起こってくるグルコースやグリコーゲンの増加に伴い反応性にインスリンの放出が高まる[136]。1924年当時，Li$^+$が糖尿病の治療に使われたこともあったらしい[247]。

また，Li$^+$はグルコースからのアミノ酸合成過程を抑制する[132]。しかしながら，Li$^+$の投与でラット視床下部でのグルタミン酸，GABAレベルが増強し，その遊離を促進する。また，GABA受容体数が減少するとの報告もある[119]。

4.2 Li$^+$とモノアミン神経系
4.2.1 Liとノルアドレナリン神経

Li$^+$はラットのシナプトゾームでNA取り込みを促進し，かつ代謝回転を速めるが，慢性投与時にはこれらの作用が消失するらしい[120]。一方，Li$^+$の投与によって橋，延髄，視床下部などでNAレベルに減少が，皮質では逆に増加が見られるが，線条体，海馬では変化が起こらないとの報告もある[2]。ラット脳切片では，電気刺激による^{3}H-NA放出を抑制する[110]。また，Li$^+$はα-受容体数を増加させ，β-受容体数を減少させるとの結果も出ているが[188]，否定的な報告もある[132]。また，電気生理学的に，Li$^+$の慢性投与によって，ラット小脳におけるNAの作用が増強したとも報告されている[195]。Li$^+$は薬物が起こすβ-受容体の脱感受性変化を阻害するという報告もあるが[232]，これも否定的な追試結果が出ている[188]。

4.2.2 Li$^+$と5-HT神経

Li$^+$の急性あるいは慢性投与は，トリプトファンの脳内への取り込みを促進し5-HT代謝回転を高め，脳内トリプトファンおよび5-HIAAレベルを増加させる[114]。また，Li$^+$は海馬，線条体での5-HT放出を増加し，5-HT受容体数を減少させるが，皮質や視床においてはこの変化は見られない[46,132]。さらに，Li$^+$は5-HT症候群行動を増強し，抗うつ薬と併用すると5-HTのこの作用を高める[34]。実際，臨床的にもLi$^+$と抗うつ薬との併用で抗うつ効果が増強されることが報告されている。

4.2.3 Li$^+$とDA神経

橋，延髄，中脳では，Li$^+$の投与により，DAレベルが減少し，tuburoinfudibularではDA代謝回転が高まることが報告されている[2,46]。Li$^+$はまた，かつて抗精神病薬が惹起するDA受容体の過感受性変化を阻害すると言われ[170]，DA受容体の過感受性が原因ではないかと推定されている遅発性ジスキネジアの予防に有効なのではないかと注目されたが，その後の追試の結果，Li$^+$のこの作用を確認することができず[2,10]，また，臨床的にも遅発性ジスキネジアのはっきりとした予防効果はみられていないため，現在ではこの作用

は疑問とされている。

4.2.4 Li^+ と ACh 神経

急性期には，Li^+ は脳内 ACh レベルを減少させるが，慢性投与時には逆に ACh 産生を増加させるらしい[116,186]。また，シナプトゾームにおいて，Li^+ は ACh の高親和性取り込みを増加させ，かつ放出を減らす[96]。一方，受容体結合実験の結果，Li^+ は ACh 受容体の数や親和性には著明な影響をもたないことがわかっている[32]。

4.3 Li^+ とセカンドメッセンジャー

近年最も注目されている Li^+ の作用は，受容体の刺激に引き続いて起こる細胞内応答に対する作用である。前述したようにセカンド・メッセンジャーには cAMP, cGMP, イノシトールリン酸などがあるが，Li^+ はこのどの系にも抑制作用をもつことが報告されている。

4.3.1 Li^+ とアデニレートシクラーゼ系

Li^+ は多くのホルモンや神経伝達物質が刺激する cAMP 産生を抑制する[51,60]。図11に示されているように，ホルモン感受性アデニレートシクラーゼ系は3つの構成要素，ホルモン受容体，触媒部位，そして受容体の刺激を触媒酵素に伝達する GTP 結合蛋白から成る[68]。最近の報告によれば，Li^+ はこの GTP 結合蛋白あるいは触媒酵素に直接作用して，cAMP の産生を抑制するらしい[66]。Li^+ の副作用の一つである腎性尿崩症は，Li^+ が腎臓における DAH 感受性アデニレートシクラーゼを抑制することが一部関与しているのではないかと推測されている[11]。Li^+ はまた，甲状腺においてヨード化あるいはヨード化されたチロシンの放出，そして標的組織でのサイロキシンの作用自体にも影響を与える[11]。TSH 感受性のアデニレートシクラーゼを抑制することも知られている[11]。Li^+ 服用者，しかも抗甲状腺自己抗体をもつ女性に多く，良性びまん性のゴイターができることがあり，頻度は少ないものの実際に機能低下を起こす例もある[11]。これらの作用が Li 服用時に起こるゴイター，あるいは甲状腺機能低下の主な原因であるかどうかは議論が多いところである。

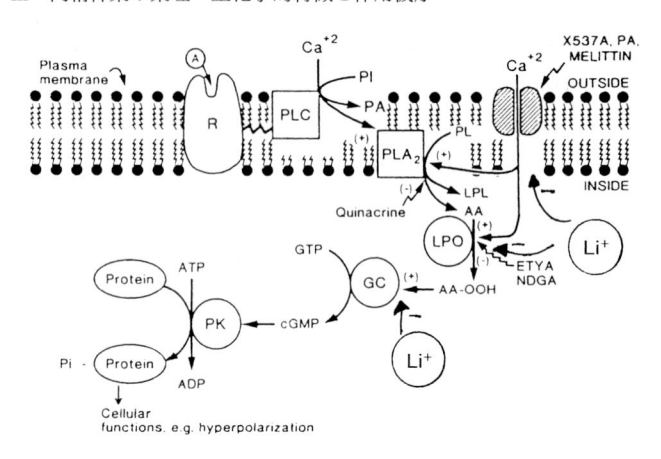

図13 受容体が刺激されておこるcGMP生産過程とLi⁺の推定上の作用部位
略語：A=agonist；R=receptor；PLC=phospholipase C；PLA$_2$=phospholipase A$_2$；PI=phosphatidylinositol；PA=phosphatidate；PL=phospholipid；LPL= lysophospholipid；AA=arachidonic acid；AA-OOH= hydroperoxyarachidonic acid；LPO=lipoxygenase；ETYA=5,8,11,14 ecosatetraynoic acid；NDGA=nordihydroguaiaretic acid；GC= guanylate cyclase；PK=protein kinase.（文献206より引用）

4.3.2 Li⁺とグアニレートシクラーゼ系

著者らは，Li⁺がマウス神経芽細胞の培養細胞系で，ムスカリン受容体，あるいはアンギオテンシンなどの神経ペプチド受容体の刺激が引き起こすcGMP産生を強度に抑制することを見出した[101,103]。グアニレートシクラーゼ系はアデニレートシクラーゼ系と異なり，その詳細な生化学的機構が明らかにされていないため，Li⁺がどのようにしてcGMPの産生を抑制するのか，その詳細な機序ははっきりと確かめられない状況にある。ただ最近では，ムスカリン受容体刺激が細胞内Ca^{2+}濃度を一過性に増加し，NOSを刺激してNOを作り（図13），NOがグアニレートシクラーゼを刺激するのではないかと考えられている。Li⁺がこれらのどの過程に働いているのかが調べられつつある[100,101]。従来より，cGMPとcAMPは互いに正反対あるいは協調的調節作用を介して細胞機能の平衡を保つように働いているのではないかと推測されているが[228]，Li⁺はこの両系に作用し，その平衡のくずれを調整して

いるのかも知れない。話は変わるが，Li^+ 中毒時には，口渇，記銘力障害，視力調節障害，振戦などが現われるが，これらの症状はアトロピン中毒時の症状に酷似している。これは先に述べた Li^+ のムスカリン様受容体抑制作用が中毒時にはより強く出るためなのかも知れない[103]。しかしながら，Li^+ はムスカリン様受容体自体を拮抗阻害するわけではないので，抗コリンエステラーゼ阻害薬を用いてシナプス間隙の ACh 濃度を上げても Li^+ の抑制作用を減弱することはできない。

4.3.3 Li^+ とフォスファチジル・イノシトール代謝および Ca^{2+}

前述のように，ある種の受容体刺激は，膜のリン脂質であるフォスファチジル・イノシトール (PI) の分解を促進し，二次的に細胞内 Ca^{2+} 濃度の上昇，プロテイン・キナーゼ C の活性化などを起こすと推定されていることを述べた。Li^+ はこの PI 代謝に強度の影響を与える。図 12 に示されているように，PI は受容体の刺激によってイノシトール・三燐酸とジアシルグリセロールに分解される。それぞれはリサイクルされて再び PI へと生合成されるが，Li^+ はその過程においてイノシトール-1-燐酸化酵素を抑制し，イノシトールの生成を抑制することが明らかとなった[79]。Li^+ の慢性投与によって脳内イノシトールの含有量が減少することが報告されており[3]，その結果これらフォスフォリパーゼ C と共役する受容体の機能が低下することが推定されている。

さらに，Li^+ は Ca^{2+}-カルモジュリン複合体あるいは Ca^{2+} 自体と拮抗し，Ca^{2+} のもつさまざまな生理化学的作用を抑制することが知られている。Meltzer は，Li^+ のもつこれらの作用が Li^+ の作用機序と関係しているのではないかと示唆している[141]。興味深いことに，Ca^{2+} チャンネル阻害薬の verapamil が躁病に有効であるとの報告もある[52]。

5. Carbamazepine：薬理生化学的性質

Carbamazepine は imipramine 様三環構造をもつ化学物質であり，近年この薬物が躁うつ病の急性期や再発予防に有効であることが，数多くの臨床研究の結果明らかになっている。Carbamazepine は辺縁系でキンドリングを抑制することが知られている[241]。Okuma や Post が示唆するように，感情病も，

表7 Li⁺と Carbamazepine

	Li⁺	Carbamazepine
1. 中枢神経系		
A. NA系　：●代謝回転	↑ 0	↑
●放出	↓	↓
●取り込み	↓ ↑	↓
●α-受容体	↑	…
●β-受容体	↓	…
B. 5-HT系：●代謝回転	↑	0
●放出	↑	…
C. DA系	↓ ↑	0
D. GABA系	↑	↓
2. セカンド・メッセンジャー		
cAMP	↓	↓
cGMP	↓	↓
IP	↓	…
Ca²⁺	↓ ?	…

↑，増加；↓，減少；0，変化なし

辺縁系に加えられるストレスや病気の再発の反復刺激の結果，辺縁系が感作されキンドリングのような状態にあり，carbamazepine はこのキンドリングを抑制して，躁うつ病をコントロールしている可能性もある[164,175]。また，carbamazepine は NA の弱い取り込み阻害作用をもち，同時に NA 放出抑制作用をもつ[176]。Post はこの前者の作用が抗うつ効果と，後者の作用が抗躁作用と関連しているのではないかと推定している[175]。carbamazepine の投与によって，脳内 $MHPG/SO_4$ が増加し NA が減少する[152]。DA あるいは 5-HT 代謝には影響を与えず，amphetamine や cocaine が惹起するラットの過剰行動を抑制しない[175]。carbamazepine の抗けいれん作用は NA 神経を破壊すると失われるが，5-HT 神経の破壊によっては影響を受けない[177]。GABA 神経は抗けいれん作用を司っていると考えられているが，carbamazepine は GABA 神経活動を増強し，二次的にその代謝回転を減少させるという結果も出ている[23]。アデノシン受容体を刺激すると神経の自然発火や興

奮性伝達物質の放出を抑制し，逆に受容体の阻害は興奮やけいれんを誘発することが知られている．近年，carbamazepine はアデノシン受容体（サブタイプ A_1）に対して刺激作用を，サブタイプ A_2 に対して阻害作用をもつことが明らかにされつつあり，これらの作用が抗けいれん作用などの臨床効果と関係しているのではないかと推定されている[137,204]．今後の研究が待たれる．

　神経ペプチドに対する carbamazepine の作用も調べられている．carbamazepine は慢性疼痛や三叉神経痛などの痛みの治療にも有効であることが証明されているが，興味深いことにオピオイドが惹起する動物行動を増強することが知られている[111]．ところが，臨床投与量 carbamazepine は患者の CSF 中の全オピオイドレベルには変化を起こさない[174]．また，CSF 中のソマトスタチン・レベルの低下を起こすが，この変化と臨床像の間には何の関連も見られていない[189]．正常人に carbamazepine を投与するとバゾプレッシン・レベルは減少するものの[212]，バゾプレッシン受容体を刺激するため，低 Na^+ 血症を起こすことが知られている[69]．levodopa の刺激による GH 分泌には影響を与えないが，インスリン刺激には分泌を抑制する[129,224]．また，TRH，アルギニンによるプロラクチン分泌を増加させる[175]．さらに T_4，T_3，FreeT$_3$，FreeT$_4$ の減少，コルチゾール分泌増加，デキサメサゾン抑制試験陽性化などの変化が報告されている[59,115,213]．しかしながら，FSH，アンドロゲン，LH，全 17-ケトステロイドなどには影響を与えない[130]．

　興味深いことに，carbamazepine は各種受容体刺激あるいは K^+ やベラトリジンなどの脱分極を起こす物質によって刺激されてくる cAMP や cGMP の産生を抑制する[58,165]．詳細な作用機序は不明であるが，この作用は前に述べたように Li^+ の作用と類似しており，抗躁薬に共通した作用機序である可能性がある．

　この原稿を書き上げてから約 5 年が過ぎようとしている今日，抗うつ薬の作用機序は次々と新しい知見が得られている．この間の進歩は『躁うつ病の脳科学（神庭重信編，星和書店，1995）』を参照されたい．

文　献

1) Achee, F.M., Gabay, S. and Tipton, K.F.: Some aspects of monoamine oxidase activity in brain. Prog. Neurobiol., 8 : 325-348, 1978.
2) Ahluwalia, P. and Singhal, R.L.: Effect of low-dose lithium administration and subsequent withdrawal of biogenic amines in rat brain. Br. J. Pharmacol., 71 : 601-607, 1980.
3) Allison, J. H. and Stewart, M. A.: Reduced brain inositol in lithium-treated rats. Nature New Biol., 233 : 267-268, 1971.
4) Alpers, H. S. and Himwich, H.E.: An in vitro study of the effects of tricyclic antidepressant drugs on the accumulation of C^{14}-serotonin by rabbit brain. Biol. Psychiatry, 1 : 81-85, 1969.
5) American Psychiatric Association Task Force Report : Electroconvulsive Therapy. American Psychiatric Association, Washington, D.C., 1978.
6) Asakura, M., Tsukamoto, T. and Hasegawa, K.: Modulation of rat brain α-2 and β-adrenergic receptor sensitivity following long-term treatment with antidepressants. Brain Res., 235 : 192-197, 1982.
7) Åsberg, M., Bertilsson, L., Tuck, D. et al.: Indoleamine metabolites in the cerebrospinal fluid of depressed patients before and during treatment with nortriptyline. Clin. Pharmacol. Ther., 14 : 227-286, 1973.
8) Åsberg, M., Traskinan, I. and Thoren, P.: 5-HIAA in the cerebrospinal fluid. Arch. Gen. Psychiatry, 33 : 1193-1197, 1976.
9) Ashcroft, G.W., Crawford, T.B.B. and Eccleston, D.: 5-Hydroxyindole compounds in the cerebrospinal fluid of patients with psychiatric or neurological diseases. Lancet, 2 : 1049-1050, 1966.
10) Axelrod, J.: Noradrenaline : Fate and control of its biosynthesis. Science, 173 : 598-606, 1971.
11) Baldessarini, R.J.: Lithium salts and antimanic agents. In : Chemotherapy in Psychiatry. Principles and Practice. pp. 93-129, Harvard Univ. Press, Cambridge, 1985.
12) Baldessarini, R.J.: Antidepressant agents. In : Chemotherapy in Psychiatry― Principles and Practice. pp. 130-234, Harvard Univ. Press, Cambridge, 1985.
13) Banki, C.M.: Correlation between cerebrospinal fluid amine metabolites and psychomotor activity in affective disorders. J. Neurochem., 29 : 255-257, 1977.
14) Barbaccia, M.L., Gandolfi, O., Chuang, D.M. et al.: Modulation of neuronal serotonin uptake by a putative endogenous ligand of imipramine recognition sites. Proc. Natl. Acad. Sci. USA, 80 : 5134-5138, 1983.
15) Bareggi, S.R., Markey, K. and Genovese, E.: Effects of single and multiple doses of desipramine on endogenous levels of MOPEG-SO_4 in rat brain. Eur. J. Pharmacol., 50 : 301-306, 1978.
16) Baumann, P.A. and Maitre, L.: Blockade of presynaptic α-receptos and of amine

uptake in the rat brain by the antidepressant mianserin. Naunyn Schmiedebergs Arch. Pharmacol., 300: 31-37, 1977.
17) Beckmann, H. and Goodwin, F.K.: Central norepinephrine metabolism and the prediction of anti-depressant response to imipramine or amitriptyline; Studies with urinary MHPG in unipolar depressed patients. Arch. Gen. Psychiatry, 32: 17 -21, 1975.
18) Berger, P. A., Faull, K. F., Kilkowski, J. et al.: CSF monoamine metabolites in depression and schizophrenia. Am. J. Psychiatry, 137:174-180, 1980.
19) Bergstrom, D. A. and Kellar, K. J.: Adrenergic and serotonergic receptor binding in rat brain after chronic desmethylimipramine treatment. J. Pharmacol. Exp. Ther., 209: 256-261, 1979.
20) Berridge, M. J.: Phosphatidylinositol hydrolysis: A multifunctional transducing mechanism. Mol. Cell Endocrinol., 24: 115-140, 1981.
21) Berridge, M. J.: The molecular basis of communication within the cell. Sci. Am., 253: 124-134, 1985.
22) Berridge, M. J. and Irvine, R. F.: Inositol triphosphate, a novel second messenger in cellular signal transduction. Nature, 312: 315-321, 1984.
23) Bernasconi, R. and Martin, P.: Effects of antiepileptic drugs in the GABA turnover rate (abst.251) Naunyn Schmiedebergs Arch. Pharmacol., 207 (Suppl.) : R63, 1979.
24) Biattachrya, G.: Influene of Li^+ on glucose metabolism in rats and rabbits. Biochem. Biophys. Acta, 93: 644-646, 1964.
25) Black, W. J., van Tol, A., Fernando, J. et al.: Isolation of a highly active fructose diphosphatase from rabbit muscle: Its subunit structure and activation by monovaleit cations. Arch. Biochem., 151: 576-590, 1972.
26) Blackshear, M. A. and Sanders-Bugh, E.: Serotonin receptor sensitivity after acute and chronic treatment with mianserin. J. Pharmacol. Exp. Ther., 221: 303 -308, 1982.
27) Bowers, M. B. Jr., Heninger, G. R. and Gerbode, F. A.: Cerebrospinal fluid 5-hydroxyindoleacetic acid and homovanillic acid in psychiatric patients. Int. J. Neuropharmacol., 8: 255-262, 1969.
28) Briley, M. S., Langer, S. Z., Raisman, R. et al.: Tritiated imipramine binding sites are decreased in platelets of untreated depressed patients. Science, 209: 303 -305, 1980.
29) Brodie, H. K. H., Murphy, D. L., Goodwin, F. K. et al.: Catecholamines and mania: the effect of alpha-methyl-paratyrosine on manic behavior and catecholamine metabolism. Clin. Pharmacol. Ther., 12: 218-224, 1971.
30) Brown, G. L., Goodwin, F. K., Ballenger, J. C. et al.: Aggression in humans correlates with cerebrospinal fluid amine metabolites. Psychiatr. Res., 1: 131-139, 1979.
31) Buchsbaum, M. S.: Brain imaging in the search for biological markers in

affective disorder. J. Clin. Psychiatry, 47 [10, Suppl] : 7-10, 1986.
32) Bunney, W. E. and Davis, J. M.: Norepinephrine in depressed reactions. Arch. Gen. Psychiatry, 13: 483-494, 1965.
33) Bunnney, W. E., Pert, A., Rosenblatt, J. et al.: Mode of action of lithium. Arch. Gen. Psychiatry, 36: 898-901, 1979.
34) Bunney, W. E. and Garland, B. L.: Lithium and its possible mode of action. In: Neurobiology of Mood Disorders (ed. by Post, R. M. and Ballenger, J. C.) pp. 731-742, Williams & Wilkins, Baltimore, 1983.
35) Campbell, I. C., Robinson, D. S., Lovenberg, W. et al.: The effects of chronic regimens of clorgyline and pargyline on momoamine metabolism in the rat brain. J. Neurochem., 32: 49-55, 1979.
36) Campbell, I. C. and McKernan, R. M.: Central and peripheral changes in α-adrenoceptors in the rat after chronic tricyclic antidepressants. Br. J. Pharmacol., (Suppl.), 75: 100, 1982.
37) Campbell, I.C., Durcan, M.T., Wing-Justice, A. et al.: Circadian rhythms in brain adrenergic receptors and the influence of mood modifying drugs. In: Drug Receptors and Dynamic Processes in Cells. (ed. Schon, J.S., Geisler, A. and Norn, S.), pp. 269-285, Munksgaard, Copenhargen, 1986.
38) Carlson, A. and Lindqvist, M.: The effect of L-tryptophan and some psychotropic drugs on the formation of 5-hydroxytryptophan in the mouse brain in vivo. J. Neural. Transm., 33 : 23-43, 1972.
39) Carlsson, A. and Lindqvist, M. : Effects of antidepressant agents on the synthesis of brain monoamines. J. Neural. Transm., 43 : 73-91, 1978.
40) Charney, D.R., Heninger, G.R. and Sternberg, D.E. : Alpha-2 adrenergic receptor sensitivity and the mechanism of action of antidepressant therapy. Br. J. Psychiatry, 142 : 265-275, 1983.
41) Cooper, J.R., Bloom, F.E., Roth, R.H. : Catecholamines I : General Aspects. In : The Biochemical Basis of Neuropharmacology, pp. 203-258, Oxford Univ. Press, New York, Oxford, 1985.
42) Cooper, J.R., Bloom, F.E. and Roth, R.H. : Serotonin (5-hydroxytryptamine) and histamine. In : The Biochemical Basis of Neuropharmacology. pp. 351-351, Oxford Univ. Press, New York, Oxford, 1985.
43) Coppen, A., Eccleston, E.G. and Peet, M. : Total and free tryptophan concentration in the plasma of depressive patients. Lancet, ii : 60-63, 1973.
44) Coppen, A., Swade, C. and Wood, K. : Platelet 5-hydroxy-tryptamine accumulation in depressive illness. Clin. Chem. Acta, 87 : 165-168, 1978.
45) Coppen, A.J.,Prange, A.J., Jr., Whybrow, P.C. et al.: Abnormalities of indoleamines in affective disorders. Arch. Gen. Psychiatry, 26 : 474-478, 1972.
46) Conodi, H., Fuxe, K. and Schou, M. : The effect of prolonged lithium administration on cerebral monoamine neurons in the rat. Life Sci., 8 : 643-651, 1969.
47) Costa, E. and Sandler, M. : Monoamine Oxidase : New Vistas. Raven Press, New

York, 1972.
48) Cuello, A.C. and Sofroniew, M.V. : The anatomy of the CNS cholinergic neurons. Trends in Neuroscience, 7 : 74-78, 1984.
49) De Leon-Jones, F.D., Maas, J.W., Dekirmenjian, H. et al : Diagnostic subgroups of affective disorders and their urinary excretion of catecholamine metabolites. Am. J. Psychiatry, 132 : 1141-1148, 1975.
50) Denker, S.J., Malm, V., Roos, B.-E. et al. : Acid monoamine metabolites of cerebrospinal fluid in mental depression and mania. J. Neurochem., 13 : 1545-1548, 1966.
51) Dousa, T. and Hechter, O. : The effect of NaCl and LiCl on vasopressin-sensitive adenyl cyclase. Life Sci., 9 : 765-770, 1970.
52) Dubovsky, S.L., Franks, R.D., Lifschitz, M.L. et al. : Effectiveness of verapamil in the treatment of a manic patient. Am. J. Psychiatry, 139 : 502-504, 1982.
53) Dunant, Y. and Israël, U. : The release of acetylcholine. Sci. Am., 252 : 58-66, 1985.
54) Egeland, J.A., Gerhard, D.S., Pauls, D.L. et al. : Bipolar affective disorders linked to DNA markers on chromosome 11. Nature, 325 : 783-787, 1987.
55) El-Fakahany, E. and Richelson, E. : Antagonism by antidepressants of muscarinic acetylcholine receptors of human brain. Br. J. Pharmacol., 78 : 97-102, 1983.
56) Engel, J. Jr., Brown, W.J., Kuhl, D.E. et al. : Pathological findings underlying focal temporal lobe hypometabolism in partial epilepsy. Ann. Neurol., 12 : 518-528, 1982.
57) Eriksson, E. and Modigh, K. : Depression, α-2 receptors and sex hormones. In : Frontiers in Biochemical and Pharmacological Research in Depression (ed. by Usdin, E. et al.), pp. 161-178, Raven Press, New York, 1984.
58) Ferrendelli, J.A. and Kinscherf, D.A. : Inhibitory effects of anticonvulsant drugs on cyclic nucleotide accumulation in brain. Ann. Neurol., 5 : 533-538, 1979.
59) Fischel, H. and Knopfle, G. : Effects of anticonvulsaut drugs on thyroid hormones in epileptic children. Epilepsia, 19 : 323-335, 1978.
60) Form, J., Valdecasas, F.G. : Effects of lithium on brain adenylate cyclase activity. Biochem. Pharmacol., 20 : 2773-2779, 1971.
61) Frazer, A. and Lucki, I. : Antidepressant drugs : Effects on α-adrenergic and serotonergic receptors. In : Typical and Atypical Antidepressants (ed. by Costa, E. et al.), pp. 69-90, Raven Press, New York, 1982.
62) Friedman, E. and Dallob, A. : Enhanced serotonin receptor activity after chronic treatment with imipramine or amitriptyline. Commun. Psychopharmacol., 3 : 89-92, 1979.
63) Fuller, R.W. : Pharmacology of central serotonin neurons. Ann. Rev. Pharmacol. Toxicol., 20 : 111-127, 1980.
64) Fuller, R.W. : Pharmacologic properties of serotonergic agents and antidepressant drugs. J. Clin. Psychiatry, 48 [3. Suppl] : 5-11, 1987.

65) Garcia-Sevilla, J.A., Zis, A.P., Hollingsworth, P.J. et al.: Platelet α_2-adrenergic receptors in major depressive disorder. Arch. Gen. Psychiatry, 38: 1327-1333, 1981.
66) Geisler, A., Mørk, A. and Klysner, R.: Influence of lithium and other metal ions on adenylate cyclase activity. In: Drug Receptors and Dynamic Process in Cells. (ed. by Schon, J.S., Geisler, A. and Norm, S), pp. 302-318, Munksgaard, Copenhagen, 1986.
67) Gibson, C.J.: Control of monoamine synthesis by precursor availability. In: Handbook of Neurochemistry, 2nd ed., Vol. 8 (ed. by Lajtha, A.) pp. 309-324, Plenum, New York, 1985.
68) Gilman, A.G.: Guanin nucleotide-binding regulatory proteins and dual control of adenylate cyclase. J. Clin. Invest., 73: 1-4, 1984.
69) Gold, P.W., Goodwin, F.K., Ballenger, J.C. et al.: Central vasopressin function in affective illness. In: Hormones and the Brain (ed. by De Wied, D. and Van Keep, P.A.), pp. 241-252, MTP Press, Brussels, 1980.
70) Goldgaber, D., Lerman, M.I., McBride, O.W. et al.: Characterization and chromosomal localization of a cDNA encoding brain amyloid of Alzheimer's disease. Science, 235: 877-880, 1987.
71) Goodwin, F.K., Past, R.M., Dunner, D.L. et al.: Cerebrospinal fluid amine metabolites in affective illness: The probenecid technique. Am. J. Psychiatry, 130: 73-79, 1973.
72) Goodwin, F.K. and Sack, R.L.: Behavioral effects of a new dopamine-beta-hydroxylase inhibitor (fusaric acid) in man. J. Psychiat. Res., 11: 211-217, 1974.
73) Green, J.P. and Maayani, S.: Tricyclic antidepressant drug block histamine H_2 receptor in brain. Nature, 269: 163-165, 1977.
74) Guldberg, H. and Marsden, C.A.: Catechol-O-methyltransferase: Pharmacological aspects and physiological role. Pharmacol. Rev., 27: 135-206, 1975.
75) Gusella, J.F., Wexler, N.S., Conneally, P.M. et al.: A polymorphic DNA marker genetically linked to Huntington's disease. Nature, 306: 234-238, 1983.
76) Hafert, E., Graham, D. Tahraoni, L. et al.: Characterization of ^{3}H-paroxetine binding to rat cortical membranes. Eur. J. Pharmacol., 118: 107-114, 1985.
77) Hall, H. and Ogren, S.O.: Effecs of antidepressant drugs on different receptors in the brain. Eur. J. Pharmacol., 70: 393-407, 1981.
78) Hall, H., Ross, S.B. and Sällemark, M.: Effect of destruction of central noradrenergic and serotonergic nerve terminals by systemic neurotoxins on the long-term effects of antidepressants on β-adrenoceptors and 5-HT-2 binding sites in the rat cerebral cortex. J. Neural. Transm., 59: 9-23, 1984.
79) Hallcher, L.M. and Sherman, W.R.: The effects of lithium ion and other agents on the activity of myo-inositol-1-phosphatase from bovine brain. J. Biol. Chem., 255: 10,896-10,901, 1980.
80) Hamill, O.P., Marty, A., Neher, E. et al.: Improved patch-clamp techniques for

抗うつ薬と抗躁薬 155

high-resolution current recording from cells and cell-free membrane patches. Pflugers Arch., 391 : 85-100, 1981.
81) Hamon, N., Bourgoin, S., El Mestikawy, S. et al.: Central serotonin receptors. In: Handbook of Neurochemistry, vol.6 (ed. by Lajtha, A.), pp.107-143, Plenum Press, New York, 1983.
82) Handbook of Affective Disorder (ed. by Paykel, E.S.). Guilford Press, New York, 1984.
83) Healy, D., Carney, P.A. and Leonard, B.E.: Monoamine-related markers of depression : changes following treatment. J. Psychiatr. Res., 17 : 251-260, 1983.
84) Hille, B.: Potassium channels in myelinated nerve. Selective permeability to small cations. J. Gen. Physiol., 61 : 669-686, 1973.
85) Hinsley, R.K., Norton, J.A. and Aprison, M.H.: Serotonin, norepinephrine and 3, 4-dihydroxyphenylethylamine in rat brain parts following electroconvulsive shock. J. Psychiatr. Res., 6 : 143-152, 1968.
86) Hökfelt, T., Fuxe, K., Goldstein, M. et al.: Immunochemical evidence for the existence of adrenaline neurons in the rat bran. Brain Res., 66 : 235-251, 1974.
87) Hökfelt, T., Johansson, O. and Goldstein, M.: Chemical anatomy of the brain. Science, 225 : 1326-1334, 1984.
88) Horn, A.S., Korf, J. and Westerink, B.H.C.: The Neurobiology of Dopamine. Academic Press, London, 1979.
89) Iversen, L.L.: Role of transmitter uptake mechanisms in synaptic neurotransmission. Br. J. Pharmacol., 41 : 571-591, 1971.
90) Janowsky, A., Okada, F., Manier, D. et al.: Role of serotonergic input in the regulation of the β-adrenergic receptor-coupled adenylate cyclase system. Science, 218 : 900-901, 1982.
91) Janowsky, D.S., El-Yousef, M.K., Davis, J.M. et al.: A cholinergic-adrenergic hypothesis of mania and depression. Lancet, i : 632-635, 1972.
92) Jaritch, J.A., Blaustein, R.O. and Snyder, S.H.: ^{3}H-Mazindol binding associated with neuronal dopamine and norepinephine uptake sites. Mol. Pharmacol., 26 : 35-44, 1984.
93) Johnson, R.W. Reisine, T., Spotnitz, S. et al.: Effects of desipramine and yohimbine on α_2-and β-adrenoceptor sensitivity. Eur. J. Pharmacol., 67 : 123-127, 1980.
94) Jones, B.E. and Moore, R.Y.: Ascending projections of the locus coeruleus in the rat. II, Autoradiographic study. Brain Res., 127 : 23-53, 1977.
95) Jope, R.S.: High affinity choline transport and acetyl CoA production in brain and their roles in the regulation of acetylcholine synthesis. Brain Res. Rev., 1 : 313-344, 1979.
96) Jope, R.S.: Effects of lithium treatment in vitro and in vivo on acetylcholine metabolism in rat brain. J. Neurochem., 33 : 487-495, 1979.
97) Kanba, K.S., Kanba, S., Okazaki, H. et al.: Binding of [^{3}H]neurotensin in human brain : Properties and distribution. J. Neurochem., 46 : 945-952, 1986.

98) Kanba, K.S., Kanba, S., Nelson, A. et al.: [^{3}H] neurotensin (8-13) binds in human brain to the same sites as does [^{3}H] neurotensin but with higher affinity. J. Neurochem., 50: 131-137, 1988.
99) 神庭重信,伊藤 斉：脳内ヒスタミン受容体と向精神薬．精神医学, 26 : 346-355, 1984.
100) Kanba, S., Pfenning, M. and Richelson, E.: Lithium-ions inhibit function of low-but not high-affinity muscarinic receptors of mouse neuroblastoma cells (clone NIE-115). Psychopharmacol., 86: 413-416, 1985.
101) Kanba, S., Pfenning, M. and Richelson, E.: Lithium ions have a potent and selective inhibitory effect on cyclic GMP formation stimulated by neurotensin, angiotensin II, and bradykinin. Eur. J. Pharmacol., 126: 111-116, 1986.
102) Kanba, S. and Richelson, E.: Antidepressants are weak competitive antagonists of histamine H_2 receptors in dissociated brain tissue. Eur. J. Pharmacol., 94: 313-318, 1983.
103) Kanba, S. and Richelson, E.: Antimuscarinic effect of lithium. N. Engl. J. Med., 310: 989-990, 1984.
104) Kanba, S. and Richelson, E.: Histamine H_1 receptors in human brain labeled with ^{3}H-Doxepin. Brain Res., 304: 1-7, 1984.
105) Kanba, S. and Richelson, E.: Pharmacological properties of tricyclic antidepressants and the treatment of somatic disorders. Am. J. Psychiatry, 141: 724, 1984.
106) Kanba, S. and Richelson, E.: Antidepressant interactions with neurotransmitter receptors in vitro: Prediction of potential side effects. In: Receptor Binding in Drug Research. (ed. by O'Brien, R.A.), pp. 429-447, Marcel Dekker, Inc., New York and Basel, 1986.
107) Kanof, P.D. and Greengard, P.: Brain histamine receptors as targets for antidepressant drugs. Nature, 272: 329-333, 1978.
108) Karoum, F., Korpi, E.R., Linnoila, M. et al.: Reduced metabolism and turnover rates of rat brain dopamine, norepinephrine and serotonin by chronic desipramine and zimelidine treatments. Eur. J. Pharmacol., 100: 137-144, 1984.
109) 片岡喜由：アセチルコリンとその関連酵素．代謝, 15 : 315-326, 1978.
110) Katz, R.I., Chase, T.N. and Kopin I.J.: Evoked release of norepinephrine and serotonin from brain slices: Inhibition by lithium. Science, 162: 466-467, 1968.
111) Katz, R.J. and Schwaltz, K.: Facilitation of opiate-and enkephalin-induced motor activity in the mouse by phenytoin sodium and carbamazepine. Psychopharmacol., 65: 65-68, 1979.
112) Keller, H. H., Burkard, W. P. and Da Prada, M.: Dopamine receptor blockade in rat brain after acute and subchronic treatment with tricyclic antidepressants. In: Long-Term Effects of Neuroleptics. (ed. by Cattabeni, T., Racagni, G., Spano, P. F., Costa, E.) pp. 175-179, Raven Press, New York, 1980.
113) Kellar, K. J., Cascio, C. S., Butter, J. A. et al.: Differential effects of electroconvulsive shock and antidepressant drugs on serotonin-2 receptors in rat brain. Eur. J. Pharmacol., 69: 515-518, 1981.

114) Knapp, S. and Mandell, A. J.: Cocaine and lithium; Neurobiological antagonism in the serotonin biosynthetic system in rat brain. Life Sci., 18: 679-683, 1976.
115) Kobberling, J. and Von zur Mublen, A.: The influence of diphenylhydantoin and carbamazepine on the circadian rhythm of free urinany corticoids and on the suppressibility of the tasal and the "impulsive" activity by dexamethasone. Acta Endocrinol., 72: 308-318, 1973.
116) Krell, R. D. and Goldberg, A. M.: Effect of acute and chronic administration of lithium on steady state levels of mouse brain choline and acetylcholine. Biochem. Pharmacol., 22: 3289-3291, 1973.
117) Kuhl, D. E: Imaging local brain function with emission computed tomography. Radiology, 150: 625-631, 1984.
118) Kuhn, D. M. and Lovenberg, W.: Hydroxylases. In: Handbook of Neurochemistry, vol. 4 (ed. by Lajtha, A.), pp. 133-150, Plenum Press, New York, 1983.
119) Kuriyama, K., Roberts, E. and Vos, J.: Some chracteristics of binding of γ-aminobutyric acid and acetylcholine to a synaptic vesicle fraction from mouse brain. Brain Res., 9: 231-252, 1968.
120) Kuriyama, K. and Speken, R.: Effect of lithium on content and uptake of norepinephrine and 5-hydroxytryptamine in mouse brain synaptosomes and mitochondria. Life Sci., 9: 1213-1220, 1970.
121) Landisch, W., Steinhauff, N. and Matussek, N.: Chronic administration of electroconvulsive shock and norepinephrine metabolism in the rat brain. Psychopharmacol., 15: 296-304, 1969.
122) Langer, S. E.: Presynaptic regulation of the release of catecholamines. Pharmacol. Rev., 32: 337-362, 1981.
123) Langer, S. Z., Zarifian, E., Briley, M. et al.: High-affinity binding of ^{3}H-imipramine in brain and platelets and its relevance to the biochemistry of affective disorders. Life Sci., 29: 211-220, 1981.
124) Lee, C. and Snyder, S. H.: Norepinephrine neuronal uptake binding sites in rat brain membranes labeled with ^{3}H-desipramine. Proc. Natl. Acad. Sci. USA, 78: 5250-5254, 1981.
125) Lee, C., Javitch, J. A. and Snyder, S. H.: Recognition sites for norepinephrine uptake: Regulation by neurotransmitter. Science, 220: 626-629, 1983.
126) Leonard, B. E.: Animal models of depression and the detection of antidepressants. In: Psychopharmacology. Recent Advances and Future Prospects (ed. by Iversen, S. D.) pp. 33-43, Oxford Univ. Press, Oxford, 1985.
127) Leonard, B. E. and Kafoe, W. F.: A comparison of the acute and chronic effects of four antidepressant drugs on the turnover of serotonin, dopamine and noradrenaline in the rat brain. Biochem. Pharmacol., 25: 1939-1942, 1976.
128) Lindvall, O. and Björklund, A.: The organization of the ascending catecholamine neuron systems in the rat brian as revealed by the glyoxylic and fluorescence method. Acta Physiol. Scand., Suppl. 412 I., 1974.

129) London, D.R.: Hormonal effects of anticonvulsant drugs. In: Advances in Epileptology (ed. by Carger, R., Angeleri, F. and Penry, J.K.) pp. 399-405, Raven Press, New York, 1980.
130) Lühdorf, K., Christiansen, P., Hanson, J.M. et al.: The influence of phenytoin and carbamazepine on endocrine function: Preliminary results. In: Epilepsy, The Eight International Symposium (ed. by Penry, J.K.) pp. 209-213, Raven Press, New York, 1977.
131) Maas, J.W.: Biogenic amines and depression. Arch. Gen. Psychiatry, 32: 1357-1361, 1975.
132) Maggi, A. and Enna, S.J.: Regional alternations in rat brain neurotransmitter systems following chronic lithium treatment. J. Neurochem., 34: 888-892, 1980.
133) Maj, J., Przegalinski, E. and Mogilnicka, E.: Hypothesis concerning the mechanism of action of antidepressants drugs. Rev. Physiol. Broiham. Pharmacol., 100: 1-74, 1984.
134) Mangla, J.C. and Pereira, M.: Tricyclic antidepressants in the treatment of peptic ulcer disease. Arch. Int. Med., 142: 273-275, 1982.
135) Mann, J.J., Stanley, M., McBride, A. et al.: Increased serotonin-2 and β-adrenergic receptor binding in the frontal cortex of suicide victims. Arch. Gen. Psychiatry, 43: 954-959, 1986.
136) Malaisse, W.J., Malaisse-Lagae, F. and Brisson, G.: The stimulus-secretion coupling of glucose induced insulin release, II. Interaction of alkali and alkaline earth cations. Hormon Metab. Res., 3: 65-70, 1971.
137) Marangos, P.J., Post, R.M., Patel, J. et al.: Speific and potent interactions of carbamazepine with brain adenosine receptors. Eur. J. Pharmacol., 93: 175-182, 1983.
138) McGeer, P.L., Eccles, J.C. and McGeer, E.G.: Molecular Neurobiology of the Mammalian Brain. Plenum Press, New York, 1978.
139) McWilliam, J.R., Meldrum, B.S. and Checkley, S.A.: Changes in noradrenergic neuroendocrine responses following repeated seizures and the mechanism of action of ECT. Psychopharmacol., 77: 55-57, 1982.
140) McWilliam, J.R., Meldmm, B.S. and Checkley, S.A.: Changes in the sensitivity of the central α-and β-adrenergic systems during desipramine treatment as assessed by plasma growth hormone response in the baboon. Psychopharmacol., 80: 263-266, 1983.
141) Meltzer, H.L.: Lithium mechanisms in bipolar illness and altered intracellular calcium functions. Biol. Psychiatry, 21: 492-510, 1986.
142) Meltzer, H.Y., Wiita, B., Robertson, A. et al.: Effect of 5-hydroxytryptophan on serum cortisol levels in the major affective disorders. Arch. Gen. Psychiatry, 41: 366-378, 1984.
143) Mendlewicz, J., Simon. P., Sevy, S. et al.: Polymorphic DNA Marker on X chromosome and manic depression. Lancet, 8544: 1230-1231, 1987.

144) Menkes, D.B., Aghajanian, G.K. and McCall, R.B.: Chronic antidepressant treatment enhances α-adrenergie and serotonergic responses in the facial nuceleus. Life Sci., 27: 45-55, 1980.
145) 三国雅彦:抗うつ薬の作用機序に関する研究の進歩. 神経精神薬理, 9: 231-245, 1987.
146) Mikuni, M., Stoff, D. M. and Meltzer, H. Y.: Effects of combined administration of imipramine and chlorpromazine on β-and α-2-adrenergic receptors in rat cerebral cortex. Eur. J. Pharmacol., 89: 313-316, 1983.
147) Mishra, R., Gillespie, D. D. and Sulser, F.: Down-regulation of the norepinephine (NE) receptor coupled adenylate cyclase system in brain by oxaprotiline. Eight International Congress of Pharmacol. (IUPHAR), 19-24, Tokyo Abstr., 1284, 1981.
148) Mobley, P. L. and Sulser, F.: Down-regulatiom of the central noradrenergic receptor system by antidepressant therapies: Biochemical and clinical aspects. In: Antidepressants: Neurochemical, Behavioral and Clinical Perspectives (ed. Enna, S.J. et al.). Raven Press, New York, 1981.
149) Mogilnicka, E. and Klimek, V.: Miansein, danitracen and amitriptyline withdrawal increases the behavioral responses of rats to L-5-HTP. J. Pharm. Pharmacol., 31: 704-705, 1979.
150) Montigny, C. de, and Aghajamian, G.K. .: Tricyclic antidepressants: long-term treatment increases responsivity of rat forebrain neurons to serotonin. Science, 202: 1303-1306, 1978.
151) Moore, R. Y. and Bloom, F. E.: Central catecholamine neuron systems: Anatomy and physiology of the norepinephine and epinephrine systems. Ann. Rev. Neurosci., 2: 113-168, 1979.
152) Morselli, P. L., Calderini, G., Consolaziones, A. et al.: Effect of carbamazepine on brain mediators in control and cobalt-treated rats. In: Adrances in Epileptology. (ed. by Carger, R., Angeleri, F. and Penry, J. K.) pp.176-182, Raven Press, New York, 1977.
153) 永津俊治:アミン関連酵素の誘導. 蛋白質核酸酵素, 22: 530-544, 1977.
154) Nakanishi, S., Inoue, A., Kita, M. et al.: Nucleotide sequence of cloned cDNA for bovine corticotropin-β-lipotropin precursor. Nature, 278: 423-427, 1979.
155) Neal, H. and Bradley, P. B.: Eleetrocortical changes in the evcephalé isolé cat following chronic treatment with antidepressant drugs. Neuropharmacol., 18: 611-615, 1979.
156) Nemeroff, C. B.: The interaction of neurotensin with dopaminergic pathways in the central nervous system: Basic neurobiology and implications for the pathogenesis and treatment of schizophrenia. Psychoneuroendocrinol., 11: 15-37, 1986.
157) Newman, K. D., Williams, L. T., Bishoprie, N. H. et al.: Identification of α-adrenergic receptors in human platelets by ^{3}H-dihydroergocryptine binding. J.

Clin. Invest., 61 : 395-402, 1978.
158) Nielsen, M., Eplov, L. and Scheel-Krüger, J. : The effect of amitriptyline, desipramine and imipramine on the in vivo brain synthesis of [^{3}H]-noradrenaline from ^{3}H-L-dopa in the rat. Psychopharmacol., 41 : 249-254, 1975.
159) Nikodejevic, B., Sinoh, S., Daly, J. W. et al. : Catechol-O-methyltransferase II : A new class of inhibitors of catechol-O-methyl-transferase ; 3, 5 dihydroxy-4-methoxy benzoic acid and related compounds. J. Pharmacol. Exp. Ther., 174 : 83-93, 1970.
160) Nimgaonkar, V. L., Goodwin, G. M., Davies, C. L. et al. : Down-regulation of β-adrenoceptors in rat cortex by repeated administration of desipramine, electroconvulsive shock and clenbuterol required 5-HT neurons but not 5-HT. Neuropharmacol., 24 : 279-283, 1985.
161) Nishizuka, Y. : The role of protein kinase C in cell surface transduction and tumor promotion. Nature, 380 : 693-697, 1984.
162) 野村総一郎：うつ病と脳内アドレナリンレセプター．最新医学，42 : 972-976, 1987.
163) O'Brien, R. A. : Receptor Binding in Drug Research. Marcell Dekker, Inc. New York, Basel, 1986.
164) Okuma, T. : Therapeutic and prophylactic effects of carbamazepine in bipolar disorders. Psychiatr. Clin. North Am., 6 : 157-174, 1983.
165) Palmer, G.C., Palmer, S.J. and Lengendre, J.L. : Guanylate cyclase-cyclic GMP in mouse cerebral cortex and cerebellum : modification by anticonvulsants Exp. Neurol., 71 : 601-614, 1981.
166) Pandey, G.N., Dysken, M.W., Garter, D.L. et al. : Beta-adrenergic receptor function in affective illness. Am J. Psychiatry, 136 : 675-678, 1979.
167) Peet, M., Moody, J.P., Wonall, E.P. et al. : Plasma tryptophan concentration in depressive illness and mania. Br. J. Psychiatry, 128 : 225-228, 1976.
168) Peroutka, S.J. and Snyder, S.H. : Long-term antidepressant treatment decreases spiroperidol-labeled serotonin receptor binding. Science, 210 : 88-90, 1980.
169) Persson, S.A. : Effects of chlorimipramine on the synthesis and metabolism of dopamine in the rat striatum. Psychopharmacol., 66 : 13-17, 1979.
170) Pert, A., Rosenblatt, J.E., Sivit, C. et al. : Long-term treatment with lithium prevents the development of dopamine receptor supersensitivity. Science, 201 : 171-173, 1978.
171) Phillips, J.H. and Apps, D.K. : Storage and secretion of catecholamines : The adrenal medulla. In : Neurochemistry and Biochemical Pharmacology (ed. by Tipton, K.F.), pp. 121-178, Univ. Park Press, Baltimore, 1979.
172) Plenge, P., Mellerup, E.T. and Rafaelsen, O.J. : Lithium action glycogen synthesis in rat brain, liver, and diaphragm. J. Psychiatr. Res., 8 : 29-36, 1970.
173) Post, R.M., Gordon, E.K.,Godwin, F.K. et al. : Central norepinephrine metabolism in affective illness : MHPG in the cerebrospinal fluid. Science, 179 : 1002-1003, 1973.

174) Post, R.M., Pickar, D., Naber, D. et al. : Effect of carbamazepine on CSF opioid activity : Relationship to antidepressant response. Psychiatr. Res., 5 : 59-61, 1981.
175) Post, R.M., Ballenger, J.C., Uhde, T.W. et al. : Efficacy of carbamazepine in manic-depressive illness : Implications for underlying mechanisms. In : Neurobiology of Mood Disordess (ed. by Post, R.M. and Ballenger, J.C.) pp. 777-816, Williams & Wilkins, Baltimore, 1983.
176) Purdy, R.E., Julien, R.M., Fairhurst, A.S. et al. : Effect of carbamazepine on the in vitro uptake and release of norepinephrine in adrenergic nerves of rabbit aorta and in whole brain synaptosomes. Epilepsia, 18 : 251-257, 1977.
177) Ouattrone, A., Crunelli, V. and Samanin, R. : Seizure susceptibility and anticonvulsant activity of carbamazepine, diphenylhydantoin and phenobarbital in rats with selective depletions of brain monoamines. Neuropharmacol., 17 : 643-647, 1978.
178) Racagni, G., Mocchetti, I., Calderini, G. et al : Temporal sequence of changes in central noradrenergic system of rat after prolonged antidepressant treatment ; Receptor desensitization and neurotransmitter interactions. Neuropharmacol., 22 : 415-424, 1983.
179) Raisman, R., Briley, M.S. and Langer, S.Z. : Specific tricyclic antidepressant binding sites in rat brain characterized by high-affinity ^{3}H-imipramine binding. Eur. J. Pharmacol., 61 : 373-380, 1980.
180) Richardson, B.P., Engel, G., Donatsch, P. et al. : Identification of serotonin M-receptor subtypes and their specific blockade by a new class of drugs. Nature, 316 : 126-131, 1985.
181) Richelson, E.: Lithium ion entry through the sodium channel of cultured mouse neuroblastoma cells : A biochemical study. Science, 196 : 1001-1002, 1977.
182) Richelson, E. and Nelson, A.: Antagonism by antidepressants of neurotransmitter receptors of normal human brain in vitro. J. Pharmacol. Exp. Ther., 230 : 94-102, 1984.
183) Richelson, E.: The newer antidepressants : Structures, pharmacokinetics, pharmacodynamics, and proposed mechanisms of action. Psychopharmacol. Bull., 20 : 213-223, 1984.
184) Richelson, E. and Pfenning, M.: Blockade by antidepressants and related compounds of biogenic amine uptake into rat brain synaptosomes : most antidepressants selectively block norepinephrine uptake. Eur. J. Pharmacol., 104 : 277, 1984.
185) Richelson, E., Kanba, S. and Pfenning, M.: Influence of lithuin ions on the guanylate cyclase system. In : Drug Roceptors and Dynamic Processes in Cells. (ed. by Schon, J.S., Geisler, A. and Norn, S.) pp. 319-349, Munksgaard, Copenhagen, 1986.
186) Ronai, A.Z. and Vizi, S.E.: The effect of lithium treatment on the acetylcholine content of rat brain. Biochem. Pharmacol., 22 : 3289-3291, 1973.
187) Roos, B-E. and Sjöstrom, R.: 5-Hydroxyindoleacetic acid (and homovanillic

acid) levels in the CSF after probenecid application in patients with manic depressive psychosis. Pharmacologica Clinica, 1 : 153-155, 1969.
188) Rosenblatt, J.E., Pert, C.B., Tallman, J.F. et al.: The effect of imipramine and lithium on α-and β-receptor binding in rat brain. Brain Res., 160 : 186-191, 1979.
189) Rubinow, D.R., Gold, P., Post, R.M. et al.: Somatostatin in patients with affective illness and in normal volunteers. In : Neurobiology of Mood Disorders. (ed. by Post, R.M. and Ballenger, J.C.), pp. 369-387, Williams & Wilkins, Baltimore, 1984.
190) Savage, D.D., Frazer, A. and Mendels, J.: Differential effects of monoamine oxidase inhibitors and serotonin reuptake inhibitors on ^{3}H-serotonin receptor binding in rat bain. Eur. J. Pharmacol., 58 : 87-88, 1979.
191) Schildkraut, J.J.: The catecholamine hypothesis of affective disorders : a review of supporting evidence. Am. J. Psychiatry, 122 : 509-522, 1965.
192) Schildkraut, J.J., Keeler, B.A., Grab, E.L. et al.: MHPG excretion and clinical classification in depressive disorders. Lancet, 1 : 1251-1252, 1973.
193) Schildkrant, J.J., Orsulak, P.J., Schatzberg, A.F. et al : Toward a biochemical classification of depressive disorders. I. Differences in urinary excretion of MHPG and other catecholamine metabolites in clinically defined subtypes of depression. Arch. Gen. Psychiatry, 35 : 1427-1433, 1978.
194) Schultz, J.: Psychoactive drug effects on a system which generates cyclic AMP in brain. Nature, 261 : 417-418, 1976.
195) Schultz, J.E., Siggins, G.R., Schocker, F.W. et al.: Effects of prolonged treatment with lithium and tricyclic antidepressants on discharge frequency, norepinephrine responses and beta receptor binding in rat cerebellum : Electro physiological and biochemical comparison. J. Pharmacol. Exp. Ther., 216 : 28-38, 1981.
196) Schwartz, J.C.: Histaminergic mechanisms in bran. Ann. Rev. Pharmacol. Toxicol., 17 : 325-339, 1977.
197) Segawa, T., Mizuta, T. and Nomura, Y.: Modifications of central 5-hydroxytryptamine binding sites in synaptic membranes from rat brain after long-term administration of tricyclic antidepressants. Eur. J. Pharmacol., 57 : 75-83, 1979.
198) Segonzac, A., Raisman, R., Tateishi, T. et al. : Tryptamine, a substrate for the serotonin transporter in human platelets, modifies the dissociation kinetics of ^{3}H-imipramine binding : possible allosteric interaction. J. Neurochem., 44 : 349-356, 1985.
199) Sena, G., Argiolas, A., Klimek, V. et al. : Chronic treatment with antidepressants prevents the inhibitory effect of small doses of apomorphine on dopamine synthesis and motor activity. Life Sci., 25 : 415-424, 1979.
200) Sethy, V.H. and Harris, D.W. : Effect of norepinephrine uptake blocker on β-adrenergic receptors of the rat cerebral cortex. Eur. J. Pharmacol., 75 : 53-56, 1981.

201) Shaw, D.M., O'Keefe, R. and MacSweeney, D.A.: 3-Methoxy-4 hydroxyphenylglycol in depression. Psychol. Med., 3: 333-336, 1973.
202) Sheehan, D.V., Ballenger, J. and Jacobsen, G: Treatment of endogenous anxiety with phobic, hysterical, and hypochondrial symptoms. Arch. Gen. Psychiatry, 37: 51-59, 1980.
203) Shopsin, B., Gershon, S., Goldstein, M. et al.: Use of synthesis inhibitors in defining a role for biogenic amines during imipramine treatment in depressed patients. Psychopharmarol. Comm., 1: 239-249, 1975.
204) Skerritt, J.H., Davies, L.P. and Johnston, G.A.R.: Interactions of the anticonvulsant carbamazepine with adenosine receptors. 1. Neurochemical studies. Epilepsia, 24: 634-642, 1983.
205) Smith, C.B., Garcia-Sevilla, J.A. and Hollingsworth, P.J.: α-2 Adrenoceptors in rat brain are decreased after long-term tricyclic antidepressant drug treatment. Brain Res., 317: 124-129, 1985.
206) Snider, R.M., McKinney, M., Forray, C. et al.: Neurotransmitter receptors mediate cyclic GMP formation by involvement of phospholipase A_2 and arachidonic acid metabolites. Proc. Natl. Acad. Sci. U.S.A., 81: 3905-3909, 1984.
207) Snyder, S.H.: Drugs and neurotransmitter receptors in the brain. Science, 224: 22-31, 1984.
208) Stanley, M. and Mann, J.J.: Increased $serotonin_2$ binding sites in frontal cortex of suicide victims. Lancet, i: 214-216, 1983.
209) Stanley, M., Virgilio, J. and Gershon, S.: Tritiated imipramine binding sites are decreased in the frontal cortex of suicide. Science, 216: 1337-1339, 1982.
210) Staunton, D.A., Magistretti, P.J., Shoemaker, W.J. et al.: Effects of chronic lithium treatment on dopamine receptors in the rat corpus striatum: II, Na effect on denervation or neuroleptic induced supersensitivity. Brain Res., 232: 401-412, 1982.
211) Sokolovsky, M.: Muscarinic receptors in the central nervous system. Int. Rev. Neurobiol., 25: 139-183, 1984.
212) Stephens, W.P., Coe, J.Y. and Baylis, P.H.: Plasma arginine vasopressin concentrations and antidiuretic action of carbamazepine. Br. Med. J., 1: 1445-1447, 1978.
213) Strandjord, R.E., Aandfrud, S., Myking, O.L. et al.: Influence of carbamazepine on serum thyroxine and triiodothyronine in patients with epilepsy. Acta Neurol. Scand., 63: 111-121, 1981.
214) Subrahmanyan, S.: Role of biogenic amines in certain pathological conditions. Brain Res., 87: 355-362, 1975.
215) Sugrue, M.F.: Changes in rat brain monoamine turnover following chronic antidepressant administration. Life Sci., 26: 423-429, 1980.
216) Sugrue, M.F.: The inability of chronic mianserin to block central α_2-adrenoceptors. Eur. J. Pharmacol., 68: 377-380, 1980.

217) Sugrue, M.F.: Current concepts on the mechanisms of action of antidepressant drugs. Pharmacol. Ther., 13: 219-247, 1981.
218) Sugrue, M.F.: Effects of acutely and chronically administered antidepressants on the clonidine-induced decrease in rat brain MHPG-sulphate content. Life Sci., 28: 377-384, 1981.
219) Sugrue, M.F.: Some effects of chronic antidepressant treatments on rat brain monoaminergic systems. J. Neural Transm., 57: 281-295, 1983.
220) Sulser, F.: Antidepressant drug research: Its impact on neurobiology and psychobiology. In: Typical and Atypical Antidepressants: Molecular mechanisms (ed. by Costa, E. et al.) pp. 1-20, Raven Press, New York, 1982.
222) Sulser, F., Vetulani, J., Mobley, P.L.: Mode of action of antidepressant drugs. Biochem. Pharmacol., 27: 257-261, 1978.
222) Svensson, T.H. and Usdin, T.: Feedback inhibition of brain noradrenaline neurons by tricyclic antidepressants: α-receptor mediation. Science, 202: 1089-1091, 1978.
223) Swade, C. and Coppen, A.: Seasonal variations in biochemical factors related to depressive illness. J. Affect. Disord., 2: 249-255, 1980.
224) Syvalahti, E. and Pynnonen, S.: Secretion of human growth hormone and insulin in levodopa test during carbamazepine therapy. Acta Pharmacol. Toxicol., 40: 285-288, 1977.
225) Tang, S.W., Helmeste, D.M. and Stancer, H.C.: The effect of acute and chronic desipramine and amitriptyline on rat brain total MHPG. Naunyn Schmiedebergs Arch. Pharmacol., 305: 207-211, 1978.
226) 高垣玄吉郎：伝達物質としてのカテコールアミンとその代謝調節．神経生化学 I，pp.166-219，共立出版，東京，1981.
227) 高垣玄吉郎：セロトニン；ヒスタミン．神経生化学 II, pp.271-306, 共立出版, 東京, 1982.
228) 高垣玄吉郎：サイクリック，ヌクレオチド：アデノシンと ATP：網膜の伝達物質．神経生化学 II, pp. 307-352, 共立出版, 東京, 1982.
229) 高橋　良：うつ病研究の新しい発展．神経精神薬理，4：149-162，1982.
230) 高橋　良：躁うつ病のアミン仮説の変遷—薬物療法との関連—．精神経誌, 86：286-294, 1984.
231) 高野利也編：遺伝子工学入門—組換え DNA 実験は何を明らかにしたか—．南山堂，東京，1985.
232) Trieser, S. and Kellar, K.J.: Lithium effects on adrenergic receptor supersensitivity in rat brain. Eur. J. Pharmacol., 58: 85-86, 1979.
233) Tuowisto, J. and Tukiainen, E.: Decreased uptake of 5-hydroxytryptamine in blood platelets from depressed patients. Nature, 262: 596-598, 1976.
234) Tuong, M.D.T., Garbarg, M. and Schwartz, J.C.: Pharmacological specificity of brain histamine H_2-receptors differs in intact cells and cell-free preparations. Nature, 287: 548-551, 1980.

235) Tuček, S.: Acetylcholine Synthesis in Neurons. Chapman and Hall, London, 1978.
236) van Praag, H.M. and Korf, J.: A pilot study of some kinetic aspects of the metabolism of 5-hydroxytryptamine in depression. Biol. Psychiatry, 3: 105-112, 1971.
237) van Praag, H.M. and Korf, J.: Retarded depression and the dopamine metabolism. Psychopharmacologia, 19: 199-203, 1971.
238) van Praag, H.M.: Significance of biochemical parameters in the diagnosis, treatment and prevention of depressive disorders. Biol. Psychiatry, 12: 101-131, 1977.
239) van Praag, H.M.: Neurotransmitters and CNS disease: depression. Lancet, ii: 1259-1264, 1982.
240) Vetulani, J. and Sulser, F.: Action of various antidepressant treatments reduces reactivity of noradrenergic cyclicAMP-generating system in limbic forebrain. Nature, 257: 495-496, 1975.
241) Wada, J.A.: Pharmacological prophylaxis in the kindling of epilepsy. Arch. Neurol., 34: 389-395, 1977.
242) Wainer, B.H., Levey, A.I., Mutson, E.J. et al.: Cholinergic systems in mammalian brain identified with antibodies against choline acetyltransferase. Neurochem. Int., 6: 163-182, 1984.
243) 渡辺昌祐：リチウム——基礎と臨床．医歯薬出版，東京，1983．
244) Wehr, T.A., Muscettola, G. and Goodwin, F.K.: Urinary 3-methoxy-4-hydroxyphenylglycol circadian rhythm. Arch. Gen. Psychiatry, 37: 257-267, 1980.
245) Wehr, T.A. and Goodwin, F.K.: Biological rhythms and psychiatry. In: American Handbook of Psychiatry, vol. 7 (ed. by Arieti, S.A. and Brodie, H.K.H.), pp. 46-74, Basic Books, New York, 1981.
246) Weinshilboum, R.M.: Proportional release of norepinephrine and dopamine β-hydroxylase from sympathetic nerves. Science, 174: 1349-1351, 1971.
247) Weiss, H.: Ueber eine neue Behandlungsmethode des Diabetes mellitus und verwandter Stoffwechselstörungen. Wien Klin. Wschr., 40: 1142, 1924.
248) Willner, P.: Depression: A Psychobiological Synthesis. pp. 1-597, John Wiley and Sons, New York, 1985.
249) Wirz-Justice, A., Krauchi, K., Lichtsteiner, M. et al.: Is it possible to modify serotonin receptor sensitivity? Life Sci., 23: 1249-1254, 1978.
250) Wolfe, B.B., Harden, T.K., Sporn, J.R. et al.: Presynaptic modulation of β-adrenergic receptors in rat cerebral cortex after treatment with antidepressants. J. Pharmacol. Exp. Ther., 207: 446-457, 1978.
251) Wong, D.F., Wagner, H.N., Tune, L.E.: Positron Emission Tomography reveals elevated D_2 dopamine receptors in drug-naive schizophrenics. Science, 234: 1558-1563, 1986.
252) Wood, K. and Coppen, A.: Platelet transport and receptor sites in depressive illness. In: Psychopharmacology: Recent Advances and Future Prospects (ed. by Iversen, S.D.), pp. 21-32, Oxford Univ. Press, Oxford, 1985.

253) Wood, K., Aboun-Saleh, M. and Coppen, A.: Peripheral serotonergic receptor sensitivity in depressive illness. J. Affect. Disord. 10: 3-8, 1986.
254) Yamauchi, T. and Fujisawa, H.: Evidence for phosphorylation of bovine adrenal tyrosine hydroxylase by cyclic AMP-dependent protein knrase. Biochem. Biophys. Res. Commun., 82: 514-517, 1978.
255) Yamauchi, T. and Fujisawa, H.: In vitro phosphorylation of bovine adrenal tyrosine hydroxylase by adinosine 3': 5'-monophosphate-dependent protein kinase. J. Biol. Chem., 254: 503-507, 1979.
256) Zis, A.P. and Goodwin, F.K.: The amine hypothesis. In: Handbook of Affective Disorders (ed. by Paykel, E.S.), pp. 175-190, Guilford Press, New York, 1982.

| III | 向精神薬の薬理・生化学的特徴と作用機序 |

抗不安薬

1. 抗不安薬の種類と歴史

　自然や社会や組織を支配し，しかも常にそれをよりよく支配しようとすればするほど皮肉にもヒトは不安な状態に陥り，また支配しようとしてもできなかったり，逆に支配されている状態から脱しようとしてもまたヒトは不安な状態に陥る。

　このようにヒトは古来から，そして現代に至ってより強い不安に陥るようになり，この不安を軽減したり，不安から逃れるために多くの努力がなされてきた。抗不安薬の追及，開発もこの努力の現れといってよい。そのため抗不安薬の開発と臨床使用が先行し，その作用機序の追及はこれを追う形となっている。

　不安を軽減したり神経症や心身症の治療に用いられる薬物は抗不安薬と言われるが，どれも不安の背景にある根本的な心の問題を解決するものではない。

1.1 古典的なあるいは第二選択の抗不安薬

　バルビツール酸系薬物　抗不安薬の歴史は古く，初期はバルビツール酸系薬物が用いられたが，これは鎮静効果を有するのみで，抗不安効果においてプラセボと有意差は無いため，現在では抗不安薬としては用いられない。

　プロパンジオール系薬物　Meprobamate を代表とするもので，非バルビツール酸系薬物として初めて登場した抗不安薬であるという点でここで記すが，学習能力を低下させたり，反応時間を延長したりする副作用があったり，

身体的および精神的依存を形成することがわかり使用されなくなった。

<u>抗ヒスタミン系薬物</u>　Hydroxyzine が代表であるが，鎮静効果が強く，少ないながら抗コリン作用を有している。しかし，身体的依存や耐性ができにくいため好んで用いられたり，皮膚症状を伴った不安に用いられることがある。

<u>β-受容体阻害薬</u>　Propranolol などの β-受容体阻害薬が不安に伴う頻脈，振戦，過呼吸などに用いられるが，突然中断したりすると不整脈をひきおこしたり，突然死を招いたりする可能性がある。真に抗不安作用を有しているかどうかについては疑問がある。

1.2　ベンゾジアゼピン系抗不安薬

上記のような種々の薬物が抗不安薬として用いられてきたが，1960年に chlordiazepoxide が世に出て以来，この母核であるベンゾジアゼピン骨格を有する数多くのベンゾジアゼピン系抗不安薬が世に出てきた。これについては後に詳しく述べるが，いずれも抗不安作用，筋弛緩作用，鎮静催眠作用，抗けいれん作用を有している。臨床的には抗不安作用のみでなく他の3つの作用のあることが治療的であったり，逆に副作用となったりするため，この4つの作用の強さの組合わせの異なる種々のベンゾジアゼピン系抗不安薬が生まれている。

また，抗不安薬として他の3つの作用が無く，抗不安作用のみを有する薬物が求められてきた。

1.3　非ベンゾジアゼピン系抗不安薬

非ベンゾジアゼピン系抗不安薬が1980年代から報告されている（図1）。このうち buspirone や tandospirone 等のアザピロン系抗不安薬は抗不安作用のみを有し，しかもベンゾジアゼピン受容体と関係がなく，5-HT_{1A} 受容体の選択的部分作働薬であると報告されている。

最近，選択的セロトニン再取り込み阻害薬（SSRI）がうつ病の他，不安神経症，強迫性障害にも有効であることが報告されているが，これは抗うつ薬

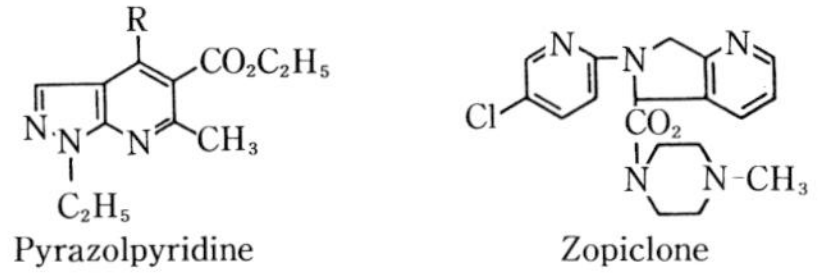

R＝NHN＝C(CH$_3$)$_2$＝etazolate；SQ 20009
R＝NH(CH$_2$)$_3$CH$_3$ ＝cartazolate；SQ 65396
R＝NH C$_3$N$_7$ ＝tracazolate；ICI 136,753

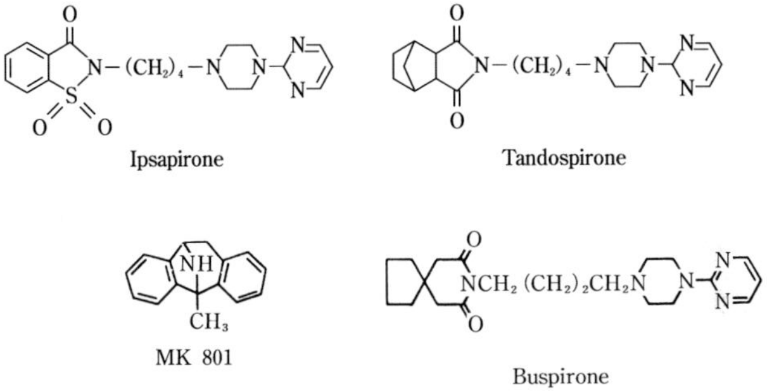

図1　非ベンゾジアゼピン系抗不安薬[14)]

の項にゆずる。

2.　ベンゾジアゼピン系抗不安薬

2.1　ベンゾジアゼピンの発見

1950年代中頃，ロッシュ研究所では新しい精神安定薬を探していた。おもしろいことにこの出発は染料のbenzheptoxdiazine(図2)であった。これを化学反応によって変化させ最初のベンゾジアゼピン系抗不安薬，chlordiazepoxideが1960年に誕生し，続いて1963年にdiazepamが誕生した。その後は毎年，次々と新たなベンゾジアゼピン系抗不安薬が生まれてきた。これを図3に示す。

2.2　ベンゾジアゼピン系抗不安薬の化学構造による特徴

図4にベンゾジアゼピン骨格のうち，A，B，C 3つの環状構造の側鎖を変

170　III　向精神薬の薬理・生化学的特徴と作用機序

図2　ベンゾジアゼピン系抗不安薬の母核となる benzheptoxdiazines[10]

ベンゾジアゼピン系抗不安薬（睡眠薬を含む）

Alprazolam　Bromazepam　Chlorazepate　Chlordiazepoxide　Clonazepam

Cloxazolam　Desmethyldiazepam　Diazepam　Estazolam　Fludiazepam

Flunitrazepam　Flurazepam　Flutazolam　Flutoprazepam　Loflazepate

Lorazepam　Medazepam　Mexazolam　Nimetazepam　Nitrazepam

Oxazepam　Oxazolam　Prazepam　Temazepam　Triazolam

チエノジアゼピン系抗不安薬　　　　　　　　ベンゾジアゼピン骨格

Clotiazepam　Etizolam

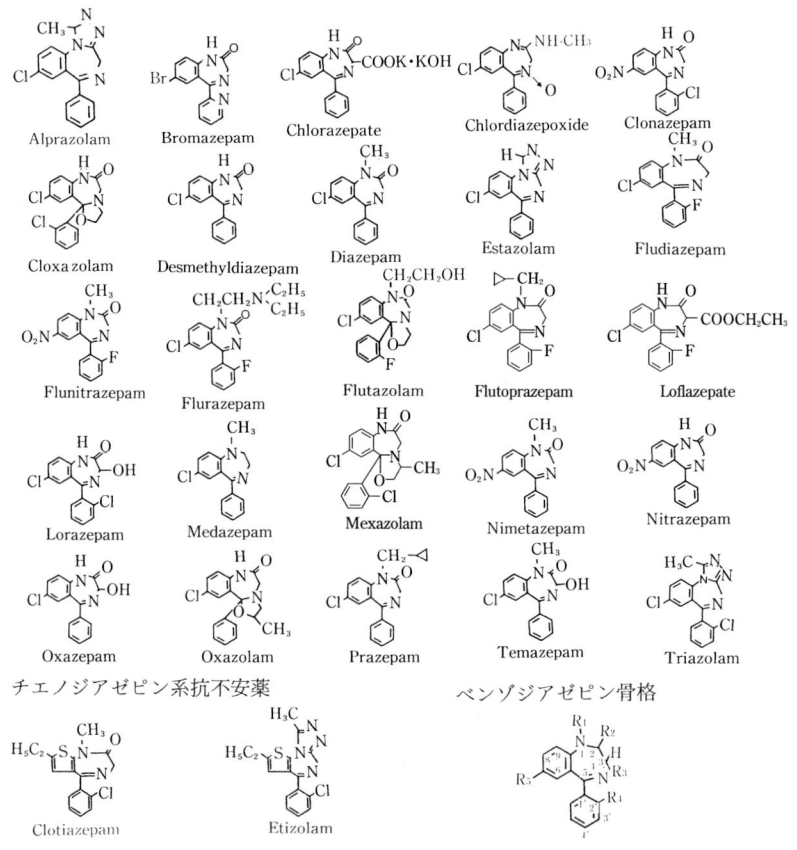

図3　ベンゾジアゼピン骨格とベンゾジアゼピン系およびエチノジアゼピン系抗不安薬の構造式[2,10]

えることにより生物活性がどのように変わるかを示す。A環の7位に-Clや-NO$_2$や-CF$_3$のような電子受容性基があると作用は増強され，-CH$_3$や-OCH$_3$のような電子供与性基があると作用は減弱される。B環の1位にメチル基があると作用は増強され，大置換基がくると作用は減弱する。またC環の2′位に-Clや-Fのようなハロゲン基がくると作用は増強されるが，4′位に置換基がくると作用は著しく減弱する

　古典的な1-N-methyl-diazepineに加えてmethyltriazolo-diazepineが出現してきたが，前者は水酸化を受けた後，水解を受け，半減期が長く，安定した，薬理学的に活性な1-N-desmethyl-diazepineに変化するが，後者は水酸化を受けた後，水解を受けにくいhydroxymethyl-triazolodiazepineになる。この水酸化物は一部抱合体になるが，抱合体も非抱合体も速く排泄されるため，生物学的半減期が短い(図5)。このようにmethyltriazolo-diazepineは生物学的半減期が短く，就寝前に服用して朝に持ち越すことがないため，睡眠導入薬として用いられることが多い。

3. ベンゾジアゼピン系抗不安薬の行動薬理学的特徴

3.1 オープンフィールドにおける行動に対する作用

　オープンフィールドにおける探索行動を調べることで情動の水準を知ることができる。探索行動にはambulationやrearingがあるが，情動が安定していると探索行動は少ないが，また逆に情動水準が高すぎても抑制され少なくなる。

　探索行動に対するベンゾジアゼピンの影響を調べてみると少量では増加し，大量では減少する(図6)。少量の場合の増加は初めてオープンフィールドに入れられ，freezingを起こして自発運動の少ない動物でよくみられる。つまり，新しい環境に対する恐怖などの情動水準の上昇による行動抑制を軽減することによって探索行動は増加すると考えられている。

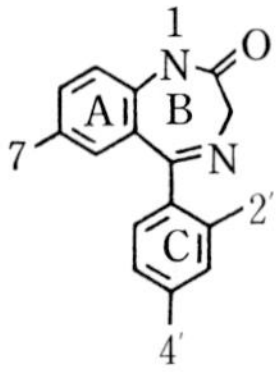

図4 ベンゾジアゼピンの母核の環の位置と測鎖の位置[10]

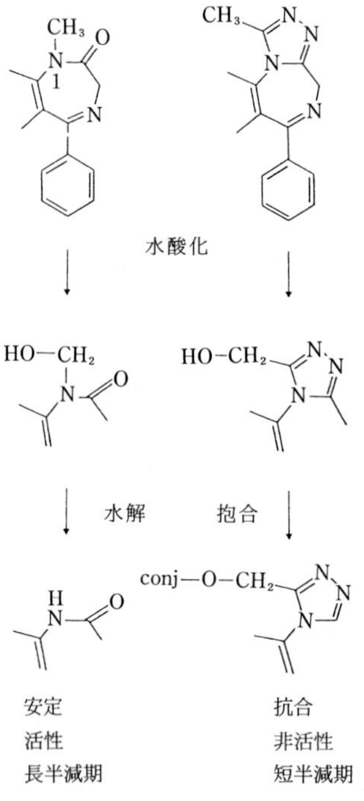

水酸化

水解　抱合

安定　　　抗合
活性　　　非活性
長半減期　短半減期

図5 1-N-methyl-diazepine と methyltriazolo-diazepine の構造と代謝の差と半減期の差の関係[1]

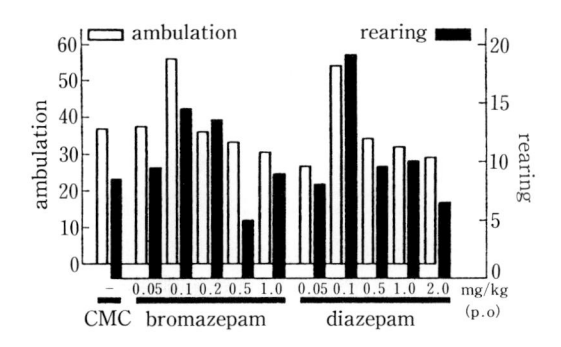

図6 ラット探索行動に及ぼすベンゾジアゼピン系抗不安薬の影響[11]

3.2 条件行動に対する作用
3.2.1 コンフリクト(葛藤)行動
　動物を条件付けし，条件付けが完成すると，条件刺激を与えられている間に反応すれば無条件快刺激が得られるが，この時快刺激と同時に，不快な刺激が与えられるようにすると，動物の反応数は著明に減少する。
　これは正と負の動因が併存する状況と考えられるのでコンフリクト状況あるいは葛藤状況と言われる。
　コンフリクト状況で反応数の減少した動物に抗不安薬を投与すると，不快刺激の与えられない安全期に反応数が減少しても，不快刺激の与えられる罰期での反応数は増加する。
　このため抗不安薬には抗コンフリクト作用があるとされる。
　アミノ酸で神経伝達物質であるGABAの強力な作動薬であるmuscimolを脳室内に投与すると著明な抗コンフリクト作用を示し，またdiazepamの抗コンフリクト作用が増強することも見いだされ，GABA機構が重要視された。さらに脳内ベンゾジアゼピン受容体に対する特異的結合能が抗コンフリクト作用とよく相関することも見出されている。
3.2.2 条件回避行動
　条件刺激によって電気ショックなどの無条件不快刺激を回避することを学習した動物の条件回避反応は，抗不安薬では，条件反応が抑制された場合は，

無条件反応まで抑制され，その作用は特異的でない。

3.3 馴化作用

動物の意識を低下させることなしに，攻撃行動を減少し，動物をおとなしくさせる作用を馴化作用という。これはおとなしい実験動物で観察することは難しく，一般に実験心理学的方法や，脳の局部的刺激や破壊，あるいは特定の薬物投与など，種々の操作により攻撃行動を誘発し，抗不安薬を投与してこの作用の評価がなされる。

実験心理学的方法としてはラットやマウスを2匹狭い場所に入れ，疼痛や電気ショックなどのストレスを与えた場合にみられる攻撃行動(stress induced aggression)や，ラットやマウスを1匹ずつ隔離飼育した時に見られる攻撃行動(isolation aggression)などがあるが，これらの攻撃行動は抗不安薬によって抑制されるが，抗精神病薬や抗うつ薬によっても抑制され，特異性に欠けている。

脳の局部的破壊により誘発される攻撃行動としては両側中隔野破壊あるいは両側嗅球摘出により惹起される攻撃行動が薬物の作用検定によく用いられる。

いずれの攻撃行動も行動毒性を示さない用量で抑制するのが特徴である。またこの攻撃行動は抗精神病薬によっても抑制されるが，抗うつ薬では抑制されないという特徴を有している。

3.4 筋弛緩作用

抗不安薬は動物に筋弛緩作用を惹起するが，これが精神的緊張が軽減したための二次的変化であるのかどうかはわからない。

ラットやマウスで薬物による筋弛緩作用を検定するには傾斜板法がよく用いられる。傾斜板法というのは傾斜角度を一定の速度で増していき，動物が滑り落ちる最小角度を測定するもので，筋弛緩が増大すると滑り落ちる角度が減少する。

ベンゾジアゼピンを投与すると動物が滑り落ちる最小角度が減少すること

からベンゾジアゼピンには筋弛緩作用があることがわかる。

3.5 抗けいれん作用

抗不安薬は電気ショックや種々の薬物により惹起されるけいれんを抑制する。

ベンゾジアゼピンはGABA合成を阻害する薬物(thiosemicarbazideなど)によるけいれんを抑制することからベンゾジアゼピンの抗けいれん作用にはGABA系が関与していると考えられる。

3.6 催眠,鎮静作用

抗不安薬にはどの薬物にも多かれ少なかれ催眠・鎮静作用があり,特にnitrazepam, flurazepam, flunitrazepam, nimetazepam, estazolam, haloxazolam, triazolamなどは睡眠薬として用いられ,その半減期の長さによって睡眠導入薬として用いられたり,睡眠持続薬として用いられたりしている。

これまでベンゾジアゼピンの持つ6つの作用について述べたが,これらの強さは個々の薬物により異なっている。各薬物は開発段階でこれらの検定をして抗不安作用のあることが推定されヒトに適用される。図7に現在日本で発売されているベンゾジアゼピン系抗不安薬の持つ行動薬理学的特徴を示す。ここではdiazepamの持つED 50を1とした時の他のベンゾジアゼピン系抗不安薬のED 50値を示している。

4. 抗不安薬の薬物動態

4.1 吸 収

経口投与にしても注射による非経口投与にしても,まず最高血中濃度に達する時間が各ベンゾジアゼピンによって異なっている。注意すべきことは一般に注射による非経口投与の方が経口投与の場合よりも最高血中濃度に達する時間が短く,吸収率も高いと考えられやすいが,意外に非経口投与の方が経口投与の場合よりも最高血中濃度に達する時間が長く,吸収率も低い場合がある。たとえばchlordiazepoxideの場合,吸収は100％であるが,注射の

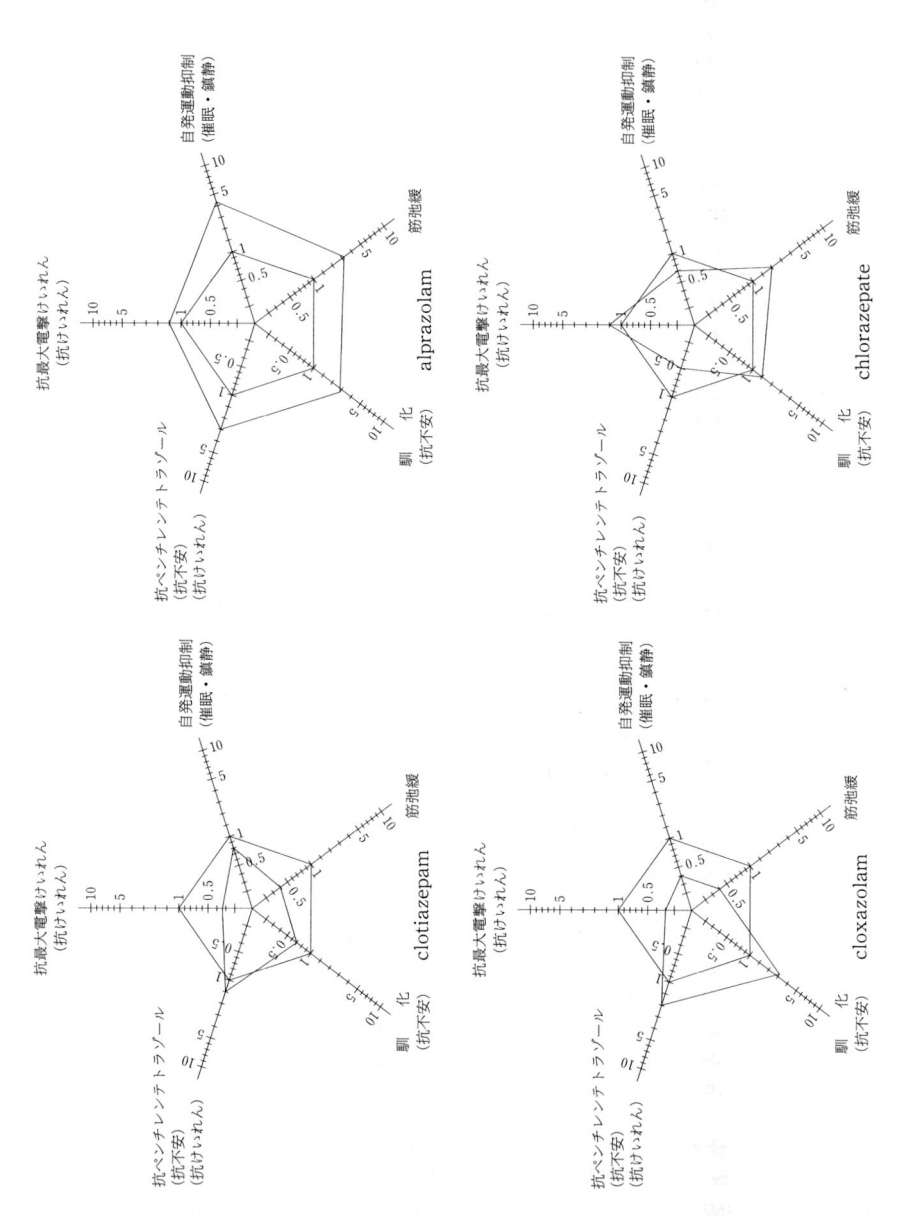

176　III　向精神薬の薬理・生化学的特徴と作用機序

図7　現在日本で発売されているベンゾジアゼピン系抗不安薬の行動薬理学的特徴

図7 つづき

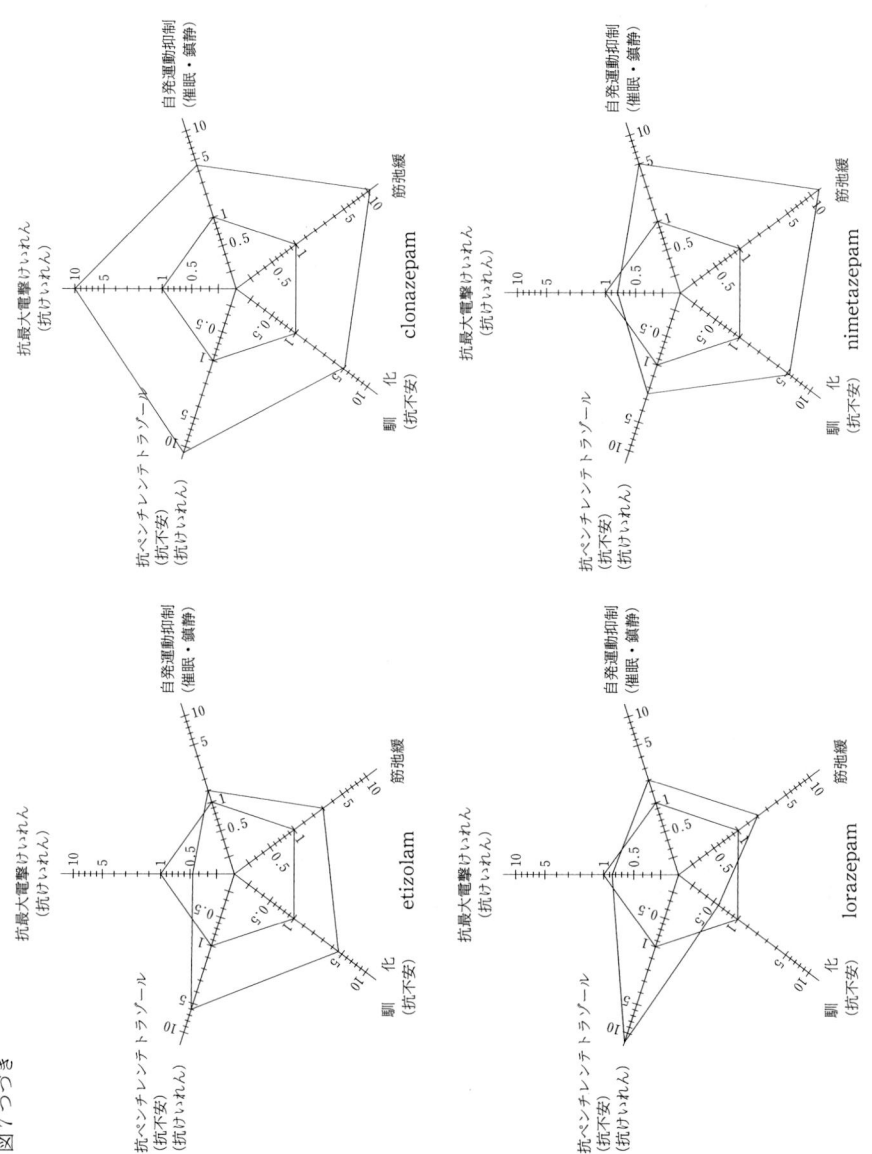

etizolam

clonazepam

lorazepam

nimetazepam

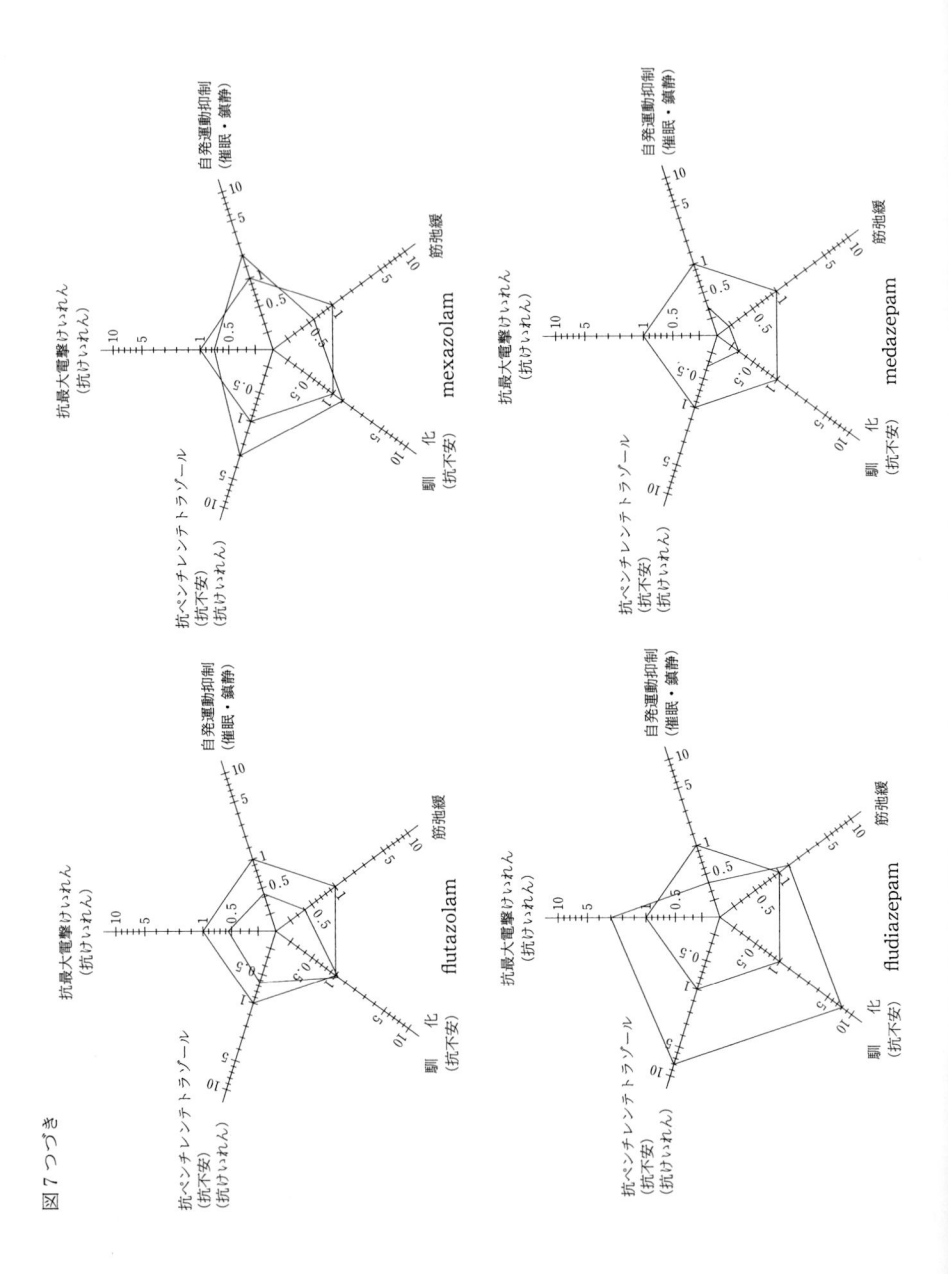

178   III 向精神薬の薬理・生化学的特徴と作用機序

図7 つづき

抗不安薬　179

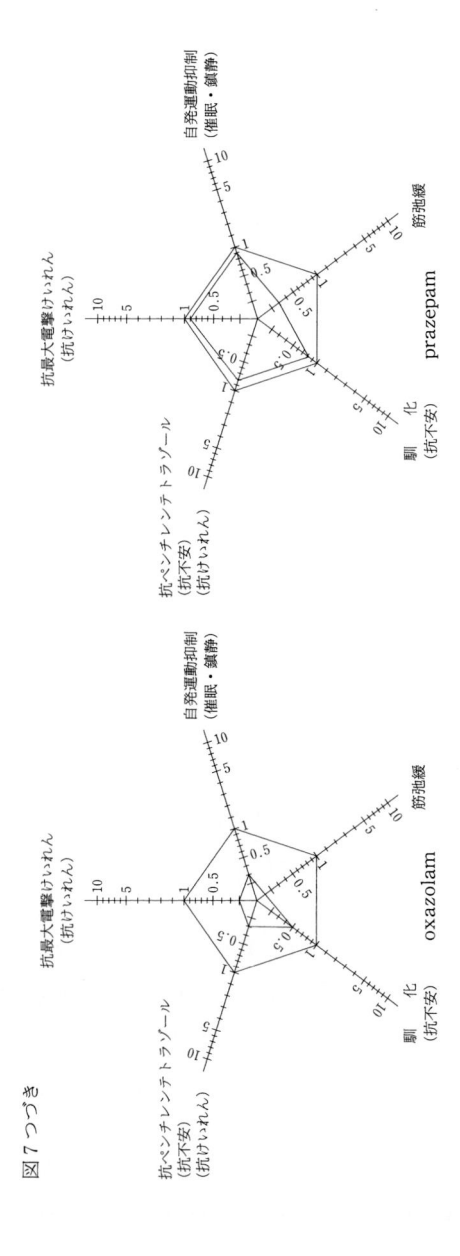

図7 つづき

(Radar charts for prazepam and oxazolam showing: 自発運動抑制(催眠・鎮静), 筋弛緩, 馴化(抗不安), 抗ベンチレンチトラゾール(抗不安)(抗けいれん), 抗最大電撃けいれん(抗けいれん))

場合には酸性の溶液が筋肉内で水溶性の塩酸塩から不溶性の物質に変わり，徐々に再溶解して吸収されるためである。また diazepam の場合も非経口投与の方が経口投与の場合よりも最高血中濃度に達する時間が長く，吸収率も経口投与の場合の 60 ％ と低い。

連続投与をしていくと生体内に薬物が蓄積してゆき，吸収と排泄がバランスをとり，ほとんど一定の血中濃度(定常状態)に達するが，そのために要する時間は血中半減期に比例し，定常状態の 95 ％ 以上の血中濃度に達するのにその約 5 倍の時間が必要であると言われている。

4.2 蛋白結合

血中に移行した薬物の多くはアルブミンを中心とした蛋白に結合する。この蛋白結合率は極めて高く，薬物により多少異なるものの 90〜99 ％ である。そのため脳脊髄液への移行は 2〜5 ％ と低い。

4.3 臓器分布

ベンゾジアゼピンは一般に脂溶性であるので脳に速やかに移行し，脂肪組織や脳に貯えられる。

4.4 代謝と排泄

ほとんどのベンゾジアゼピン系薬物は共通の代謝を肝で受ける。まず B 環の置換基がはずれ，次に 3 位が水酸化される。この水酸基が抱合されて尿中に排泄される。

もう少し詳しく述べると，7-Cl 誘導体で 1 位の N がアルキル化されている場合には最初に脱-アルキル化を受け，薬理活性のある nordiazepam になる。次の共通段階として N-脱アルキル体の水酸化反応が起こる。ここで生じる 3-OH 体も薬理活性を持つ。これらは，最後にグルクロン酸抱合を受けて排泄される。

$7\text{-}NO_2$ ベンゾジアゼピン誘導体の場合には，7-Cl 誘導体と異なり，最初に -NO 基が還元され，続いてアセチル化される。これらの化合物はいずれも薬

理活性を持たない。

　Oxazepam や lorazepam のような 3-OH 体は活性代謝物を生成せず，直接グルクロン酸抱合を受け排泄される。この 3 つの主な排泄様式について図 8 に示す。

　これまで述べてきた薬物動態を示すいくつかのパラメーターを表 1 に示す。

5. ベンゾジアゼピンの作用機転

5.1　GABA 受容体の発見

　GABA は 1950 年代に抑制性伝達物質であることが報告され，またベンゾジアゼピン系薬物も鎮静作用や抗けいれん作用など，中枢神経に対して抑制作用を有しており，さらに GABA 投与によってひきおこされる行動を増強させることから，GABA 系とベンゾジアゼピンとの関連は強く示唆されていた。

　1970 年代半ばになって GABA 受容体結合実験法が確立された。GABA 受容体結合実験法では作動薬および拮抗薬を用いて結合実験が行われるが，拮抗薬の中の bicuculline の GABA 結合部位に対する感受性の違いから $GABA_A$ (bicuculline 感受性)，$GABA_B$ (bicuculline 非感受性) に分けられる。

　また GABA の膜シナプス受容体への結合は Na イオン依存性，Na イオン非依存性の 2 種類に分けられる。このうち Na 依存性特異結合は GABA の取り込み系を反映し，凍結融解や界面活性剤により結合能は低下するという。一方 Na 非依存性特異結合は GABA の受容体結合を反映し，凍結融解や界面活性剤により結合能は増大するという。

　トリプシンやキモトリプシンやフォスフォリパーゼ-A などの酵素処理で結合能の低下を来たし，フォスフォリパーゼ-C で結合能が増大することから GABA 受容体は蛋白分子であることがわかる。

　脳内分布をみてみると，ラット脳では小脳に最も多く，延髄，橋，脊髄で最も少ない。サルでは尾状核や被殻に最も多く，次いで大脳皮質，小脳皮質で脊髄は最も少ない。ヒトでは小脳皮質に最も多く，海馬，大脳皮質がこれ

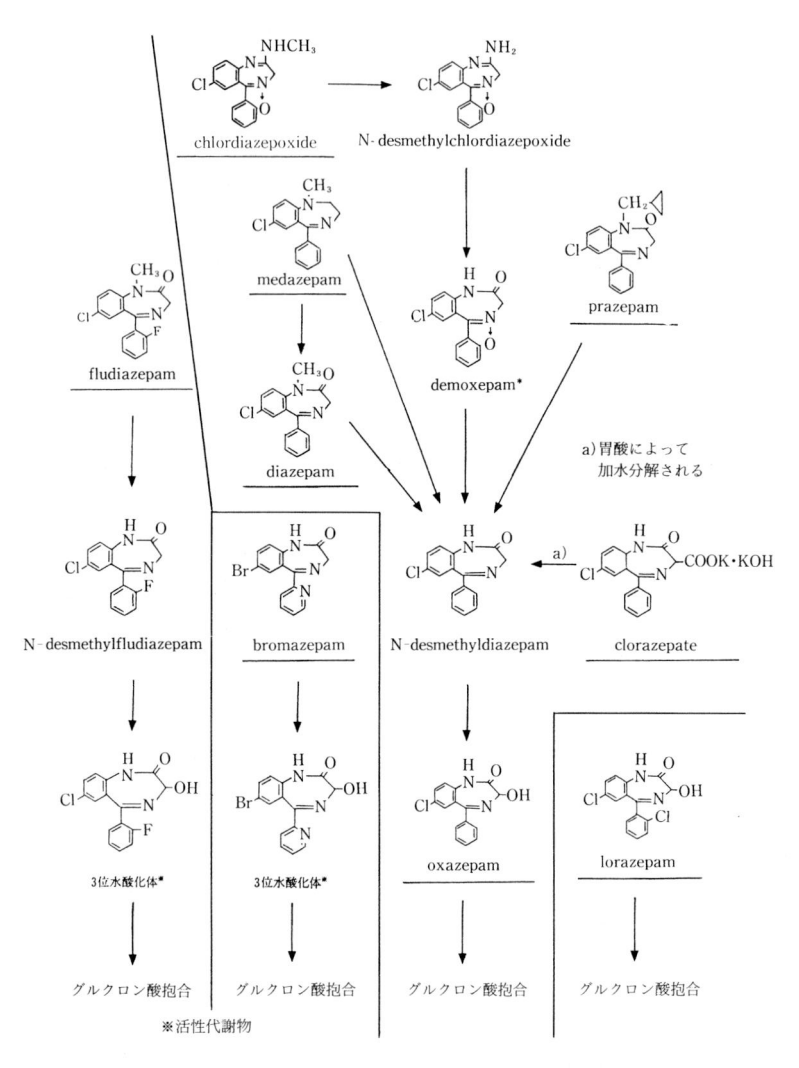

図8 ベンゾジアゼピン系抗不安薬の主代謝経路[2]

表1 ベンゾジアゼピンの薬物動態に関するパラメータ[2,3,7,9,13]他

薬品名	最高血中濃度到達時間 (hr)	分布容量 Vd (L/kg)	蛋白結合率 (%)	血中半減期 (hr)	主要代謝物数
alprazolam	4			6-16	
	1.53			16.1	
	2.1			14	1
bromazepam	2.3			13	0
					1
	0.5-4			11-28	1
clorazepate		0.60-1.30	96-99	36-200	1
				22	
		0.5-4		30-70	1
chlordiazepoxide	2	0.30-0.60	94-97	5-30	2-3
	1-2			22-24	2
	2-6			6.6-28	2
	0.5-4			6-28	4
	1-6			5-30	3
clonazepam				27	
	2			27	unknown
clotiazepam				5-6	5
	1-1.5			3-17	
cloxazolam				11-21	
diazepam	0.5-1.5	1-2	96-99	20-50	1
	1-1.5			21-46	2
	0.5-1.5			23-78	2
	1.5-2				
				20-70	3
	0.5-2.0			20-70	2
estazolam				24	1
				8-25	
	4			18-31	1
etizolam	3			6	1
fludiazepam				23	

次頁へ続く

薬品名	最高血中濃度到達時間 (hr)	分布容量 Vd (L/kg)	蛋白結合率 (%)	血中半減期 (hr)	主要代謝物数
flunitrazepam				15-68	2
	0.5-1			7	
	1-2			6.9	2
flurazepam	1			2.3-12	2
		3.4			
				51-100	2
	1			47-108	2
flutazolam	1			3.5	1
haloxazolam	4				
	1				
				42-123	
lorazepam	2	0.80-1.50	91-95	10-20	0
	2			7-12	0
	2			12	0
	1-6			9-26	0
	1-2.5			11-25	0
				26-33	0
	1-2				
		0.70-1	85		
	1-6			10-25	unknown
medazepam				9-28	1
	1-2				4
				2-5	
	1-2			1-3	4
mexazolam	2±1			76±6	
	1-2			60-150	1
nimetazepam	2-4			26	2
	2-4			21	1
nitrazepam	2			21-26	0
	0.6-2			13-34	0
		1.50-2.76	86-87	18-31	0
	0.5-3			18-38	unknown

次頁へ続く

薬品名	最高血中濃度到達時間 (hr)	分布容量 Vd (L/kg)	蛋白結合率 (%)	血中半減期 (hr)	主要代謝物数
nordiazepam		0.93-1.27	97.6		
				51-120	1
oxazepam		0.60-1.60	95-99	5-10	0
	1-4			8.4-18	0
		0.6	87-90		
				4-13	0
	1-4			4-18	unknown
prazepam	4-48	0.60-1.30	96-99	36-200	1
					2
		3		94	1
temazepam	0.8-1.4			6-9	1
triazolam				1.8-3.9	
	1.3			2.2±0.5	
	1.4		30	3.9	
	1.3			3.9	1

に次いでいる。

5.2 ベンゾジアゼピン受容体の発見

1977年にMöhler, H.とBraestrup, C.の2つのグループが[^{3}H]-diazepamを放射性リガンドとして用いたレセプター結合実験でベンゾジアゼピン受容体の存在を報告した。その後の多くの研究でベンゾジアゼピン受容体結合に対する種々のベンゾジアゼピン系薬剤の結合親和性の強さが臨床薬理用量と比例しまた薬効とも比例することがわかった。

ベンゾジアゼピン受容体の脳内分布を見てみるとヒトの脳内では大脳皮質に最も多く,続いて小脳,扁桃核,海馬,視床下部の順に多い。さらにベンゾジアゼピン受容体は白質には存在せず,灰白質にのみ限局している。

その後の研究で,ベンゾジアゼピン受容体はサブタイプに分けられている。Langerら[6]はω_1〜ω_3に分類し,ω_1は辺縁系,脳幹,小脳に多く分布し,抗

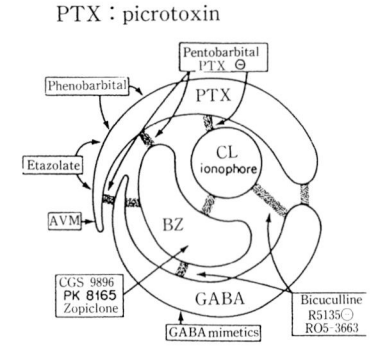

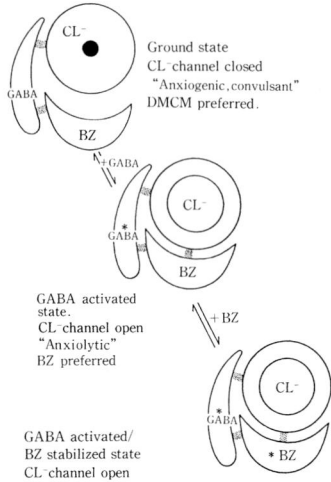

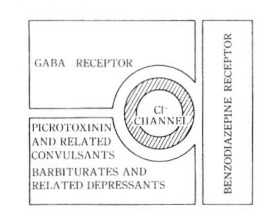

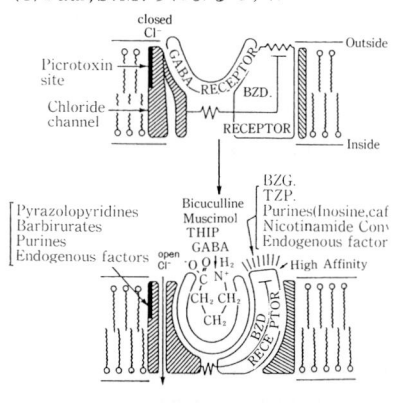

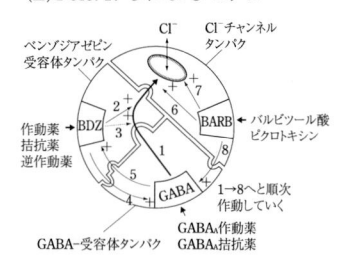

図9 GABA，ベンゾジアゼピン，バルビツール酸，Cl⁻-イオノフォアの相互作用を示した5つの受容体モデル[5,8,14]

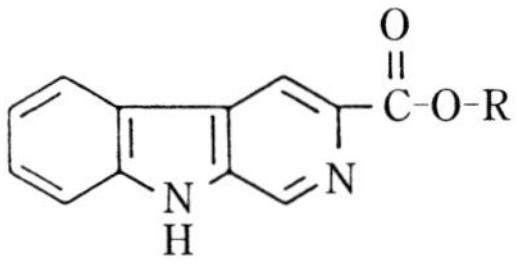

β-carboline carboxylates
R=CH$_3$=βCCM
R=C$_2$H$_5$=βCCE
R=C$_3$H$_7$=PrCC

図10　β-carboline ベンゾジアゼピン/受容体リガンド

不安，抗けいれん，催眠作用に関係しているとしている。

5.3　GABA受容体とベンゾジアゼピン受容体との関係

GABA受容体とベンゾジアゼピン受容体との関係については次のような報告がされている。

GABAはベンゾジアゼピン受容体結合の親和性を増強し，この増強をGABA拮抗薬の bicuculline が阻害するという報告がある。またベンゾジアゼピン受容体結合がGABA受容体と同様に界面活性剤処理で増大するという報告，ベンゾジアゼピンが新鮮脳において内因性結合阻害物質によるGABA受容体結合阻害作用を競合的に抑制するという報告も見られる。これらのことからベンゾジアゼピン受容体がGABA受容体と特異的に共軛していると推定された。

一方 Cl イオノフォア阻害剤の picrotoxin は GABA によるベンゾジアゼピン受容体結合の親和性増強を阻害せず，ベンゾジアゼピン受容体結合の親和性が Cl イオンの存在により増加するという報告も見られる。

これらの事実から GABA 認識部位，ベンゾジアゼピン認識部位，Cl イオノフォア複合体モデルが提唱された。このモデルは Paul, S.M.や Olsen, R.W. や Braestrup らや Polc[8] らのものがあるが，これらを図9に示す。

5.4 内因性リガンドの探求

Morphine に対する endorphin, enkephalin の発見にヒントを得て，ベンゾジアゼピン受容体に対する内因性リガンドが探された。1980年に Braestrup, C.らがヒト尿中より β-carboline-3-carboxylate(図10)を発見した。その他の物質も試されたが，β-carboline 系以外のものはベンゾジアゼピン受容体に対する結合親和性が低い。β-carboline は行動薬理学上ベンゾジアゼピン拮抗薬として作用している点，種々のベンゾジアゼピン系薬剤の β-carboline および diazepam 受容体結合に及ぼす効果を見てみると薬物の両受容体結合に与える効果はほぼ並行している点などから β-carboline はますます内因性リガンドである可能性が出てきた。β-carboline のラット脳内分布は大脳皮質および小脳で高く，橋や延髄で低い。この分布は小脳を除けばほぼ diazepam 受容体結合の分布と同じである。

6. おわりに

これまで抗不安薬の種類，行動薬理作用，薬物動態，作用機序について，ベンゾジアゼピン系抗不安薬を中心に述べてきた。最初に述べたように，抗不安薬の発展においては臨床応用の方が先行し，作用機序の解明はそれを追う形で発展してきている。ここに述べた作用機序はあくまでも仮説の域を出ないのであって，これは受容体モデルがいくつも提唱されていることからもおわかりいただけるものと思われる。

さらに枚数の関係でベンゾジアゼピン以外の抗不安薬についてはわずかに触れたに過ぎない。非ベンゾジアゼピン系抗不安薬についてはなおいっそう作用機序は明らかでない。これについては若松[12]や Williams, M.[14] の総説を参照されたい。

文　献

1) Danneberg, P. and Weber, K.H.：Chemical structure and biological activity of diazepines. Br. J. Clin. Pharmacol., 16：231S-243S, 1983.
2) 今村順茂，小田切優樹：抗不安薬の生体内動態．薬局，38：1159-1165, 1987.
3) 伊藤圭二，大和田栄治：抗不安薬の生体内動態．薬局，31：1461-1466, 1980.

4) 上岡利春:抗不安薬の行動薬理. 神経精神薬理, 7:393-402, 1985.
5) 黒田広生:GABA／Benzodiazepine／β-carboline レセプター. 脳のレセプター(小川紀雄編) pp.184-209, 世界保健通信社, 大阪, 1986.
6) Langer, S.Z., Arbilla, s.: Imidazopyridines as a tool for the characterization of benzodiazepine receptors. Pharmacol. Biochem. Behav., 29:763-766, 1988.
7) 中野重行:抗不安薬, 抗うつ薬の薬物動態, 抗不安薬・抗うつ薬の進歩(植木昭和, 古川達雄編) pp.114-134, 医歯薬出版, 東京, 1981.
8) Polc. P., Bonetti, E. P., Schaffner, R. & Haefely, W.: A three-state model of the benzodiazepine receptor explains the interactions between the benzodiazepine antagonist, Ro 15-1788, benzodiazepine tranquilizers, β-carbolines and phenobarbitone. Naunym-Schmiedeberg's. Arch. pharmacol., 321:260-264, 1982.
9) 清水宏俊:ベンゾジアゼピン系薬物の血中濃度と臨床. 臨床精神医学, 8:799-807, 1979.
10) Sternbach, L. H.: The Benzodiazepine Story, Benzodiazepines: Today and Tomorrow (ed. Priest, R.G., Filho, U.V.,Amrein, R. and Screta, M.), pp.5-17, MTP Press Limited, Lancaster, 1980.
11) 植木昭和:抗不安薬, 抗うつ薬の行動薬理, 抗不安薬・抗うつ薬の進歩(植木昭和, 古川達雄編) pp.56-75, 医歯薬出版, 東京, 1981.
12) 若松 昇:不安と抗不安薬の精神薬理学的展望. 神経精神薬理, 8:289-314, 1986.
13) 渡辺昌祐:Benzodiazepine 系薬剤の血中濃度と臨床. 抗不安薬の選び方と用い方 pp.235-251, 金原出版, 東京, 1986.
14) Williams, M.: Molecular aspects of the action of benzodiazepine and non-benzodiazepine anxiolytics: A hypothetical allosteric model of the benzodiazepine receptor complex. Prog. Neuro-psychopharmacol. & Biol. Psychiat., 8:209-247, 1984.

IV　向精神薬の体内動態

向精神薬の体内動態 ……………………石郷岡 純

竹内尚子

付：向精神薬の相互作用 …………竹内尚子

IV 向精神薬の体内動態

1. 向精神薬 TDM の臨床的意義

　日常の精神科臨床の中で，向精神薬の血中濃度を測定する意義はどのような点にあるのだろうか。臨床薬理学の目的は，選択された薬物を必要かつ充分な量を正確に患者に与えるための合理的治療学を追求することであるといわれ[191]，血中濃度測定はその重要な手段であるといえる。従来から指摘されているように，精神科薬物療法は"経験"に依拠する部分が大きく，投与する薬物を選択した後は，用量―効果の対応関係をその基本的な考え方としていた。しかし，向精神薬導入以来の膨大な知識の集積は，用量―効果の関係がきわめて個人差の大きいものであることを教えた。このことが，一方でさらに，精神科治療が"経験"に依存する傾向を増強せしめ，科学的治療法とは遠く隔たった"カン"のようなものとしたことも否めず，それは現在でも基本的な問題として存在している。

　こうした問題点に対しては，早くから反省も生まれており，1960年代後半から血中濃度測定法が次々と開発されたことを契機に，効果の予測，判定に薬物の血中濃度を介在させる考え方，すなわち用量―血中濃度―効果という考え方に立った合理的な治療法を追求する動向が生まれ，TDM (therapeutic drug monitoring) という言葉が使用されるようになった。

　TDM の意義は，用量からは効果，副作用発現の予測がつかないという点につきるが，実際の臨床場面では表1[220]にあげたような場合に，特にその重要性が認識されるであろう。これは，抗うつ薬について述べられたものであるが，他の薬物についても適応できるであろう。すなわち，薬物動態，薬物力

表1 TDM を行うガイドライン[220]

1. 予測した用量, 期間で改善がみられない
2. therapeutic window がある
3. 中毒が疑われる, あるいは不明瞭にする基礎疾患がある
4. 状態が好ましくない方向に変化している
5. 多剤併用による薬物相互作用が考えられる
6. 老人
7. コンプライアンスが悪い
8. 最小限の用量を投与したい
9. 心循環系, 肝, 腎疾患がある
10. 常用量を越えた用量が必要

学に異常が予想される条件がない患者に, 通常の用量の薬物を通常の方法で投与し, 順調に改善がみられる場合は TDM の意義は主として学問的な興味の範囲に留まるであろうが, そのような患者ばかりではないことは, 日常の臨床では頻繁に経験することである。そのようなとき, 合理的な根拠をもたないまま, 用量を変更したり, あるいは治療薬剤の選択を変更することは, 治療行為の一貫性を失い, あるいは無用なまわり道をすることとなり, 結果的に患者の不利益になりかねない。さらに, すでにアメリカなどでみられる動向であるが, 治療費を合理的に最小限に抑制する手段としても TDM が行われつつある。

薬物濃度は, 一般的に何らかの優れたパラメーターと組み合わせることにより, 薬物の作用とその変化の関係を表現できるものであり, その純粋な形が in vitro の研究でみられる用量―反応曲線である。臨床ではこの関係を修飾する非常に多数の要因があるため, それが不明瞭になっているという認識に立ち, どのような条件を設定すれば最も血中薬物濃度に相関するパラメーターが導かれるかという, 当然なようで, ともすれば見失いがちな研究態度が必要と思われる。

今日までに, 向精神薬の血中濃度に関する多数の知見が集積されたが, 残念ながら, 抗てんかん薬, lithium で臨床効果との相関性がかなり明確となっ

て，臨床上広く行われるようになった以外は，まだ有用性が高いものとなってはいない。抗精神病薬では，haloperidol などで血中濃度と治療効果の間にある程度相関性を認める報告もあるが，これまでの試験デザインでは明確な傾向が認められるまでには至っていない，というのが現状であろうし，抗うつ薬では imipramine で血中濃度と治療効果の間には直線的な相関性が，nortriptyline では curvilinear な関係（therapeutic window の存在）が一応広く認められているが，これにも反対意見が存在する。ベンゾジアゼピン系薬物に関しては，評価法など試験デザインも含めてまだこれからの領域である。

このような現状から，TDM には繁雑なイメージが伴いがちで，一部の臨床医には"経験"に逃げこむ傾向がみられないわけではない。しかし，合理的な治療戦略の中に生かされる経験こそが真に価値をもちえるものであるはずである。

本稿では，向精神薬の薬物動態，TDM について，現在までの主要な知見をまとめたが，報告は膨大な量なので，紹介しきれなかったものも多かった。また，抗てんかん薬と lithium の血中濃度と臨床効果，副作用との関連は他章に譲った。

2. TDM のための基礎事項

2.1 薬物の生体内運命

薬物が生体に投与されてから，生体外へ排泄されるまでには，大きく分けて吸収，分布，代謝，排泄の4つの段階が考えられる。このそれぞれに影響を及ぼす要因があり，その総合として血中濃度が決定されることになる。以下に各段階ごとにその機構，影響を及ぼす要因について述べる。

2.1.1 吸収（absorption）

投与量は，血中濃度を決定する最大の因子であり，一般的に投与量と血中濃度の間には直線的な関係があるが（線形薬物），このような関係のみられない薬物（非線形薬物）もある（図1）。精神科領域では phenytoin がよく知られているが[166]，代謝物の多い chlorpromazine や amitriptyline も直線関係

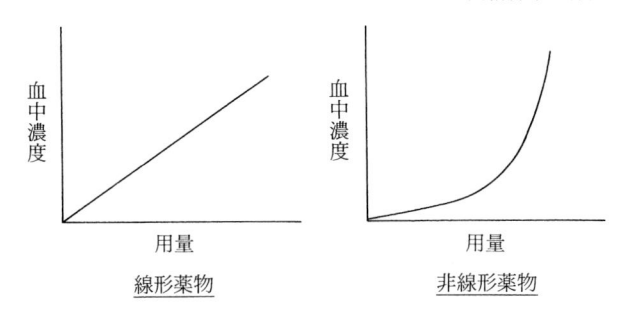

図1　薬物の用量と血中濃度との関係

（左：線形薬物、右：非線形薬物）

の乏しい薬物である。

　薬物を生体に投与する方法には種々あるが，向精神薬では経口投与と注射による投与がある（diazepam, bromazepam, phenobarbital では坐薬による方法も開発された）。後者はさらに，筋肉注射と静脈注射に大別される。各投与法の一般的特徴は表2[21]のようにまとめられる。

　静脈注射では，必要とする用量の薬物を直接かつ確実に体循環に投与することができるので，最高血中濃度に達する時間が短く，効果発現までの時間も短縮でき，さらに点滴静注法では，一定の濃度を保つための管理も容易であるといった利点をもつ。その反面，反復して投与する場合は患者に与える苦痛が大きいこと，手技がわずらわしいこと，経口投与と異なり，いったん投与した後には除去が困難であるなどの欠点をもつ。筋肉注射もほぼ静脈注射と同様の利点と欠点があるが，安静時と活動時（あるいは興奮時，注射部位のマッサージ）では血流量にかなりの差があり，吸収の速度に差が生じる。また diazepam[123]のように，筋肉注射の方が経口投与の場合より血中濃度が低い（約60％）薬物があり，chlordiazepoxide も同様である[262]。デポ剤については第2巻を参照されたい。

　経口投与された場合，ほとんどの薬物は濃度勾配に従った受動的拡散によって吸収される。向精神薬は一般にイオン化型と非イオン化型からなっているが，膜を通過するのは非イオン化型であるので，消化管内の pH に大きく影響を受ける。したがって，弱塩基性のものが多い向精神薬では pH の高い小腸

表2 薬物投与の一般経路の特性[21]

経路	吸収パターン	特殊用途	限界と使用上の注意
静脈内	吸収は問題にならない。強い迅速効果。	緊急用に貴重。用量点滴ができる。大用量投与でき，刺激物質も希釈して使用できる。	有害反応の危険性増加。原則として溶液を徐々に注射しなければならない。
皮下	水溶液では迅速。貯留製剤では徐々で持続性。	不溶性懸濁液，固体ペレットに適。	大用量には不適。刺激物質では壊死のおそれ。
筋肉内	水溶液では迅速。貯留製剤では徐々で持続性。	中等度の用量，油性基材，刺激物質に適。	抗凝固薬使用中は行わない。ある種の診断テスト(例えばクレアチンホスホキナーゼ)の成績解釈を妨害。
経口投与	多くの因子に支配されさまざま。	最も簡便で経済的。通常安全。	患者の合意が必要。難溶性および徐吸収性薬物では吸収は偏差が多く不完全の危惧がある。

でよく吸収されると考えられる。また膜を通過するためには，脂溶性で低分子であるほど有利である。剤型による吸収の差も知られており，chlorpromazine では液剤，錠剤，持効性カプセルの順で吸収がいいとされるが[65]，haloperidol では差がない[134,135]。個体側の要因としては，消化管内の食物，腸内細菌，腸管運動などが問題となる。

このように，経口投与では多数の要因の影響を受けるので，薬物の吸収量と吸収速度を反映した動態値として，生体利用率(bioavailability：F)が考えられるようになった。これは次式で表わされる。

$$F(\%) = \frac{AUCpo}{AUCiv} \times 100$$

(AUCpo：経口投与時の血中濃度曲線下面積；AUCiv：静脈内投与時の血中濃度曲線下面積)

そして，剤型の異なる薬剤間でも生体利用率が等しい時，生物学的同等性

(biological equivalence) があるという。

2.1.2 分布 (distribution)

　吸収された薬物は全身へと分布するが，心拍出量や局所血流量によって個人的に，あるいは臓器ごとに異なった分布を示す。心，肝，腎とともに脳は最も血流量の多い臓器のひとつで，薬物は2〜3分のうちには移行し，平衡に達すると考えられる。これに対し，筋，腸管，皮膚，脂肪組織では分布が遅く，平衡に達するには数分から数時間を要する[21]。Chlorpromazine[64]やベンゾジアゼピン系薬物[192]では脳内濃度の方が血中濃度より高いことが知られている。

　吸収された向精神薬のうち，薬効を表わすのは蛋白に結合しない遊離型であり，蛋白結合率は薬理効果を決定する重要な要因のひとつである。一般に，弱塩基性である向精神薬はアルブミン以外の各種の蛋白との結合率も高く，90％以上のものがほとんどである。遊離型の割合は，haloperidol で6.5〜12％[248]，chlorpromazine で数％[60]，amitriptyline や imipramine で約4％[168]，diazepam で約5％[193]といわれている。これに対し，バルビツール酸系薬物では蛋白結合率が低く，phenobarbital では50％前後と考えられている。薬物の蛋白結合率は温度[62]やpH[101]などの物理的条件で影響を受ける。また，個人差もあり，これが薬物の全血漿濃度と効果の間の相関性を低下させる要因のひとつとなっているが，向精神薬では蛋白結合率が高いため逆に個人差はあまり大きくなく，総血漿濃度が遊離型薬物の濃度を反映すると考えられることが，とくに抗うつ薬などで指摘されている[32]。

　向精神薬は髄液中にも存在している。髄液は含有蛋白量が少ないので，髄液中の薬物濃度は血中の遊離型薬物濃度に近似している。Haloperidol では血中濃度の4.3％[239]，chlorpromazine では約3％[6]，imipramine や desipramine で約12％[201]，diazepam で約2〜3％[151]と報告されており，血中濃度との相関性を認める報告が多い。

　ベンゾジアゼピン系薬物，lithium，抗てんかん薬は分布容量（volume of distribution：Vd；後述）は比較的小さいが，抗精神病薬，抗うつ薬は組織との結合も強く，かなり大きいものが多い。

2.1.3 代謝 (metabolism)

多くの薬物は脂溶性で，弱酸性あるいは弱塩基性であるため，糸球体で濾過された後も再び拡散により再吸収されてしまう。このため，lithium のように腎からそのまま排泄される薬物を除けば，生体内でより極性の高い，脂質に難溶性の物質に代謝される必要がある[21]。したがって，向精神薬では未変化体が尿中に見出される割合はきわめて小さい。また，代謝により未変化体と同様の，または異なった薬理活性をもった物質を生じる場合や，逆に薬理効果を失活させる場合もある。このように，薬物の代謝には，薬理活性の変化という側面と，薬物動態でいう消失の概念に相当する部分があることになる。この2種類の代謝をそれぞれ phase-I と phase-II と呼ぶ[21]。Phase-I には酸化，環元，水酸化などの反応があり，薬物の活性を変化させる。Phase-II とは，合成または抱合反応で，グルクロン酸，硫酸，アセチル酸などと結合させることにより，生体からの消失を促すものである。生体内で活性代謝物を生じることを期待して，元来薬理活性のない物質を投与する場合があり，L-芳香族アミノ酸脱炭酸酵素によりドパミンに変換される levodopa, desmethylmedazepam, diazepam, desmethyldiazepam などを生じる medazepam，4種の活性代謝物を生じる rilmazafone などがその例で，これらは prodrug と呼ばれる。

代謝の場はほとんどが肝臓だが，向精神薬の中では clorazepate は例外で，それ自身は極性が強く吸収が悪いが，胃内で加水分解により desmethyldiazepam を生じ，腸管から吸収される[109]。また clocapramine の活性代謝物の mosapramine の産生の場も主として消化管である可能性がある[129]。消化管で吸収された薬物の多くは，体循環に入る前に肝で代謝を受け，標的臓器で薬理作用を表わすのはその一部である。これを初期通過効果（first-pass effect）と呼ぶが，個人差が大きく，生体利用率の個人差をもたらす要因のひとつとなっている。

2.1.4 排泄 (excretion)

薬物は未変化のままか代謝物として，最終的に生体から消失する。腎臓は最も重要な臓器で，ことに lithium のように排泄が不活化機構そのものであ

表3 薬物血中濃度に影響を与える因子

吸収：投与量，コンプライアンス
　　　投与法
　　　解離定数
　　　消化管のpH，食物，細菌，運動など
分布：心拍出量，局部血液量
　　　血漿蛋白量および結合能
　　　組織結合性
代謝：肝機能，酸素活性
排泄：腎機能
　　　尿pH

る場合の意義は大きく，腎不全時には薬物効果に大きな影響を及ぼすことになる。腎における排泄は尿のpHなどの物理的条件で変化し，バルビツール酸薬中毒の際には，この物質が弱酸性であることを利用して，重炭酸投与によりアルカリ側に傾け，その排泄を促進させる方法などが臨床応用されている。

胆汁中への排泄も重要な経路であり，尿中排泄との比率は薬物によって大きく異なる。腸管からの再吸収（腸—肝循環）は，向精神薬の場合，実際上あまり問題にならない。

このほかに，唾液や乳汁中へも排泄されるが，前者では血中濃度にかわる指標としての意義が，phenytoinやcarbamazepineで認められており[200]，haloperidolなどの向精神薬でも今後の有用性が期待される[306]。また，後者は乳児への影響といった臨床上の問題点としては重要だが，両者とも排泄としての意義は大きいものではない。

以上述べてきたように，薬物が投与されてから排泄に至るまでには多くの要因が関与しており，そのうちの重要なものを表3に示した。

2.2　コンパートメントモデル理論[113,114]

前項で述べた吸収，分布，代謝，排泄の過程を定量的に表わそうとするのが薬物動態学である。薬物濃度を決定する要因はきわめて多数で，これらす

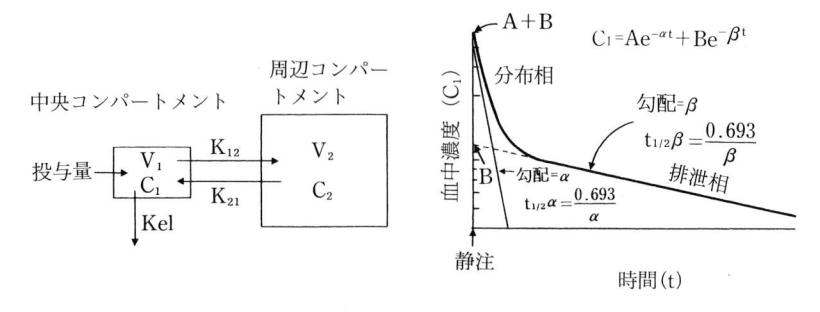

図2　2-コンパートメントモデル(左)と静脈注射時の血中濃度曲線(右)[113]
V_1, V_2：分布容量；C_1, C_2：コンパートメント内濃度；
Ke：中央コンパートメントからの排泄速度定数；
K_{12}, K_{21}：コンパートメント間の移動速度定数；
$t_{1/2}$：半減期

べてを包含した理論を数式化しても，時間経過に応じて病態も変化していくため実際的でない。そこで，臨床で用いられる薬物動態学には，単純でしかも理論的裏づけをもった考え方が必要になってくる。

　これが，生体をコンパートメントとみなしてモデル化したコンパートメントモデル (compartment model) 理論と呼ばれるものである。多くの薬物は，生体を2つのコンパートメントとみなす，2-コンパートメントモデルが適応できる (図2)。また一部の薬物 (あるいは一部の個体) では，より単純な1-コンパートメントモデルが適応できる。3つ以上のコンパートメントが考えられる場合もあるが，複雑すぎて臨床上応用することは困難である。また phenytoin は，前述したように，"飽和"を示す非線形薬物でその生体内動態は Michaelis-Menten 型に従う[125,231]ので異なる。基本的なモデルである2-コンパートメントモデルでは，図2に示すように，吸収された薬物は，ほぼ血漿に相当する中央コンパートメント (central compartment) に現われ，拡散し，引きつづきそこから排泄速度定数 (Kel) に従って直接排泄される部分と，周辺コンパートメント (peripheral compartment) 間の拡散移動を表わす定数 K_{12}, K_{21} に従う部分がある。この各定数は phenytoin の場合と異なり，コンパートメントの薬物濃度に依存するので，濃度と時間の関係を片対

数でプロットすると直線が得られる。このモデルによる血中濃度の推移は図2のように表わされる。

こうした理論を背景に，実際の薬物血中濃度の時間的推移がわかれば，その薬物の体内動態を表わすパラメーターが算出される。前述の生体利用率もそのひとつであるが，ほかに次の3つが重要である。①生物学的半減期(biological half-life：$t_{1/2}$)：血中濃度の半減するまでの時間で，通常排泄相の半減期を指すので $t_{1/2}\beta$ とも表わされる ($t_{1/2}=0.693/kel$)。$t_{1/2}$ は薬物濃度の定常状態に達するまでの時間を知る上でも重要である。②分布容量(the apparent volume of distribution：Vd)：薬物が体内に分布し平衡に達した時の，薬物が分布しているとみなされる理論的容量。1-コンパートメントモデルではVd=D/A (D：投与量；A：t=0のときの血中濃度)であるが，一般的な2-コンパートメントモデルでは，AUC (the area under the curve：血中濃度曲線下面積)を用い，

$$Vd(area) = D/kel \cdot AUC = D/kel \left(\frac{A}{\alpha} + \frac{B}{\beta}\right)$$

である (A, B, α, β は図2参照)。③薬物総クリアランス (Clearance：Cltot)：体内から薬物が除去される速度と血中濃度との関係，すなわち単位時間あたりの薬物濃度の減少の割合を表わし，

$$Cltot = Vd \cdot kel = \frac{0.693}{t_{1/2}\beta} \cdot Vd(area) = D/AUC$$

である。排泄器官は肝と腎と考えられるので，

Cltot＝Clr＋Clh

(Clr：腎クリアランス；Clh：肝クリアランス)

と表わすことができる。Clrはクレアチニンクリアランスと同様に，

Clr＝Xu・V/Cp

(Xu：薬物の尿中単位時間排泄量；V：尿量；Cp：血中濃度)

と計算されるので，Clhはその差から求められ，その薬物の肝クリアランスの関与の程度を知ることができる。

以上は，単回投与後の血中濃度の推移から知ることのできる事項であるが，

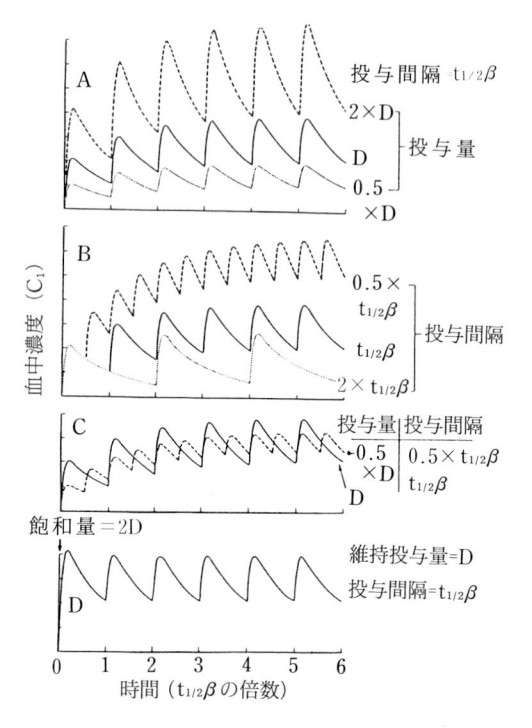

図3 反復投与における薬物血中濃度の推移[114]

A：投与間隔を一定(半減期)にして，投与量を変化させた場合
B：投与量と一定にし，投与間隔を変化させた場合
C：投与量を小さくし，投与間隔を短縮すると変動が小さくなる
D：初回投与時に"飽和"を行った場合

実際に行われる反復投与の場合は，図3[114]のように考えることができる。コンパートメントモデルの考え方は，生体を1つのシステムと考え，first-order kinetics に従うとみなすものであり，ここに一定の入力がくり返されれば，steady state（定常状態）が得られるという理論（plateau principle）が適応できる。一定量の薬物を半減期に等しい間隔で投与すれば，5～6回目でこの状態が得られ，投与と消失が平衡に達したことを意味する。この時，血中濃度曲線は最高血中濃度（C_{max}）と最小血中濃度（C_{min}）の間を往復することにより，われわれが臨床上用いる有効血中濃度も，これを扱うことになる。

接続点滴静注時には C_{max} と C_{min} の平均を結ぶ曲線となるが，この際の定常状態の濃度（C^{ss}）は，

$$C^{ss} = Q/Cl = Q/\beta \cdot Vd_{(area)} \quad (Q：持続点滴速度)$$

と表わすことができる．これから，経口反復投与では C_{max} と C_{min} の平均（$\bar{C}^{ss}$）は，

$$\bar{C}^{ss} = F \cdot D/Cl \cdot T = F \cdot D/\beta \cdot Vd_{(area)} \cdot T = 1.44 \cdot t_{1/2} \cdot D \cdot F/Vd_{(area)} \cdot T$$

（F：吸収率；D：投与量；T：投与間隔）

と書き直せる．この関係から，図3 A,B に示したように，投与量を大きくするか，投与間隔を小さくすることで，血中濃度が上昇することがわかる．また，

$$C_{max} = F \cdot D/Vd \ (1 - e^{-kel \cdot T}),$$

$$C_{min} = F \cdot D \cdot e^{-kel \cdot T}/1 - e^{-kel \cdot T} = C_{max} \cdot e^{-kel \cdot T}$$

であるから，図3Cのように，等しい1日用量でも投与間隔を短くした方が，C_{max} と C_{min} の差が小さくなる．定常状態に達する時間は薬物の半減期に依存し，投与間隔を半減期に等しくした場合は，5～6回の投与を要する．逆に，薬物の投与を中止してから血中より消失するまでの時間も半減期の5倍程度と考えられる．定常状態に達するまでの時間を短縮するためにとられる方法が，従来飽和 (loading) といわれていたものである．飽和量（D_L）と維持量（D）の比を蓄積比（Rc）といい（$D_L = Rc \cdot D$），

$$Rc = \frac{1}{1 - e^{-kel \cdot T}}$$

で表わすことができる．したがって，$T = t_{1/2}$ としたとき $Rc = 2$ となり，初回に維持量の2倍を投与し，以後半減期と等しい間隔で投与すれば，2回目でほぼ定常状態が達成でき，これは Nelson の法則と呼ばれる（図3D）．

以上が，薬物動態を理解する上での基本的な理論であるが，ベッドサイドでは採血回数が制限されることが普通である．したがって，この理論を臨床に応用するには，得られたデータと概知の動態値との照合をし判断をするという作業が存在し，ここにこれからの臨床家の経験が生かされる場が生まれてくると思われる．Imipramine や lithium で報告されているように，試験投与 (test dose) 後の一定時間の血中濃度から定常血中濃度を予測する方法な

どがその例で，今後より広く採用されるべき合理的治療戦略といえよう。新しい"匙加減"とはこうした姿であるべきと思われる。近年問題にされることの多い多剤併用の功罪についても，こうした側面からの検討も行われる必要がある。臨床薬理学の最終的な課題である「個別化(individualization)」[157]に向けて，精神薬理学の分野ではまだ多くの研究がやり残されているといえよう。

（追補）

近年，上述のコンパートメントモデル解析法と並んで，モーメント解析法が重要な解析法の一つとして行われることが多くなってきている。これは，血漿中薬物濃度 Cp を時間的に広がりを持った値，すなわち確率変数として扱い，その時間推移を示すグラフを分布曲線の一つとみなす考えである。主要な定数は AUC と，平均滞留時間（mean residence time, MRT），体内滞留時間の分散（variance of residence time, VRT）である。

MRT＝AUMC/AUC （AUMC：一次曲線下面積）

$$AUC = \int_0^\infty Cpdt$$

$$AUMC = \int_0^\infty t \cdot Cpdt$$

$$VRT = \frac{\int_0^\infty (t-MRT)^2 dt}{AUC}$$

ここでは，AUC は体内に入った薬物量の指標，MRT は薬物の体内通過の速さの指標，VRT は生体内での持続の指標ということができる。モーメント解析法を行うための条件として，線形のシステムであること，薬物の採取した部位からのクリアランスがあることがあげられる。モーメント解析法では，得られたデータを直接数値積分して上記の定数を求めるので，コンパートメントモデル解析法と異なり，モデルに依存しない解析法 model-independent analysis といえる。

2.3 測定法

2.3.1 ガスクロマトグラフィ

薬物をガス化し,カラム内の固定相に注入し,分離した後,検出器で検出する方法である。応用できる範囲が広く,分離能が優れている利点がある一方,標本化のための技術に熟練を要し,多検体には不向きであること,高価であるなどの欠点をもつ。検出器はその原理により,電子捕獲型,水素炎イオン化型,熱イオン化型,熱伝導度型,炎光光度型などに分けられる。

これまでに,chlorpromazine[61], haloperidol[87,315], medazepam や diazepam[69,72], amitriptyline や nortriptyline[40], phenytoin, primidone, phenobarbital, carbamazepine, trimethadione, ethosuximide, valproate[165,181] など多くの薬物で検討されている。

2.3.2 高速液体クロマトグラフィ

血清より抽出した薬物をカラム内の充填剤に高圧で注入し,分離させた後,検出器の測定する方法で,充填剤の種類による分離の原理,および検出器によって多数の方法に分類できる。検出器には,紫外吸収計,分光光度計,示差屈折計,ポーラログラフ,電気伝導度計,熱検出計などがある。ガスクロマトグラフィよりさらに対象となる分子の範囲が広く,測定時間も短縮できるが,やはり標本化などの測定技術に熟練を要すること,機器が高額であるなどの欠点もある。

Haloperidol[137], sulpiride[294], amitriptyline ほかの抗うつ薬[37,160], diazepam[146], phenobarbital をはじめとする各種抗てんかん薬[145] の報告がある。

2.3.3 免疫測定法

抗原抗体反応を利用する方法である。既知の反応系中に対象薬物が存在することによる放射活性の変化をみる radioimmunoassay,酵素反応の産生物質量の変化をみる酵素免疫法,酵素による螢光物質の産生量の変化をみる substrate-labelled fluorescent immunoassay,螢光標識薬物との競合による偏光の変化をみる螢光偏光免疫法などの種類がある。また,抗原抗体反応ではないが,受容体との結合を応用した,類似の原理に基づくものに radioreceptor assay がある。キット化されているものも多く,一般に操作が簡便で測

定時間も短く，測定感度も優れているなどの利点があるが，同位元素を用いる場合には専用の施設が必要で，試薬が高価であるなどの欠点がある。

Haloperidol[272]のradioimmunoassay，抗てんかん薬[225]の酵素免疫法，抗精神病薬[57]，ベンゾジアセピン系薬物のradioreceptor assayなどがよく知られている。Radioreceptor assayは受容体に結合する物質を測定するので，結合能をもつ物質（たとえば活性代謝物）の総和をみることになる利点と欠点に留意しておく必要がある。

2.3.4 その他の測定法

Lithiumには，原子吸光法[173]や炎光法[171]が用いられる。Phenobarbital, phenytoinには吸光度法[250]も用いられる。

3. 向精神薬のTDM

3.1 抗精神病薬

3.1.1 薬物動態

1) Haloperidol：Haloperidolを経口投与した場合，吸収は一般に良好で，1時間以内に血中に現われ，最高値に達する時間には3～10時間[88,143,303,305]で，剤型による血中濃度の差は少ない[135]。吸収と初回通過効果を経た後の生体利用率は40～70％で，筋注時は80～90％である[198]。Chlorpromazineに比べ，血中濃度の昇降がかなり緩慢で，代謝も単純で活性代謝物がないのがhaloperidolの特徴といわれていたが，水酸化型には10％程度の活性が認められるという報告がある[86]。また近年,代謝物のひとつである環元型haloperidolは，それ自身の受容体との結合力はきわめて弱い[155,159]が，逆にhaloperidolによる治療に抵抗性を示す患者では高値を示し[82]，高用量になるほどhaloperidolに対する生成比が増大し，人種差も大きいことが知られてきている[46]。そこで，この代謝物の生成の差異が，治療効果の差異の要因のひとつではないかとする推論が生まれてきている。したがって，今後はhaloperidolのTDMに際して代謝物にも注目する必要があると思われる。

Haloperidolは他の抗精神病薬と同様,分布容量は大きく，大部分は血清蛋白と結合して存在し，髄液中にも血中の数％存在している。ラットでは脳内

濃度と血中濃度の相関性が知られている[44]。胆汁中に排泄された haloperidol は，一部腸管から再吸収される[88]。また一部は乳汁中[271]や唾液中[306]にも排泄され，唾液中濃度は血中濃度とよい相関がみられるので[306]，血液の採取が困難な症例では有用であろう。

　血中からの消失は通常 2-コンパートメントモデルに従い，半減期は静注で 12.6～22.9 時間[88]，筋注では 20.7±4.6 時間[58]，経口では 12～24 時間[303] あるいは 29.2～39.4 時間[305] という報告がある。Haloperidol は比較的半減期が長いが，服薬回数と血中濃度の日内変動の関係をみると，最高値と最低値の差の最低値に対する比率は，1 日 1 回投与と 2 回以上の分割投与との間に有意な差があるので[303]，血中濃度の視点に立つ限り，1 日 2 回投与が合理的と考えられる。

　定常血中濃度には 4～7 日で達し，用量との間には，正の相関性が認められる[135]。また，長期投与でも変動がみられない[90]。しかし，個人差は大きく，同一用量でも 5 倍[87]から 10 倍[88]の開きがある。

　2) Chlorpromazine(CPZ)：経口投与時の吸収は，ほとんど 100 % と考えられているが[65]，曲線下面積が小さいことから消化管での代謝も示唆されている[65]。血中では 90 % 以上が蛋白と結合して存在している[62]。体内での分布は広く，分布容量は大きい（約 21 l/kg）。脳には血中の 4～5 倍の濃度で存在するという[66]。経口投与では，ピークに達するまでの所要時間は 2 時間，半減期は 6～24 時間と報告されている[64]。CPZ の半減期は比較的短く，1 回投与を行った研究[221]によれば，ピーク時の血中濃度がきわめて高くなる症例がみられたり，曲線下面積も 3 回投与時より小さくなるなどの問題点があるので，分割投与の方が望ましいと考えられる。用量と血中濃度との関係も一様でなく，比較的低用量では，用量の増加率より血中濃度の上昇率の方が大きいが，300～400 mg/日以上になると血中濃度の上昇率は小さくなり，むしろ低下することもあるといわれている[65,158,242]。

　CPZ の代謝はきわめて複雑であり，これがこの薬物の TDM を困難にしている大きな要因となっている。理論上は 168 の代謝物を考えることができ[252]，未変化体以外に活性があるのは，demethyl-CPZ, didemethyl-CPZ,

CPZ-N-oxid, 7-hydroxy-CPZ である[217]。demethyl-CPZ の血中濃度は CPZ の血中濃度に相関し, 平均約 20 %といわれる[307]。CPZ 治療に無効な例, あるいは悪化例では demethyl-CPZ や CPZSO の割合が多いという報告がある[252]。

排泄は, 70～80 %が尿中に, 20～30 %が糞中に見出され, 尿中のものはほとんどがグルクロン酸抱合されている[298]。唾液中濃度は血中濃度との相関性がある[189]。

CPZ 血中濃度は 2～3 週間程度で安定するが[256], その後下降するという報告[240]があるので留意しておかねばならない。やはり個人差は大きく, 数倍[221]の開きがある。

3) その他：haloperidol, chlorpromazine 以外には詳細に薬物動態が調べられたものは少ない。

Haloperidol decanoate 100 mgを筋肉内に投与すると 5～14日に1.0～3.8 ng/ml の最高値に達し, 半減期は 27.2 日である。この時の血中濃度曲線下面積からは, 1 日 1 回 5 mg を反復投与した時にほぼ相当する。定常血中濃度には, 月 1 回の投与で 3～4 回目に達する[280]。

このほか, fluphenazine の経口投与時の半減期は 16.4＋13.3 時間であることなどが知られている[300]。

3.1.2 抗精神病薬の血中濃度と効果

代謝が単純で最もよく研究されている haloperidol では, 血中濃度と治療効果の間に相関性を認める報告に, Calil, H.M.ら[42], Tune, L.E.ら[287]のものがあり, 特に BPRS の思考障害, 妄想などの項目の改善との関連があるという。また, Rao, V.A.R.ら[231]も BRRS総評点との相関性を報告し, Mendelewicz, J.ら[192]も 9 ng/ml 以上で良好な改善があり, 4 ng/ml 以下では改善がみられないとした。一方, こうした関連性を否定する報告も多くみられる[18,28,81,136]。Haloperidol に関しては, 試験デザインを改良すれば, より明瞭な関連が認められるようになる可能性があることを漠然と示しているというのが現状であろうかと思われる。

Chlorpromazine では, 代謝物が多いこと, 血中濃度そのものが測定条件で

変わってくることなどから，これまでの報告の評価は一層困難である。有効血中濃度の存在を認める報告例としては，Rivera-Calimlim, L.ら[241]，桜井ら[252]のものがあり，下限は30〜50 ng/ml，あるいは，著効例の血中濃度は150〜300 ng/ml とされている。しかし，こうした相関性を認めないという報告[49,66,158,184]の方が優勢と思われる。

　Thioridazine, thiothixene, fluphenazine でも研究されているが，やはり結果は不定である[265]。Alfredsson, G.らの一連の報告[3,4,5]によれば，sulpirideの自閉，抑うつ気分，CPRS (the Comprehensive Psychopathological Rating Scale) に対する改善効果は，500μg/l 以下で，血中濃度に逆相関してみられるという。

　また，赤血球濃度の方が脳内濃度を反映するなどの点で有用性が高いと主張するものもあるが[51]，まだ結論を出すほど充分な知見の蓄積はなく，反論もみられる[75]。Huntington 舞踏病や Gilles de la Tourette 症候群では非常に低い血中濃度（数 ng/ml）で効果があるといわれる[286]。

　さらに，近年，抗精神病薬でもnortriptylineで認められている"therapeutic window"の存在を示唆する報告があり，haloperidol[184]，chlorpromazine[293]，perphenazine[121]，fluphenazine[77]などの薬物や，neuroleptic activityで求めた研究[76,162]の例がある。しかし，これらの研究では，nonresponder や自然寛解例が対象に含まれているとアーチファクトが生じる[24]という可能性を除外しておらず，やや安易にこの語が用いられているきらいがある。Therapeutic window の存在の解明は，これからの研究を待たねばならない。

　このように，抗精神病薬の血中濃度と治療効果の関連が明確にならない大きな要因のひとつは，試験デザインの問題と思われる。抗精神病薬の効果を明確にできるのは，精神分裂病を対象とした場合，慢性例よりも急性例，陰性症状よりも陽性症状の方であることは周知の事実である。改善効果の乏しい慢性患者を対象にしても，特に血中濃度が低いわけではない[175]。したがって，対象患者の選択に経過や陰性症状が重視されると，薬物の効果判定そのものの性格が変わってくることになる。今後は，薬効検定用により感度の高い診断基準，評価尺度を開発する必要があるかもしれない。その際には，必

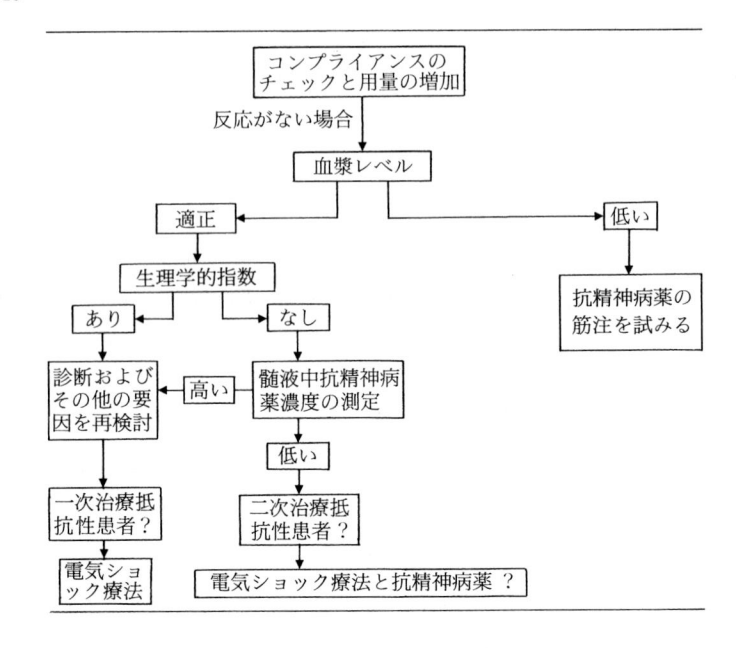

```
            ┌──────────────────┐
            │ コンプライアンスの │
            │ チェックと用量の増加│
            └──────────────────┘
              反応がない場合
            ┌──────────┐
            │ 血漿レベル │
            └──────────┘
           ┌────┴────────────┐
        ┌──────┐          ┌──────┐
        │ 適正 │          │ 低い │
        └──────┘          └──────┘
           │                  │
    ┌──────────────┐   ┌──────────────┐
    │ 生理学的指数 │   │ 抗精神病薬の │
    └──────────────┘   │ 筋注を試みる │
       ┌────┴────┐      └──────────────┘
   ┌──────┐  ┌──────┐
   │ あり │  │ なし │
   └──────┘  └──────┘
```

図4　TDMの立場からみた抗精神病薬に反応しない患者
　　　（neuroleptic nonresponder）の考え方[24]

ずしも精神分裂病というnosologyにはこだわらなくてもいいと考えられる。Rockland, L.H.[245]は，用量を固定し，薬物治療に反応する患者を対象とし，活性代謝物のない薬物を用いるべきだと主張している。対象患者を急性増悪などに限定し，用量を固定して行った研究[49]では，BPRSの改善と血中濃度（neuroleptic activity）によい相関が認められたとされ，今後の研究の方向性を示していると考えられる。

　精神分裂病の薬物療法を行ううえでの大きな問題に，薬物に反応しない患者（neuroleptic nonresponder）の存在がある。Nonresponderの概念は単純ではないが，TDMの立場からみる限りでは，Berrios, G.E.[24]の示した考え方が合理的と考えられる（図4）。これは，治療効果が悪い例に対して，血中濃度を測定し，低値の場合は筋注（あるいは静注）を行う。適正な血中濃度が得られている場合は，髄液中濃度の測定と，臨床的に薬物の影響と考えら

れる徴候（縮瞳，血中プロラクチン濃度，錐体外路症状）をチェックし，もう一度診断等の確認を行う。それでも反応のないものを，一次治療抵抗性患者（primary refractoriness）とし，電気ショック療法を行う。髄液中濃度が低いものは二次治療抵抗性患者（secondary refractoriness）として扱うという。この考え方には，髄液中濃度の測定という，現状では一般的でないステップがあるが，内容は合理的であり，こうした見方に立った治療が行えるような知識の積み重ねが重要となっていくであろう。同様に，脳内 D_2 受容体の占拠に限れば，haloperidol の場合，血中濃度が $5\ \mu g/l$ の時に 80〜90％に達しており，20〜30 $\mu g/l$ 以上の血中濃度を得ることに治療的な意義はほとんどないという指摘[17]は重要である。すなわち，充分な血中濃度が得られて，なお満足すべき治療効果がもたらされない時，作用プロフィールの異なった薬物を選択する理論的根拠を与えてくれるものであるからである。

3.1.3 抗精神病薬の血中濃度と副作用

1) 錐体外路症状（EPS）：血中濃度の上昇と EPS の出現に，相関関係がみられるとする報告は多い。八木ら[304]は，haloperidol 服用患者では，EPS 出現時の平均血中濃度は最低約 10 ng/ml，最高約 20 ng/ml であると報告した。また，Ericksen, S.E. ら[81]も 20〜26 ng/ml の群に EPS が多いと述べている。Chlorpromazine でも，EPS の出現する群では 50 ng/ml 以上を示した例が多いという報告がある[300]。Perphenazine では 3 nmol/l を EPS 出現のめやすとする報告がある[121]。一方，haloperidol 大量投与で血中濃度が高い群でも EPS の出現頻度に差がないという報告[28]，fluphenazine[77]，あるいは neuroleptic activity[281] と EPS との関係が認められなかったとする報告など否定的な報告も多い。Zarifian, E. ら[308]のように，haloperidol 濃度が 200 ng/ml 以上だと EPS は消失し，100 ng/ml 以下になると再び出現するというものもある。

このように，EPS と血中濃度との関係も定説が生まれるには至っていない。これは，EPS が他の中毒性の副作用と異なり，治療効果とも関連する症状であること，その出現頻度は薬物への暴露期間，年齢，性などで異なってくるため，対象患者の設定で大きく結果が異なってくることなどが要因のよ

うに思われる。また，治療薬剤自体のもつ抗コリン作用の強弱も考慮する必要がある。したがって，この分野でも試験デザインの工夫が，今後必要である。

遅発性ジスキネジア(TD)に関しても，TDのある患者のneuroleptic levelは835 ng/ml (chlorpromazine換算)であったのに対し，用量をマッチさせたTDのない患者では148 ng/mlで，血中濃度との相関を示す報告[247]，血中濃度と一日用量の比がTDのある患者で有意に高いという結果[139]が知られている。逆に，TDのある患者はない患者より40％も血中濃度が低く，ただし，TDの重症度とは相関がないという相反する報告もみられ[275]，否定的な意見が強い[60]。TDに関しても，明確な結論が得られるには，種々の要因を対照群とマッチさせ，長期の観察を行うなどの研究が大規模に行われる必要があろう。

2) その他の副作用：神経系副作用の中でも過鎮静，倦怠感，脱力，精神運動興奮，攻撃性などの副作用は，一般に中毒性と考えられており，haloperidolでは50〜200 ng/mlの高い血中濃度で出現するという[28,212]。また，15〜20 μg/mlときわめて高い血中濃度では深昏睡がみられたという報告[51]がある。縮瞳，脈拍数の増加，血圧の低下，手掌皮膚電気抵抗の低下など末梢性の徴候は，一般に血中濃度と相関すると考えられている[251]。

3.1.4 抗精神病薬の血中濃度に影響する要因

表3にあげた要因以外に，併用薬で明らかに影響があると考えられるのはphenobarbitalなどのバルビツール酸系薬物で，酵素誘導による血中濃度の低下をきたすと考えられる[66,176]。抗パーキンソン薬[52]や制酸剤[84]は，腸管運動の抑制や，アルミニウムイオン，マグネシウムイオンによる吸収の抑制のため，血中濃度を低下させる可能性がある。Carbamazepineがhaloperidolの血中濃度を低下させることも知られている[154]。

3.2 抗うつ薬

3.2.1 薬物動態[9,71]

三環系抗うつ薬は，経口で与えた場合一般に吸収が良好で，3〜4時間で

ピークに達する。吸収後の初回通過効果による生体利用率の個人差は大きく，血中濃度の個人差の大きな要因のひとつである。Imipramine では 29〜77 % と，特にその幅が大きく[107]，また薬物によって比較的小さいもの（doxepin：13〜45%[310]）と比較的大きいもの（protriptyline：75〜90 %[311]）がある。血中の遊離型の薬物濃度は数%から 10 %程度との報告が多いが，報告によって数値もまちまちで，臨床効果との関連ではあまり重要な意義はもたないとの意見が一般的である[36]。

半減期は，imipramine で 4.0〜17.6 時間[203]，desipramine で 13.5〜61.5 時間[203]，amitriptyline で 10.3〜25.3 時間[141]，nortriptyline で 16.5〜35.7 時間[97]，amoxapine で 3〜8 時間[54] などと報告されている。

抗うつ薬は一般に脂溶性なので，広く体内に分布し，imipramine の研究では，血漿は最も濃度の低い組織に属する[27]。したがって，分布用量も向精神薬の常として一般に大きいが，6.4〜60 l/kg と薬物の種類，報告者によって幅が広い。

主要な代謝系路は酸化と抱合であるが，抗うつ薬も代謝過程の中で活性代謝物を生じるものが多い。古くから知られているものに，3 級アミンの imipramine や amitriptyline の脱メチル化反応によって生じる 2 級アミンである desipramine や nortriptyline の例がある。Amoxapine の活性代謝物の 8-hydroxyamoxapine の半減期が 30.8 時間であるように[42]，未変化体とかなり異なる薬物動態を示すことが多く，臨床効果との関連の判断を困難にする要因となっている。これら代謝物の生成や消失の速度にも個体差が大きく[34,205]，血中濃度の個人差をもたらす要因のひとつである。また，未変化体と代謝物では，モノアミン再取り込み阻害作用などの作用プロフィールでも異なっていることが普通で[54]，血中濃度を単純に未変化体と代謝物の総和とすることには疑義が生まれる。表 4[71] に，抗うつ薬の代謝物の特徴の一部を示した。

抗うつ薬の反復投与により定常血中濃度に達するまでの期間は，7〜21 日といわれる。各個人では，用量と定常血中濃度の間には直線的な相関関係があるが，個人差はきわめて大きい。双子などを用いた研究では，遺伝的な要

表4 抗うつ薬代謝物の特徴(DeVane, C. L. [71])より一部抜粋)

未変化体	代謝物	活性
Amitriptyline	Nortriptyline 10-hydroxy-nortriptyline	nortriptyline は未変化体と同様の活性，hydroxy 体はノルエピネフリンの再取り込みを抑制，血中に蓄積，髄液中にも存在(ヒト)。
Amoxapine	7-hydroxy-amoxapine 8-hydroxy-amoxapine	両代謝物とも血中に蓄積，7-hydroxy は haloperidol 様のドパミン遮断作用をもつ。
Imipramine	2-hydroxy-imipremine Desipramine 2-hydroxy-desipramine	Desipramine は未変化体と同様の活性，両 hydroxy 体はヒト髄液中に存在，in vitro でカテコールアミンの再取り込みを抑制，イヌで心毒性，血中や脳内に蓄積。
Maprotiline	Desmethylmaprotiline	血中に蓄積，動物脳で分布が確認。
Trazodone	m-chlorophenylpiperazine	直接的セロトニン受容体作動薬，動物脳で存在。

表5 250 ng/ml の血中濃度を得るために必要な imipramine 用量[38]

24時間値*	imipramine の1日用量
< 8(ng/ml)	>375(mg/day)
8	375
9	325
10	300
12	250
15	200
20	150
25	125
30	100
>30	<100

＊血中濃度は，imipramine 50 mg 負荷後24時間の，imipramine と desipramine 濃度の和

因（おそらく酵素活性）で決定される部分が大きいことが示唆されている[268]。必要な定常血中濃度を得るための用量を知るために，imipramineなどで1回の試験投与（test dose）を行う方法が報告されている[38]。これは，初めに50 mgを投与し，24時間後の血中濃度を測定すると，その値は定常血中濃度と高い相関を示すので，そこから患者に投与すべき用量を決定しようとするものである（表5）。このような方法は，臨床の限られた採血条件でも充分実施しうるし，また合理的な治療戦略といえる。今後，抗うつ薬だけでなく多くの薬物でこの種の研究が進められ，適応可能な薬物の範囲や，最も感度の良い採血時間などの条件が決定されていくことが望まれる。

今後，わが国でも使用されることが予想される選択的セロトニン再取り込み阻害薬（SSRIs）やモノアミン酸化酵素阻害薬（MAOIs）に関しては，最近の総説[228]にまとめられている。

3.2.2　抗うつ薬の血中濃度と効果

1）Imipramine：Reisby, N.ら[233]の，66人の患者（うち37人が内因性うつ病）を対象に225 mg/日を投与した研究では，imipramine血中濃度は6〜300 ng/ml，desipramineは15〜700 ng/mlと大きな個人差があったが，内因性うつ病のresponderは両血中濃度の和が240 ng/ml以上で，上限は見出しえず，治療効果との間に直線的な関係を認めている。また，非内因性うつ病では相関性が認められなかったという。Glassmann, A.H.ら[102]は60名の内因性うつ病患者に3.5 mg/kg/日を3回分割投与したが，180 ng/mlを下限として，responder 31名中22名はそれ以上を示し，nonresponder 29名中21名はそれ以下であったと報告した。しかも，225 ng/ml以上，150〜225 ng/ml，150 ng/ml以下の各濃度に，完全寛解，中等度改善，反応不良という対応を示した群が存在したという。Simpson, G.M.ら[265]も27人の患者を用いて，good responderとpoor responderに分けていくつかの下限値を検討したところ，やはり240 ng/mlが両群を区別しうる血中濃度であったと述べている。

このように，imipramine研究では，①各個人の代謝の差異が臨床効果に影響を与える，②血中濃度が200〜250 ng/mlまで上昇すると，治療効果もあが

る，③ 250 ng/ml 以上になると副作用が出現しうるが，抗うつ効果自体の減弱はない，とまとめられている[279]。しかし，一部にはこのような関係を見出しえなかったという報告[255]もあり，TDM からみた，うつ病の下位群が存在するか否かといった問題も今後の課題として残されている。

 2) Nortriptyline：Åsberg, M.ら[12] は，29 名のうつ病患者に 75～225 mg/日を投与し，2 週間後の血中濃度で治療効果との相関を検討したところ，50～140 ng/ml の範囲にある患者に症状改善がみられたと報告し，"therapeutic window"の存在が知られるようになった。その後同様の報告がつづき[161,177,195,312]，とくに，Krogh-Sφrensen, P.ら[161] の報告にみられるように，高濃度では治療効果が劣り，150 ng/ml 以下に下げた後に抗うつ効果が認められるようになった例や，Lipsey, J.R.ら[177] の，プラセボを用いた二重盲検比較でも同様の"therapeutic window"が認められたという結果は，有効治療濃度が存在することを強く示唆するものと考えられている。しかし，このような関係を認めない報告もみられること[41,182]，"therapeutic window"なる現象が分子薬理学的な作用機序とどのような対応があるのか，従来の知見からは説明が困難なこと，抗うつ薬の効果発現までに要する時間的な要因が充分に考慮されていないこと，などの問題点が存在することも事実で，今後さらに比較研究が必要である。

 3) Amitriptyline：Amitriptyline については，血中濃度と治療効果の間に相関関係があるとする報告と，ないとする報告があり，前二者ほどには評価が定まっていない。Braithwaite, R.A.[34] は，15 人のうつ病患者を対象として，50 mg を 1 日 3 回，6 週間継続投与した。この結果，amitriptyline は 20～278 ng/ml，nortriptyline は 20～228 ng/ml と血中濃度に大きな個人差が認められた。第 4 週，第 6 週の評価では，総血中濃度と効果の間に相関性があり，120 ng/ml 以下では改善が認められなかったとしている。また，治療効果が悪化するような上限の濃度は見出せなかったので，直線的な関係があると考えられた。同様に，160 ng/ml 以上[313]，200 ng/ml 以上[164]で効果ありとする報告がつづいた。後になると，nortriptyline と同様，"therapeutic window"の存在を示す報告があいつぎ[94,197,292,295]，下限は 50～60 ng/ml，上限は

220～250 ng/ml とされた。一方，大規模な研究で，血中濃度と治療効果の関連を否定する報告も現われ[55,244]，これらの研究は信頼性も高いので，再度検討し直す必要がありそうである。もっとも，この Coppen, A.[55] らの研究では3分の1しか改善群がいなかったことへの再批判も寄せられている[227]。最近では，amitriptyline（A）と nortriptyline（N）の血中濃度の和よりも，N/A 比の方が治療効果と相関するという報告も現われ[56,144]，こうした判定法も今後の研究には必要である。

4) その他の抗うつ薬：Desipramine に関してはあまり多くの報告はないが，直線的関係か，therapeutic window かは不明だが，一応下限は存在するのではないかと考えられており，115 ng/ml 以上[213]がひとつのめやすになっている。Clomipramine では相関性は認められないと報告されている[234,284]。Doxepin では，110 ng/ml 以上で改善がみられるという報告と[92]，関連がないという報告がある[39]。Maprotiline[119,196,297]，trazodone[186,230]では相関性が認められないとする報告が大部分だが，うつ病のタイプや時期により弱い相関があるという報告[126]もある（maprotiline, zimelidine）。Amoxapine でも，未変化体と 8-hydroxyamoxapine の濃度の和が 201～400 ng/ml で改善率が高いという "therapeutic window"の存在を示唆する報告[31]と，関連はないとする報告[48]がある。

いずれにせよ，これまでの報告では対象患者の均一性，プラセボ反応群に対する考案，薬物の使用歴，治療期間などの統一性が乏しいので，これらを配慮したコントロールドスタディが必要である[94]。

以上の知見を踏まえ，抗うつ薬でも TDM を治療に生かすための手順がシェーマ化されているので，それを図 5[71] に示す。

3.2.3 抗うつ薬の血中濃度と副作用

発汗，口渇[314]，輻輳障害[13]，唾液量の減少[25]などの症状と血中濃度との相関性を示した報告があるが，これらの症状のため血中濃度を測定する意義は乏しいであろう。

これに対し，より重篤な，あるいは急性の副作用では TDM の意義は大きいと考えられる。Åsberg ら[11] は，nortriptyline の血中濃度と副作用評価表で

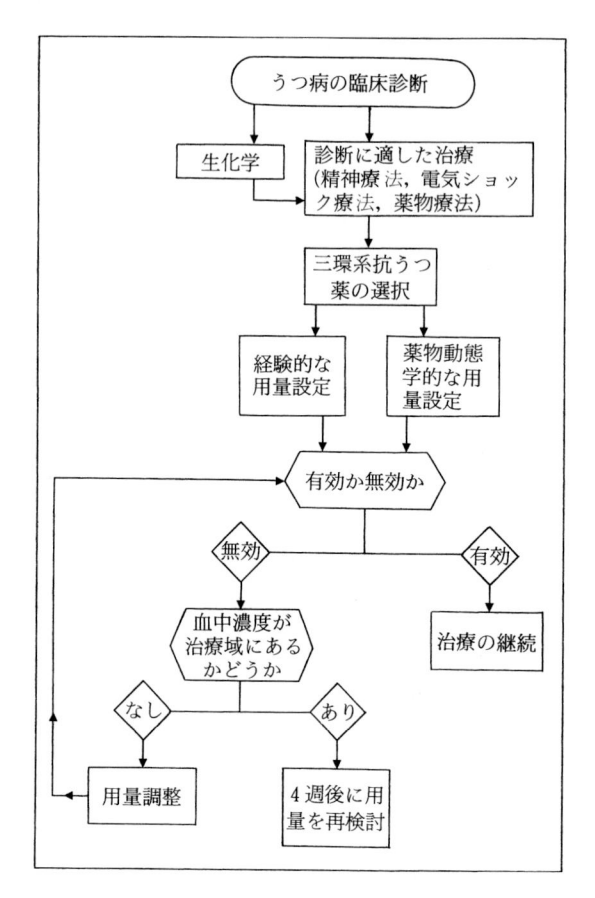

```
                  ┌──────────────┐
                  │ うつ病の臨床診断 │
                  └──────┬───────┘
              ┌──────────┴──────────┐
         ┌────┴───┐         ┌──────┴──────┐
         │ 生化学 │         │ 診断に適した治療 │
         └────────┘         │(精神療法,電気ショッ│
                            │ ク療法,薬物療法) │
                            └──────┬──────┘
                                   │
                            ┌──────┴──────┐
                            │三環系抗うつ │
                            │ 薬の選択   │
                            └──────┬──────┘
                      ┌────────────┴────────────┐
                ┌─────┴─────┐            ┌──────┴──────┐
                │ 経験的な  │            │ 薬物動態   │
                │ 用量設定  │            │ 学的な用   │
                │          │            │ 量設定    │
                └──────────┘            └─────────────┘
```

図5　TDMを用いたうつ病治療の手順[71]

評価した得点に相関性を認め，とくに失神や洞房ブロックなど重篤な副作用を示した例では，いずれも340 ng/ml，235 ng/ml と高値であったと報告した。Crome, P.ら[59] の小児を対象とした研究では，三環系抗うつ薬の血中濃度が500 ng/ml を越えると抗コリン作用が強く現われ，1000 ng/ml 以上では，けいれん，昏睡，不整脈などが生じたという。Preskorn, S.H.ら[229] も，amitriptyline 投与患者のうち血中濃度が300 ng/ml 以上の14人について調査し，450 ng/ml 以上を示した7人のうち6人がせん妄をおこしたが，300

〜450 ng/ml の 7 人にはおこらなかったと述べている。心毒性についても血中濃度との相関性が考えられている。血中濃度が 1000 ng/ml を越えると，心電図上 QRS が 100 ミリ秒を越えるといわれ[15,224]，QRS は急性中毒のよい指標と考えられている[270]。Petit, J.M.ら[224] の報告では，心停止，心室性頻脈，不整脈などが，1000 ng/ml 以上の群で有意に多かったと述べられている。

Amoxapine 投与中に錐体外路症状を呈することがあるが，Gaffney, G.R.ら[95] は，8 人の患者で neuroleptic activity を測定し，用量との相関性は認めたが，錐体外路症状を呈した 3 人では，その重篤度との相関性は見出しえなかったと報告している。

3.2.4 抗うつ薬血中濃度に影響を及ぼす要因[222]

血中濃度を低下させる代表的な薬物に，バルビツール酸系薬物がある。これは肝臓の酵素誘導によると考えられる。このほか，pH の低下，喫煙，アルコール，lithium，経口避妊薬でも血中濃度が低下する[14]。血中濃度を上昇させるものに，chlorpromazine, haloperidol をはじめとする抗精神病薬があげられているが，反論も寄せられている[232]。Methylphenidate，pH の上昇，老化なども血中濃度上昇の要因と考えられている。血中濃度の観点からみる限り，ベンゾジアゼピン系薬物は影響を与えず，併用による不利益は少ないと考えられる。

3.3 ベンゾジアゼピン系薬物

3.3.1 薬物動態[115,169,208]

ベンゾジアゼピン系薬物（BZP）は，抗不安薬，睡眠薬として今日広く用いられており，その基本的薬理作用はほとんど共通しているが，薬物動態には個々の薬物でかなりの差がみられる。

BZP の消化管からの吸収は一般に速く，良好である。最高血中濃度は chlordiazepoxide で約 2 時間[117]，diazepam で 0.5〜1.5 時間[185]，lorazepam も 2 時間以内と考えられる。蛋白結合率は，ほとんどの薬物が 90 % 以上と考えられている。薬物により脂溶性にはいく分差がある。単回投与の場合，diazepam では半減期は長いが脂溶性が高く，末梢に分布する部分が大きいた

```
Chlordiazepoxide* ──→ Desmethyl- ──────→ Demoxapam* ---→ 他の代謝物
                      chlordiazepoxide*
                                ↓
                      Desmethyl-
                      medazepam
                      ↗ ─ ─ ─ ↘       Desmethyl-
        Medazepam ─ ─ ─ ─→ Diazepam* ──→ diazepam* ←──── Clorazepate
                                         (nordiazepam)
                                              ↑
                                ↓             │
   ──→ 主要代謝経路        Temazepam ----→ Oxazepam* ------ Prazepam
   ---→ 副代謝経路              ↓              ↓
   *薬理活性のあるもの       抱合、排泄       抱合、排泄
```

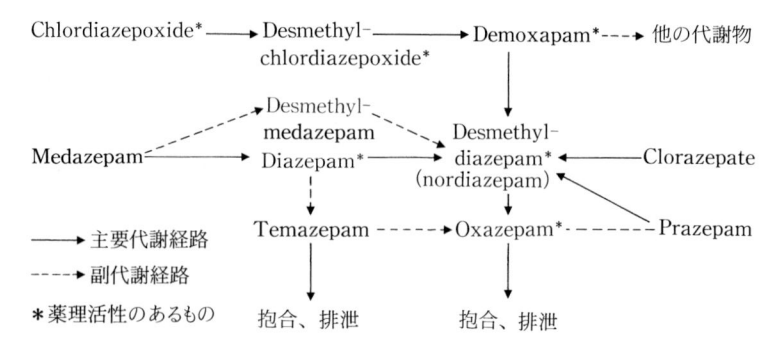

図6　主要ベンゾジアゼピン系薬物の代謝経路（Lader, M.[168]を改変）

め，半減期の短い lorazepam より作用時間が短いという，一見矛盾した現象がおこることがある[112]。脳への移行は，マウスなどで速やかに行われることが知られ(chlordiazepoxide)[226]，慢性投与でも，ラット脳内濃度と血中濃度の相関が報告されている (lorazepam)[178]。ヒトにおいても，diazepam 投与後の髄液中未変化体は血漿の 2〜3％，代謝物 desalkyldiazepam は 1〜4％存在することが知られている[151]。

　BZP の最終代謝過程はグルクロン酸抱合で，その後尿中に排泄される。しかし，多くの薬物で，その途中多くの代謝物が生成され，活性をもつものも少なくないことが知られている。主要 BZP の代謝経路を図6[168]に示す。Prazepam は肝でほとんど完全に脱アルキル化され，desmethyldiazepam として活性を表わすため，そのピークに達するまでの時間は 4〜48 時間と幅が広い。Clorazepate も，前述したように，胃液中で同代謝物に変換され吸収される。Lorazepam は oxazepam と同様，直接グルクロン酸抱合されて尿中に排泄される。

　BZP の半減期は，個々の薬物で大きく異なる。BZP は，それぞれの薬物の薬理学的特徴によって，抗不安薬として用いられたり，睡眠薬，あるいは抗てんかん薬として用いられる。これを決定する重要な要素のひとつが半減期で，一般的に短い薬物の方が翌朝に持ち越し効果を残さないので睡眠薬として有利であるといえる。しかし，たとえ半減期（一般的には排泄相の）はあ

る程度長くても，睡眠薬としては吸収や血中濃度の立ちあがりが急峻で（すなわち，催眠効果が現われる濃度に早く到達し），その後早期に臨床効果発現の閾値濃度以下に下がるような（たとえ，それが分布相であっても）薬物であれば，睡眠薬としては好ましいといえる。そこで，最高血中濃度（C_{max}）と，服薬後 12 時間後の濃度（C_{12}）の比（$\gamma_{12.1} = C_{12}/C_{max}$）を指標とし，BZP の特徴を表現しようとする考え方がある[8]。Triazolam, flunitrazepam の $\gamma_{12.1}$ はそれぞれ 0.16, 0.25 であり，oxazepam の 0.40，desmethyldiazepam の 0.71 より小さく，睡眠薬として選ばれる根拠となっていることがわかる。

3.3.2 ベンゾジアゼピン系薬物の血中濃度と効果

これまでに報告されている結果を，Norman, T.R. ら[216]の表にいくつかを追加してまとめた（表6）。これからわかるように，現在まで BZP の血中濃度と臨床効果の間には明確な相関性を確立されていない。これには，この領域の研究に共通するいくつかの問題点が存在するためであろう。まず，BZP は，その薬理作用に疾患特異性が乏しく，健常者，神経症者（神経症様状態を含む）の双方を対象としうるので，被験者の選択がまちまちとなっていることがあげられる。次に，評価法の選択に一定の見解がないため，抗不安効果，鎮静効果，主観的な自己評価，記憶テストなど様々なものが用いられている。このため，各研究間の比較が困難で，系統的な研究の妨げになっている。さらに，BZP が多くの活性代謝物をもつことも評価を複雑にする要因である。評価期間もまちまちで，単回投与による急性期の評価と，反復投与後の評価では，耐性などの要因の評価の仕方でも変わってくるため，同一の次元では考えることができなくなる。報告全体を概観すると，一般に単回投与で自己評価を用いた場合は，血中濃度との相関性が引き出せる傾向があるが，客観的評価法を用いた場合や長期投与では相関性が明瞭とならないことが多いようである。このことは，試験デザインそのものに大きな問題点が存在することを示唆しているといえよう。また，Shader, R.I.[263]の報告にみられるように，薬物の吸収速度の差が薬理効果にも大きく影響したり，定常血中濃度より，その上昇時，あるいはピーク時の濃度の方が主観的な効果に与える影響が強いことが知られている。したがって，今後は lorazepam などの代謝

表6 ベンゾジアゼピン系薬物の血中濃度と臨床効果(Norman, T. R.ら[216])の表に著者が追加して作成)

著者	診断	臨床評価表	関係
Chlordiazepoxide			
Gottschalk & Kaplan(1972)[106]	不安	Speech content analysis (単回投与)	0.70 μg/ml 以上で抗不安, 抗攻撃性
Gottschalk (1977)[104]	不安	同上	同上
Bond ら(1977)[30]	不安	H.A.R.S., 自己評価	無関係
Greenblatt ら (1977)[116]	volunteer	visual analogue scale (単回投与)	0.5 時間のCDX＋DMCDX 濃度と, いくつかの項目が相関 (約0.5 μg/ml 以上)
Lin & Friedal (1979)[174]	不安	Hopkins 症状評価, H.A.R.S.	臨床効果と代謝物濃度 (DM‐CDX と demoxapam)が相関
Diazepam			
Mark ら(1972)[187]	恐怖症		無関係
Dasberg ら (1974)[68]	急性不安	H.A.R.S., 自己評価	DZ または NDZ 濃度といくつかの症状に相関性, 400 ng/ml で改善
Robin ら(1974)[243]	慢性不安状態	H.A.R.S., visual analogue scale, symptom‐rating test; global rating	血中 NDZ と相関
Bianchi ら (1974)[26]	不安神経症	H.A.R.S., Zung self‐rating depression scale; physical symptoms inventory	10 mg 経口単回投与後2時間の DZ 血中濃度が低いほど改善度が高い。
Kanto ら (1974)[150]	不安神経症	Taylor manifest anxiety scale	無関係
Hillestad ら (1974)[123]	volunteer	(単回投与)	DZ 濃度高い程鎮静効果 (約400 ng/ml 以上)
Hillestad ら (1974)[124]	volunteer		DZ 濃度と関連
Dasberg (1975)[67]	volunteer	自己評価, 観察者用評価尺度	NDZ 濃度と関連

著者	診断	臨床評価表	関係
Ghoneimら (1975)[100]	volunteer	質問法；自己評価 (静注, 単回)	DZ濃度と気分に相関性
Smithら (1976)[269]	不安	Taylor manifest anxiety scale；symptom distress checklist	無関係
Bondら (1977)[30]	不安	H.A.R.S., 自己評価	無関係
Tansellaら (1978)[278]	不安状態	H.A.R.S., Morbid anxiety inventory scale	無関係
Gottschalk & Cohn(1978)[105]	アルコール離脱	Speech content analysis	不安評点の減少と高血中濃度に有意な傾向なし
Nordiazepam			
Robinら (1974)[243]	慢性不安状態	H.A.R.S., visual analogue scale；global rating	NDZの血中濃度と改善度が相関
Tansellaら (1975)[277]	不安神経症, 不眠	H.A.R.S., 自己評価；visual analogue scale	無関係
Tognoniら (1975)[283]	不安, 抑うつ	visual analogue, 看護者評価	無関係
Dasberg (1975)[67]	volunteer	自己評価, 観察者用評価尺度	NDZ濃度と関連
Medazepam			
Bondら (1977)[30]	不安	H.A.R.S., 自己評価	無関係
Ketazepam			
Gottschalk & Cohn(1978)[105]	アルコール離脱	Speech content analysis(5分)	血中濃度と不安, 攻撃性の程度は無関係
Clorazepate			
Curry(1974)[63]	慢性不安	Kellner score	NDZ濃度が高いほうがscoreが低い

著　者	診　断	臨床評価表	関　係
Triazolam			
Baktir ら (1983)[16]	volunteer	(単回)	digit-symbol substitution test, card-sorting test, visual analogue scale と血中濃度にある程度関係
Midazolam			
Ziegler ら (1983)[308]	volunteer		精神機能検査と相関
Godtilbsen ら (1986)[103]	volunteer	psychomotor performance	投与後11時間後の濃度と相関
Lorazepam			
Bradshaw ら (1981)[33]	小手術前投与	(単回)	記憶，鎮静効果，抗不安効果と密接に関連，30-50 ng/ml で効果あり，10 ng/ml 以下で効果なし
Oxazepam			
Ziegler ら (1983)[309]	volunteer		精神機能検査と相関
Nitrazepam			
Kangas ら (1977)[148]	術前患者	(2回投与)	血中濃度と睡眠の質，鎮静効果，心配の程度，興奮，頭痛の程度との関連なし
Kangas ら (1977)[149]	volunteer	自己評価	鎮静の程度と最大血中濃度との間に相関性，12時間後の濃度とは相関せず
Godtilbsen ら (1986)[103]	volunteer	psychomotor performance	相関せず

CDX：chlordiazepoxide ; DMCDX：desmethylchlordiazepoxide,
DZ：diazepam ; NDZ：nordiazepam,
H.A.R.S. ：Hamilton anxiety rating scale

の単純な薬物の使用，より感度の優れた評価法の開発，より dynamic な薬物動態の指標の利用などを考慮していく必要がある。

3.3.3 ベンゾジアゼピン系薬物の血中濃度と副作用

BZP 血中濃度と副作用の関係についての報告は少なく，半減期の長い睡眠薬が徐々に蓄積され，血中濃度が高値となり，眠気や運動機能低下の原因となりうることが知られている程度である[35]。ネコに毎日 flurazepam を 5 mg/kg 投与した実験では，髄液中濃度 (受容体結合活性) は，11 日目には初日の 3 倍に達していたことが示されている[288]。BZP 大量服用時に高い血中濃度が認められても，予後[74] や，心電図上の変化[216] との対応は認められない。

3.3.4 ベンゾジアゼピン系薬物の血中濃度に影響する要因

制酸剤は diazepam の吸収を遅らせるが，吸収量には影響しない[111]。Disulfiram も肝のミトコンドリア酵素の阻害により，chlordiazepoxide, diazepam の代謝を遅らせ，作用を増強し，遷延させる。しかし，oxazepam の代謝はグルクロン酸抱合だけなので影響されず，作用は変化しない[183]。Cimetidine も同様の機序で，diazepam[156] や，chlordiazepoxide[70] の血中濃度を上昇させる (詳細は第 4 巻参照)。ただし，薬物クリアランスの差異により，alprazolam に対しては半減期を延長させ，triazolam に対しては，血中濃度の上昇，AUC の増大をもたらすものの，半減期には影響しないなどの差がみられる[1]。アルコールは，急性の作用としては，吸収を遷延させるが[73]，最高血中濃度は上昇させる[122]。慢性の場合は，肝機能障害があると異なるが，酵素誘導により代謝が促進される[219]。喫煙は酵素誘導により，diazepam の半減期を短縮し，作用を減弱させる可能性があるという[110]。

投与時刻による差異も知られ，朝 (9 時) 投与の方が，夜 (21 時) 投与の時よりピーク時濃度が 1.5 倍高く，そこに到達するまでの時間も短いという[211]。興味深いものに，高神経質群と低神経質群の diazepam の動態を比較した報告があり[209]，前者では服用後 1.5 時間の濃度が有意に高く，胃通過時間の差異があるためと考えられている。

3.4 抗てんかん薬

3.4.1 薬物動態

1) Phenytoin[302]：Phenytoin は製剤により，吸収が大きく異なることがよく知られている薬物である。わが国で用いられている遊離酸は欧米で用いられているナトリウム塩より吸収が悪い[181]。賦形剤によっても差があり，その変更に伴ってオーストラリアで中毒が発生したことが報告されている[289,290]。この事件がきっかけになり，硫酸カルシウムの時は，乳糖の場合に比べ，著明に血中濃度が低下することが示された。投与法でも異なり，1回投与量が増加すると生体利用率は変わらないものの，最大血中濃度に到達するまでの時間（T_{max}）が著明に延長する。吸収は遅いので，1日1回投与の場合は，T_{max} が睡眠中になるように，夕方服用させるのが合理的である。

吸収された phenytoin は 30〜60 分で平衡に達する。単回投与後の血中濃度曲線の推移は，50 mg/分以上の速度では静注すべきでないことを示している。すなわち"loading"に際して 1000 mg を投与する時でも 20 分以上，できれば 30〜60 分かけることが望ましい。Phenytoin は脳にも速やかに分布し，注射後 10 分で，血中濃度と同じか，やや高い濃度で存在する。分布容量は 0.6〜0.7 l/kg である。血中では約 10％がアルブミンに結合しないで存在している。代謝の基本は水酸化で，さらにグルクロン酸抱合された後，尿に排泄される。尿中には，投与された 60〜90％の 5‐(p-hydroxyphenyl)-5-phenyl-hydantoin とそのグロクロニドが検出され，未変化体は 1〜5％である。

Phenytoin の薬物動態の特徴は，通常投与量の範囲でも飽和性を示すことで，用量の増加に伴い，ある濃度から上昇が急峻となる Michaelis-Menten kinetics に従うのが，他の向精神薬ではみられない点である（図1）。

Phenytoin の体内からの除去は線形でないので，定常血中濃度に達するまでの時間は，投与量と K_m，V_{max}，V_d などの値で変わってくる。平均的な薬物動態値を用いたシミュレーション結果では，有効血中濃度を 10〜20 μg/ml とすると，その 90〜95％に達するのに早くて 1 週間，長くて 1〜2 ヵ月を要する。

Phenytoin は，その薬物動態が比較的よく研究されている薬物で，患者個人

IV 向精神薬の体内動態　227

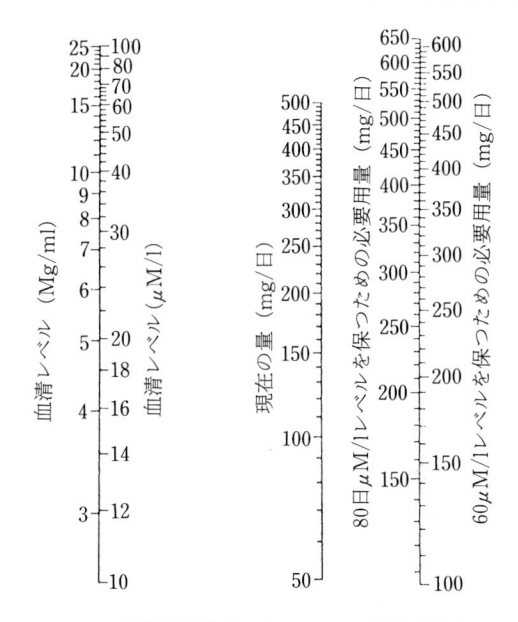

図 7　計算図表を用いたphenytoin投与決定法[236]

の K_m, V_{max} などを求め治療に活用する，"個別化"の試みもなされている[130,167]。しかし，投与初期に平均的な薬物動態値を想定して，投与量を決定しなければならない時に用いられる，最も簡便な計算図表としては，Richens, A.ら[236] のものと（図7），Martin, E.ら[188] のもの（図8）があり，特殊な条件がない場合は有用性が高い。

2）Carbamazepine[172]：Carbamazepine の吸収は一般に遅く，一定ではない。最高血中濃度に達するまでの時間も 4～8 時間で，投与量によっても異なる。分布容量は 0.8～1.4 l/kg である。慢性投与されている患者の，脳内と血中濃度の比は 0.8～1.6 である。髄液内濃度は血中濃度の 17～31％で，血中遊離型の割合 25％と対応している。

Carbamazepine には 33 の代謝物が知られているが，このうちの carbamazepine-10,11-epoxide にも抗けいれん作用があることが報告されており[2]，アルブミンとの結合比率は未変化体よりも低く，遊離型の割合が多い。

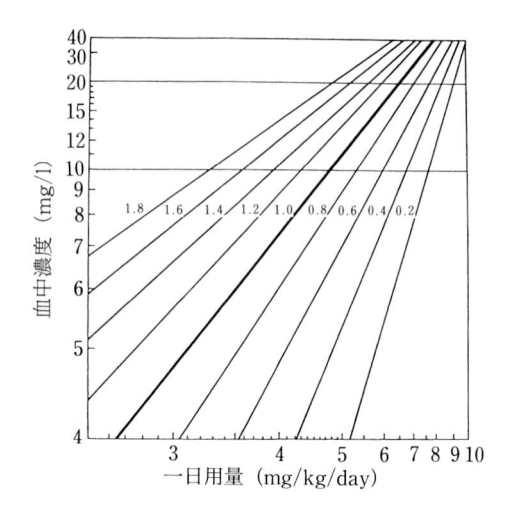

図8 計算図表を用いた phenytoin 投与量決定法[188]

太線は，K_m, V_{max} の平均値を用いて決定された値。
患者の血中濃度の実測値と太線の値の比を求め，
対応する数値の直線を使用し，投与量を決定する。

最終的にはグルクロン酸抱合され，尿中に排泄される。

　半減期は単回投与では33時間であるが，長期投与では酵素誘導がおこり，15～25時間程度となる。投与量と定常血中濃度との相関は乏しく，用量を増加しても血中濃度の上昇はほとんどみられない[166]。

　3）　Valproic acid[172]：Valproic acid の吸収は速く，完全に行われ，2時間以内に最高血中濃度に達する。ヨーロッパで使用されている腸溶性製剤では3～8時間かかるという。生体利用率はほとんど100％で，初回通過効果がほとんどなく，代謝性クリアランスが低いことを示している。遊離型は6～10％存在し，髄液中濃度は血中の約10％である。Valproic acid は脂肪酸なので，他の向精神薬とかなり代謝の過程は異なり，ω 酸化，ω-1 酸化，β 酸化や，3-ene, 4-ene, diene 体などを生じる経路がある。不飽和の代謝物には抗けいれん作用があるが，その血中濃度は未変化体の数％なので，臨床的にはあまり重要な意義をもたない。

定常血中濃度は 1500 mg/日までの服用では，用量との直線関係があるが，個人差は大きい。さらに用量が上がると，血中濃度の上昇率は下がってくる[108]。

4) Phenobarbital[172]：消化管からの吸収は速く，ほぼ完全である。最高血中濃度には 0.5〜4 時間で達する。生体利用率は 100 %に近い。脳への分布は遅れるので，てんかん重積状態に対する早期の効果は望めない。分布容量は 0.88 l/kg 程度である。遊離型の割合は他の向精神薬よりは大きく，50 %前後で，髄液中濃度も血中の 47 %存在する。半減期は抗てんかん薬中で最も長い方に属し，3〜5 日で，定常状態に達するのにも 2 週間程度はかかる。用量と定常血中濃度の間には直線的相関関係がある[166]。

5) Ethosuximide[172]：消化管からの吸収は速く，3 時間以内に最高血中濃度に達する。クリアランスは小さく，初回通過効果はほとんどないと考えられる。分布は antipyrine と同様，体液に均等分布するタイプで，分布容量は 0.6 l/kg 程度と考えられる。100 %遊離型として存在するので，血中濃度と髄液中濃度は近似している。代謝物はすべて水酸化によって生じる。約 20 %は未変化のまま尿中に排泄される。クリアランスが小さいので，半減期も比較的長く，成人で 40〜60 時間，小児で 25〜35 時間である。

6) Clonazepam：他のベンゾジアゼピン系薬物と同様，吸収は良好である。経口投与後，4 時間以内で最高血中濃度に達し，9 時間後もその濃度を保つ。生体利用率は 80〜90 %である[23]。血漿蛋白結合率は 47 %という報告[199]と，約 82 %という報告[237]がある。半減期は 19〜60 時間，分布容量は 1.5〜4.4 l/kg である[23]。主要代謝物として，2,7-aminoclonazepam と 7-acetamidoclonazepam が知られているが，その薬理学的作用は不明である[170]。尿中への未変化体の排泄は 0.5 %以下である[152]。

用量と定常血中濃度には，直線的な関係があるという報告[75,193,202,261]と，認められないとする報告[20,98,267]がある。同一用量でも約 2 倍の個人差がある[23]。

3.4.2 抗てんかん薬の血中濃度に影響を与える要因

表 7 [142]に，抗てんかん薬血中濃度に影響を与える薬物をあげた。てんかん

表7 抗てんかん薬血中濃度に影響を与える薬物 (Johannessen, S.I. [142])の表を改変)

phenytoin 血中濃度	バルビツール酸系薬物血中濃度	carbamazepine 血中濃度
上昇作用のある薬物：	上昇作用のある薬物：	上昇作用のある薬物：
Alcohol	Alcohol	Dextropropoxyphene
Chloramphenicol	Chloramphenicol	減少作用のある薬物：
Chlordiazepoxide	Dicoumarol	barbiturates
Chlorpromazine	Meprobamate	phenobarbital
Cycloserine	Methylphenidate	phenytoin
Diazepam	Morphine derivatives	
Dicoumarol	Para-aminosalicylic acide	
Disulfiram	Phenothiazine	
Estrogens	Phenytoin	
Ethosuximide	Reserpine	
Halothane	Sodium valproate	
Isoniazid		
Naproxene		
Para-aminosalicylic acid		
Phenobarbital		
Phenyramidol		
Phenylbutazone		
Prochlorperazine		
Salicylic acid		
Sodium valproate		
Sulfaphenazole		
Sulthiame		
Tolbutamide		
減少作用のある薬物：		
Alcohol		
Carbamazepine		
Phenobarbital		
Pyridoxine		

の薬物治療では多剤併用されることが多いが，相互作用も多いので，処方の変更の際には注意を要する．また，他の向精神薬との相互作用も多く，てんかんにおける神経症様状態，精神病様状態で併用する際にも注意すべきであ

る。抗酒薬 disulfiram は phenytoin 代謝を抑制し，著明に (500 ％にまで) 血中濃度を上昇させるので，中毒例の発生も報告されており，アルコールてんかんなどにおける併用は禁忌と考えた方がよい (第3巻の抗酒薬の項参照)。表7にあげた以外では，clonazepam や valproic acid が phenytoin, carbamazepine の併用で血中濃度が低下する。

薬物以外では，低蛋白血症をきたし，結合型の割合が減少する火傷，肝硬変，ネフローゼ，妊娠，のう胞性線維症などの疾患，結合の親和性が減少する腎不全，重篤な黄疸，displacer の存在 (サリチル酸などの薬物) などがあげられる。

3.5 Lithium

3.5.1 薬物動態

Lithium の消化管からの吸収は，持効錠を除けば，塩の種類によらず速い。血漿蛋白との結合はなく[99]，生体利用率はほぼ 100 ％である。最高血中濃度には，早いと 0.5 時間以内，概ね 2〜4 時間以内に達する。体液への分布は広汎だが不均一で[265]，分布容量は 0.7〜0.9 l/kg である[19]。血液脳関門の通過性は悪く，脳への移行は遅いが，定常状態での髄液中濃度は血中の約 40 ％で，高い相関を示す[19]。赤血球中の濃度は血中の約 1/2 であるが，躁うつ病では低下しているといわれ，病態との関連で考えられている[91,214]。血中からの消失は 2-コンパートメントモデルに従い，半減期は約 10〜24 時間である[7]。投与量の 98 ％は尿中に排泄され，残りは便，汗，唾液中に排泄される[276]。lithium クリアランスと糸球体濾過率 (GFR) は正の相関があり，クレアチニンクリアランスの 20〜25 ％なので，75〜80 ％は濾過後再吸収されると考えられる[282]。投与量と血中濃度の間には正の相関が認められる[296]。

Lithium の適正な血中濃度を得るための，ベッドサイドで簡単に行える方法がいくつか提唱されている：

(1) 1回の血中濃度測定から計算する方法

Cooper, T.B.[53] らが報告した方法で，lithium 600 mg 投与後 24 時間の血中濃度 (C_{24}) と定常血中濃度 (C^{ss}) の間には次式のような関係がなり立つと

表8 24時間血中濃度と定常lithium濃度0.6～1.2 mEq/lを保つための必要用量の関係[53]

24時間血中濃度 (600 mgLi$_2$CO$_3$試験投与後)	必要用量
0.05以下(mEq/l)	1,200 mg tid
0.05～0.09	900 mg tid
0.10～0.14	600 mg tid
0.15～0.19	300 mg qid
0.20～0.23	300 mg tid
0.24～0.30	300 mg bid
＞0.30	(300 mg bid) 注意して投与

いう。

$$C^{ss} = 6.8 \times C_{24} - 0.02 \quad (mEq/l)$$

この関係式から，彼らは0.6～1.2 mEq/lの濃度を得るには表8に示す投与量必要と述べている。類似の方法がその後もいくつか報告されているが[47,258]，1点の測定値を用いるので予測性の悪い患者が存在することも判明しており，とくに中毒量に達する例もあるので，この方法を採用する際には，その限界も理解しておく必要がある。

(2) 数回の血中濃度測定値を用いる方法

Perry, P.J.ら[223]の報告したもので，600～1500 mgのlithiumを投与し，12, 24, 36時間後の血中濃度を測定する。この時以下の式がなり立つという。

$$\frac{D}{TD} = \left(\frac{(C^{\infty})_{min}}{(C_1)_{min}}\right)\frac{1}{R}$$

(D：維持用量；TD：試験投与量；

(C$^{\infty}$)$_{min}$：定常時最小血中濃度；

(C$_1$)$_{min}$：試験投与時の最小血中濃度)

そして，

$$R = \frac{1}{1-e^{-\beta I}} \quad (\beta：消失速度定数；I：投与間隔)$$

この方法を用いると，予想血中濃度と実際の血中濃度の間に高い相関性（$\gamma=0.96$）が認められた。

(3) 尿 lithium クリアランスを用いる方法

Lithium がほとんど尿中に排泄されることを利用した方法で，定常時最低血中濃度 1.0 mEq/l を得るには以下の式がなり立つという[291]。

$$1\text{日用量} = 36 \times \text{lithium クリアランス} + 681 \pm 375 \text{ (S.D.)}$$
$$\text{(mg)} \qquad\qquad\qquad \text{(m}l\text{/min)}$$

3.5.2 Lithium の血中濃度に影響を与える要因

抗精神病薬は lithium と併用される機会の多い薬物であり，重篤な脳症の発生も報告されている。しかし，血中濃度との関連は不明で，lithium 濃度が上昇するという報告と[206]，低下する場合があるという報告があり[50]，併用時には血中濃度に充分注意する必要性は指摘されているものの，薬物動態上の大きな変化が生じることは少ないと思われる。Tetracycline などの抗生物質は，その腎毒性により lithium の尿中排泄を抑制し，血中濃度を上昇させ，中毒を引きおこすことがある[190]。このように，lithium の排泄がほとんど腎から行われるため，腎機能に影響を与える薬物との併用は慎重でなければならない。利尿剤は最も注意すべき薬物で，furosemide[127] や thiazide[138] の併用で血中濃度の上昇がおこるため，併用は禁忌と考えた方がよい。一方，acetazolamide は尿細管における lithium の再吸収を抑制し，尿中排泄を増加させることで血中濃度を低下させるので[281]，lithium 中毒の治療にも用いられる。このほか，methyldopa や digitalis など循環動態やカリウム濃度に変化を与える薬物も，lithium 濃度を変化させるおそれがある。減塩食も lithium の排泄を減少させる[253]。Aminophylline, caffeine は lithium の尿中排泄を促進させる作用をもつ。腎疾患や血液透析は当然大きな影響があるが，他章（第2巻III-4. 一般臨床における向精神薬投与）にゆずる。

4. おわりに

向精神薬の血中濃度が測定され出してから，すでに長い年月が経ったが，抗てんかん薬，lithium 以外の薬物では，まだその有用性が充分でなく，臨床

の場でも一般化していない。しかし，薬物療法が精神科疾患の治療の中で，今後とも主要な位置にありつづけるであろう以上，TDM の研究，その臨床応用のための努力は不可欠である。向精神薬の TDM 研究は，現在一段落し，新しい研究手法による次なるステップへ進むべき時期にきていると思われる。

最後に，向精神薬の有効血中濃度と主要な薬物動態値をまとめて表9に示したが，この中にはまだ異論の多いものなども含まれていることを念頭に置いたうえで参考にしていただきたい。

表9 向精神薬の有効血中濃度と主要薬物動態値

抗精神病薬

	有効治療濃度 (ng/ml)	生体内利用率 (%)	消失半減期 (H)	分布容量 (l/kg)	クリアランス (ml/min/kg)	蛋白結合率 (%)	尿中排出率 %(未, 総)
Bromperidol			20.2〜31				−, 54.8
Chlorpromazine	30〜350	32[274]	(IV) 7.1〜35.3[179] (IM) 31.3[274] (PO) 30.5[274]	(IM) 20.8[274] (PO) 25.8	(IM) 8.5 (PO) 10.8	95〜98	≦1 ,23〜70[299]
Haloperidol	3〜10[90]	60[131]	(IV) 14.1±3.2[89] (PO) 24.1±8.9	20[131]	11.8 ±2.9	92	≦1 , 40
Haloperidol decanonate	3〜10		12.7 day			90.9	−, 35
Levomepromazine	50〜140[215]	50[273]	(IM) 20.7[273] (PO) 15〜30	(IM) 30±9[273] (PO) 23〜42	15.9[273]		
Mosapramine			15±2				10〜15 −, 42.5

IV 向精神薬の体内動態

Nemonapride		2.3〜4.5			92.8〜94.6	−,14.9
Perphenazine	0.8〜1.2[215]	8〜12[215]	10〜35[89]	(IV) 12〜50[120]		−,20[89]
Pimozide	<50	111±57	28±18	4.1±3.8 (Cl/F)	99	
Sulpiride	>500[215]	35.5±21.3[301]	(IV) 5.3[301]	2.72[301]	5.9[301]	14[163]	−,(PO) 27.8±1.7
Sultopride		3		2.7	460 ml/min	10〜15	88 ,92
Thioridazine		12		3.5		96.5〜99.3	10.4 −, 61〜81
Timiperone		(IM) 15.7 (PO) 1.1〜16.2				77〜79	
Zotepine		8				97	0.03〜0.07,−
Risperidone		未変化体 主代謝物	4.0±1.1 約15時間			90	72時間後未2,代謝物20 外国人7日後,尿中60
Perospirone		α:2.2 β:8.0				96〜97	48時間後未 0.3 〜 0.4
Quetiapine		3.45±0.73	外国人 8.9±1.2	外国人 14.0±1.5		83.0	168時間後総72.8
Olanzapine		28.5±6.1	外国人 14.4±4.5	外国人 5.4±2.5		93	外国人21日後総57

抗うつ・躁薬

	有効治療濃度 (ng/ml)	生体内利用率 (%)	消失半減期 (H)	分布容量 (l/kg)	クリアランス (ml/min/kg)	蛋白結合率 (%)	尿中排出率 %(未, 総)
〈抗うつ薬〉							
Amitriptyline	80〜250[220]	43±6[246]	15.1[9]	(IM) 22±7[246]	21.4[246]	96[32]	5[254] ,81
Amoxapine	200〜600[220]		8[194]				1.6 ,43
Clomipramine		48[83]	(IM)17.7[83] (PO) 20.8[204]	(IV)16.6[83]	10.8[83]	96	−,(PO) 1.4〜7.8
Desipramine	125〜300[220]	38±13	17.1[4]	22〜42	31	91.6± 0.9[32]	2
Dosulepin			(若)14 (老)22	(若) 78.4±28.6 (老) 39.3±19.0	(若) 3.80±1.4 (老) 1.42±1.00	93.7〜 94.4	0.09 ,39.16
Imipramine	150〜250[220]	27±8[22]	18±7[22]	23±8[22]	15±4[22]	95[22]	<2[22] ,72
Lofepramine			0.5〜4.3			99.3	0.01〜0.04,−
Maprotiline	200〜600[220]	65	45.6[147]	49.07[147]	12.4[147]	88[238]	−,30
Mianserin		20±3	18.2±1.3	(IV)242± 171	19.1±2.0	90	−,70
Nortriptyline	50〜150[220]	60〜80[131]	14〜38[10]	14〜22	6.7[296]	93.9[32]	<5 ,50〜98
Setiptiline			α-2.15 β-23.97	0.810± 0.321			−,21.3
Trazodone			81±29	5.9±1.9	1.0±0.3	2.1±0.6 93	<1 ,−
Fluvoxamine		外国人 54.4	12.8±2.4	外国人 27.2±5.3	外国人 27.7±4.8	約81	外国人70時間後総94
Paroxetine		外国人 86以上	約15	外国人 17.2±9.9	外国人 17.8±3.3	95	96時間後総72.8

IV 向精神薬の体内動態 237

〈抗躁薬〉

	有効治療濃度	生体内利用率(%)	消失半減期(H)	分布容量(l/kg)	クリアランス(ml/min/kg)	蛋白結合率(%)	尿中排出率%(未,総)
Lithium carbonate	0.8〜1.4 meq/ml[79]	100[125]	20.3±7[125]	0.59±0.26[125]	0.34±0.09[125]	0	95 ,95

ベンゾジアゼピン系抗不安薬

	有効治療濃度(ng/ml)	生体内利用率(%)	消失半減期(H)	分布容量(l/kg)	クリアランス(ml/min/kg)	蛋白結合率(%)	尿中排出率%(未,総)
Alprazolam	20〜55[221]	92±17	17.2±2.7[210]	0.93±0.07[210]	0.67±0.07[210]	80	8.1 ,68.6
Bromazepam	30〜170	62±25[118]	14.7〜24.1[118]	0.90[118]	0.53[118]	72[118]	2.3[153] ,70
Chlordiazepoxide	1〜3 (μg/ml)[250]	80〜100	6.6〜28[257]	0.3〜0.6[207]	0.38	94〜97[207]	0.5〜1.3 ,60
Cloxazolam			21	11〜21			− ,8〜19
Diazepam	400以上 抗けいれん 600以上	75〜100	20〜70[133]	0.95〜2[133]	0.35	96.8〜98.6[133]	<1 ,62〜73
Ethyl loflazepate		69	60〜279 (AVG 122)		0.341/h	99	− ,62.7
Lorazepam		93±10	12.6[133]	0.7〜1[133]	1.1±0.4	85[133]	<1 , −
Oxazepam		97±11	6.8±1.3	0.6±0.2	1.05±0.36	97.8±2.3	<1 , −
Tandospirone			1.2			54〜57	外国人7日後 約70

ベンゾジアゼピン系睡眠薬

	有効治療濃度(ng/ml)	生体内利用率(%)	消失半減期(H)	分布容量(l/kg)	クリアランス(ml/min/kg)	蛋白結合率(%)	尿中排出率%(未,総)
Brotizolam		70	7	0.66	113 ml/min	90	

Estazolam			$24\pm5^{260)}$			80.2	$-, 0.85^{260)}$
Flunitrazepam	(IV) $20\sim40$ ng/ml	(IV)$100^{93)}$ (po)50	(IV) $\alpha\,8\,\text{min},\beta\,2,$ $\gamma\,24^{93)}$ (po) $\alpha\,7,\,\beta\,15\pm5$	$3.3^{93)}$	(po)2.31	(IV) $78\sim80$ (po) 78	(IV)ナシ (po) 0.5 ,84
Flurazepam			74 ± 24 (含 22 ± 7 代謝物)		4.5 ± 2.3	96.6	<1 ,-
Lormetaze-pam		(若)73 ± 16 (老)82 ± 13	(若) 9.9 ± 2.4 (老) 14.2 ± 4.2			91.4 ± 0.3	$-, 68.4\pm 13.8$
Midazolam		44 ± 17	1.9 ± 0.6	1.1 ± 0.6	6.6 ± 1.8	95 ± 2	56 ± 26 ,-
Nitrazepam		$53\sim94$	$25.5^{140)}$	$1.89^{140)}$	$0.86^{140)}$	$86\sim 87^{140)}$	$0.2\sim0.7$,$13\sim20$
Rilmazafone			10.19			$79.3\sim 89.7$	$-, 62.3$ (M-4)
Triazolam		$85^{78)}$	3.9 ± 0.8	$1.21^{16)}$	7.8	89	2 ,$81.8^{78)}$
Zolpidem		外国人 66.6	$1.78\sim2.30$	外国人 0.54 ± 0.02	外国人 4.3 ± 0.5	$94.5\sim 96.0$	24時間後未0.5以下 外国人120時間後総55.8

抗てんかん薬

	有効治療濃度 (μg/ml)	生体内利用率 (%)	消失半減期 (H)	分布容量 (l/kg)	クリアランス (ml/min/kg)	蛋白結合率 (%)	尿中排出率 %(未, 総)
Carbamaze-pine	$4\sim10^{132)}$	$70\sim80^{22)}$	$27\pm4^{22)}$	$1.4\pm0.2^{22)}$	$0.58\pm 0.12^{22)}$	$82\pm 5^{22)}$	<1 ,72
Clonazepam	$30\sim60$ (ng/ml)$^{128)}$	$98^{117)}$	$22\sim33^{30)}$	$1.5\sim4.4^{30)}$	$0.50^{118)}$	86 ± 0.5	<1 ,50

IV 向精神薬の体内動態 239

Ethosuximide	40〜100	100	(成) 40〜60[79] (小)30〜50	0.7〜0.9[79]	16.9[132]	0	20	,80
Ethotoin	15〜50		3〜9					
Phenobarbital	10〜25[132]	>80[132]	(成) 50〜140[132] (小)40〜70	0.7〜1[132]	0.06[132]	〜45[132]	25[259]	,14[259]
Phenytoin	10〜20[132]	20〜90[132]	(健常) 7〜40 (長期)22	0.5〜0.8	0.33[132]	87〜93[132]	1〜5[132]	,82〜92
Primidone	5〜10[132]	80〜90[79]	(健常) 10〜12 (長期) 3.3〜7	0.6	1[41]	0[41]	20〜40	,−
Sultiame	8〜15		6〜8			45	30	,32
Trimetadione	700		160	0.65	0.72	≠0		−,2.8
Valproic acid	40〜100[132]	85〜100[79]	8〜15	0.15〜0.4[79]	0.17〜0.25	90〜95[79]	20	,70
Zonisamide	15〜40		62.9±1.4	60.81 L		48.6±1.6	28.9〜47.8	47.6〜60.2

文献番号のないものは
1. 製薬会社資料(インタビューフォーム)
2. 神代昭、西岡幹夫 編：臨床薬物ハンドブック(第4版)、医歯薬出版. 東京, 1992.
3. A. G. Gilman, T. W. Rall and A. S. Nies edition：The Pharmacological Basis of Therapeutics 8th ed.Pergamon Press, USA, 1990.

文　献

1) Abernethy, D.R., Greenblatt, D.J., Divoll, M. et al.：Interaction of cimetidine with the triazolobenzodiazepines alprazolam and triazolam. Psychopharmacology, 80：275-278, 1983.
2) Albright, P.S. and Bruni, J.：Effects of carbamazepine and its epoxide metabolite on amygdala-kindled seizures in rats. Neurology, 34：1383-1386, 1984.
3) Alfredsson, G., Bjerkenstedt, L., Edman, G. et al：Relationship between drug

concentrations in serum and CSF, clinical effects and monoaminergic variables in schizophrenic patients treated with sulpiride or chlorpromazine. Acta Psychiatr. Scand., 69(Suppl. 311) : 49-74, 1984.
4) Alfredsson, G., Harnryd, C. and Wiesel, F.A. : Effects of sulpiride and chlorpromazine on depressive symptoms in schizophrenic patients—relationship to drug concentrations. Psychopharmacology, 84 : 237-241, 1984.
5) Alfredson, G., Harnryd, C. and Wiesel, F.A. : Effects of sulpiride and chlorpromazine on autistic and positive psychotic symptoms in schizophrenic patients— relationship to drug concentrations. Psychopharmacology, 85 : 8-13, 1985.
6) Alfredsson, G., Wode-Helgodt, B. and Seduall, G. : A mass fragmentographic method for the determination of chlorpromazine and two of its active metabolites in human plasma and C.S.F. Psychopharmacology, 48 : 123-131, 1976.
7) Amdisen, A. : Monitoring of lithium treatment through determination of lithium concentration. Dan. Med. Bull., 22 : 277-291, 1975.
8) Amrein, R., Eckert, M., Haefeli, H. et al. : Pharmacokinetic and clinical considerations in the choice of a hypnotic. Br. J. Clin. Pharmacol., 16(Suppl. 1) : 5s-10s, 1983.
9) Amsterdam, J., Brunswick, D. and Mendels, J. : The clinical application of tricyclic antidepressant pharmacokinetics and plasma levels. Am. J. Psychiatry, 137 : 653-662, 1980.
10) 浅野裕：精神科治療における血中濃度測定の意義．精神医学, 20 : 478-488, 1978.
11) Åsberg, M., Cronholn, B., Sjöqvist, F. et al. : Correlation of subjective side effects with plasma concentrations of nortriptyline. Br. Med. J., 4 : 18-21, 1970.
12) Åsberg, M., Cronholn, B. and Sjöqvist, F. : Relationship between plasma level and therapeutic effect of nortriptyline. Br. Med. J., 3 : 331-334, 1971.
13) Åsberg, M. and Germanis, M. : Ophthalmological effects of nortriptyline—relationship to plasma level. Pharmacology, 7 : 349-356, 1972.
14) Ayd, F.J. : Plasma levels of psychopharmaceutical. Int. Drug Ther. Newsletter, 9 : 1-4, 1974.
15) Bailey, D.N., VanDyke, C., Langoo, R.A. et al. : Tricyclic antidepressants ; plasma levels and clinical findings in overdose. Am. J. Psychiatry, 135 : 1325-1328, 1978.
16) Baktir, G., Fisch, H.U., Huguenin, P. et al. : Triazolam concentration-effect relationships in healthy subjects. Clin. Pharmacol. Ther., 34 : 195-201, 1983.
17) Balant-Gorgia, A.E., Balant, L.P. and Andreoli, A. : Pharmacokinetic optimisation of the treatment of psychosis. Clin. Pharmacokinet., 25 : 217-236, 1993.
18) Balant-Gorgia, A.E., Eisele, R., Balant, L. et al. : Plasma haloperidol levels and therapeutic response in acute mania and schizophrenia. Eur. Arch. Psychiatr. Neurol. Sci., 234 : 1-4, 1984.
19) Baldessarini, R.J. : Drugs and the treatment of psychiatric disorders. In : The Pharmacological Basis of Therapeutics (ed by Gilman, A.G., Goodman, L.S.,

Rall, T.W. and Murad, F.), pp. 387-472, MacMillian Publishing Company, New York, 1985.
20) Baruzzi, A., Bordo, B., Bossi, L. et al. : Plasma levels of di-n-propylacetate and clonazepam in epileptic patients. Int. J. Clin. Pharmacol., 15 : 403-408, 1977.
21) Benet, L.Z. and Scheiner, L.B. : Pharmacokinetics : The dynamics of drug absorption, distribution, and elimination. In : The Pharmacological Basis of Therapeutics, 7th ed. (ed. by Gilman, A.G., Goodman, L.S., Rall, T.W. et al.), pp. 3-34, MacMillian, New York, 1985. (表2の訳は大森義仁, 高木敬二郎, 藤原元始, 他監訳: グッドマン・ギルマン薬理書. 広川書店, 東京, 1986による)
22) Benet, L.Z. and Scheiner, L.B. : Appendix II. Design and optimization of dosage regimens ; Pharmacokinetic data. In : The Pharmacological Basis of Therapeutics, 7th ed. (ed. by Gilman, A.G., Goodman, L.S., Rall, T.W. et al., pp. 1663-1733, MacMillian, New York, 1985.
23) Berlin, A. and Dahlstrom, H. : Pharmacokinetics of the anticonvulsant drug clonazepam evaluated from single oral and intravenus doses and by repeated oral administration. Eur. J. Clin. Pharmacol., 9 : 155-159, 1975.
24) Berrios, G.E. : Neuroleptic-refractory patients and their drug plasma levels. L'Encephale, VIII : 465-485, 1982.
25) Bertram, U., Kragh-Sorensen, P., Rafaelsen, O.J. et al. : Saliva secretion following longterm antidepressant treatment with nortriptyline controlled by plasma levels. Scand. J. Dent. Res., 87 : 58-64, 1979.
26) Bianchi, G.N., Fennessy, M.R., Phillips, J. et al. : Plasma levels of diazepam as a therapeutic predictor in anxiety states. Psychopharmacologia, 35 : 113-122, 1974.
27) Bickel, M.H., Graber, B.E. and Moor, M. : Distribution of chlorpromazine and imipramine in adipose and other tissues of rats. Life Sci., 33 : 2025-2031, 1983.
28) Bjφrndal, N., Bjerre, M., Gerlach, J. et al. : High dosage haloperidol therapy in chronic schizophrenic patients ; a double-blind study of clinical response, side effects, serum haloperidol, and serum prolactin. Psychopharmacology, 67 : 17-23, 1980.
29) Bochner, F., Carruthers, G., Kampmann, J. et al. : Clonazepam. In : Handbook of Clinical Pharmacology., pp. 146-148, Little, Brown and Company, Boston, 1983. (表9は, 坂本浩二監訳: 臨床薬理学ハンドブック, メディカル・サイエンス・インターナショナル, 東京, 1985による)
30) Bond, A.J., Hailey, D.M. and Lader, M.H. : Plasma concentrations of benzodiazepines. Br. J. Clin. Pharmacol., 4 : 51-56, 1977.
31) Bontelle, W.E. : Clinical response and blood levels in the treatment of depression with a new antidepressant drug, amoxapine. Neuropharmacology, 19 : 1229-1231, 1980.
32) Borga, O., Azarnoff, D.L., Forshell, G. et al. : Plasma protein binding of tricyclic antidepressants in man. Biochem. Pharmacol., 18 : 2135-2143, 1969,
33) Bradshaw, E.G., Ali, A.A., Mulkley, B.A. et al. : Plasma concentrations and

clinical effects of lorazepam after oral administration. Br. J. Anaesth., 53 : 517-522, 1981.
34) Braithwaite, R.A., Goulding, R., Theano, G. et al. : Plasma concentration of amitriptyline and clinical response. Lancet, I : 1297-1300, 1972.
35) Breisner, D.D. : Pharmacokinetics and metabolism of various benzodiazepines used as hypnotics. Br. J. Clin. Pharmacol. (Suppl. 1), 8 : 7s-13s, 1979.
36) Breyer-Pfaff, U., Gaertner, H.J., Krentner, F. et al. : Antidepressive effects and pharmacokinetics of amitriptyline with consideration of unbound drug and 10-hydroxynortriptyline plasma levels. Psychopharmacology, 76 : 240-244, 1982.
37) Brodie, R.R., Chasseand, L.E. and Hawkins, D.R. : Separation and measurement of tricycric antidepressant drugs in plasma by high-performance liquid chromatography. J. Chromatography, 143 : 535-539, 1977.
38) Brunswick, D.J., Amsterdam, J.D., Mendels, J. et al. : Prediction of steady-state imipramine and desmethylimipramine plasma concentrations from single-dose data. Clin. Pharmacol. Ther., 25 : 605-610, 1979.
39) Brunswick, D.J., Amsterdam, J.D., Potter, L. et al. : Relationship between tricyclic antidepressant plasma levels and clinical response in patients treated with desipramine or doxepin. Acta Psychiatr. Scand., 67 : 371-377, 1983.
40) Burch, J.E., Raddats, M.A. and Thompson, S. : Reliable routine method for the determination of plasma amitriptyline and nortriptyline by gas chromatography. J. Chromatography, 162 : 351-366, 1979.
41) Burrows, G.D., Davies, B. and Scoggins, B.A. : Plasma concentration of nortriptyline and clinical response in depressive illness. Lancet, II : 619-623, 1972.
42) Calil, H.M., Aveny, D.H., Hollister, H.E. et al. : Serum levels of neuroleptics measured by dopamine radioreceptor assay and some clinical observations. Psychiatry Res., 1 : 39-44, 1979.
43) Calvo, B., Garcia, M.J., Pedraz, J.L. et al. : Pharmacokinetics of amoxapine and its active metabolites. Int. J. Clin. Pharmacol. Ther. Toxicol., 23 : 180-185, 1985.
44) Campbell, A., Herschel, M., Cohen, B.M.et al. : Tissue levels of haloperidol by radioimmunoassay and behavioral effects of haloperidol in the rat. Life Sci., 27 : 633-640, 1980.
45) Casper, R., Garver, D.L., Dekirmenjian, H. et al. : Phenothiazine levels in plasma and red blood cells. Arch. Gen. Psychiatry, 37 : 301-305, 1980.
46) Chang, W.H., Hwu, H.G., Lane, H.Y. et al : Dose dependent reduced haloperidol/ haloperidol ratios in schizophrenic patients. Psychiatry Res., 38 : 215-225, 1991.
47) Chang, S.S., Pandey, G.N., Casper, R. et al : Predicting the optimal lithium dosage. Clin. Pharmacol. Ther., 21 : 100, 1977.
48) Click, M.A. and Zisook, S. : Amoxapine and amitriptyline ; serum levels and clinical response in patients with primary unipolar depression. J. Clin. Psychiatry, 43 : 369-371, 1982.
49) Cohen, B.M. and Lipinski, J.F. : Radioreceptor assays and blood levels of

neuroleptics. In : Neuroreceptors : Basic and Clinical Aspect (ed. by Usdin, E., Bunney, W.E. and Davis, J.M.), pp. 199-214, John Wiley and Sons, New York, 1979.
50) Cohen, W.J. and Cohen, N.H. : Lithium, carbonate, haloperidol, and irreversible brain damage. J. Am. Med. Assoc., 230 : 1283-1287, 1974.
51) Contselinis, A., Bonkis, D. and Kentarchon, P. : Haloperidol concentation in blood, case of intoxication. Clin. Chem., 23 : 900, 1977.
52) Cooper, T.B. : Plasma level monitoring of antipsychotic drugs. Clin. Pharmacokinet., 3 : 14-38, 1978.
53) Cooper, T.B., Bergner, P.-E. E. and Simpson, G.M. : The 24-h serum lithium level as a prognostication of dosage requirements. Am. J. Psychiatry, 130 : 601-603, 1973.
54) Cooper, T.B., Kelly, R.G. : GLC analysis of loxapine, amoxapine and their metabolites in serum and urine. J.Pharm. Sci., 68 : 54-57, 1978.
55) Coppen, A., Montgomery, S., Ghose, K. et al. : Amitriptyline plasma concentration and clinical effects. Lancet, I : 63-66, 1978.
56) Corona, G.L., Pinelli, P., Zerbi, F. et al. : Amitriptyline, nortriptyline plasma levels and clinical response in woman with affective disorders. Pharmakopsychiatr. Neuropsychopharmakol., 13 : 102-110, 1980.
57) Creese, I. and Snyder, S.H. : A simple and sensitive radioreceptor assay for antischizophrenic drugs in blood. Nature, 270 : 180-182, 1977.
58) Cressman, W.A., Bianchine, J.R., Slotmick, V.B. et al. : Plasma level profile of haloperidol in man following intramuscular administration. Eur. J. Clin. Pharmacol., 7 : 99-103, 1974.
59) Crome, P. and Braithwaite, R.A. : Relationship between clinical features of tricyclic antidepressant poisoning and plasma concentrations in children. Arch. Dis. Child., 53 : 902-905, 1978.
60) Csernansky, J.G., Kaplan, J., Holman, C.A. et al. : Serum neuroleptic activity, prolactin, and tardive dyskinesia in schizophrenic outpatients. Psychopharmacology, 81 : 115-118, 1983.
61) Curry, S.H. : Determination of nanogram quanties of chlorpromazine and some of its metabolites in plasma using gas-liquid chromatography with an electron capture detactor. Analyt. Chem., 40 : 1251-1255, 1968.
62) Curry, S.H. : Plasma protein binding of chlorpromazine. J. Pharm. Pharmacol., 22 : 193-197, 1970.
63) Curry, S.H. : Concentration-effect relationships with major and minor tranquilizers. Clin. Pharmacol. Ther., 16 : 192-197, 1974.
64) Curry, S.H. : Metabolism and kinetics of chlorpromazine in relation to effect. In : Antipsychotic Drugs : Pharmacodynamics and Pharmacokinetics (ed. by Sedvall, G., Vunas, B. and Zotterman, Y.) pp. 343-352, Pergamon Press, Oxford, 1976.

65) Curry, S.H., Davis, J.M., Janowsky, D.S. et al.: Factors affecting chlorpromazine plasma levels in psychiatric patients. Arch. Gen. Psychiatry, 22: 209-215, 1970.
66) Curry, S.H., Marshall, H.L. Davis, J.M. et al.: Chlorpromazine plasma levels and effects. Arch. Gen. Psychiatry, 22: 289-296, 1970.
67) Dasberg, H.H.: Effects of plasma levels of N-desmethyldiazepam after oral administration in normal volunteers. Psychopharmacologia, 43: 191-198, 1975.
68) Dasberg, H.H., van der Kleijn, E., Guelen, P.J.R. et al.: Plasma concentration of diazepam and of its metabolite N-desmethyldiazepam in relation to anxiolytic effect. Clin. Pharmacol. Ther., 15: 473-483, 1974.
69) Desilva, J.A.F. and Puglish, C.V.: Determination of medazepam, diazepam and their major biotransformation products in blood and urine by electroncapture gas liquid chromatography. Anal. Chem., 42: 1725-1736, 1970.
70) Desmond, P.V., Patwardham, R.V., Schenken, S. et al.: Cimetidine impairs elimination of chlordiazepoxide (Librium) in man. Ann. Int. Med., 93: 266-268, 1980.
71) DeVane, C.L.: Cyclic antidepressants. In: Applied Pharmacokinetics, IInd Edition (ed. by Evans, W. E., Schentag, J.J. and Jusco, W.J.), pp. 852-907, Applied Therapeutics, Inc., Spokane, WA, 1986.
72) Dhar, A.K. and Kutt, H.: Monitoring diazepam and desmethyldiazepam concentration in plasma by gas-liquid chromatography, with use of nitrogen sensitive detector. Clin. Chem. 25: 137-140, 1979.
73) Divoll, M. and Greenblatt, D.J.: Alcohol does not enhance diazepam absorption. Pharmacology, 22: 263-268, 1981.
74) Divoll, M. and Greenblatt, D.J., Lacasse, Y. et al.: Benzodiazepine overdosage: plasma concentrations and clinical outcome. Psychopharmacology, 73: 381-383, 1981.
75) Dreifuss, F.E., Penry, J.K., Rose, S.W. et al.: Serum clonazepam concentrations in children with absence seizures. Neurology, 25: 255-258, 1975.
76) Dunlop, S.R., Shea, P.A. and Hendrie, H.C.: The relationship between plasma and red blood cell neuroleptic levels, oral dosage, and clinical parameters in a chronic schizophrenic population. Biol. Psychiatry, 17: 929-936, 1982.
77) Dysken, M.W., Javaid, J.I., Chang, S.S. et al.: Fluphenazine pharmacokinetics and therapeutic response. Psychopharmacology, 73: 205-210, 1981.
78) Eberts, F.S., Philopoulos, Y., Reineke, L.M. et al.: Triazolam disposition. Clin. Pharmacol. Ther., 29: 81-93, 1981.
79) 海老原昭夫: 治療に必要な新しい基礎知識—血中薬物濃度モニタリング. 診断と治療, 72: 1767-1769, 1984.
80) 海老原昭夫, 立石正登: Therapeutic drug monitoring の理論と実際. 神経精神薬理, 7: 591-604, 1985.
81) Ericksen, S.E., Hurt, S.W., Chang, S. et al.: Haloperidol dose, plasma levels and clinical response: a double blind study. Psychopharmacol. Bull., 14(2): 15-16,

1978.
82) Ereshefsky, L., Davis, C.M., Harrington. C.A. et al.: Haloperidol and reduced haloperidol plasma levels in selected schizophrenic patients. J. Clin. Psychopharmacol., 4：138-142, 1984.
83) Evans, L.E.J., Bett, J.H.N., Cox, J.R. et al.: The bioavailability of oral and parenteral chlorimipramine. Prog. Neuro. Psychopharmacol., 4：293-302, 1980.
84) Fann, W.E., Davis, J.M., Janowsky, D.S. et al.: Chlorpromazine effects of antacids on its gastro-intestinal absorption. J. Clin. Pharmacol., 13：388-390, 1973.
85) Fink, M., Irwin, P., Gastpar, M. et al.: EEG, blood level and behavioral effects of the antidepressant mianserin. Psychopharmacology, 54：249-254, 1977.
86) Forsman, A. and Larsson, M.: Metabolism of haloperidol. Curr. Ther. Res., 24：567-568, 1978.
87) Forsman, A., Martensson, E., Nyberg, G. et al.: A gas chromatographic method for determing haloperidol—A sensitive procedure for studying serum concentration and pharmacokinetics of haloperidol in patients. Naunyn-Schmiedeberg's Arch. Pharmacol., 286：113-124, 1974.
88) Forsman, A. and Ohman, R.: Some aspects of the distribution and metabolism of haloperidol in man. In：Antipsychotic Drugs：Pharmacodynamics and Pharmacokinetics (ed. by Sedwall, G. and Uvnas, B.), pp. 359-365, Pergamon Press, Oxford, 1975.
89) Forsman, A. and Ohman, R.: Pharmacokinetics studies on haloperidol in man. Curr. Ther. Res., 20：319-336, 1976.
90) Forsman, A. and Ohman, R.: Applied pharmacokinetics of haloperidol in man. Curr. Ther. Res., 21：396-411, 1977.
91) Frazer, A., Mendels, J., Brunswick, D. et al.: Erythrocyte concentrations of the lithium ion：clinical correlates and mechanisms of action. Am. J. Psychiatry, 135：1065-1069, 1978.
92) Friedel, R.O. and Raskind, M.A.: Relationship of blood levels of Sinequan to clinical effects in the treatment of depression in aged patients. In：Sinequan (Doxepin/HCL). A monograph of recent clinical studies (ed. by Mendels, J.) pp. 51-53, Excerpta Medica, 1975.
93) 深沢英雄，本田雅子，市下浩子他：健常日本人における Flunitrazepam の体内動態. 臨床薬理, 9：251-265, 1978.
94) Furlanut, M., Benetello, P. and Spina, E.：Pharmacokinetic optimisation of tricyclic antidepressant therapy. Clin. Pharmacokinet., 24：301-318, 1993.
95) Furlong, F.W., Sellers, E.M. and Kapur, B.H.：Amitriptyline blood levels and relapse. Can. Psychiatr. Assoc. J., 22：275-284, 1977.
96) Gaffney, G.R. and Tune, L.E.：Serum neuroleptic levels and extrapyramidal side effects in patients treated with amoxapine. J. Clin. Psychiatry, 46：428-429, 1985.
97) Garland, W.A., Min, B.H. and Birkett, D.J.：The kinetics of amitriptyline following sigle oral dose administration to man. Res. Comun. Chem. Pathol. Phar-

macol., 22 : 475-494, 1978.
98) Gerna, M. and Moselli, P.L. : A simple and sensitive gas chromatographic method for the determination of clonazepam in human plasma. J. Chromatogr., 116 : 445-450, 1976.
99) Gershon, S. : Lithium in mania. Clin. Pharmacol. Ther., 11 : 168-187, 1970.
100) Ghoneim, M.M., Mewaldt, S.P. and Ambre, J. : Plasma levels of diazepam and mood ratings. Anesth. Analg., 54 : 173-177, 1975.
101) Glassman, A.H., Hurwie, M.J. and Perel, J.M. : Plasma binding of imipramine and clinical outcome. Am. J. Psychiatry, 130 : 1367-1369, 1973.
102) Glassman, A.H., Perel, J.M., Shostak, M. et al. : Clinical implications of imipramine plasma levels for depressive illness. Arch. Gen. Psychiatry, 34 : 197-204, 1977.
103) Godtilbsen, O.B., Jerko, D., Gordeladze, J.O. et al. : Residual effect of single and repeated doses of midazolam and nitrazepam in relation to their plasma concentrations. Eur. J. Clin. Pharmacol., 29 : 595-600, 1986.
104) Gottshalk, L.A. : Effects certain benzodiazepine derivatives on disorganization of thought as manifested in speech. Curr. Ther. Res., 21 : 192-206, 1977.
105) Gottschalk, L.A. and Cohn, J.B. : The relationship of diazepam and ketazolam blood levels to anxiety and hostility in chronic alcoholics. Psychopharmacol. Bull., 14 : 39-43, 1978.
106) Gottshalk, L.A. and Kaplan, S.A. : Chlordiazepoxide plasma levels and clinical responses. Compr. Psychiatry, 13 : 519-527, 1972.
107) Gram, L.F. and Christiansenm, J. : First-pass metabolism of imipramine in man. Clin. Pharmacol. Ther., 17 : 555-563, 1975.
108) Gram, L., Flach, H., Würtz-Jorgensen, A. et al. : Sodium valproate, serum level and clinical effect in epilepsy : a controlled study. Epilepsia, 20 : 303-312, 1979.
109) Greenblatt, D.J. : Determination of desmethyldiazepam in plasma by electron-capture GLC : application to pharmacokinetic studies of clorazepate. J. Pharm. Sci., 67 : 427-429, 1978.
110) Greenblatt, D.J., Allen, M.D., Harmatz, J.S. et al. : Diazepam disposition determinants. Clin. Pharmacol. Ther., 27 : 301-312, 1980.
111) Greenblatt, D.J., Allen, M.D., McLanghlin, D.S. et al. : Diazepam absorption : effect of antacids and food. Clin. Pharmacol. Ther., 24 : 600-609, 1978.
112) Greenblatt, D.J. and Divoll, M. : Diazepam versus lorazepam : relationship of drug distribution to duration of clinical action. Adv. Neurol., 34 : 487-491, 1983.
113) Greenblatt, D.J. and Koch-Weser, J. : Clinical pharmacokinetics (first of two parts). N. Engl. J. Med., 293 : 702-705, 1975.
114) Greenblatt, D.J. and Koch-Weser, J. : Clinical pharmacokinetics (second of two parts). N. Engl. J. Med., 293 : 964-970, 1975.
115) Greenblatt, D.J., Shader, R.I. and Abernethy, D.R. : Drug Therapy. Current status of benzodiazepines. N. Engl. J. Med., 309 : 354-358, 1983.

116) Greenblatt, D.J., Shader, R.I., Harmatz, J.S. et al.：Absorption rate, blood concentrations, and early response to oral chlordiazepoxide. Am. J. Psychiatry, 134：559-562, 1977.
117) Greenblatt, D.J., Shader, R.I., Macleod, S.M. et al.：Absorption of oral and intramuscular chlordiazepoxide. Eur. J. Clin. Pharmacol., 13：267-274,1978.
118) Guentert. T.W.：Pharmacokinetics of benzodiazepines and of their metabolites. In：Progress in Drug Metabolism. (ed. by Bridges, J.W., Chasseaud, L.F.), pp.241-386, Taylor & Francis, London, 1984.
119) Gwirtsman, H.E., Ahles, S., Halaris, A. et al.：Therapeutic superiority of maprotiline versus doxepin in geriatric depression. J. Clin. Psychiarty, 44：449-453, 1983.
120) Hansen, C.E. Christensen, T.R. Elley, J. et al.：Clinical pharmacokinetic studies of perphenazine. Br. J. Clin. Pharmacol., 3：915-923, 1976.
121) Hansen, L.B., Larsen, N.E. and Gulmann, N.：Dose-response relationships of perphenazine in the treatment of acute psychoses. Psychopharmacology, 78：112-115, 1982.
122) Hayes, S.L., Pablo, G., Radomski, T. et al.：Ethanol and oral diazepam absorption. N. Engl. J. Med., 296：186-189, 1977.
123) Hillestad, L., Hansen, T., Melsom, H. et al.：Diazepam metabolism in normal man：I. Serum concentration and clinical effects after intravenous, intramuscular, and oral administration. Clin. Pharmacol. Ther., 16：479-484, 1974.
124) Hillestad, L., Hansen, T. and Melsom, H.：Diazepam metabolism in normal man. 2. Serum concentration and clinical effects after oral administration and cumulation. Clin. Pharmacol. Ther., 16：485-489, 1974.
125) 本多裕，西原カズヨ：リチウムの体液中濃度．精神医学, 24：199-209, 1982.
126) Hrdina, P.D. and Lapierre, Y.D.：Plasma levels of maprotiline and zimelidine and their relationship to clinical response in depressed patients. Ther. Drug. Monit., 8：400-406, 1986.
127) Hurtig, H.I. and Dyson, W.L.：Lithium toxicity enhanced by diuresis. N. Engl. J. Med., 290：748-749, 1974.
128) Hvidberg, E.F. and Dam, M.：Clinical pharmacokinetics of anticonvulsants. Clin. Pharmacokinetic, 1：161-188, 1976.
129) Ishigooka, J., Murasaki, M., Wakatabe, H. et al.：Pharmacokinetic study of iminodibendyl antipsychotic drugs, clocapramine and Y-516 in dog and man. Psychopharmacology, 97：303-308, 1989.
130) 石崎高志，千葉寛：Clinical pharmacokineticsの抗てんかん薬 drug regimen calculationの試み．抗てんかん薬の体液中濃度の臨床(和田豊治監修), pp.53-61, 第一化学，東京, 1978.
131) 石崎高志，斎藤幹郎：Pharmacokineticsの基礎と最近の動向. 神経精神薬理, 2：437-454, 1980.
132) 石崎高志，千葉寛，間々田久美子：抗てんかん剤の臨床薬物動態(clinical pharmaco-

kinetics) とその治療計画 (dosage regimen calculation) への応用. 臨床精神医学, 7 : 283-299, 1978.
133) 伊藤圭三, 大和田栄治：抗不安薬の生体内動態. 薬局, 31 : 1461-1466, 1980.
134) Itoh, H., Fujii, Y. and Ichikawa, K. : Blood level studies of haloperidol. In : Advance in Human Psychopharmacology, Vol.3. (ed. by Burrows, G.D. and Werry, J.S.), pp.29-88, Lai Press, London, 1984.
135) Itoh, H., Yagi, G., Ohtsuka, N. et al. : Serum level of haloperidol and its significance. Prog. Neuro-Psychopharmacol., 4 : 171-183, 1980.
136) Itoh, H., Yagi, G., Tateyama, M. et al. : Monitoring of haloperidol serum levels and its clinical significance. Prog. Neuro-Psychopharmacol. Biol. Psychiatry, 8 : 51-62, 1984.
137) Jatlow, P.I., Miller, R. and Swigar, M. : Measurement of haloperidol in human plasma using reversed phase high performance liquid chromatography. J. Chromatography, 227 : 233-238 1982.
138) Jefferson, J.W. and Kalin, N.H. : Serum lithium levels and long-term diuretic use. J. Am. Med. Assoc., 241 : 1134-1135, 1979.
139) Jeste, D.V., Linnoila, M., Wagner, R.L. et al. : Serum neuroleptic concentrations and tardive dyskinesia. Psychopharmacology, 76 : 377-380, 1982.
140) Jochemsen, R., Beusekom, B.R.V., Spoelstra, P. et al. : Effect of age and liver cirrhosis on the pharmacokinetics of nitrazepam. Br. J. Clin. Pharmacol., 15 : 295-302, 1983.
141) Jogensen, A. and Staehs, P. : On the biological half-life of amitriptyline. J. Pharm. Pharmacol., 28 : 62-64, 1976.
142) Johannessen, S.I. : Antiepileptic drugs : Pharmacokinetic and clinical aspects. Ther. Drug Monit., 3 : 17-37, 1981.
143) Johnson, Jr., P.C., Charalampons, K.D. and Braum, G.A. : Absorption and excretion of tritiated haloperidol in man (a preliminary report). Int. J. Neuropsychiatry, 3 (Suppl. 1) : 24-25, 1967.
144) Jungkunz, G. and Kurs, H.J. : On the relationship of nortriptyline : amitriptyline ratio to clinical improvement of amitriptyline treated depressive patients. Pharmakopsychiatr. Neuropsychopharmacol., 13 : 111-116, 1980.
145) Kabra, P.M., Stafford, B.E., and Marton, L.J. : Simultaneous measurement of phenobarbital, phenytoin, primidone, ethosuximide and carbamazepine in serum by high-pressure liquid chromatography. Clin. Chem., 23 : 1284-1288, 1977.
146) Kabra, P.K., Stevens, G.L. and Marton, L.T. : High performance liquid chromatographic analysis of diazepam and N-desmethyldiazepam. J. Chromatography, 150 : 355-360, 1978.
147) 門脇久治, 椎野三洋, 植村家顕：健常人におけるマプロチリン単回経口投与によるBioavailability. 基礎と臨床, 17 : 507-518, 1983.
148) Kangas, L., Kanto, J. and Mansikka, M. : Nitrazepam premedication for minor surgery. Br. J. Anaesth., 49 : 1153-1157, 1977.

IV 向精神薬の体内動態 249

149) Kangas, L., Kanto, J. and Syvälahti, E. : Plasma nitrazepam concentrations after an acute intake and their correlation to sedation and serum growth hormone levels. Acta Pharmacol. Toxicol., 41 : 65-73, 1977.
150) Kanto, J., Iisalo, E., Lehtinen, V. et al. : The concentrations of diazepam and its metabolites in the plasma after an acute and chronic administration. Psychopharmacologia, 36 : 127-131, 1974.
151) Kanto, J., Kangas, L. and Siirtola, T. : Cerebrospinal-fluid concentrations of diazepam and its metabolites in man. Acta Pharmacol. Toxicol., 36 : 328-334, 1975.
152) Kaplan, S.A., Alexander, K., Jack, M.L. et al. : Pharmacokinetic profiles of clonazepam in dog and humans and of flunitrazepam in dog. J. Pharm. Sci., 63 : 527-532, 1974.
153) Kaplan, S.A., Jack, M.L., Weinfeld, R.E. et al. : Biopharmaceutical and clinical pharmacokinetic profile of bromazepam. J. Pharmacol. Biopharm., 4 : 1-16, 1976.
154) Kidron, R., Averbuch, I., Klein, E. et al. : Carbamazepine-induced reduction of blood levels of haloperidol in chronic schizophrenia. Biol. Psychiatry, 20 : 219-222, 1985.
155) Kirch, D.G., Palmer, M.R., Egan, M. et al. : Electrophysiological interactions between haloperidol and reduced haloperidol, and dopamine, norepinephrine and phencyclidine in rat brain. Neuropharmacology, 24 : 375-379, 1985.
156) Klotz, U. and Reimain, I. : Delayed clearance of diazepam due to cimetidine. N. Engl. J. Med., 302 : 1012-1014, 1980.
157) Koch-Weser, J. : Serum drug concentrations as therapeutic guides. N. Engl. J. Med., 287 : 227-231, 1972.
158) Kolakowska, T., Wiles, D.H., Gelder, M.G. et al. : Clinical significance of plasma chlorpromazine levels : II. Plasma levels of the drug. Some of its metabolites and prolactin in patients receiving long term phenothiazine treatment. Psychopharmacology, 49 : 101-107, 1976.
159) Korpi, E.R. and Wyatt, R.J. : Reduced haloperidol : effects on striatal dopamine metabolism and conversion to haloperidol in the rat. Psychopharmacology, 83 : 34-37, 1984.
160) Kraak, J.C. and Bijster, P. : Determination of amitriptyline and some of its metabolites in blood by high-pressure liquid chromatography. J. Chromatography, 143 : 499-512,1977.
161) Krogh-Sϕrensen, P., Hansen, C.E., Baastrup, P.C. et al. : Self-inhibiting action of nortriptyline's antidepressive effect at high plasma levels : a randomized double-blind study controlled by plasma concentrations in patients with endogenous depression. Psychopharmacologia, 45 : 305-316, 1976.
162) Kucharski, L.T., Alexander, P., Tune, L. et al. : Serum neuroleptic concentrations and clinical response : a radioreceptor assay investigation of acutely psychotic patients. Psychopharmacology, 82 : 194-198, 1984.

163) 久郷敏明, 山本光利, 細川清: Sulpiride の体液中濃度. 神経精神薬理, 4: 351-354, 1982.
164) Kupfer, D.J., Hanin, I., Spiker, D.G. et al.: Amitriptyline plasma levels and clinical response in primary depression. Clin. Pharmacol. Ther., 22: 904-911, 1977.
165) Kupterberg, H.J.: Quantiative estimation of diphenylhydantoin, primidone and phenobarbital in plasma by gas-liquid chromatography. Clin. Chim. Acta, 29: 283-288, 1970.
166) 倉田孝一: 抗てんかん薬の血清内濃度測定についての検討-diphenylhydantoin, phenobarbital, carbamazepine を中心として-. 精神経誌, 81: 509-522, 1979.
167) 倉田孝一, 木戸日出喜, 伊藤達彦, 他: Status epilepticus の phenytoin 急性飽和治療—薬物速度論的研究—. てんかん研究, 2: 58-66, 1984.
168) Lader, M.: Introduction to Psychopharmacology, pp. 43-50, Upjohn, Kalamazoo, Michigan, 1980.
169) Lader, M.: Pharmacokinetics in the benzodiazepines: clinical implications. In: Biological Psychiatry: Recent Studies (ed. by Burrous, G.D., Norman, T.R. and Maguire, K.P.), pp. 39-48, John Libbey, London, 1984.
170) Lai, A.A., Min, B.H., Garland, W.A. et al.: Kinetics of biotransformation of clonazepam to its 7-amino-metabolite in monkey. J. Pharmacokinet. Biopharm., 7: 87-95, 1979.
171) Levy, A.L. and Katz, E.M.: A comparison of serum lithium determinations using flame photometry and atomic absorption spectrophotometry. Clin. Chem., 15: 787-788, 1969.
172) Levy, R.H., Wilensky, A.J. and Friel, P.N.: Other antiepileptic drugs. In: Applicated Pharmacokinetics, IInd edition (ed. by Evans, W.E., Schentag, J.J. and Jusko, W.J.), pp. 540-569, Applied Therapeutics, Inc., Spokane, WA, 1986.
173) Little, B.R., Platman, S.R. and Fieve, R.R.: The measurement of lithium in biologic samples by atomic absorption spectrophotometry. Clin. Chem., 14: 1211-1217, 1968.
174) Lin, K.M. and Friedel, R.O.: Relationship of plasma levels of chlordiazepoxide and metabolites to clinical response. Am. J. Psychiatry, 136: 18-23, 1979.
175) Lindenmayer, J.P., Smith, D. and Katz, I.: Radioreceptor assay of neuroleptics in refractory chronic schizophrenic patients. J. Clin. Psychiatry, 45: 117-119, 1984.
176) Linnoila, M., Vinkari, M., Vaikanen, K. et al.: Effect of anticonvulsants on plasma haloperidol and thioridazine levels. Am. J. Psychiatry, 137: 819-821, 1980.
177) Lipsey, J.R., Robinson, R.G., Pearlson, G.D. et al.: Nortriptyline treatment of post-stroke depression: a double-blind study. Lancet, 1: 297-300, 1984.
178) Lister, R. G., Abernethy, D. R., Greenblatt, D. et al.: Methods for the determination of lorazepam and chlordiazepoxide and metabolites in brain tissue. A comparison with plasma cocentrations in the rat. J. Chromatogr., 277: 201-208, 1983.

179) Loo, J.C.K. and McGilveray, I.J. : Pharmacokinetics of chlorpromazine in normal volunteers. Commun. Psychopharmacol., 4 : 121-129, 1980.
180) Loscher, W. and Gobel, W. : Consecutive gas chromatographic determination of phenytoin, phenobarbital, primidone, phenylethylmalonaldehyde, carbamazepine, trimethadione, ethosuximide and valproate from the same serum specimen. Epilepsia, 19 : 463-473, 1978.
181) Lund, L. : Clinical significance of genetic inequivalence of three different pharmaceutical preparations of phenytoin. Eur. J. Clin. Pharmacol., 7 : 119-124, 1974.
182) Lyle, W.H., Brooks, P., Early, D.F. et al. : Plasma concentration of nortriptyline as a guide to therapy. Postgrad. Med. J., 50 : 282-287, 1974.
183) MacLeod, M., Sellers, E.M., Giles, H.G. et al. : Interaction of disulfirum with benzodiadepines. Clin. Pharmacol. Ther., 24 : 583-589, 1978.
184) Magliozzi, J.R., Hollister, L.E., Arnold, K.V. et al. : Relationship of serum haloperidol levels to clinical response in schizophrenic patients. Am. J. Psychiatry, 138 : 365-367, 1981.
185) Madelli, M., Tognoni, G. and Garattini, S. : Clinical pharmacokinetics of diazepam. Clin. Pharmacokin., 3 : 72-91, 1978.
186) Mann, J.J., Georgotas, A., Neuton, R. et al. : A controlled study of trazodone, imipramine and placebo in outpatients with endogenous depression. J. Clin. Psychopharmacol., 1 : 75-80, 1981.
187) Marks, I.M., Viswanathan, R., Lipsedge, M.S. et al. : Enhanced relief of phobias by flooding during waning diazepam effect. Br. J. Psychiatry, 121 : 493-505, 1972.
188) Martin, E., Tozer, T.N., Sheiner, L.B. et al. : The clinical pharmacokinetics of phenytoin. J. Pharmacokinetics Biopharm., 5 : 579-596, 1977.
189) May, P.R.A., Putter, T.V., Jenden, D.J. et al. : Test dose response in schizophrenia : chlorpromazine blood and saliva levels. Arch. Gen. Psychiatry, 35 : 1091-1097, 1978.
190) McGennis, A.J. : Lithium carbonate and tetracycline interaction. Br. Med. J., 1 : 1183, 1978.
191) Melmon, K.L. and Merelli, H.I. (eds.) : Clinical Pharmacology : Basic Principles in Therapeutics, 2nd ed. MacMillian, New York, 1978.
192) Mendlewicz, J., Linkowski, P. and Schontens, A. : Haloperidol plasma levels and clinical response in schizophrenia. In : Clinical Pharmacology in Psychiatry (ed. by Dahl, S. and Udsin, E.), pp.233-237, McMillian, London, 1981.
193) 三浦寿男 : Benzodiazepine 系薬物の Pharmacokinetics—clonazepam の血中濃度と臨床効果を中心に. 神経精神薬理, 2 : 505-519, 1980.
194) 宮沢辰彦, 佐野千尋 : 経口医薬品の最高血中濃度と半減期(2). 医薬ジャーナル, 22 : 1859-1862, 1986.
195) Montgomery, S., Braithwaite, R.A. and Crammer, J.L. : Routine nortriptyline levels in the treatment of depression. Br. Med. J., 3 : 166-167, 1977.
196) Montgomery, S.A., McAuley, R., Montgomery, D.B. et al. : Pharmacokinetics

and efficacy of maprotiline and amitriptyline in endogenous depression : a double -blind controlled trial. Clin. Ther., 3 : 292-310, 1980.
197) Montgomery, S.A., McAuley, R., Rani, S.J. et al. : Amitriptyline plasma concentration and clinical response. Br. Med. J., 1 : 230-231, 1979.
198) Morselli, P.L., Bianchatti, G. and Dugas, M. : Haloperidol plasma level monitoring in neuropsychiatric patients. Ther. Drug Monit., 4 : 51-58, 1982.
199) Müller, W. and Wollert, U. : Characterization of the binding of benzodiazepines to human serum albumin. Naunyn-Schmidberg's Arch. Pharmacol., 280 : 229-237, 1973.
200) Mucklow, J.C. : The use of saliva in therapeutic drug monitering. Ther. Drug Monit., 4 : 229-247, 1982.
201) Muscettola, G., Goodwin, F.K., Potter, W.Z. et al. : Imipramine and desipramine in plasma and spinal fluid. Relationship to clinical response and serotonin metabolism. Arch. Gen. Psychiatry, 35 : 621-625, 1978.
202) Naestoft, J., Land, M., Larsen, N.E. et al. : Assay and pharmacokinetics of clonazepam in humans. Acta Neurol. Scand., 49 : (Suppl. 53) : 103-108, 1973.
203) Nagy, R.A. and Johnssen, R. : Plasma levels of imipramine and desipramine in man after different routes of administration. Naunyn-Schmiedeberg's Arch. Pharmacol., 290 : 145-160, 1975.
204) Nagy, A. and Johansson, R. : The demethylation of imipramine and clomipramine as apparent from their plasma kinetics. Psychopharmacology, 54 : 125-134, 1977.
205) Nagy, A. and Traber, L. : Quantitative determination of imipramine in human blood plasma by direct densitometry of thin-layer chromatograms. J. Pharm. Pharmacol., 25 : 599-603, 1973.
206) 中根　文, 山明正, 高橋良：催奇形性および他剤併用の影響について. 臨床精神医学, 6：1377-1383, 1977.
207) 中野重行：抗不安薬・抗うつ薬の薬物動態. 抗不安薬・抗うつ薬の進歩（植木昭和, 吉川達雄編）, pp. 114-134, 医歯薬出版, 東京, 1981.
208) 中野重行：抗不安薬の適用をめぐる問題点―薬物動態的側面―. 神経精神薬理, 6：819-829, 1984.
209) Nakano, S., Ogawa, N. and Kawazu, Y. : Influence of neuroticism on oral absorption of diazepam. Clin. Pharmacol. Ther., 27 : 370-374, 1980.
210) 中野重行, 小川暢也, 河津雄介他：Alprazolamの健康人における薬物動態. 臨床薬理, 11：285-291, 1980.
211) Nakano, S., Watanabe, H., Nagai, K. et al. : Circadian stage-dependent changes in diazepam kinetics. Clin. Pharmacol. Ther., 36 : 271-277, 1984.
212) Nebrosky, R., Janowsky, D., Munson, E. et al. : Rapid treatment of acute psychotic symptoms with high and low-dose haloperidol, behavioral consideration. Arch. Gen. Psychiatry, 38 : 195-199, 1981.
213) Nelson, J.C., Jatlow, P., Quinlan, D.M. et al. : Desipramine plasma concentration

and antidepressant response. Arch. Gen. Psychiatry, 39：1419-1422, 1982.
214) Nelson, R.W. and Cohen, J.L.：Plasma and erythrocyte kinetic considerations in lithium therapy. Am. J. Hosp. Pharm., 33：658-664, 1976.
215) 西原カズヨ：臨床検査と薬物・第2部薬物血中濃度測定―抗精神病薬．Medical Technology, 15：696-705, 1987.
216) Norman, T.R. and Burrows, G.D.：Plasma concentrations of benzodiazepines— a review of clinical findings and implications. Prog. Neuro-Psychopharmacol. Biol. Psychiatry, 8：115-126, 1984.
217) Oailey, J., Sedvall, G. and Sjoquist, B.：Effect of chlorpromazine and some of its metabolite on the accumulation of homovanillic acid in brain of mice. J. Pharm. Pharmacol., 24：580-581, 1972.
218) Ochs, H.R. Greenblatt, D.J. Friedman, H. et al.：Bromazepam pharmacokinetics：Influence of age, gender, oral contraceptives, cimetidine, and propranolol. Clin. Pharmacol. Ther., 41：562-570, 1987.
219) Ohnhans, E.E., Park, B.K., Colombo, J.P. et al.：The effect of enzyme induction on diazepam metabolism in man. Br. J. Clin. Pharmacol., 8：557-563, 1979.
220) Orsulak, P.J.：Therapeutic monitoring of antidepressant drugs：current methodology and applications. J. Clin. Psychiatry, 47(Suppl)：39-50, 1986.
221) 大塚宣夫：向精神薬治療における1日量1回投与法と分割投与法の比較―クロルプロマジン経口投与についての臨床的及び薬物動態学的検討―．慶応医学, 55：277-298, 1978.
222) Perel, J.M., Stiller, R.I. and Glassman, A.H.：Studies on plasma level effects relationship in imipramine therapy. Commun. Psychopharmacol., 2：429-439, 1978.
223) Perry, P.J., Alexander, B., Dunner, F.J. et al.：Pharmacokinetic protocol for predicting serum lithium levels. J. Clin. Psychopharmacol., 2：114-118, 1982.
224) Petit, J.M., Spiker, D.G., Ruwitch, J.F. et al.：Tricyclic antidepressant plasma levels and adverse effects after overdose. Clin. Pharmacol. Ther., 21：47-51, 1978.
225) Pippenger, C.E., Bastiani, R.J. and Schneider, R.S.：Evaluation of an experimental homogenous immunoassay for the quantitation of phenytoin and phenobarbitone in serum or plasma. In：Clinical Pharmacology of Antiepileptic Drugs (ed. by Schneider, H. et al.), pp.331-336, Springer-Verlag, New York, 1975.
226) Placidi, G.F. and Cassano, G.B.：Distribution and metabolism of ^{14}C-labelled-chlordiazepoxide in mice. Int. J. Neuropharmacol., 7：383-389, 1968.
227) Potter, W.Z. and Goodwin, F.K.：Antidepressant drug levels and clinical response. Lancet, 1：1049-1050, 1978.
228) Preskorn, S.H., Burke, M.J., and Fast, G.A.：Therapeutic drug monitoring. Principles and practice. Psychiatr. Clin. North Am., 16：611-645, 1993.
229) Preskorn, S.H. and Simpson, S.：Tricyclic-antidepressant-induced delirium and plasma drug concentration. Am. J. Psychiatry, 139：822-823, 1982.
230) Putzoln, S., Pecknold, J.C. and Baiocchi, L.：Trazodone：Clinical and biochemi-

cal studies II. Blood levels and therapeutic responsiveness. Psychopharmacol. Bull., 12:40-41, 1976.
231) Rao, V.A.R., Bishop, M. and Coppen, A. : Clinical state, plasma levels of haloperidol and prolactin : a correlation study in chronic schizophrenia. Br. J. Psychiatry, 137 : 518-521, 1980.
232) Rapp, M.S. : Neuroleptic potentiation of serum TCA levels is uncommon. Can. J. Psychiatry, 31 : 878, 1986.
233) Reisby, N., Gram, L.F., Bech, P. et al. : Imipramine : clinical effects and pharmacokinetic variability. Psychopharmacology, 54 : 263-272, 1977.
234) Reisby, N., Gram, L.F., Bech, P. et al. : Clomipramine : plasma levels and clinical effects. Commun. Psychopharmacol., 5 : 341-351, 1979.
235) Richens, A. : A study of the pharmacokinetics of phenytoin (Diphenylhydantoin) in epileptic patients, and the development of a nomogram for masking dose increments. Epilepsia, 16 : 627-646, 1975.
236) Richens, A. and Dunlop, A. : Phenytoin dosage nomogram. Lancet, II : 1305-1306, 1975.
237) Rieder, J. : Binding of clonazepam (active principle of Rivotril Roche®) to the total proteins of mixed human plasma, as measured by equilibrium dialyses. Report No.53'868, F. Hoffman-La Roche & Co. Ltd., Basel, 1973.
238) Riess, W., Dubey, L., Fimfeeld, E.W. et al. : The pharmacokinetic properties of maprotiline in man. J. Int. Med. Res., 3 : 16-41, 1975.
239) Rimon, R., Averbuch, I., Rozik, P. et al. : Serum and CSF levels of haloperidol by radioimmunoassy and radioreceptor assay during high-dose therapy of resistant schizophrenic patients. Psychopharmacology, 73 : 197-199, 1981.
240) Rivera-Calimlim, L. : Problems in therapeutic blood monitoring of chlorpromazine. Ther. Drug Monit., 4 : 41-49, 1982.
241) Rivera-Calimlim, L., Gift, T., Nassallah, H.A. et al. : Correlation between plasma concentrations of chlorpromazine and clinical response. Commun. Psychopharmacology, 2 : 215-222, 1978.
242) Rivera-Calimlim, L., Nasrallah, H.A. Stranss, J. et al. : Clinical response and plasma levels ; effect of dose, dosage schedules, and drug interactions on plasma chlorpromazine levels. Am. J. Psychiatry, 133 : 646-652, 1976.
243) Robin, A., Curry, S.H. and Whelpton, R. : Clinical and biochemical comparison of clorazepate and diazepam. Psychol. Med., 4 : 388-392, 1974.
244) Robinson, D.S., Cooper, T.B., Ravaris, C.E. et al. : Plasma tricyclic drug levels in amitriptyline-treated depressed patients. Psychopharmacology, 63 : 223-231, 1979.
245) Rockland, L.H. : Neuroleptic blood levels and clinical response. Can. J. Psychiatry, 31 : 299-303, 1986.
246) Rollins, D.E., Alvan, G., Bertilsson, L. et al. : Interindividual differences in amitriptyline demethylation. Clin. Pharmacol. Ther., 28 : 121-129, 1980.

IV 向精神薬の体内動態 255

247) Rosenblatt, J.E, Pary, R.J., Bigelow, L.B. et al.: Measurement of serum neuroleptic concentrations by radioreceptor assay, concurrent assessment of clinical response and toxicity. In: Neuroreceptors: Basic and Clinical Aspects. (ed. by Usdin, E., Bunney, W.E. and Davis, J.M.), pp.165-188, John Wiley and Sons, New York, 1981.
248) Rubin, R.T., Forman. A., Heykants, J. et al.: Serum haloperidol determinations in psychiatric patients. Comparison of methods and correlation with serum prolactin level. Arch. Gen. Psychiatry, 37:1069-1074, 1980.
249) Sadée, W. and Beelen, G.C.M.: Chlordiazepoxide. In: Drug Level Monitoring. pp. 127, John Wiley & Sons, New York, 1980. (表9は斉藤正行, 田村善蔵監訳：ドラッグレベルモニタリング, 広川書店, 東京, 1982)
250) Saitoh, Y., Nishihara, K., Nakagawa, F. et al.: Improved microdetermination for diphenylhydantoin in blood by UV spectrophotometry. J. Pharm. Sci., 62:206-210, 1973.
251) Sakalis, G., Curry, S.H., Mould, G.P. et al.: Physiologic and clinical effects of chlorpromazine and their relationship to plasma level. Clin. Pharmacol. Ther., 13:931-946, 1972.
252) 桜井征彦, 高橋良：精神分裂病における治療薬の代謝. 臨床精神医学, 4:189-196, 1975.
253) Sandifer, M.G.: The hypertensive psychiatric patients: pharmacologic problems. J. Clin. Psychiatry, 39:700-702, 1978.
254) Santagostino, G., Facino, R. and Pirillo, D.: Urinary excretion of amitriptyline N-oxide in humans. J. Pharmac. Sci., 63:1690-1692, 1974.
255) Sathananthan, G.L., Gershon, S. and Almeida, M.: Correlation between plasma and cerebrospinal levels of imipramine. Arch. Gen. Psychiatry, 33:1109-1110, 1976.
256) Schoolor, N.R., Sakalis, G. and Chan, T.L.: Chlorpromazine metabolism and clinical response in acute schizophrenia; a preliminary report. Psychopharmacol. Bull., 11:30-33, 1975.
257) Schwartz, M.A., Postma, E. and Gaut, Z.: Biological half-life of chlordiazepoxide and its metabolite, demoxepam, in man. J. Pharmac. Sci., 60:1500-1503, 1971.
258) Seifert, R., Bremkamp, H. and Junge, C.: Vereinfachte Lithiumeinstellung durch Belastungstest. Psychopharmacologia, 43:285-286, 1975.
259) 清野昌一：抗てんかん薬の薬理と治療の実際. 臨床精神医学, 1:339-350, 1972.
260) 関　隆：D-40TAの臨床薬理学的研究. 臨床薬理, 4:76-86, 1973.
261) 関　亨, 川原友二, 山脇英範他：定型失神発作に対するclonazepamの効果―血中濃度との相関を含めて―. 脳と発達, 11:218-227, 1979.
262) Shader, R.I. and Greenblatt, D.J.: Clinical implications of benzodiazepine pharmacokinetics. Am. J. Psychiatry, 134:652-656, 1977.
263) Shader, R.I., Pary, R.J., Harmatz, J.S. et al.: Plasma concentrations and clinical effects after single oral dose of prazepam, clorazepate, and diazepam. J. Clin.

Psychiatry, 45 : 411-413, 1984.
264) Shou, M. : Biology and pharmacology of the lithium ion. Pharmacol. Rev., 9 : 17 -58, 1957.
265) Simpson, G.M., White, K.L., Boyd, J.L. et al. : Relationship between plasma antidepressant levels and clinical outcome for inpatients receiving imipramine. Am. J. Psychiatry, 139 : 358-360, 1982.
266) Simpson, G.M. and Yadalam, K. : Blood levels of neuroleptics : state of the art. J. Clin. Psychiatry, 46 [5, Sec. 2] : 22-28, 1985.
267) Sjö, O., Hvidberg, E.F., Naestoft, J. et al. : Pharmacokinetics and side-effects of clonazepam and its 7-amino-metabolite in man. Eur. J. Clin. Pharmacol., 8 : 249 -254, 1975.
268) Sjöqvist, F. and Bertilsson, L. : Clinical pharmacology of antidepressant drugs : pharmacogenetics. In : Advances in Biochemical Psychopharmacology, vol.39. Frontiers in Biochemical and Pharmacological Research in Depression (ed. by Usdin, E., Åsberg, M., Bertilsson, L. and Sjöqvist, F.), pp.359-372, 1984.
269) Smith, R.C., Dekirmenjian, H., Davis, J. et al. : Blood level, mood and MHPG responses to diazepam in man. In : Pharmacokinetics of Psychoactive Drugs (ed. by Gottschalk, L. and Merlis, S.), pp.141-156, Spectrum, New York, 1976.
270) Spiker, D.G., Weiss, A.N., Chang, S.S. et al. : Tricyclic antidepressant overdose : clinical presentation and plasma levels. Clin. Pharmacol. Ther., 18 : 539-546, 1975.
271) Stewart, R., Karas, B. and Springer, P.K. : Haloperidol excretion in human milk. Am. J. Psychiatry, 137 : 849-850, 1980.
272) Suzuki, H., Minaki, Y., Iwasaki, M. et al. : Determination of haloperidol in human serum by radioimmunoassay. J. Pharm. Dyn., 3 : 250-257, 1980.
273) Svein, G. : Pharmacokinetics of methotrimepromazine after single and multiple doses. Clin. Pharmacol. Ther., 19 : 435-442, 1976.
274) Svein, G. and Roald, E. : Pharmacokinetics of chlorpromazine after single and chronic dosage. Clin. Pharmacol. Ther., 21 : 437-448, 1977.
275) Swith, R.C., Misra, C.H., Allen, R. et al. : Dosage and blood levels of neuroleptics in tardive dyskinesia. Mod. Probl. Pharmacopsychiatry, 21 : 87-96, 1983.
276) Talso, P.J. and Clarke, R.W. : Excretion and distribution of lithium in the dog. Am. J. Physiol., 166 : 202-208, 1951.
277) Tansella, M., Sicibiani, O., Burti, L. et al. : N-desmethyldiazepam and amylobarbitone sodium as hypnotics in anxious patients. plasma levels, clinical efficacy and residual effects. Psychopharmacologia, 41 : 81-85, 1975.
278) Tansella, M., Zimmerman-Tansella, C.H., Ferrario, L. et al. : Plasma concentration of diazepam, nordiazepam and amylobarbitone after short-term treatment of anxious patients. Pharmakopsych., 11 : 68-75, 1978.
279) Task Force on the Use of Laboratory Tests in Psychiatry : Tricyclic antidepressants-blood level measurement and clinical outcome : an APA Task Force

report. Am. J. Psychiatry, 142:155-162, 1985.
280) 寺内嘉, 渡幸子, 石川晶子, 他: Haloperidol decanoate 筋肉内投与後のヒトにおける血清未変化体および haloperidol 濃度. 神経精神薬理, 7:849-854, 1985.
281) Thomsen, K. and Shou, M: Renal lithium excretion in man. Am. J. Physiol., 215:823-827, 1968.
282) Thomsen, K., Schou, M., Steiness, I. et al.: Lithium as an indicator of proximal sodium reabsorption. Pfluger Arch. Eur. Physiol., 308:180-184, 1969.
283) Tognoni, G., Gomeni, R., DeMaio, D. et al.: Pharmacokinetics of N-desmethyldiazepam in patients suffering from insomnia and treated with nortriptyline. Br. J. Clin. Pharmacol., 2:227-232, 1975.
284) Traskman, L., Åsberg, M., Bertilsson, L. et al.: Plasma levels of chlorimipramine and its demethyl metabolite during treatment of depression. Differential biochemical and clinical effects of two compounds. Clin. Pharmacol. Ther., 26:600-610, 1979.
285) Tune, L. and Coyle, J.T.: Acute extrapyramidal side effects: Serum levels of neuroleptics and anticholinergics. Psychopharmacology, 75:9-15, 1981.
286) Tune, L.E. and Coyle, J.T.: Neuroleptic drug level monitoring in psychiatry: focus on radioreceptor assay techniques. Ther. Drug Monit., 4:59-64, 1982.
287) Tune, L.E., Creese, I., Depanls, J.R. et al.: Clinical state and serum neuroleptic levels measured by radioreceptor assay in schizophrenia. Am. J. Psychiatry, 137:187-190, 1980.
288) Tyma, J.L., Rosenburg, H.C. and Clin, T.H: Radioreceptor assay of benzodiazepines in cerebrospinal fluid during chronic flurazepam treatment in cats. Eur. J. Pharmacol., 105:301-308, 1984.
289) Tyrer, J.H., Eadie, M.J. and Hooper, W.D.: Further observation on an outbreak of diphenylhydantoin intoxication. Proc. Aust. Assoc. Neurol., 8:37-41, 1971.
290) Tyrer, J.H., Eadie, M.J., Sutherland, J.M. et al.: Outbreak of anticonvalsant intoxication in an Australian city. Br. Med. J., 4:271-273, 1970.
291) Tyrer, S.P., Kalvan, G.M. and Shopsin, B.: Estimation of lithium dose requirement by lithium clearance, serum lithium and saliva lithium following a loading dose of lithium carbonate. Neuropsychobiol., 7:152-158, 1981.
292) Vandel, S., Vandel, B., Sandoz, M. et al.: Clinical response and plasma concentration of amitriptyline and its metabolite nortriptyline. Eur. J. Clin. Pharmacol., 14:185-190, 1978.
293) Van Putter, T., May, P.R.A. and Jenden, D.J.: Does a plasma level of chlorpromazine help? Psychol. Med., 11:729-734, 1981.
294) Verbiese-Genard, N., Hanocq, M. and Molle, L.: High performance liquid chromatographic determination of sulpiride (Dogmatyl®) in urine. J. Pharm. Berg., 35:24-30, 1980.
295) Volmat, R., Bechtel, P. and Allers, G.: Determination of the plasma concentration and antide pressive effects of amitriptyline. Therapie, 32:309-319, 1977.

296) 渡辺昌祐, 鍋山敏朗, 忠田正樹他：炭酸リチウムの抗うつ作用と血清リチウム濃度. 精神医学, 16：878-892, 1974.
297) 渡辺昌祐, 横山茂生, 久保信介他：新抗うつ剤 Maprotiline の血清濃度と治療効果. 臨床薬理, 8：115-121, 1978.
298) Walkenstein, S.S. and Seifer, J.：Fate distribution and excretion of S^{35} promazine. J. Pharmacol. Exp. Med., 125：283-286, 1959.
299) Whitfield, L.R., Kaul, P.N. and Clark, M.L.：Chlorpromazine metabolism. IX. J. Pharmacokin. Biophamac., 6：187-196, 1978.
300) Wies, D.H., Kolakowska, T., McNeilly, A. S. et al.：Clinical significance of plasma chlorpromazine levels：I. Plasma levels of the drug, some of its metabolites and prolactin during acute treatment. Psychol. Med., 6：407-415, 1976.
301) Wiesel, F. A., Alfredsson, G., Ehmebo, M. et al,：The pharmacokinetics of intravenous and oral sulpiride in healthy human subjects. Eur. J. Clin. Pharmacol., 17：385-391, 1980.
302) Winter, M. E. and Tozer, T. N.：Phenytoin. In：Applied Pharmacokinetics, IInd edition (ed. by Evans, W. E., Schentag, J. J. and Jusko, W. J.), pp.493-539, Applied Therapeutics, Inc., Spokane, WA, 1986.
303) 八木剛平：ハロペリドールの血中濃度と臨床. 臨床精神医学, 8：775-786, 1979.
304) 八木剛平, 大塚宣夫, 伊藤斎：Haloperidol の血中濃度測定とその臨床的意義. 臨床精神医学, 8：595-604, 1979.
305) 山角駿, 三浦貞則：健常人を対象にした haloperidol の pharmacokinetics. 北里大学医学部精神科10周年記念論文集, 184-189, 1983.
306) Yamazumi, S. and Miura, S.：Haloperidol concentration in saliva and serum. Determination by the radioimmunoassay method. Int. Pharmacopsychiatry, 16：174-183, 1981.
307) Young, R.C.：Plasma nor_1-chlorpromazine concentrations：effects of age, race, and sex. Ther. Drug Monit., 8：23-26, 1986.
308) Zarifian. E., Cotterean, M.J., Cuche, H. et al.：Interet desdonnees pharmacokinetiques an cours des traitements des psychoses par l'haloperidol. L'Encephale, 3：197-204, 1979.
309) Ziegler, G., Ludwig, L. and Klotz, U.：Relationships between plasma levels and psychological effects of benzodiazepines. Pharmacopsychiatry, 16：71-76, 1983.
310) Ziegler, V.E., Biggs, J.T., Wylie, L.T. et al.：Doxepin kinetics. Clin. Pharmacol. Ther., 23：573-579, 1978.
311) Ziegler, V.E., Biggs, J.T., Wylie, L.T. et al.：Protriptyline kinetics. Clin. Pharmacol. Ther., 23：580-584, 1978.
312) Ziegler, V. E., Clayton, P. S., Taylor, J. R. et al.：Nortriptyline plasma levels and therapeutic response. Clin. Pharmacol. Ther., 20：458-463, 1976.
313) Ziegler, V.E., Co, B.T., Taylor, J.R. et al.：Amitriptyline plasma levels and therapeutic response. Clin. Pharmacol. Ther., 19：795-801, 1976.

314) Ziegler, V.E., Taylor, J.R., Wetzel, R.D. et al.：Nortriptyline plasma levels and subjective side effects. Br. J. Psychiatry, 132：55-60, 1978.
315) Zingales, I.A.：A gas chromatographic method for the concentration of haloperidol in human plasma. J. Chromatography, 54：15-24, 1971.

付：向精神薬の相互作用

1. はじめに

ソリブジンとの併用によるテガフールの代謝阻害が報告されて以来，薬物相互作用は様々な角度から研究され報告が続いている。ここでは相互作用の基本的な考え方について向精神薬を中心に，例にあげながら解説する。

2. 薬物相互作用の基本

薬物の相互作用は薬物動態学的相互作用と薬動力学的相互作用の2種に大別することができる。薬物動態学的相互作用とは薬物服用後の体内での流れ，すなわち吸収・分布・代謝・排泄のそれぞれの過程で発現する相互作用をさす。現在，この中の代謝に関する薬物相互作用が最も話題となり，多くの研究成果が報告されている。一方，薬動力学的相互作用とはそれぞれの薬物の作用部位で拮抗したり，強調したりすることで発現する相互作用をさす。

2.1 薬物動態学的相互作用
2.1.1 吸収

吸収過程で起こる相互作用のメカニズムは吸収される薬物量の総量の変化と薬物吸収速度の変化という2つの変化が考えられる。

吸収される薬物総量の変化の代表はキレートの形成で，具体的にはニューキノロン系の抗菌剤と酸化マグネシウムなどの制酸剤とを併用した際に抗菌剤の吸収が悪くなったり，tetracycline と水酸化マグネシウムや牛乳とを併用した場合には，tetracycline の吸収が悪くなったりすることが報告されている[24]。向精神薬のなかではキレート形成による吸収阻害は報告されていない。

消化管の pH も吸収される薬物量に影響を与える。抗精神病薬の多くは塩基性物質であることから，制酸剤の服用により胃内の pH が上昇した際には，吸収が促進されることが予想される。しかし薬物は一般的に胃よりは腸管で吸収されること，腸管内の pH には変化が起きることは少ないことから，臨床上問題となるような変化は起きにくい。

薬物吸収速度の変化の点では，抗コリン作用を持つ薬物との併用に注意が必要である。抗コリン薬は消化管運動を制御することから，胃内排泄速度が遅くなる。その結果，薬物の吸収が遅れ，最高血中濃度に達する時間が遅れる。特に初回通過効果の大きい薬物では，吸収がゆっくりになると初回通過効果がより増強され，生体内利用率は低下することが考えられる。抗コリン性抗パーキンソン病薬は抗精神病薬と併用されることが多いので，注意が必要である。Trihexyphenidyl と chlorpromazine との併用で chlorpromazine の血中濃度が低下したことが報告されている[5,16]。

2.1.2 分布

分布の過程における相互作用は血漿蛋白結合率の変化があげられる。薬物の大半は血漿中蛋白（アルブミン，$\alpha 1$-酸性糖蛋白，リポ蛋白質など）と結合して血中に存在している。薬物の蛋白結合は一般に可逆的であり，結合平衡は瞬時に成立するといわれ，血漿蛋白に結合している薬物は薬効を示さず，遊離型の薬物のみが薬理作用を示す[17]。薬物はそれぞれ固有の血漿中蛋白結合率を示すが，他の薬物が併用された場合は，蛋白を取り合うことになり，遊離型の薬物が増加する可能性がある。もともと蛋白結合率の低い薬物，たとえば結合率 40％の薬物にとり遊離型は 60％存在し，他剤との併用により遊離型がさらに 5％増えても合計 65％であり，臨床的に問題となることはな

い。しかし蛋白結合率の高い薬物同士，たとえば96％の薬物Aと98％の薬物Bの併用では，Aは通常は遊離型が4％であるが，より結合率の高い薬物Bに蛋白を取られ，遊離型が8％となることは2倍の効果を示すことになる。当然，副作用の発現も多くなり，注意が必要である。Warfarinや非ステロイド性消炎鎮痛剤(NSAIDs)はいずれも蛋白結合率が高く注意が必要と言われている。

　主な向精神薬の蛋白結合率を参考までに前段，表9に示している。向精神薬も蛋白結合率の高い薬物が多く，併用には注意が必要である。

2.1.3　代謝

　多くの薬物は肝臓で代謝を受けるが，肝血流量，肝細胞の薬物代謝酵素の量および活性により違いがあり，薬物ごとに代謝経路や代謝量が規定される。肝臓における薬物代謝酵素の量は個人個人で通常は一定であり，数種類の薬物を同時に服用した場合は代謝酵素が不足することになる。相互作用で最も問題となるのは，この代謝に関するものであり，中でもチトクロームP 450 (CYP) を介する酸化代謝に伴う相互作用の報告は多い。CYPを誘導する薬物Aと同じ酵素で代謝される薬物Bとの併用では，Bの代謝が速まって効果が弱まり，Aの中止によりBの代謝も遅れて作用が強く現れることになる。また同じ酵素で代謝される薬物Cと薬物Dが併用された場合は競合的拮抗により，薬物の代謝は相互に阻害され，血中濃度は高くなる。さらに酵素活性を阻害する薬物との併用の可能性も考えられる。向精神薬に関するものでは，haloperidolとlevomepromazineの併用により，haloperidolの血中濃度が上昇したとの報告[21]などがある。詳細は後述する。

2.1.4　排泄

　排泄に伴う相互作用としては，尿細管分泌の抑制と尿細管再吸収への影響の2つが考えられる。腎静脈血中の薬物は近位尿細管上皮細胞の側底膜を介して細胞内に移行し，細胞内からさらに管腔側の刷子縁膜を透過して，尿として排泄される。近位尿細管上皮細胞の側底膜および管腔側の刷子縁膜には，酸性薬物を分泌する有機アニオン輸送系と塩基性薬物を分泌する有機カチオン輸送系が存在する。同じ輸送系で分泌される薬物を併用すると拮抗により

薬物の排泄が送れ，作用が増強することがある[23]。例えば両薬物とも有機カチオン系で輸送される imipramine と cimethizine の併用では，排泄が遅れ効果が強まる。

また尿細管再吸収への影響については併用薬物による尿細管近傍での pH の変化により，尿細管再吸収が増加あるいは減少することが考えられる。制酸剤により尿がアルカリ性になっていると酸性薬物の再吸収は低下し腎排泄が早まることから，サリチル酸など弱酸性薬物の効果は減弱する。一方，塩基性の場合はその逆となることから，抗精神病薬などは効果が強まる可能性がある。

2.2 薬動力学的相互作用

薬動力学的相互作用とは，それぞれの薬物の作用部位における受容体レベルや各薬物が薬理作用を発現するまでの過程で拮抗したり，強調したりすることで起きる相互作用をさす。ただし各薬物の有している薬理作用やその作用機序，副作用や毒性から予測が可能な相互作用ばかりでなく，予測が困難な相互作用もある[19]。

同一の受容体に2種の薬物が結合する場合の相互作用の例としては，ベンゾジアゼピン系抗不安薬や睡眠薬とアルコールとの例があげられる。両者の併用により GABA 受容体の結合が増大すると抗不安作用や睡眠作用が強まり，効果が強く現れたり記憶障害が起きたりする。その他ドパミンD 2受容体を遮断する薬物の組み合わせにより薬剤性パーキンソニズムが増強し，抗パーキンソン病薬や抗精神病薬，三環系抗うつ薬などのように抗コリン作用のある薬物の組み合わせは，抗コリン作用の増強により口渇，尿閉，イレウスなどが発現しやすくなることが考えられる。精神疾患では臨床上よくある薬物療法の組み合わせであり注意が必要である。

また2種の薬物が異なるレセプターを介して発現する相互作用としては，MAO 阻害薬と抗うつ薬の併用による嘔気，めまい，血圧上昇，けいれんなどがあげられる。これは抗うつ薬によるアドレナリン受容体の感受性増大によるものと考えられている。その他，異なる作用点を介すると考えられる薬物

表1 異なる作用点を介すると考えられる薬物相互作用

薬物	併用薬	相互作用	考えられている相互作用の機序
MAO阻害薬	三環系抗うつ薬	嘔気,めまい,血圧上昇,けいれん	三環系抗うつ薬によるアドレナリン受容体感受性の増大
グアネチジン	三環系抗うつ薬	降圧効果の低下	三環系抗うつ薬によるグアネチジンの取りこみ抑制
グアネチジン	フェノチアジン系薬	降圧効果の低下	フェノチアジン系薬によるグアネチジンの取りこみ抑制
スルホニル尿素系薬	三環系抗うつ薬	血糖降下作用を増強	三環系抗うつ薬による低血糖反応の変化
インスリン	三環系抗うつ薬	血糖降下作用を増強	三環系抗うつ薬による組織のインスリン感受性増加

(文献6より一部引用)

相互作用を表1[6]に示した。

　さらに予測が困難な例としては,薬物Aと薬物Bがそれぞれ単独ではほとんど受容体と結合せず作用も発現しないが,両者を併用するとその受容体に強力に作用する場合がある。この場合は事前には相互作用を予測できない。このような相互作用の例としてはニューキノロン系抗菌薬とNSAIDsとの併用によるけいれんの発現があげられる[19]。この相互作用のメカニズムとしてはニューキノロン系抗菌薬が脳内の$GABA_A$受容体の応答を遮断し,神経細胞を興奮状態にすると考えられている。さらにNSAIDsはニューキノロン系抗菌薬による$GABA_A$受容体遮断を増強することが知られている。

3. 代謝過程における薬物相互作用

　薬物相互作用の中でも最も問題視されているのが,代謝過程それもCYPを介する酸化代謝過程である。CYPは主として肝ミクロゾーム分画に局在するヘム蛋白で,遺伝子の相同性から多数の分子種に分類される(表2)。CYPにより引き起こされる相互作用は,(1)同じ分子種で代謝される薬物を併用した場合,(2)代謝された代謝物がCYPと複合体を形成し,CYPを不活化する場合,(3)ヘム部位への配位によりCYPの代謝を阻害する場合,さら

表2 薬物代謝にかかわるチトクロームP450の分子種

ファミリー	サブファミリー	分子種
CYP 1	1 A	1 A 1
		1 A 2
CYP 2	2 A	2 A 6
	2 B	2 B 6
	2 C	2 C 8
		2 C 9
		2 C 18
		2 C 19
	2 D	2 D 6
	2 E	2 E 1
CYP 3	3 A	3 A 4
		3 A 5
		3 A 7

に(4)CYPを誘導することにより代謝を促進する場合の4つの変化が考えられる[1]。

(1) 同じ分子種で代謝される薬物を併用した場合

 分子種ごとに,代謝される際にその分子種を介する向精神薬(基質)を一覧に示した(表3)。これらの向精神薬の中で同じCYPで代謝される薬物同士が併用されるとそれぞれの代謝が阻害される。また分子種ごとに他の薬物の代謝を阻害する向精神薬も合わせて表3[14]に示した。たとえばCYP 2 D 6で代謝されるhaloperidolは,risperidoneとの併用ではCYP 2 D 6を競合的に拮抗し合い,代謝の遅れる可能性がある。またCYP 2 D 6の強力な阻害物質である抗うつ薬paroxetineとの併用により,代謝が阻害され血中濃度が高くなる可能性がある。ただし表にも示されているように,多くの薬物は複数の代謝過程を持っていることから,1つの分子種が阻害された場合は,他方の代謝過程が促進され,一定の血中濃度を保つようになり,臨床的に問題と

表3 主な向精神薬の代謝や相互作用に関するチトクロームP450(CYP)酵素

CYP分子種		基質(代謝される化合物)*1	誘導物質	阻害物質*2
CYP1A2	抗精神病薬	clozapine*		
	抗うつ薬	imipramine*	clomipramine*	fluvoxamine (卌)
		desipramine*	fluvoxamine*	fluoxetine (+)
		amitriptyline*		sertraline (+)
				paroxetine (+)
	ベンゾジアゼピン系薬物	diazepam		
	抗てんかん薬			phenytoin
	その他の中枢作用薬	caffeine	tacrin	nicotine
CYP2C9	抗てんかん薬	phenytoin	phenobarbital	barbiturates	phenytoin
CYP2C19	抗うつ薬	imipramine*	clomipramine*		fluoxetine
		desipramine*	sertraline*		sertraline
		amitriptyline*	paroxetine*		fluvoxamine
	ベンゾジアゼピン系薬物	diazepam*		
	抗てんかん薬	mephobarbital	hexobarbital	phenobarbital
CYP2D6	抗精神病薬	haloperidol	fluphenazine	thioridazine
		perphenazine	trifluperidol	levomepromazine
		thioridazine	risperidone	perphenazine
		levomepromazine	clozapine*	fluphenazine
		chlorpromazine	olanzapine	haloperidol
	抗うつ薬	amitriptyline*	mianserine	paroxetine (卌)
		desipramine*	trazodone	fluoxetine (卌)
		clomipramine*	maprotiline	sertraline (+)
		imipramine*	fluoxetine	fluvoxamine (+)
		trimipramine	sertraline	nefazodone (+)
		nortriptyline	paroxetine*	
	抗てんかん薬	zonisamide	carbamazepine (?)	
		phenobarbital (?)		
	その他の中枢作用薬	nicotine		
CYP2E1	その他の中枢作用薬	ethanol	ethanol	disulfiram
CYP3A4	抗うつ薬	desipramine*	imipramine*	nefazodone (卌)
		fluvoxamine*	sertraline*	fluvoxamine (卌)
		clomipramine*	amitriptyline*	fluoxetine (卌)
		nefazodone		sertraline (卌)
				paroxetine (卌)

ベンゾジアゼピン系薬物	diazepam* alprazolam	triazoram	
抗てんかん薬	carbamazepine phenobarbital zonisamide	phenytoin ethosuximide	phenytoin carbamazepine pheobarbital
その他の中枢作用薬	cocaine		

[*1] *印の薬剤はその CYP 分子種が一部の代謝にのみ関与しているもの．
[*2] 抗うつ薬の右に記された(＋)，(＋＋)，(＋＋＋)は阻害強度を示す．

(文献 14 より引用)

ならない場合もある．
　（2）代謝された代謝物が CYP と複合体を形成し，CYP を不活化する場合
　マクロライド系抗生物質が CYP により代謝される過程でできる中間体および代謝物は，CYP のヘム鉄と結合し複合体を形成することで，CYP を不活化することが報告されている[2]。マクロライド系抗生物質は主に CYP 3 A で代謝されることから，CYP 3 A が不活化され，CYP 3 A で代謝される薬物を併用した場合は，その薬物の代謝も阻害される．同じマクロライド系抗生物質でも 14 員環マクロライド系抗生物質(erythromycin)で阻害は起こりやすく，16 員環マクロライド系抗生物質(josamycin)では起こりにくいとされている．
　（3）ヘム部位への配位により CYP の代謝を阻害する場合
　CYP はヘム蛋白であり，酵素結合部位としてヘム鉄を保持している．Cimetidine のようにイミダゾール骨格を持っている薬物は骨格内の窒素が CYP のヘム鉄にリガンドとして配位し，他の薬物の代謝を阻害する[11]。抗真菌薬 ketoconazole や miconazole の代謝阻害はイミダゾール骨格を持っていることに由来する．Fluconazole や itraconazole もトリアゾール骨格が同様に CYP のヘム部位へ配位することで代謝阻害を引き起こす．これらの代謝阻害は多くの分子種で阻害を起こすが，特に CYP 3 A に対する阻害作用は強い．Triazolam は主に CYP 3 A 4 で代謝されるため，抗真菌剤とは併用禁忌あるいは注意となっている．

IV 向精神薬の体内動態 267

表4 薬物代謝に関与する主要なヒトP450分子種と各分子種により代謝される薬物(薬効別分類)

P450分子種		薬物
CYP1A2	β遮断薬	ブフラロール(4-,6-水酸化)、プロプラノロール(N-脱イソプロピル化)
	キサンチン誘導体	カフェイン(N-脱メチル化)、テオフィリン(N-脱メチル化)
	抗うつ薬	イミプラミン(N-脱メチル化*)、クロミプラミン(N-脱メチル化*)、R-ミアンセリン(N-脱メチル化*)、S-ミアンセリン(N-脱メチル化、N-酸化)
	抗不整脈薬	プロパフェノン(N-脱アルキル化*)、メキシレチン(2-*,p-水酸化*)
	その他	クロザピン(N-脱メチル化)、タクリン(1-,2-,4-,7-水酸化)、ナプロキセン(O-脱メチル化*)、フェナセチン(O-脱エチル化)、R-ワルファリン(6-,8-水酸化)
CYP2C9	抗炎症薬	イブプロフェン(2-水酸化)、ジクロフェナク(4-水酸化)、テノキシカム(5-水酸化)、ナプロキセン(O-脱メチル化*)、ピロキシカム(5-水酸化)、フルルビプロフェン(4-水酸化)、メフェナム酸(3-水酸化)
	その他	アミトリプチリン(N-脱メチル化*)、セラトロダスト*(5-水酸化)、タモキシフェン(4-水酸化*)、トルブタミド(メチル水酸化)、フェニトイン(4-水酸化)、ロサルタン(酸化*)、S-ワルファリン(6,7-水酸化)
CYP2C19	抗潰瘍薬	オメプラゾール(5-水酸化)、ランソプラゾール(5-水酸化)
	抗うつ薬	イミプラミン(N-脱メチル化*)、クロミプラミン(N-脱メチル化*)、シタロプラム(N-脱メチル化*)
	抗てんかん薬	S-メフェニトイン(4-水酸化)、R-メホバルビタール(4-水酸化)、フェニトイン(4-水酸化*)
	その他	カリソプロドール(N-脱アルキル化)、ジアゼパム(N-脱メチル化*)、プログアニル、ヘキソバルビタール(3-水酸化)
CYP2D6	抗うつ薬	アミトリプチリン(N-脱メチル化*)、イミプラミン(2-水酸化)、クロミプラミン(8-水酸化)、デシプラミン(2-水酸化)、フルオキセチン(N-脱メチル化)、ノルトリプチリン(10-水酸化)、パロキセチン(脱メチル化)、ベンラファキシン(O-脱メチル化)、R-,S-ミアンセリン(8-水酸化)
	β遮断薬	チモロール(O-脱アルキル化)、ブフラロール(1-水酸化)、プロプラノロール(芳香環水酸化)、メトプロロール(α-水酸化)
	抗精神病薬	クロルプロマジン(7-水酸化)、チオリダジン(側鎖S-酸化)、ハロペリドール、ペルフェナジン
	抗不整脈薬	エンカイニド(O-脱メチル化)、フレカイニド(O-脱アルキル化)、プロパフェノン(5-水酸化)、メキシレチン(2-,p-,m-水酸化)
	モルヒネ誘導体	エチルモルヒネ(O-脱エチル化)、コデイン(O-脱メチル化)、デキストロメルファン(O-脱メチル化)
	その他	スパルテイン(酸化)、デブリソキン(4-水酸化)、プロメタジン(水酸化)

CYP3A4	ホルモン薬	アンドロステロン(6β-水酸化), 17α-エチニルエストラジオール(2-水酸化), コルチゾール(6β-水酸化), タモキシフェン(N-脱メチル化, 4-水酸化*), デキサメタゾン(6α-,6β-水酸化), テストステロン(6β-水酸化), プロゲステロン(6β-水酸化)
	ベンゾジアゼピン	アルプラゾラム(α-,4-水酸化), ジアゼパム(3-水酸化), デスメチルジアゼパム(3-水酸化), トリアゾラム(α-, 4-水酸化), ミダゾラム(1-, 4-水酸化)
	抗不整脈薬	アミオダロン(N-脱エチル化), キニジン(3-水酸化, N-酸化), ジソピラミド(N-脱イソプロピル化), プロパフェノン(N-脱アルキル化*), リドカイン(N-脱エチル化)
	抗うつ薬	アミトリプチリン(N-脱メイル化*), クロミプラミン(N-脱メチル化*), シタロプラム(N-脱メチル化*), ベンラファキシン(N-脱メチル化), R-ミアンセリン(N-酸化, N-脱メチル化*)
	モルヒネ誘導体	エチルモルヒネ(N-脱メチル化), コデイン(N-脱メチル化), デキストロメトルファン(N-脱メチル化), ブプレノルフィン(N-アルキル化)
	マクロライド系抗生物質	エリスロマイシン(N-脱メチル化), クラリスロマイシン(14-(R)-水酸化, N-脱メチル化)
	カルシウム拮抗薬	ジルチアゼム(N-脱メチル化*), ニフェジピン(酸化), ベラパミル
	免疫抑制薬	シクロホスファミド(4-水酸化*), イフォスファミド(N-脱クロロエチル化, 4-水酸化), シクロスポリン(水酸化), タクロリムス(13-脱メチル化)
	その他	オメプラゾール(S-酸化), カルバマゼピン(エポキシ化), キニン(3-水酸化), コルヒチン(O-脱メチル化), セラトロダスト(5-水酸化*), タキソール(6α-水酸化), ダプソン(N-水酸化), テルフェナジン(C-水酸化, N-脱アルキル化), フェンシクリジン, フェンタニル(N-脱アルキル化), プログアニル*, ロサルタン(酸化*), R-ワルファリン(10-水酸化), MK 639, ゾニサミド

* 代謝の一部に関与している

(文献11より引用)

(4) CYPを誘導することにより代謝を促進する場合

　抗てんかん薬であるphenobarbital, carbamazepine, phenytoinおよび抗結核薬であるrifampicinの連続投与により, 肝臓におけるCYP量が増加する。この酵素誘導の起きている状態では併用された薬物のCYPを介した代謝が促進し, 血中濃度は低下することから効果は減弱する。Haloperidolとcarbamazepineの併用により, haloperidolの血中濃度が低下したとの報告[10]などがある

向精神薬のみならず，表4[11]に示したように多くの薬物がCYPを介して代謝されており，これらの薬物との併用時は注意が必要である。抗うつ薬，抗不安薬や睡眠薬の個々の薬物に関する代謝過程における相互作用については中巻「抗不安薬・睡眠薬の相互作用」の項を参照していただきたい。

4. 遺伝的多型

　薬物代謝酵素CYPの分子種の遺伝的多型性が報告されている。CYP2D6とCYP2C19については遺伝子の変異が出現し，代謝酵素活性の欠損を示す場合があるのである。酵素の欠損している患者では単剤の投与であっても薬物の血中濃度は高くなり，副作用を発現しやすくなるので注意が必要である。これらの遺伝子変異の出現には人種差のあることが判っており，CYP2D6の欠損者は白人では5～10％認められるのに対し，日本人では1％以下にしか認められない。逆にCYP2C19については欧米人では欠損者が3～5％にしか出現しないのに対して，東洋人では高い頻度で出現し，日本人の出現頻度は18～23％と報告されている[14]。三環系抗うつ薬やSSRIにはCYP2C19で代謝される薬物があるが，他の代謝経路もあることからCYP2C19の遺伝子変異の出現している患者でも投与は可能とされている。ただし十分注意する必要がある。

　また日本人には出現頻度の少ないとされているCYP2D6についても，変異を引き起こす部位により，日本人でも高率に変異が認められている。向精神薬はCYP2D6で代謝される薬物が多いため，今後の検討に注意が必要である。

　遺伝的多型性を検討することは，薬物療法を行う中で，投与量を設定したり，治療反応性や副作用の発現を考慮するうえで，大変重要である。患者が酵素活性欠損者であるか否かは，現在は遺伝子診断を行うことで判別可能である。

5. 食品・嗜好品との相互作用

1）アルコール

アルコールと薬物の相互作用を考える際には，患者がアルコール摂取の慢性的な常習飲酒者か否かで考え方のポイントが異なる。

アルコールは肝細胞内のアルコール脱水素酵素により主に代謝される。この酵素はステロイドの脱水素作用やジギタリス製剤の酸化に関与しており，併用した場合は薬物の代謝を遅らせる。さらにアルコールはミクロゾームエタノール酸化系酵素でも一部代謝され，常習飲酒者の場合はこの酵素による代謝の割合が高くなる。ミクロゾームエタノール酸化系代謝の主体であるCYPは同じCYP分子種で代謝される薬物と併用された場合，通常では競合的拮抗が起こり，代謝を遅らせる。一方，常習飲酒者の場合はCYPの酵素誘導が起こり，その代謝率は高くなる。したがって普段アルコールを摂取していない人にとっては，薬物の代謝が抑制されることにより血中濃度の上昇が考えられ，常習者の場合は酵素誘導の結果，薬物の代謝が早くなり効果が弱まることが想定される[8]。

さらにベンゾジアゼピン系薬物の場合，薬動力学的相互作用も考慮しなければならない。アルコールはGABA・BZD・Cl^-イオン複合体におけるBZDの受容体結合を増強することが明らかであり，BZDの中枢神経抑制作用は強まることから，呼吸抑制などの注意が必要である。

2）グレープフルーツジュース

薬物代謝酵素CYP3A4は肝臓だけでなく，小腸にも存在していることが判っている。その量は肝臓の方が圧倒的に多いが，グレープフルーツジュースと薬物との相互作用を考える際には小腸の酵素を無視できない。グレープフルーツジュースには少なくとも6種類のフラノクマリン誘導体が単量体あるいは2量体の形で存在しており，ジュースを飲むことで，これらの物質が小腸に存在するCYP3A4の活性を阻害すると考えられている。この6種類のフラノクマリン誘導体は肝臓へ到達することはないため，肝臓での代謝機能に影響を及ぼすことはない。またCYPの他の分子種への阻害について

は，*in vitro* の実験結果ではCYP 1 A 2，CYP 2 C 9，CYP 2 D 6 にも活性低下が報告されているが，臨床的に阻害の報告はされていない。これは小腸の柔毛細胞に存在するCYPの30～40％はCYP 3 A 4 であることに起因する。

グレープフルーツジュースと薬物との相互作用については①経口投与時に現れ，静注時には見られない。②酸化的に代謝され，尿中にほとんどが代謝物として排泄する薬物に起きる。③バイオアベラビリティが25％以下の薬物に起きる。④CYP 3 A 4 で代謝される薬物に顕著に起きるなどの特徴がある[3]。したがって前段，表9中のバイオアベラビリティの割合と本文表3の分子種を確認することで，グレープフルーツジュースによる向精神薬の代謝に及ぼす影響はある程度は予測可能である。向精神薬の中ではcarbamazepine[4]，midazolam[12]，triazolam[7]，diazepam[15]，buspirone[13] などについて，グレープフルーツジュースによる血中濃度の上昇が報告されている。

グレープフルーツジュース以外の柑橘類ではスウィーティージュースは類似のフラノクマリン物質を含有し，CYP 3 A 4 活性の阻害するが，オレンジジュースでは活性阻害は認められない。またジュースのみでなく，果実（果肉）についても大量に摂取した場合はジュースと同じような相互作用が起きることが予想されている。

3）セント・ジョーンズ・ワート

セント・ジョーンズ・ワート（SJW）（和名：セイヨウオトギリソウ）は日本では健康食品として販売されている。通信販売のベストセラー商品であり，個人輸入を行ったり，代行輸入も盛んに行われているという。「寝付けない，気分が落ち込んでいる，うつ症状が気になるなどのときに服用すると，気持ちがイキイキと前向きになり，情緒を安定させる」とされ，通信販売の案内ではfluoxetineと肩を並べ，うつ病治療に有効であるとされている[22]。有効成分は「hypericin」や「hyperforin」といわれ，セロトニン再取り込み阻害作用を持つことが報告されている。ドイツではすでにimipramineとのrandomized clinical trials(RCT)が実施され，有効性に有意差はないとする結果が報告された。現在，アメリカではNIHの指導のもとsertralineおよびプラ

表5 セントジョーンズワート含有食品との併用に関する注意を記載した医薬品

薬効分類	成分名	主な商品名
抗HIV薬	硫酸インジナビルエタノール付加物	クリキシバンカプセル(萬有製薬)
	メシル酸サキナビル	インビラーゼカプセル(日本ロシュ)
	メシル酸ネルフィナビル	ビラセプト錠（日本たばこ産業）
	リトナビル	ノービア・カプセル100 mg（ダイナボット）他
	アンプレナビル	プローゼカプセル（キッセイ薬品工業）
	エファビレンツ	ストックリンカプセル200（萬有製薬）
	ネビラピン	ビラミューン錠200（日本ベーリンガーインゲルハイム）
	メシル酸デラビルジン	レスクリプタ錠200 mg（ワーナー・ランバート）
血液凝固防止薬	ワルファリンカリウム	ワーファリン錠1 mg（エーザイ）他
免疫抑制薬	シクロスポリン	サンディミュンカプセル25 mg（日本チバガイギー）
		サンディミュン注射液（日本チバガイギー)他
	タクロリムス水和物	プログラフカプセル0.5 mg(藤沢薬品工業)
		プログラフ注射液5 mg（藤沢薬品工業)他
経口避妊薬	エチニルエストラジオール・ノルエチステロン	エリオット21（明治製菓）
		シンフェーズT 28（日本モンサント）
		ノリニールT 28（科研製薬）
		オーソM-21（ヤンセン協和）
		オーソ777-28（ヤンセン協和）他
	エチニルエストラジオール・レボノルゲストレル	トリキュラー21（日本シェーリング）
		リビアン28（山之内製薬）
		トライディオール21（日本ワイスレダリー）
		アンジュ28(帝国臓器製薬) 他
	エチニルエストラジオール・デソゲストレル	マーベロン28（日本オルガノン）他

強心薬	ジゴキシン	ジゴシン錠（中外製薬）他
	ジギトキシン	ジギトキシン錠「シオノギ」0.1 mg（塩野義製薬）他
	メチルジゴキシン	ラニラピッド錠（日本ロシュ）他
気管支拡張薬	テオフィリン	テオドール錠50（三菱東京製薬）他
	アミノフィリン	ネオフィリン錠（サンノーバ）
		ネオフィリン注（エーザイ）他
	コリンテオフィリン	テオコリン錠（サンノーバ）他
抗てんかん薬	フェニトイン，フェニトインナトリウム及びフェニトイン配合剤	アレビアチン細粒（大日本製薬）
		ヒダントール錠（藤永製薬）
		ヒダントールD（藤永製薬）他
	カルバマゼピン	テグレトール細粒（日本チバガイギー）他
	フェノバルビタール及びフェノバルビタールナトリウム	フェノバール10倍散（藤永製薬）
		ルピアール坐剤50（エスエス製薬）他
抗不整脈薬	ジソピラミド及びリン酸ジソピラミド	リスモダン（アベンティスファーマ）他
	リドカイン	静注用キシロカイン2％（藤沢薬品）他
	塩酸アミオダロン	アンカロン錠100（大正製薬）
	硫酸キニジン	硫酸キニジン錠（日研化学）他
	塩酸プロパフェノン	プロノン錠100 mg（山之内製薬）他

（厚生省医薬品・医療用具等安全性情報 No. 160 より）

セボを対象とした大規模RCTが進行中である[20]。

　SJWは薬物代謝酵素CYP1A1, CYP1A2およびCYP3A4を強力に誘導する作用があると考えられており，digoxinやciclosporin, 抗HIV剤では血中濃度が低下し，治療効果が減弱したとの報告がなされている。本年2月ヨーロッパではその相互作用に対し注意喚起が行われた。日本ではこれまでのところ，SJWによる相互作用の報告はないが，厚生省はヨーロッパの対応を受けて，表5の医薬品についてSJWとの併用に関する注意の記載をし，情報提供を指示した（医薬品・医療用具安全性情報 No. 160）。

　またSJW含有食品については，含有していることの表示，さらに医薬品を

服用する際には本品の摂取を控えることの表示を指導した。

一方，すでに併用している場合は SJW 含有食品を中止するように指導しなければならないが，急な中止により，表5中の薬物の血中濃度に急激な上昇の可能性があることから，注意が必要である[18]。

4）タバコ

タバコと医薬品の相互作用を考えるうえで問題となる成分は，タバコの主成分であるニコチンよりも，煙に含まれている多環性芳香族炭化水素である。タバコの煙の中には多種類の多環性芳香族炭化水素が含まれている。これらは肝臓内の細胞に取り込まれ，細胞内のレセプターを介して，代謝酵素を誘導すると考えられている。CYP1A1およびCYP1A2が特に強力に誘導されることが判っている[9]。したがって，向精神薬の中ではCYP1A2で代謝される imipramine や amitryptiline は血中濃度が下がり，効果が減弱することが考えられる。

5）食事全般

一般に脂溶性の高い薬物は胆汁により吸収が高まることから，食事により胆汁が分泌されると血中濃度が高くなることが知られている。SDA系抗精神病薬 perospirone は，食後投与の方が食前投与に比べ，Cmax および AUC が約2倍に上昇することが報告され，添付文書の用法は食後投与と定められている。同様にベンゾジアゼピン系睡眠薬 quazepam も食後の投与により C_{max} および AUC は空腹時の2〜3倍になることが報告されている。夜食後の服薬でも血中濃度は高まり，過度の鎮静や呼吸抑制を起こす可能性があることから食事との併用は禁忌とされている。食後2時間の服薬でも最高血中濃度は高くなる傾向があり，注意が必要である。

6. まとめ

以上，薬物相互作用について概略を述べた。薬物相互作用に関する情報はまだ不足しているものが多く，今は知られていないだけの場合も考えられる。最新情報に常に注意するとともに，現在，判っている相互作用の機序を考慮し，その可能性を検討しながら，より安全で効率的な薬物療法を実践してい

くことが必要である。

文　献

1) 千葉寛：薬物代謝に関しての薬物間相互作用の基礎知識．治療，76：2214-2220，1994．
2) 越前宏俊：マクロライド系抗生物質(エリスロマイシンなど)による代謝阻害．治療，76：2239-2244，1994．
3) 福田勝行，郭聯慶，山添康：グレープフルーツジュース中のチトクロームP450代謝阻害物質．薬局，52：1053-1064，2001．
4) Garg, S.K., Kumar, N., Bhargava, V.K. et al：Effect of grapefruit juice on carbamazepine bioavailability in patients with epilepsy. Clin. Pharmacol. Ther., 64：286-288, 1998.
5) Gautier, J., Jus, A., Villeneuve, A. et al：Infruence of the antiparkinsonian drugs on the plasma level of neuroleptics. Biol. Psychiatry, 12：389-399, 1977.
6) 堀誠治：薬理作用（ファーマコダイナミックス）に関しての薬物間相互作用の基礎知識．治療，76：2233-2238，1994．
7) Hukkinen, S.K., Varhe, A., Olkkola, K.T. et al：Plasma concentrations of triazolam are increased by concomitant ingestion of grapefruit juice. Clin. Pharmacol. Ther., 58：127-131, 1995.
8) 伊佐山浩道，庵政志：エタノールとベンゾジアゼピン類の相互作用．治療，76：2277-2282，1994．
9) 上村誠：向精紳薬と嗜好品の相互作用．臨床精神薬理，1：729-738，1998．
10) Kidron, R., Averbuch, I., Klein, E. et al：Carbamazepine-induced reduction of blood levels of haloperidol in chronic schizophrenia. Biol. Psychiatry, 20：219-222, 1985.
11) 小林カオル，千葉寛：薬物代謝における相互作用．治療薬，32：285-290，1998．
12) Kupferschmidt, H.H., Ha, H.R., Ziegler, W.H. et al：Interaction between grapefruit juice and midazolam in humans. Clin. Pharmacol. Ther., 58：20-28, 1995.
13) Lilja, J.J., Kivisto, K.T., Backman, J.T. et al：Grapefruit juice substantially increases plasma concentrations of buspirone. Clin. Pharmacol. Ther., 64：655-660, 1998.
14) 中村中，稲田俊也：向精紳薬の反応性と薬物代謝の遺伝．精神医学レビュー28，pp 117-121，ライフサイエンス，1998．
15) Ozdemir, M., Aktan, Y., Boydag, B.S. et al：Interaction between grapefruit juice and diazepam in humans. Eur. J. Drug Metabol. Pharmacokin., 23：55-59, 1998.
16) Rivera-Calimlim, L., Nasrallh, H., Strauss, J. et al：Clinical response and plasma level：Effect of dose, doseage schedule and drug interactions on plasma chlorpromazine levels. Am. J. Psychiatry, 133：646-652, 1976.
17) 佐藤均，伊賀立二：薬物分布における相互作用．治療薬，32：291-299，1998．
18) 澤田康文：セントジョーンズワートによる薬物作用の低下．薬局，52：1093-1112，2001．

19) 澤田康文：薬力学的相互作用．治療薬，32：310-314, 1998.
20) 志村二三夫：セントジョーンズワートと抗うつ作用．薬局，52：1083-1091, 2001.
21) 染谷俊幸，広兼元太，高橋三郎ほか：カルバマゼピン，レボメプロマジン，パーフェナジンの併用が血中ハロペリドール濃度に与える影響．臨床薬理，29：181-182, 1998.
22) 朝長文弥，竹内尚子：精神疾患治療薬の相互作用．治療薬，5.3：135-139, 2000.
23) 辻彰：薬物排泄・分布に関しての薬物間相互作用の基礎知識．治療，76：2226-2231, 1994.
24) 湯浅博昭，渡邊淳：薬物吸収に関しての薬物間相互作用の基礎知識．治療，76：2221-2225, 1994.

V　向精神薬の臨床評価

八 木 剛 平

稲 田 俊 也

V 向精神薬の臨床評価

1. 臨床試験の定義・目的・段階

　向精神薬の臨床評価が最も重要な問題となるのは，製薬会社が開発した新しい医薬品が臨床的に有用であるかどうかを判定する「臨床試験」においてである。臨床試験とは，患者を用いて行われ，かつ，ある特定の医学的条件に合致する将来の患者に対して，最適な治療を明らかにする目的で企画された「計画的実験」と定義される。またその本質的な特徴は，限定された患者の標本に基いて，将来，治療が必要となるであろう患者一般という母集団に対して，どう治療するべきかを推論することである[22]。

　日本では1979年から厚生省によって，新しい医薬品の臨床評価に関する指針が示されてきた。向精神薬の中では1988年に抗不安薬に関する指針[19]が通知されており，その目的と評価の段階的な進行過程については，他の医薬品と共通する部分が多い。

　まず，臨床試験の目的とは
　①薬物が疾患あるいは病態の治療または予防に対して効果があるかどうか（有効性），
　②人体に対して危険な作用があるかどうか，または望ましくない影響があるかどうか（安全性），
　③そしてこれらの相互関係を総合的に考慮して，薬物の臨床的な有用性について評価すること（有用性），である[18]。

　次に，人間を対象として行われる臨床試験は，第Ⅰ相から第Ⅳ相までの4段階に区別される（表1）[32]。ただしこの4相は，特定の疾病に対する新しい

表1 新薬臨床ガイドライン
(抗不安薬:厚生省薬務局 1988)

試験段階			対象	目的・方法
非臨床試験			動物	
臨床試験	第Ⅰ相		健常男子志願者	
	第Ⅱ相	前 期	患者	単剤
		後 期		用量比較試験
	第Ⅲ相	比較試験		二重盲検法
		長期投与試験		
	第Ⅳ相			市販後

治療法の臨床試験計画を展開して行くための一般的な指針であって,厳重な規則といった類のものではない[22]。

[第Ⅰ相] 新薬が初めて人間に投与される段階で,主な目的は安全性と体内動態に関する資料を得ることである。健常男子志願者を対象に,動物から推定された人体に対する安全量のうち,できるだけ低い用量から徐々に増量して,臨床推定用量またはそれを超える量が投与される。健常人に対する実験は,主として新薬の安全性にかかわるものであって,有用性にかかわるものではなく,患者に対する効果の間接的な証拠を得るに過ぎないから,これを「臨床試験」に含めるかどうかには異論もあろう。しかし新しい治療となりうるものを人体に施す第一段階として重要なので,臨床試験とみなしてもあながち不適切ではあるまい。

[第Ⅱ相] 第Ⅰ相で安全性が確認されると,ここで新薬が初めて患者に投与される。第Ⅱ相は前期と後期が区別されている。前期第Ⅱ相では,効果が予想される状態や症状の患者に対して,第Ⅰ相で適切と判断された用法・用量で投薬を開始し,副作用に注意しながら効果がみられるまで増量して,有効性と安全性を観察する。後期第Ⅱ相の主な目的は,より多数の患者について有効性と安全性を明らかにするとともに,有効な用量を検討することである。

表2　第II・III相試験資料の限界

1. 安全性
    1) 小児・老人・妊産婦・合併症者
    2) 併用薬との相互作用
    3) 大量(過量)服用時
    4) 長期安全性(非可逆的副作用,依存・退薬症候)
2. 有効性
    1) 他の適応症
    2) 再発予防効果

［第III相］ここではそれまでの資料に基いて,不均質な多数例について,実地臨床に近い条件下で,プラセボまたは標準的な治療薬を対照として,二重盲検比較試験が行われる。新しい治療について,科学的な評価が最も厳重かつ包括的に行われるという意味で,この段階は最も本格的な臨床試験とみなされる。日本では厚生省が第I相から第III相までを「治験」と呼んで,これを実施するにあたっての倫理的・科学的な基準（GCP）を設置した[注1]（本章3.2参照）。

［第IV相］第III相までの資料に基いて厚生省の審査が行われ,新薬の製造または輸入が承認されると,これが発売されて第IV相に入る。ここでは薬物の用法・用量,患者層,評価法,医師の技術水準など極めて多様であるが,この段階で初めて明らかになった効果・副作用や新しい適応症は少なくない[12]。第II・III相試験から得られる情報には表2のような限界があるからである（表2）。

第1は安全性の問題である。治験の段階では小児・老人・妊産婦・合併症者は原則として対象から除外されるので,これらの患者に投与された場合やその他の治療薬と併用された場合の安全性には保証がない。また自殺の目的などで過量に服用された場合の致命性,数ヵ月以上連用された場合の副作用や依存性・退薬症候などは不明である。依存性がほとんどないとみられてい

注1) 米国のFDAは1977年から1979年にかけて,向精神薬を含む23項目の治験指針を公表し,その後も追加・補充を行って来た。その翻訳は「臨床評価」(1980, 1990)に掲載されている[4,5]。

たベンゾジアゼピン系薬物について，これが今日のように問題となるまでに約20年を要した。また日本で遅発性ジスキネジアが一般に認識されるまでに，chlorpromazineの導入から約20年近く，悪性症候群が注目されるまでに約30年が経過したことを想起されたい。

第2の有効性については，最近の治験は当初から特定の疾病を目標にしているために，それ以外の適応症が看過されやすい。恐怖症に対する抗うつ薬，強迫神経症に対するclomipramine，躁うつ病に対するcarbamazepineなどの実例がある。最低6ヵ月以上の観察期間を要する再発予防効果の有無についてはいうまでもなかろう。新薬の真の評価は市販後の試練を経て初めて確立されるのである（3.3参照）。

2. 臨床評価の歴史と方法

新薬をはじめとする新しい治療手段の臨床評価が，今日のように体系化・組織化された形で行われるようになったのは，20世紀の中葉，とくに第二次世界大戦以降のことである。この領域で主導的な役割を果たしたのは，英国の医学研究協会（Medical Research Council）であり，その原動力となったHill, A. B.卿によって，臨床試験の基本的な概念が明確に示されたのは1950年代の初頭であった（表3）。それは，①同時対照法，②無作為割付け，対象患者の定義，③治療スケジュールの規定，④客観的評価法，⑤統計的解析である[22]。

表3 化学的な薬効評価の条件(1950, 英)

1. 同時対象(二重盲検法)
2. 無作為割付け
3. 対象患者の定義
4. 治療スケジュールの定義
5. 客観的評価法
6. 統計分析

2.1 20世紀前半までの諸問題

病気の治療は有史以前から行われていたし，また古典的な書物の中で，薬物を試験するための原則は既に Avicenna（980〜1037 年）の経典の中で示唆され，治療実験に伴う特別な困難は F.Bacon（1561〜1626 年）によって認識されていた。それにもかかわらず，それまで科学的な方法による臨床評価の規範が作られなかった理由として，以下のような多くの要因が指摘されている[3]。

2.1.1 有効な薬物の欠如

今日の水準からみると，19 世紀に至るまで，いくつかの薬（水銀，キニーネ，阿片，吐瀉剤）を除いて，真の活性をもつ薬物がなかった。精神疾患に対しては吐瀉剤・阿片・瀉血，日本では漢方薬・鍼灸・按摩などの時代が長く続いた。有機化学（後に生化学）と細菌学の発達に伴って新しい活性物質が生産され，その臨床評価と既存の治療に関する批判的評価の必要が生じたのである。

とくに内科領域は外科領域に比べて進歩が遅れた。これは外科が主に扱う損傷は病因・診断が単純で，機械的な原理の応用が即座に劇的な成果をもたらすために，その基本は古代のエジプト・ギリシャで既に成就されていたのに対して，内科が扱う発熱・浮腫・黄疸・衰弱などの原因は多様であり，休養や食餌の効果は不定で，薬が効いたとしても即座に判然たる成果が現われるという訳にはいかなかったからである。精神疾患については疾病の概念や分類さえ確立されていなかった。

これに関連して，20 世紀の後半に科学的な臨床試験が必要になった理由として，治療医学の関心が，急性疾患・外因性疾患（とくに感染症）から慢性疾患・内因性疾患（糖尿病・悪性腫瘍・精神疾患・自己免疫疾患など）に移行したことが挙げられる。前者においては——例えばペニシリンの発見のように——対照がなくても明確な結論が得られたのに対して，後者ではそれほど劇的かつ明白な改善は期待できなくなった。精神疾患に対しても，1950 年代に抗精神病薬・抗躁薬（気分安定薬）・抗うつ薬・抗不安薬の原型が導入されてからは，新しい向精神薬の正確な評価のために，厳密に管理された臨床

試験が不可欠になったのである。

2.1.2 研究設備の欠如と記録の不備

18世紀まで病院は研究に適していなかった。正確な診断のための技術も治癒の評価もなかった。病院が機能上の諸単位からなる施設として組織化されるまで，ひとりの医師が同一タイプの症例を充分な数だけ研究できるように専門化される機会はほとんどなかった。精神疾患に対しては，18世紀まで専門の治療施設はほとんどなかった。精神病院の設立は欧米では18世紀の終りから，日本では19世紀の後半から始まったが，今世紀の初めまでそれは治療施設というより収容施設としての機能を果していた[1]。

また科学的な知見の記録と公表もかなり最近の発展に属している。印刷術は新しい知見が大規模に普及するための前提条件であったし，それが発達したあとでさえ，科学的な相互伝達の簡便な手段として認められるには時間がかかった。

2.1.3 教条主義と権威崇拝

ヒポクラテスの医学書に記録された独創的な観察と注意深い推論は，人類の偉業のひとつであったが，ヒポクラテス学派の後継者達はこの2つの側面を別の方向——教条主義と経験主義——へ発展させた。すなわち教条主義者は体液理論を発展させ，これを硬直した形式主義の中へ閉じ込めた。実験による確認に訴えることをしないで，伝統と権威によって是認された前提から「事実」を推論することが習性となった。観察が「事実」に反した時でさえ，何らかの神秘的な理由で権威は依然として正しいと感じられていた。

Lind, J.(1716～1794年)は，壊血病の治療に果物が有効であることを示したにもかかわらず，治療の第1選択としては空気の入れ換えを勧めていた。Louis, P.C.A.(1787～1872年)は，瀉血が多くの疾病に無益であることを証明した後も，肺結核の喀血と肋膜炎に対してはそれを推賞し続けた。精神病に関しては，中世の西欧に始まる鬼神論と魔女狩りが，Weyer, J.(1515～1588年)の反論にもかかわらず，17世紀まで続いたことを想起するだけで充分であろう。

2.1.4 経験主義と多剤併用

これに対して経験主義者は，理論を度外視して自己の経験だけに頼った。この動向は一方で新しい経験医学の端緒となり，Paracelsus (1493〜1541年)，Paré, A. (1510〜1590年)，Sydenham, Th. (1624〜1689年) のような大臨床家を生んだ。しかし他方で極端な経験主義は，病因と診断を無視する傾向が強く，また科学と魔術が混合した錬金術と連続性をもっていたために，治療を途方もない多剤併用（多味薬剤）に導いた。精神疾患について Pinel, Ph. (1745〜1826年) が治療の混乱を批判し，治療が疾患別に行われるべきことを主張したのは，19世紀の初頭であった[21]。

多剤併用は古代から中世を経て今日の医療にまで浸透している。それは混合剤の諸成分の効果とそれらの相互作用についての情報を含んでいる筈である。しかし現実にはこれらに関する知識が存在したためしはなく，盲目的な多剤併用はこのような無知の永続化を助長して来た。近代的な治療実験の出現は，科学的な医学を基礎づけるものとして，公平無私な観察への信頼が成長して来たことのひとつの側面にほかならないのである。

2.2 臨床評価の方法論
2.2.1 比較試験・同時対照・無作為割付け

比較試験とは，1つの治療を受けた患者群の結果を，他の治療を受けた患者群の結果を対照 (control) として，その優劣を比較することである。比較の対照を置かない試験（オープン試験）は，比較試験に比べて楽観的な結果に導く傾向がある。とくに新しい治療に対して熱狂的な研究者の手にかかった場合には，評価が非常に歪曲される危険を秘めている。精神科領域では，比較試験20件のうち25％しか治療の成功を報告していないのに，オープン試験25件ではその85％が成功を報告していたという (Foulds, 1958)。

2.2.1.1 対照の種類

Λ）同時対照法と歴史対照法：新しい治療と標準的な治療とを，同時に複数の患者に施行してその結果を比較する試験を同時対照法という。Lind (1747) は，壊血病の治療のために比較試験を計画した。症状の類似した12

名の患者を同じ場所に寝かせ，同じ食事を与えた上で，2人ずつにそれぞれ炭酸水，芳香硫酸チンキ，スプーン2杯の酢，海水，オレンジとレモン，ナツメグを与えた。最も顕著な効果はオレンジとレモンの投与によって得られた。これは同時対照法を用いた比較試験の最初とみられる。

　これに対して現在の患者に新しい治療を施し，過去に標準的な治療を施された症例と比較する方法，いいかえれば歴史的対照群 (historical control group) との後ろ向き比較 (retrospective comparison) が行われることがある（歴史対照法と略）。例えば Lister, J. (1870) は外科手術に新しい消毒法を用いた40例の死亡率（15％）を，それが用いられる以前の35例の死亡率（43％）と比較した。20世紀前半の精神病に対するショック療法の評価も，同様の方法で行われた[20]。この方法には，対照群が患者選択と治療環境について，治療群と同等の条件にあるという保証がなく，正しい比較の対象とはなり得ない欠点がある。

　しかし，慢性疾患の数年以上にわたる長期予後に対して，新しい治療が及ぼす影響を評価するのは，同時対照法によっても難しい。このことは，糖尿病に対する UGDP の経験からも示唆されている[22]。とくに分裂病の薬物療法が，数年から数10年に及ぶ疾病の長期経過を改善したかどうかを評価する場合には，歴史対照法によらざるを得ない。抗精神病薬の有用性が確立された時代にあって，これを投与しない患者群を設定したり，既に廃れたショック療法を対照群にして，数年以上の同時対照法を施行するなどということは倫理的に不可能だからである。歴史対照法によると分裂病の長期予後は，非特異的治療の時代からショック療法の時代を経て，薬物療法の時代に至って社会的予後の点で改善されたことが示されており，一見これは抗精神病薬の効果であるかのような印象を与える。しかしこのような変化は，20世紀前半に始まる分裂病者の処遇の改善（隔離主義から開放主義への移行），治療環境の整備，社会心理的介入の活発化などと切り離して考えることができない。これらの要因を排除して，薬物療法の影響だけを正確に評価するのが極めて難しいことは明らかである。

　ただし長期的には分裂病の完治率が薬物療法時代に入っても向上していな

いことが，歴史対照法によって判明したのは意義が深いと思われる。同時対照法による数週間から2年間程度の比較試験では，薬物療法群の転帰は自然経過（プラセボ）群を凌駕することが示されており，この知見を抗精神病薬の長期効果にまで敷延すれば，その過大評価につながり兼ねないからである。したがって同時対照法の限界を補うという意味で，歴史対照法は向精神薬の臨床評価にあたって無視できない役割を果たしたと思われる。

B）患者内比較法（クロスオーバー試験）：ひとりの患者に2種（あるいはそれ以上の）治療を交互に施行し，その順番を無作為に決める方法で，患者自身を対照とする試験（入換え試験）とも呼ばれる[28]。短期間に経過する症状に対して，短期間に作用する薬物の評価を行う場合に適しており[28]，治療のより精密な比較が可能で，患者数も少なくてすむという利点がある[22]。精神科領域では，抗精神病薬の錐体外路症状に対する抗パーキンソン薬の評価（伊藤）や注射剤の評価（島薗）に用いられた。

2.2.1.2 無作為割付け

複数の治療を比較する際に用いられる患者の無作為割付け（randam assignment）の目的は，治療者の恣意的な判断や系統的な調整によって，ひとつの治療が他の治療とは異なる患者層に割り当てられ——治療群と対照群の等質性に不均衡が生じ——偏った評価が生ずるのを防ぐことである。

Fibiger (1898) によるジフテリア血清の臨床試験は，治療群と対照群に対する患者の交互割り付け (alternate assignment) を行った初期の実例として知られている。しかし患者に施す治療を無作為に割り付けるという考えは，医師が個々の患者に最善の治療を行う必要があるという理念に反するから，直感的には受け入れ難い。対象の無作為化が適切になされた最初の臨床試験は，肺結核に対するストレプトマイシンの評価 (1948) であったと言われる。今日では臨床試験における重要な概念になっているが，具体的な手法については成書にゆずることにする。

2.2.2 プラセボと盲検試験

2.2.2.1 プラセボの有効性

プラセボの起源と歴史は古く，その定義も多様であるが[28]，今日では一般に

表4 治療法の科学的評価

Lind（1747）	：壊血病に対する治療効果（比較試験）
Louis（1835）	：肺炎(78例)・丹毒(33例)・咽頭炎(23例)に対する瀉血の無用性（数量的手段）
Sutton（1865）	：リウマチ熱(20例)に対するハッカ水(プラセボ)投与
Lister（1870）	：消毒法導入前後の術後死亡率(43％対15％)の χ^2 検定
Ferguson（1927）	：感冒ワクチンと生理的食塩水の単純盲検試験
Abraham（1941）	：ペニシリンの有効性
Medical Research Council（1948）	：ストレプトマイシンの肺結核に対する有効性（対象群の無作為化）
Medical Research Council（1950）	：感冒に対する抗ヒスタミン剤の無効性（プラセボ対照二重盲検法）
	ポリオワクチン（1954）・UGDP（1961）……

薬理活性がなく，そのことを医師は知っているが患者は知らない薬剤を言う。標準的な治療がない疾病に対して，新しい治療法の無作為割り付け試験を行うにあたって，対照群に投与される。その目的は，治療群に生ずる変化には，薬効だけでなく自然治癒や服薬など受療行為それ自体の心理的な影響によるものが含まれている可能性があるので，対照群にプラセボ（例えば乳糖）を投与することによって，病状を変化させる薬効以外の条件を治療群と同等にすることにある[注2]。薬物の投与下で起こる回復については，自然治癒を基本として，その上にプラセボ効果が加わり，さらにその上に薬理効果が加わると考えられているのである[28]（表4）。

治療研究で最初にプラセボを用いたのはSutton（1865）であるといわれる。彼はリウマチ熱の20例にハッカ水を与え，病状の自然経過には大きな幅があること，さらに一部の例には自然治癒の傾向があることを立証した[22]。

プラセボの心理・生理作用については1950年代に活発な研究が行われ，特定の効果があると信じて服用された場合には，20〜60％にそのような効果を起こすことが明らかにされた。とくに精神疾患におけるプラセボ反応者は，

注2）標準的な治療薬がある場合には，それが対照群に投与されるが，これを活性プラセボ(active placebo)と呼ぶことがある。

精神病35％，重い神経症34％に対して，軽い神経症75％であったという（Fischer, 1956）[14,注3]。

心身症・神経症における高いプラセボ反応率は，その後の研究によっても再認識されている[31]。近年の臨床試験では対照に既知の標準薬が用いられることが多いのに，抗不安薬に対してはプラセボを対照とする場合がある[2]のは，このような理由からである。

2.2.2.2 二重盲検試験

盲検試験（blind study）とは，患者または治療者（または評価者）に対して，施行されている治療法の正体を知らせないで，その結果を評価させる方法である。いずれか一方が知っている場合を単盲検（single blind），双方に知らせない場合を二重盲検（double blind）という。その目的は施行されている治療法に関する患者または治療者（評価者）の知識（先入観）によって，治療の評価にゆがみが生ずるのを防ぐことである。

二重盲検法による先駆的な研究は，アルコールが疲労に及ぼす影響に関するもので，英国のRivers（1906）によって行われた[28]。またFergusonら（1927）による感冒ワクチンの研究では，生理的食塩水かワクチンの注射のどちらかを誰が投与されたかについて，研究者は知っているが被験者は知らないという単純盲検法が採用された[22]。ただし厳密な二重盲検試験法には，投薬の無作為割付けと結果の統計処理が必要である[注4]。この意味で二重盲検試験の元祖は，狭心症の治療薬（Khellin）の臨床試験（Greiner, 1950）あるいは感冒に対する抗ヒスタミン薬の臨床試験（Medical Research Council, 1950）とされている[28]。

精神疾患の治療薬については，reserpine（Kline, 1954）とlithium（Schou, 1954）のプラセボを対照とした二重盲検法による評価が最初であろう[7]。抗不安薬（meprobamate）は1956年，抗うつ薬（imipramine）は1959年，抗精神病薬（フェノチアジン群）は1960年から報告が始まる。そして，その後の

注3）プラセボに対する反応は良い方向（positive effect）だけではなく，副作用などの悪い方向（negative effect）にも現われる。これをnocebo効果と呼ぶことがある[24]。

注4）単に「対照を置いて比較する」だけでなく，2種の薬物を同時に，公平な条件の下で，偏りなしに比較する研究は"controlled study"と呼ばれる[14]。

表5　向精神薬の科学的薬効評価

Delay（1952）	: chlorpromazine の導入
Kline（1954）	: reserpine とプラセボの単純盲検試験（χ^2検定）
Schou（1954）	: lithium とプラセボの二重盲検試験（交叉法）
Hollister（1956）	: meprobamate, プラセボ, phenobarbital, reserpine の二重盲検比較試験
Lehmann（1958）	: imipramine とプラセボの（部分的）二重盲検試験（うつ病評価尺度, χ^2検定）

　新しい治療薬の評価は，各疾病に対する標準的な治療薬[注5]（抗精神病薬ではchlorpromazine, haloperidol, 抗うつ薬では imipramine, amitriptyline, 抗不安薬では diazepam など）を対照として行われることが多くなった（表5）。

2.2.3　対象の選択基準と客観的評価

2.2.3.1　診断基準の設定

　新しい治療法の評価にあたって，対象の正確な診断が重要であることは，内科領域では心疾患の領域で既に1930年前後に強調されていた[3]。しかし精神疾患については国や学派によって疾患概念が異なり，最近まで国際的に統一された診断基準によって対象が選択されることはなかった。世界保健機構（WHO）による国際疾病分類 International Classification of Disease（ICD）も，第8回修正版（ICD-8）までは死亡診断に重点が置かれていた[10]。また米国精神医学会(1968)による精神障害の診断・統計手引き Diagnostic Statistical Manual 第2版（DSM-II）も国際的に普及するには至らなかった。

　1970年代に入って，米国では Feighner の診断基準(1972)や研究用診断基準 Research Diagnostic Criteria（RDC, 1975）などの開発が始まった。しかし情報の国際化に伴って，ICD-9（1977）または DSM-III（1980）が，向精神薬の臨床試験に導入されたのは1980年代になってからである。とくに RDC から発展した DSM-III では，ICD-9 にはなかった操作的な診断基準(特

注5）標準的な治療薬とは，二重盲検試験で有効性と安全性が立証され，市販後も数年以上にわたって使用された実績をもち，しかもその時代に使用頻度が高い薬をいう。

定の疾病像の存在または欠如を判定するための指標）が明示され，診断の信頼性を向上するための工夫がなされていたために，国際的に普及した。さらに 1990 年代に至ってその改定版 DSM - III R (1987)[30]，最近では ICD-10 (1992) が用いられるようになった。

2.2.3.2　精神症状の評価尺度

症状の尺度（等級）評価とは，疾病を構成する症状の重症度をいくつかの段階（例えば「なし」「軽度」「重度」など）に分類することをいう。評価尺度を用いる目的は，研究者が症状の程度とその変化を共通の尺度を用いて評価すること，症状をできるだけ定量的に測定し，数量的な処理に耐えるような数値に転換することにある。近年このような評価手技は，研究者間の情報伝達を容易にするための「共通言語」として重視されており[20]，とくに治療の研究では症状の経過・転帰を定量的に測定することが不可欠になった。しかし評価尺度にはその数量化について原理的な困難があり，また妥当性と信頼度（評定者間の一致率，再試験における再現性）について検証が要求される。

評価尺度はまず心理学者によって 19 世紀に開発され，精神科領域では 1920～1930 年代から作成され始めたが，その利用は極めて限られていた。第二次大戦後に米国で精神衛生問題への関心が高まるとともに，多数の精神症状評価尺度が導入され始めた。慢性分裂病の症状評価用に作成された Malamud's Psychiatric Rating Scale (1946) はその 1 例である[8]。そして 1950 年代に活発化した向精神薬の開発に伴い，その臨床試験にあたって標準化された評価尺度への要求が急速に高まった。それから今日まで，薬物の種類に応じた夥しい数の評価尺度が開発されている。

広義の評価尺度には評定者用の Rating Scale (RS と略) と被験者用の自己評価記録 (Self-Rating Inventory) または質問紙表 (Questionnaire) がある[8]。また RS は精神症状全般に関する包括的 RS と疾病別 RS に大別される[13]。これらの詳細は成書にゆずり，ここでは日本でよく知られた RS を紹介することにする。

A) 包括的評価尺度：Overall ら (1962) による Brief Psychiatric Rating Scale (BPRS) が国際的によく知られている。Lorr らの The Multidimensional Scale for Rating Psychiatric Patients (MSRPP 1953) および The Inpatient Multidimensional Psychiatric Scale (IMPS 1963) から発展し，18項目（初版は16項目）・7段階からなる。日本では慶大精神薬理研究班による和訳を付けたものが用いられて来た。実際には分裂病の薬効評価に用いられることが多く，これを発展させて PANSS（後述）が作成された。

その他にスウェーデンの Åsberg ら (1978) による Comprehensive Psychopathological Rating Scale (CPRS)，米国の Spitzer ら (1978) による Global Assessement Scale (GAS)，ドイツ語圏の Arbeitsgemeinschaft für Methodik und Dokumentation in der Psychiatrie (1976) による AMDP-System（精神医学における症状評価と記録の手引）[2] などがある。

B）疾病別評価尺度：

a）精神分裂病。既述の BPRS が国際的に広く用いられて来た。日本では三大学（東大・東京医大・東京医歯大）式の症状評価尺度：PES と行動評価表：BRS (1962)，慶大式（簡便式）精神症状評価尺度：分裂病用 (1965)[9] がある。1980年代には陽性・陰性症状論の検証のために Andreasen ら (1982) による陰性症状評価尺度：Scale for the Assessement of Negative Symptoms (SANS)，また BPRS から発展した Kay ら (1989) の Positive and Negative Syndrome Scale (PANSS)[11] が作成されて，抗精神病薬の臨床試験に用いられ始めた。

b）躁病。Beigel ら (1971) による Manic State Rating Scale が最初の評価尺度とみられるが，国際的には Petterson ら (1973) による9項目5段階の RS が知られている[13]。日本では臨床精神薬理研究班(CPRG)による10項目5段階尺度の躁病用 RS (1974)[26] が用いられて来た。

c）うつ病。Hamilton Depression Scale (1960) が最も有名である。当初は17項目であったが，後に著者によって7項目が追加されて24項目となり，尺度は3段階と5段階が混在している。日本では長崎大・北里大・慶応大による和訳を付したものが用いられて来た。また CPRG による22項目5段階の医師用評価尺度 (1973)[16] がある。

d）神経症。Hamilton Anxiety Scale (1959) が知られており（14項目5

段階)、日本では慶応大・北里大・長崎大による和訳を付したものが用いられている。また CPRG による 22 項目 5 段階の医師用評価尺度 (1970)[23] がある。最近になって強迫神経症の治療薬が開発され始めたことから、英国の Yale・Brown 両大学の共同で Yale-Brown Obsessive Compulsive Scale (Y-BOCS) が作成され、日本でも翻訳版が使用され始めた。

e) 痴呆。評価尺度の数は極めて多く、この事実は痴呆評価の多様性と方法論上の混乱を反映しているとみられる[13]。立山は Gottfries・Brane・Steen (1982) による痴呆症状評価尺度 (GBS) の日本語版 (1985) について、高い信頼度と妥当性を有していることを報告した。

2.2.3.3 結果の統計解析

比較試験の結果を正しく評価するには、「比較・判断の科学」ともいうべき推測統計学が用いられる[29]。その主たる目的は、観測された治療の差が本質的なものなのか、それとも偶然に起こり得るものなのかを確率論的に推測することである。観測された大きさの治療差が偶然に得られる確率を求める方法として有意差検定があり、2つのパーセンテイジの比較には「カイ2乗検定」、2つの平均値の比較には「2標本t検定」、2つの分布の比較には「2標本ウィルコクソン検定」などが用いられている[22]。

医学における理論統計学の導入は Laplace (1810) によって予言されたが、治療法の評価における数量的手法の基礎は Louis (1787～1872 年) によって築かれた[3]。Louis (1835) は、当時の標準的な治療法であった瀉血の有用性を研究するために、肺炎 (78 例)・丹毒 (33 例)・咽喉炎 (23 例) について、瀉血をした者としなかった者とを比較し、死亡率や病状のタイプ・持続期間に差がないことを発見した。この発見は当時のフランスの正統的な医療と真っ向から対立したが、結局この治療の衰退をひき起こし、英国・米国の医療にも絶大な影響を与えたといわれる[22]。

既存の治療法に比べて効果が非常に大きい治療法が現われた場合には、その優劣は直感的に判断できる。例えばペニシリンの臨床試験 (Abraham, 1941) は、薬剤不足のため数少ない症例から始められたが、対照がなくても明確な結論が得られた。chlorpromazine の精神病に対する有効性 (Delay,

1952）も，数年以内に世界中の先進諸国の間で追認され，1960年代の米国における大規模な対照試験によって科学的に立証される以前に，その評価は確立されてしまった。しかし今日のように，標準的な治療との差が小さかったり，限られた患者数で新しい治療の有用性を判断しなければならない場合には，統計学の導入が不可欠なのである。

2.2.4 倫理上の問題点

向精神薬臨床評価にあたって要請される倫理上の配慮は，被験者の人権保護という一点に集約され，それは様々な観点から検討される必要がある。第1はそれが新薬の臨床試験に共通した問題であり，とくに「治験」は人体実験として，日常の医療行為から区別される実験的行為であるとする見解である[17]。この側面については，ニュールンベルグ原則(1947)に基づく世界医師会のヘルシンキ宣言（1964）以後，多くの機関や組織によって医学研究の原則が設定されて来た。とくにヘルシンキ宣言の東京総会修正版には，新薬の臨床試験に関連の深い事項が記述されている[22]。

第2はそれが精神科領域で行われることによって生ずる特異性である[6]。向精神薬の臨床効果を動物実験の結果から予測することが難しいため，患者に対する実験的行為の占める比重が他科よりも大きい。これに加えて患者側は，他科の患者と異なって，本人の意に反して入院・治療・行動制限が行われる機会が多い。さらに，小児が被験者とされる場合と同様に，関連する情報について説明を受け，理解したうえで参加の諾否を決める判断能力が障害または欠如している場合が少なくない（分裂病，重症うつ病，精神薄弱，脳損傷，老年痴呆など）。このことから公平な被験者の選択，説明・理解・承諾による参加の原則，代諾の原則が無視されるおそれがある。

第3は日本における精神医療の制度や施設の特殊性に伴う問題である。入院患者の半数以上を占める強制入院患者は被験者となりうるのかどうか，独得の役割を負わされている保護義務者の果し得る役割は何か，などインフォームド・コンセントをめぐって未解決の問題が残されている。

3. 臨床試験の倫理的および科学的な基準

3.1 日本における臨床試験の歴史

日本では戦後20年以上も輸入薬依存・権威信用主義が続いていた。すなわち新薬は主として外国で有効とされていた薬にたより，これについて2ヵ所以上の医療機関で合計60例以上の治療例を集積することが，厚生省から要求されていたにすぎなかった（表6）。

この間，1960年代初頭にサリドマイド禍が起こって世界中に大きな衝撃を与えた。とくに米国では薬事法が改正され，FDAが第Ⅰ相から第Ⅲ相までの臨床試験を要求するに至った。この頃からFDAの方針は，世界各国の医薬品承認に大きな影響を与えている。

1962年に砂原[27]によって科学的な臨床試験の実施が提唱されると，1967年になって，厚生省薬務局長通知によって「医薬品の製造承認等に関する基本方針」が実施され，精密・客観的な観察と二重盲検法などの比較試験が原則となった。その後，医薬品の再検討に関する薬効問題懇談会の答申(1971)で，第Ⅰ相からⅢ相までの段階的評価，妊娠可能な女性や子供を対象から除外すること，患者の同意に関する条項などが明文化された。さらに，各種の治療薬について新薬評価のガイドライン作成が始まり，1989年になって治験

表6　日本における新薬臨床評価基準の設定経過

～1967	輸入薬依存・権威信用主義の時代	
	1960～1961	サリドマイド禍
	1962	薬事法改正（米）同意条項
	1963	FDA（米）Ⅰ～Ⅲ相評価
1967	「基本方針」厚生省薬務局長通知	
1971	「医薬品の再検討」薬効問題懇談会の厚生大臣答申	
1979	新薬評価ガイドライン（降圧剤）	
	～1988（抗不安薬，睡眠薬）	
1989	医薬品の臨床試験の実施に関する基準（GCP）	
1994	医薬品の市販後調査に関する基準（GPMSP）	
1997	新GCP，新GPMSP	

表7 新薬評価の実施過程

報告年度	薬物名	内容
(1964	CP 他3種	二重盲検プラセボ対照法, RS 使用)
1967	spiroperidol	新しい統計的手法（逐次検定法）
		コントローラ, プラセボの倫理的問題
1969	methylperidol	対照薬として標準薬（PPZ）を使用
1973	（メゾリダジン）Li	対照除外規定（小児, 老人, 妊婦, 合併症者）
1974	（クロフルペロール）	説明と同意（患者または保護者）
1978	（ID-4708）	健常人志願者への第I相試験

括弧内は発売されなかった薬

を実施する際の科学的・倫理的な原則（GCP）が制定された。

このような意味の科学的・倫理的な薬効評価の実施過程を，抗精神病薬の治験論文でたどってみる（表7）。最初の二重盲検試験は，いわゆる三大学共同研究として，既に市販されていた chlorpromazine 他3種の薬について，プラセボを対照薬にして行われた。このような方法による新薬の治験は，1967年から報告が始まり，分裂病者にプラセボを用いることの倫理的問題などが指摘されて，以後の治験は標準薬を対照薬として行われている。1970年代に入ると，対象の除外規定，患者への説明と同意が論文中に明記され，一方では国産の新薬について第I相試験報告が始まった。この頃になって，新薬の臨床試験はようやく今日のような体裁をととのえることになったのである。

3.2 第I相から第III相まで（GCP）

新薬が発売される前の3段階（第I相から第III相）は「治験」と呼ばれており，これを行うにあたっての倫理上の配慮や科学的な方法については，1989年10月に厚生省薬務局が公表した「医薬品の臨床試験の実施に関する基準」Good Clinical Practice（GCP）を原則とすることになった[15]。さらに1991年から日米欧の三極間で続けられて来たICH（医薬品規制ハーモナイゼーション国際会議）は，1996年に三極間において基準となるICH・GCPを決定し，これを受けて厚生省は1997年に新GCP（臨床評価25巻 supplement

No 12「新 GCP/新 GPMSP」)を厚生省令第28号と業務局長通知として公布した。その後の治験はこれを遵守して行われている。

3.3 第Ⅳ相（GPMSP）

この段階はこれまで「市販後医薬品調査」postmarketing surveillance (PMS) と呼ばれていたが，1994年からは厚生省による基準（GPMSP）によって，さらに1997年からは「医療用医薬品の市販後調査に関する省令」(新 GPMSP) によって，実施されることになった。

3.3.1 定　義

市販後調査とは，製造業者等が，承認を有している医薬品についての有効性・安全性及び品質に関する情報を，医師・歯科医師・薬剤師その他の医薬関係者または文献・学会情報から収集し，これらを評価・分析し，その結果に基づく対応を決定し，必要に応じて評価・分析の結果を医師等に伝達することを言う。

3.3.2 種類と目的

3.3.2.1 使用成績調査

当該医薬品の使用実態下での有効性・安全性に関する問題点・疑問点の有無を把握するために行う。

3.3.2.2 副作用自発報告

医薬品による副作用と疑われる症例で，上記の使用成績調査または下記の特別調査の対象となっていない症例について，医師等が自発的に製造業者等または医学・薬学専門誌等に行う報告をいう。

3.3.2.3 特別調査

①小児・妊産婦など承認時までの臨床試験の対象から除外されている患者群での，当該医薬品の有効性・安全性及び長期使用時の有効性・安全性の確認のために行うほか，②上記の使用成績調査・副作用自発報告など，当該医薬品に関する試験・調査により得られた情報の評価・分析の結果，次のような何らかの問題点・疑問点が発生した際に，それらの問題点などから立てられた仮説を検討し，追加の情報を得るために行う。

A) 重要な未知の副作用が示唆された場合。

B) 副作用発生頻度の大幅な増加が見られた場合。

C) 市販前と比較し，有効性・安全性に何らかの問題点が見出された場合。

D) 異質の副作用の発生が示唆された場合。

E) 市販後に確認または検証すべき事項について承認時に条件が付された場合。

3.3.3 調査事項

3.3.3.1 安全性について

A) 副作用発生頻度および発生頻度に変動があった場合のその原因。

B) 未知の副作用（特に重要な副作用について）。

C) 遅発性の副作用，長期使用時の副作用。

D) 特に重要な副作用についての発生要因・発現条件等。

E) 安全性に影響を与える要因（併用薬，性別，年齢，病態，合併症，腎・肝などの障害，投与期間等）。

F) 小児・高齢者・妊産婦等での安全性。

3.3.3.2 有効性について

A) 有効性に影響を与える要因（併用薬，性別，年齢，病態，合併症，腎・肝などの障害，投与期間等）。

B) 長期使用時の有効性。

C) 小児・高齢者・妊産婦等での有効性。

文　献

1) Ackerknecht, E.H.（石川清，他訳）：ヨーロッパ臨床精神医学史．医学書院，東京，1962.
2) AMDP（編）（伊藤斉，浅井昌弘訳）：精神医学における症状評価と記録の手引—AMDP System. 国際医書出版，東京，1983.
3) Bull, J.P.: The historical development of clinical therapeutic trials. J. Chron. Dis., 10: 218-248, 1959.
4) Controller 委員会（編・訳）：FDA 臨床治験指針Ⅰ．臨床評価，8 (suppl. 1), 1980.
5) Controller 委員会（編・訳）：FDA 臨床治験指針Ⅱ（増補版）．臨床評価，18 (suppl. 5), 1990.

6) 光石忠敬：薬物の臨床試験と精神疾患患者の人権．精神経誌，92：575-580, 1990.
7) 保崎秀夫（監訳）：精神病治療薬の原点．金剛出版，東京，1987.
8) 伊藤斉：精神症状の評価尺度とその問題点．臨床精神医学，6：277-287, 1977.
9) 伊藤斉，岡本正夫，三浦貞則，他：Double-blind Controlled Trial による Spiroperidol の精神分裂病に対する薬効検定．精神医学，9：777-787, 1967.
10) 加藤正明：精神疾患の命名と分類．現代精神医学大系 1 B 2, 111-194, 中山書店，東京，1980.
11) Kay, S.R., Opler, L. A., Fiszbein, A.（山田寛，他訳）：陽性・陰性症状評価尺度（PANSS）マニュアル．星和書店，東京，1991.
12) 風祭元：向精神薬の第Ⅳ相試験をめぐる問題点．精神経誌，92：592-596, 1990.
13) 北村俊則：精神症状測定の理論と実際．海鳴社，東京，1988.
14) 小林司（編）：新精神薬理学．医学書院，東京，1968.
15) 厚生省薬務局審査第一課（監修）：GCP ハンドブック．薬業時報社，東京，1990.
16) 栗原雅直，佐藤倚男，市丸精一，他：二重盲検法による四種の抗うつ剤―Imipramine, Trimipramine, Safrazine, Amitriptyline―の薬効評価の詳細．臨床評価，1：149-165, 1973.
17) 名村出：被験者の人権擁護の観点からみた新薬治験について．精神経誌，92：581-584, 1990.
18) 日本公定書協会（編）：新薬臨床評価ガイドライン．薬事日報社，東京，1985.
19) 日本公定書協会（編）：新薬臨床評価ガイドライン．薬事日報社，東京，1989.
20) 大原健士郎，渡辺昌祐（編）：精神科・治療の発見．星和書店，東京，1988.
21) Pinel, Ph, (1800)［影山任佐訳］：精神病に関する医学・哲学論．中央洋書出版部，東京，1990.
22) Pocock, S.J.（コントローラー委員会監訳）：クリニカルトライアル――よりよい臨床試験を志す人たちへ．篠原出版，東京，1989.
23) 臨床精神薬理研究会：二重盲検法による Medazepam と Diazepam の各種神経症に対する薬効の比較．医学のあゆみ，73：92-104, 1970.
24) 酒井正雄，木下潤：向精神薬の副作用．Ⅱ Butyrophenone 系薬物および類似の構造をもつ薬物．塩野義製薬，大阪，1978.
25) 神経精神薬理編集委員会：抗痴呆薬開発のストラテジー．星和書店，東京，1988.
26) 躁病治療研究会：二重盲検法による炭酸リチウムとクロルプロマジンの躁病に対する効果比較．臨床評価，2：23-45, 1974.
27) 砂原茂一：治療法の正しい評価と選択のために―臨床医学の論理と倫理と方法．日本医事新報，No. 2014-2018（連載），1962.
28) 鈴木哲哉：臨床薬理学．南江堂，東京，1965.
29) 立川清：治療効果の統計的判定．第一出版株式会社，東京，1961.
30) The American Psychiatric Association (1987)（高橋三郎，他訳）：DSM-Ⅲ-R 精神障害の分類と診断の手引，第 2 版．医学書院，東京，1990.
31) 渡辺昌祐：抗不安薬の選び方と用い方，第 2 版．金原出版，東京，1988.

32) 八木剛平：向精神薬の第Ⅱ・Ⅲ相試験．精神経誌，92：584-592,1990．
33) 八木剛平,神庭重信,稲田俊也：分裂病の長期予後と薬物療法.臨床精神医学,21：1013-1021,1992．
34) World Health Organization (1992)（融道男，他監訳）：ICD-10 精神および行動の障害．臨床記述と診断ガイドライン．医学書院，東京，1993．

VI 向精神薬療法の特性

上 島 国 利

VI 向精神薬療法の特性

1. はじめに

　向精神薬療法を効果的かつ安全に施行するためには，その特性を多くの側面から吟味し，認識しておく必要がある。その特性は，対象とする精神疾患の特質に由来するもの，治療法のもつ特性によるもの，さらに向精神薬自体のもつ特性に関するものなど多岐にわたっている。以下にそのいくつかを記載し，それらを踏まえた上での向精神薬の有効安全な使い方を考察してみたい。

2. 精神科薬物療法の特性

2.1　受診動機の欠如

　身体症状を主とする一般科患者は，各種の症状や苦痛を服薬により一刻も早く解消するのを願って受診する。これに対して精神科領域の患者では，疾病を否認したり，病識がなかったり，十分でない患者が多く，服薬の必要を認めず拒否する患者も多い。これは他領域の患者とは異なる大きな特徴であり，コンプライアンス（服薬指示遵守）の低下とも結びつき，精神科薬物療法が円滑にいかない原因となっている

2.2　誤った疾病観

　神経症の患者で，精神的な問題は精神力や精神療法でなおすのが当然と考え，薬物を服用することに対して罪悪感や嫌悪感を持つ患者も多い。一面の真理は物語っているが，抗不安薬投与により神経症患者の不安，抑うつ，緊

張などが安全でしかも迅速に除去される現実をみるとき，薬物療法全体の治療体系に占める大きな役割を認めざるを得ない。

　また，うつ病でも患者自らの，あるいは家族など周囲の人々の疾病観が，「気のせい」「気の持ちようで元気になる」「頑張らなくてはいけない」といった誤ったものになりやすい。そのため患者は「気力」でなおす，薬物には頼らないといった誤った精神主義に陥ってしまう。治療者の説明，説得によりしぶしぶ服薬しても不規則であったり，中断してしまい治療効果があがらない。

2.3　向精神薬に対する過剰な警戒心，恐怖心

　服薬の必要を認めても，薬物に対する十分な知識を持たぬまま，いたずらに薬物の副作用や習慣性，依存性をおそれ服薬を指示通り行わない患者も多い。とくに向精神薬を服用した患者が，「自分が変わってしまう」「どのようにどれだけ変えられるかわからない」と述べ，そのことに対する強い恐怖心を示すこともある。家族や患者の周囲の人々のなかにも，向精神薬の副作用や習慣性を極度に警戒し，患者に服薬中止を勧告したり，強制的に中止させる例も多く，病状の再燃に結びつきやすい。

2.4　プラセボ効果が高い

　神経症などでは，薬物の内容がなんであれ，服薬したという行為で症状が改善されることがある。精神科疾患ではプラセボ効果が他疾患に比較して高く出やすい。

3.　プラセボ効果

　向精神薬療法で非薬理学的要因は大きな影響を持つが，そのなかでも重要な役割を占めるのがプラセボ効果である。

　プラセボ（placebo, 偽薬, プラシーボ）は，ラテン語 placere (to please) に由来し，「あなたを満足させましょう」あるいは「あなたをお慰めしましょう」といった意味を表す。ふつうは，乳糖やデンプンで無味，無臭の錠剤を

作って用いるか，少量の食塩液注射剤を使う。薬効検定で用いる際には，実薬と識別が不可能な製剤を作る。薬に限らず，理学療法や外科手術にもプラセボ効果という言葉が用いられることが一般的になっている。

プラセボは，客観的に薬理作用が証明されないもので，プラセボで引き起こされた効果がプラセボ効果と呼ばれ，治療の効果から薬物の効果を引いたものである。プラセボは古くから知られ，多分に魔術的，即効的で適応範囲が広く，万能薬物といわれてきた。なおプラセボ効果といえば，有効に働く場合を想定しがちだが，不安，緊張，不眠，各種の痛み，頭痛などに有効な陽性反応（正のプラセボ効果）を示す場合のみでなく，かえって有害反応や副作用を示す場合（負のプラセボ効果）もある。

プラセボ効果は，治療状況，治療者の態度，患者の期待や不信感，疾患の性質，患者の性格，特徴などにより影響を受ける。患者が服薬により現在の苦痛や苦しみからの一刻も早い解放を願い服薬に期待し，一方治療者が良く効く薬であるとの態度で自信を持って投薬するときは，正のプラセボ効果が生じる。また真の薬効が負のプラセボ効果により，おおわれてしまったり，誤った評価を受ける危険もある。

西園はプラセボ反応を詳細に研究し，プラセボ反応を次の4型に分類し，それぞれに関連する性格特徴を記載した[9,10]。

　1型　プラセボによって症状が一挙に改善されるが，その効果は不安定で動揺しやすい型……自己中心的。空想的で未熟。ナルシスティック。演技性人格障害の特徴を持つ。
　2型　プラセボによる症状の改善がゆるやかに起こるが，その改善は確実にすすむ型……性格的に協調的で医師の説明もよく聞けて，その意見を取り入れ柔軟に外界に反応しようとする傾向を持っている。
　3型　プラセボによってかえって悪化する型……不信感，敵意，不満を内蔵し，医師との間でも対立的になりやすい。
　4型　プラセボに反応しない型……頑固で，自己の殻のなかに閉じこもり，他者に批判的で医師の治療にも疑い深く，対人的にかかわりの少ない人である。

なお一般的には，プラセボ反応を起こしやすい人として，被暗示性や不安が高いこと，悩みやすいこと，情緒が不安定であること，受け身の性格であること，気の小さい人であること，信心深い人であることなどの特徴が指摘されているが，プラセボ反応と関連する要因は極めて多種多様で必ずしも性格特性だけでは推定が難しく，性格特性とプラセボ反応の出現に高い関連性はないという意見もある。

プラセボは，1950年前後に米国で生まれた薬物の臨床効果を客観的に評価するための薬効検定法である二重盲検法（double blind method）の際に，目的の薬の対照薬として用いられる。すなわち二重盲検法では，被験薬を投与する医師の期待や予測などの主観的片寄りを排除し，また患者側の暗示による影響なども取り除くため，医師患者双方が，被験薬か対照薬かを知らずに試験をする。実際には，作用を知ろうとする被験薬と対照薬の外観を全く同一にし，さらに，味，臭い，溶解性なども同一にする。そして第三者によりrandomizeし，それらを無作為に患者に割り付け，その作用を調べる。最近は，薬理活性を有し薬効の既知の薬を対照薬に用いる場合が多いが，この場合はactive placebo「活性プラセボ」といい，真の意味のプラセボをinactive placeboという。活性プラセボの代わりに標準薬，基準薬，対照実薬という用語を用いて混乱を避ける試みもされる。先に述べたように，最近の抗精神病薬，抗うつ薬の二重盲検法による薬効検定の際には対照薬として真の意味のプラセボ（inactive placebo）を用いることは倫理上の理由から避けられる傾向にある。神経症を対象とする抗不安薬の薬効検定の際には，対象疾患の性質から，薬効を持たない真のプラセボの使用が倫理上からも許されている。

プラセボの医学的応用は，依存形成をきたしやすいような薬物を執拗に要求する患者に，本来の意味の慰めや服薬を満足させる意味で用いる。また抗不安薬や睡眠薬を長期にわたり漫然と服用している患者の薬物の減量や中止を試みる場合に，実薬を少しずつプラセボに置換していく方法も試みられる。また日常の診断において病態が明確に把握できず，さらに経過観察や検査が必要な場合も，患者に安心感や慰めを与えるために用いる。

4. 向精神薬自体の持つ特性

4.1 比較的安全な薬物だが，副作用も出やすい

抗精神病薬による錐体外路症状や自律神経症状，抗うつ薬による抗コリン性の副作用などは，患者に恐怖を抱かせたり，警戒心を起こさせたり，不快な気分にし，以後の服薬習慣に大きな影響を与えやすい。抗不安薬による眠気やふらつきなども日常生活に影響を及ぼすほどになると問題となる。副作用の出現はコンプライアンスを落とす大きな要因となる。

4.2 服用しても快感が得られない

抗精神病薬や抗うつ薬は服用しても快感は得られないため，依存や乱用に陥る危険はない。むしろ不快感さえ伴うことすらある。そのため，患者の継続服用の欲求は少なく，服薬を続けさせる上での障害になる。

4.3 薬用量と中毒量の差が大きい

薬用量の幅が一般に大きく，民族差や個人差も著しい。これらは安全な薬物としての条件を備えていることを示している。

4.4 服薬が長期にわたる

精神分裂病やてんかんの治療にみられるように，患者は極めて長期間にわたり服用をせざるを得ない状況にある。最初の抗精神病薬 chlorpromazine が臨床に導入されてから 30 年以上経過したが，当時より服薬を続けている患者もみられる。長期治療の患者では急性期の不安や苦痛，不快な症状は消褪しており，自覚症状も乏しいので，コンプライアンス（服薬指示遵守）が守られない場合も多い。

5. 向精神薬療法と精神療法

薬物療法と精神療法が，今日の精神医療の最も基本的な治療法であることは多くの臨床家が認めている。日常臨床において，精神療法の要素を含むこ

とのない薬物療法は考えられない。しかし精神疾患の生物学的基礎や身体因を信じる治療者のなかには，薬物療法をはじめとする身体療法のみの有効性を信じて精神療法をいたずらに嫌悪し，正しく評価しない傾向もみられる。一方精神障害の心因を重視する人のなかには，精神療法のみに固執し薬物療法を避けることが多い。向精神薬導入初期には，精神分析家をはじめとする精神療法家たちから，薬物療法は治療者患者関係にみられる転移，逆転移の関係を破壊し，自由連想の質を低下させ，患者の精神療法への動機づけを失わせ，患者の本質的問題を隠蔽するとの理由で反対の意見が述べられた。また森田の療法家も，現実を重視しあるがままを重視する立場からは，薬物療法は適当でないと考えた。また薬物療法は短期間に患者のかかえる諸問題を解決してしまうため，患者の薬物への魔術的万能感や治療者への依存が生じ，自己の問題への洞察が十分得られないとも指摘されてきた。

　しかしながら，薬物は精神症状のみならず身体症状を調整除去する作用を持ち，このことは精神療法への導入やその施行を円滑にし，良好な医師患者関係の樹立に役立ち，患者の治療からの脱落を減少させる。そして薬物による精神身体症状の変化を患者が述べることにより，治療者はそれらの症状のより細かいニュアンスも読みとれ，適切な薬物の選択，至適量の決定，効果の把握も可能となる。この際に重要なことは，治療者が常に薬物に何をなさせるのか，薬物が何をなすのか，を十分認識して薬物療法を行うことである。同時に現在の治療が，その患者にとってどんな意味があるのかを考えておく必要もある。そして精神療法と薬物療法それぞれの長所を認め，相互をうまく有機的に結びつけることにより一つの治療体系を形成できる。同じような症状の患者に同じ薬を投与しても精神療法を併用するか否かによって臨床効果に著しく差ができ，しかもそれが精神面への影響のみならず身体面へも影響を与えることはいくつかの実証的研究があり，また我々の日常臨床でもしばしば観察されるところである。薬物療法の結果は，単に薬物療法の効果ではなく，さまざまな精神的因子が介在関与した結果であろうし，薬物療法の効果も薬物の結果とはいえない。いまや精神療法と薬物療法は以前のように対立したものではなく，両者は補足的に有効な治療法として機能していくの

である。

6. 薬物療法に影響する治療者側の要因

　医師とは，人間の身体的，心理的，そして社会的存在という側面に大きな関心と興味を持ち，患者の病苦を少しでも軽くしたいと願い，治療過程で少しでも患者に対して苦痛を軽くするよう努めつつ，すなわち侵襲をできるだけ少なくするよう努力しつつ治療に臨むものである（吉松）[18]。さて精神神経科臨床において患者が受診すると，医師は精神面のみならず身体面の診察も十分に行い，経験と実践に基き治療法を決定する。薬物療法を選択した場合には最も適切と思われる薬物を選択し処方箋に記載し，薬剤師の調剤を経て与薬する。入院患者の場合には，看護者により直接与薬される。このように与薬→服薬の過程には多くの医療関係者が介在関与する。彼らの態度や行動は言語的にも，非言語的にも患者に伝達され，薬効に影響する。

　治療者が薬物療法に対する十分な知識を持ち，その効果を信頼し，誠意と熱意を持ち，その効果や副作用の説明や暗示を与え与薬することにより，患者に信頼感や安心感を持たせ薬効は高まる。

　一方治療者が薬物療法の価値を認めなかったり，結果に悲観的であったり，適応外の薬を使用したり，一般に容認されている用法・用量などが守られなかったり，予想される副作用を知らないなど医学的適応性，医術的正当性を無視した，患者をなおざりにした与薬では，十分な薬効が得られぬことはいうまでもない。とくに治療者の期待した薬効が十分得られないからといってその攻撃性を患者に向け，大量に投与するなどの行為は最も戒めるべきである。治療者は安定した情緒で薬物療法を施行し，望ましい結果の得られるような治療状況を作り出さなくてはならない。

　Feldman は向精神薬療法に対する医師の態度を次の4つの範疇に区分した[1]。①薬物療法を全面的に信頼する医師　②投与に関してかなり保守的な医師　③薬に対し部分的な拒絶を示す医師　④治療法としての薬を完全に否定する医師

　いうまでもないが，薬物療法を肯定し全面的に信頼している医師による薬

物療法が一番効果が高い。

7. 薬物療法に影響する患者側の要因

　薬効は与薬時の患者のさまざまな条件に大きく影響される。患者の病態の重篤性や障害の程度，持続期間，それまでの治療歴，患者が示す自らの疾患に対する態度や理解，服薬に対する動機づけや期待の程度が重要である。病前の性格特性も影響する。

　患者が疾患を十分理解して服薬に合意納得し，薬物に対して大きな理解を抱いて服用するときは，疾患理解も不十分なまま不信感を抱き副作用に怯えおそるおそる服用する場合に比べて同じ薬物の同量でも効果は著しく異なる。患者の気分，感情，さらに体質，身体的状況も関係する。男女差，年齢，社会的状況，知能なども影響し，男性は女性に比べて副作用などを訴えることは少ない。知能の低いものは薬物が効果的に作用するといわれる。

　また薬効を低下させ，コンプライアンスを落とすのは，患者周囲の家族，同僚，友人，上司などの言動である。周囲の人々が患者に対して，「精神科の薬はこわい」「薬は中毒になる，習慣になる，止められなくなる」「薬は副作用がこわい」「いつまで薬に頼るのか」「薬は止めて自分の力でなおせ」「薬を服用している人間はなおったとはいえない」などの助言，説得をすることにより，患者は薬物に対して懐疑的，警戒的となり，また医師に対する信頼感を失ってしまう。このように患者を取り巻く周囲の人々が治療者患者関係を損ね，薬物療法の維持続行を困難にすることはしばしば体験する。薬物療法の必要性は患者のみならず周囲の人々にも十分納得，認識させておくことが何より大切である。

8. 医師患者関係

　良好で健全な医師患者関係の樹立は，精神科のみならず臨床各科全ての医療において最も重要なことである。ことに精神科医療では，すでに述べたような特殊な側面を持っている。薬物療法施行に際しても，病識がなかったり，精神疾患はあくまで身体的治療以外でなおそうと考えている患者や家族に，

薬物療法の必要性や有用性を理解させ，継続させるためには，医師患者関係が良好でなければならない．

8.1 精神神経科受診時の患者心理

"精神を病む"ことは人間にとり耐えがたいことであり，その上そのことを他者の診断や治療に委ねることは一大決心を要することである．受診時に患者は，藁をもつかむ心境であったり，どうしてよいかわからぬ困惑した状態であったり，周囲の人々からの強制であったりし，さまざまな心理的困難をかかえている．

一方家族や周囲の人々も，患者の呈するさまざまな症状に当惑したり，同情したり，怒ったり，激励したりしながらも，どのように理解し接していったらよいのかわからない状況であろう．近隣や職場の目を考え，患者の将来を考えたとき，受診を躊躇する心理も生まれるが，家族や周囲の人々の陥っている深刻な状況を考えると，受診を決意せざるを得ない．患者や家族のこうした心理を十分に理解していないと患者との間に好ましい治療関係ができないし，診断や治療のための十分な情報が得られない．そこで先に述べたように，精神疾患は言うに及ばず，身体疾患の際にも良好な医師患者関係の確立こそすべての診断・治療の基礎となる．

8.2 医師の倫理

我が国の医療倫理は，パターナリズムを基盤としたヒポクラテスの倫理から，十分な説明を受け，よく納得した上で同意する，「説明・同意」倫理に変わりつつあるのが昨今の趨勢である．インフォームド・コンセントは，医師と患者の関係を規定した概念で，もともとは医療を行う場合，医師の側から守るべき法律的事項であったが，次第に患者の基本的人権の保護という思想を持つ，医師と患者間の倫理的事項と考えられるようになってきている．インフォームド・コンセントの基本的な理念は，個人の自主性 autonomy を持った選択権の行使を基本的価値とする自己決定権，不可侵権，およびプライバシー権を守ることによって患者を保護することにある[3]．

医師は患者に，これから行う医療行為の目的，内容，性格，効果，利点，欠点およびそれに伴う危険性，苦痛，副作用を説明する。さらにほかに考えられる治療方法の可能性とそれに伴う危険性，苦痛，副作用などの利害損失，治療しない場合に予想される結果，そして病気の予後について，十分な資料，情報を提供し説明する。

　一方患者側は，それらを理解し納得できるまで医師に聞き出す権利を有しており，得られた情報により自らの受ける医療行為を自己の判断と意志により選択する。医師はその承認された範囲内で医療行為を行う。

　上記の事柄が円滑に施行されるために最も重要なことは，医師と患者の信頼関係が十分確立されていることである。精神科領域では患者が自己の疾病に対して十分な病識を持っていないことや，治療の説明を理解する能力や自ら治療選択ができる能力，自らの選択を伝える能力が欠如していることも多く，任意性が十分獲得されない場合もある。このように正常な判断を欠く場合や，患者が未成年の場合は患者本人の同意は意味がなくなり，同意権者は父母または後見人となる。

　このような医師の説明義務とそれによる患者の「自己決定」のプロセスをインフォームド・コンセントという。医療現場では，各種疾患の症状，処方薬剤および治療内容，手術・検査，予防接種，癌の告知，新薬の臨床治験などの際にインフォームド・コンセントが必要となる。

　世界医師会は「リスボン宣言」(1981)でインフォームド・コンセントを患者の権利として採択し，「生命倫理に関するアメリカ大統領委員会」は医療の場における意思決定の中軸であると位置づけた。日本医師会の「生命倫理懇談会」も，1990年「説明と同意」についての報告書を発表した[8]。

　1991年12月の国連総会による「精神疾患を有する者の保護及びメンタルヘルスケアの改善のための諸原則」によると，「薬物投与の原則」では，薬物投与は効能がすでに知られているか，または実証されている薬物のみを処方すること，としており，「治療への同意」原則には，①インフォームド・コンセントなしには，いかなる治療も行わないこと。②患者の理解し得る方法と言語によって，ⓐ診断上の評価，ⓑ提案されている治療の目的，方法，期間，

効果，ⓒより侵襲性の少ない方法を含む他の治療法，ⓓ提案されている治療法の苦痛，不快，危険及び副作用を伝達し，患者の自由意思による同意を得ること，などが記載されている[7]。

9. 精神科薬物療法におけるインフォームド・コンセント

精神科臨床におけるインフォームド・コンセント（以下IC）も原則としては，一般医療と同様と考えてよい。しかしながら対象疾患の特殊性からICを遂行するためには，いくつかの障害がある。

9.1 医師の説明について

懇切丁寧に，できるだけわかりやすく行う。精神科領域ではその医療遂行上のさまざまな決定が医師の裁量権に委ねられている部分も多いが，でき得る範囲の説明，告知はすべきであると思われる。

9.2 患者の同意能力について

精神科領域で最も問題となるのは，医師や医療従事者の説明を理解しそれを自己決定し，それに対して同意を与える患者の能力である。個々の精神科医の間で同意能力の基準に差があり，入院形態の選択や処遇のあり方が大きく異なることは精神障害者の人権という観点からは望ましくない。

告知同意研究班では，同意能力を下記のように具体的に記述し精神障害者の見かけ上の限界をある程度明らかにしている[15]。「同意能力とは，概ね平均的な義務教育修了程度の知的機能に基づく，少なくともある程度合理的な意思決定をなしうる能力であり，精神医学的には自己の病とその程度，及びそれより生じる問題について現実検討できる能力である」

9.3 わが国におけるインフォームド・コンセントの実践について

人権思想の普及している欧米諸国に比較すると医療におけるパターナリズムの強い日本においても，臨床の現場にICを導入する重要性が次第に認識されつつあり，さまざまな取り組みがなされている。

1985年，厚生省は「入院患者の通信面会に関するガイドライン」で，通信，面会は基本的に自由であるということを，文書または口頭により患者または保護者に伝えることを通達した。

また，1988年7月から施行された精神保健法は，精神障害者の人権擁護に配慮した精神医療の確保と社会復帰の促進を目的としているが，精神保健法では，十分な説明と患者の自発的な同意のもとで入院する任意入院という入院形態が望ましいとしている。しかし，任意入院の「同意」について"患者が自らの入院について積極的に拒んでいない状態をいう"という曖昧な定義で，同意能力は医師の判断に委ねている。

1990年には，厚生省の精神保健医療研究事業の一つとして「精神科医療における告知同意のあり方に関する研究班」が組織され，アンケート調査等を施行し，それらに基く提案がなされている[15]。

1991年12月には「精神病者の擁護及びメンタルヘルスケア改善のための原則について」(いわゆる国連原則)が国連総会で採択され，精神科医療におけるインフォームド・コンセントの原則が明確にされた[7]。

10. ドラッグ・コンプライアンス drug compliance

Complianceとは，「従順」「承諾」「屈従」「追従」などの意味を持ち，drug complianceは，「服薬遵守」「服薬従順性」「服薬率」「指示の実行度」「服薬成績」「服薬指示遵守」などと訳され，患者が服薬を医師の指示通りの用法・用量で正確に行うことである。米国ではcomplianceという言葉の持つ威圧的なニュアンスを嫌って，adherence, acceptorなどが使われることもある。

一方指示を守らぬ場合は，drug non-complianceといい，「服薬非遵守」「服薬不従順」「怠薬」「服用違反」などと訳され，drug resistance, reluctance, defaulterなども，ほぼ同意語として用いられる。

さて現在の精神科医療の主流が薬物療法であることは万人が認めるところとなっている。しかしながら疾患によっては，薬物療法の有効性や継続投与に関しての評価は複雑であり，議論は多い。このような議論を踏まえた上で医師が治療法として薬物療法を選択した場合において，non-complianceに

より治療計画が狂うことは，治療上の見通しを誤らせ，効果的な薬物療法が不能となる。またむだな投与による経済的な損失は大きいし，服薬をせず貯めた薬物の大量服用による自殺企図，さらに子供たちの誤用事故などにもつながる。

また新しい薬物の開発に際して，薬効検定を行う場合，被験者が勝手に用法・用量を変更し，その結果を述べたのでは，新薬の正しい評価は困難であるし，副作用なども過小評価されてしまう恐れが強い。とくに外来患者を対象とした治験のコンプライアンスの確認は，現状では厳密さを欠いている。

コンプライアンスが遵守されぬ場合，通常は医師の指示の用法・用量より少なめに服用する場合が多いが，逆により多量に服用する患者もみられる。不安が強い場合や，抑うつ症状が強度のとき，苦しみから一刻も早く抜け出したいと多量を摂取する。過量の服用は，中枢神経系の過度の鎮静，血圧低下，呼吸抑制，その他の副作用，さらに薬物依存を招き危険である。

10.1 ドラッグ・コンプライアンスに影響を与える諸要因
10.1.1 患者側の要因
10.1.1.1 疾病の性質や特徴

精神障害では，精神分裂病やてんかんのように治療が長期にわたるものが多い。身体疾患でも高血圧症のように長期に持続的な服薬が必要な疾患もある。このように慢性的で治療期間が長く，そう重篤でもなく苦痛も少ないものでは，どうしてもコンプライアンスが落ちてくる。また急性期の症状の消褪後予防的治療として服薬中の患者もコンプライアンスは守られ難い傾向がある。

敵意や攻撃性を持つ患者や妄想を持つ患者は，コンプライアンスは低い。とくに被害妄想を持つ患者では注意が必要である。高齢者や知能の低い患者では指示がよく理解できぬ場合もある。平易で単純で患者にわかりやすい言葉で，しかも患者の日常生活に即した具体的指示を与えることが望ましい。

10.1.1.2 患者の性格傾向，薬物療法に対する態度

どのような患者がノンコンプライアンスになるか予測は難しく，研究者間

でも不一致がみられる。Porter[13]は，全ての患者はノンコンプライアンスになる可能性があると述べている。

基本的な態度として病気を認め，治療を求める傾向が強いほどコンプライアンスが高いのは当然であろう。それに対し，十分な病識が持てず拒絶的，服薬の必要性を認めず，治療への意欲に乏しい患者ではコンプライアンスはどうしても落ちてくる。医師の治療に満足し期待が満たされ，信頼感を持っている患者はコンプライアンスがよい。逆に患者に対する説明が不十分で患者の期待が満たされず，医師患者関係が良好でない場合はコンプライアンスが落ちる。

KleinとDavis[6]は，患者が服薬に抵抗を示す示す理由として，服薬をすることは病気を認めることになるからであるという。他の患者では，薬物を外から侵入して支配する物質あるいは不合理な権威ないし支配的な両親と同一のものとみなすという。薬物療法の初期には"自分が変えられる"といった恐怖から服薬を嫌悪する患者も多い。とくにsthenisch(強壮)な患者ほどこのような薬物作用に影響を受けやすい。薬剤に依存するようになることを恐れる患者もみられる。

10.1.1.3 患者の社会的状況

患者のおかれている社会的状況もコンプライアンスに影響する。単身者や老人ではコンプライアンスは落ちる。Willcoxら[17]によると，精神科外来患者のうち一人住まいの患者の52％はノンコンプライアンスで，妻と一緒の35％に比較して高かった。Parkesら[12]は，社会に帰っても家族や友人が服薬を監視した分裂病者は82％がコンプライアンスが保たれ，一方監視のなかった患者では46％であったという。

10.1.2 治療者側の要因

与薬の過程に介在する治療者，看護者，薬剤師，家族の薬に対する考え方や態度は，言語的にも非言語的にも微妙に患者に伝わり，コンプライアンスに影響する。薬物療法に肯定的，積極的な治療者の患者のコンプライアンスは高い。一方治療者が薬物療法に熱意がなく悲観的，否定的で使用する薬物の薬効に信頼感がなく，副作用などにも注意を払わないとき，また服薬の必

要性，薬物に期待しうる効果，出現が予想される副作用，必要な服薬期間など一定の見通し予測等を明快に患者のわかる言葉で説明しないときはコンプライアンスが落ちる。

Irwinら[4]の調査によれば，薬物療法に積極的な姿勢のある医師の投薬治療を受けている外来分裂病患者は25％がノンコンプライアンスで，薬物療法を信じない医師によるものは39％にのぼったという。またGillumら[2]によれば，3分の2の医師は，コンプライアンスが悪いのは患者の非協力的な姿勢にあると考え，4分の1の医師は自らの姿勢に問題があると答えたという。

10.1.3 治療方法，治療構造，治療薬剤

10.1.3.1 治療方法

1回の服薬量，1日の服薬回数ともに少なければより確実に患者は服薬する。我々の調査では，外来分裂病240名に投与された全ての薬剤の平均は3.5剤，一方ノンコンプライアンスの患者の平均は3.7剤であり，多剤併用（polypharmacy）や錠剤数の多いことがノンコンプライアンスに結びついていることが推測された[5]。

抗精神病薬は生物学的半減期が長く，生体内の脂肪組織に貯蔵され緩徐に放出される。抗うつ薬では第二世代の抗うつ薬 maprotiline や mianserin のように血中半減期が長く，夜間1回投与が可能な薬物，抗不安薬では最も最近発売された flutoprazepam のように血中半減期が長く夜間1回投与で十分なものもある。

それゆえ，従来習慣的に行われてきた1日3回分割投与は必ずしも必要なく，長期投与の場合は，1日1回就寝前投与で十分なことが多い。1日1回投与のメリットとしては，①投薬，服薬の簡素化 ②服薬の確認化 ③経済的効果があげられ，臨床的には，①就寝前1回投与により，鎮静効果が就寝中にあらわれ，昼間の過度の鎮静が避けられる。また，口渇，霧視などの抗コリン系の副作用も睡眠中に出現し，覚醒時には不快な副作用とはならない。②睡眠の改善が期待でき睡眠薬も不要となる ③日常生活が活性化されるなどの諸点が期待できる。

一方デメリットとしては，①幻覚妄想の再燃，活発化を中心とした精神症

状の悪化　②悪心，嘔吐の出現　③翌朝覚醒時の眠気の増加　④不眠などがあげられる．

　精神分裂病に対して，chlorpromazine 1日1回投与法と分割投与法の比較を行った大塚[11]は，投与法の変更により生じた臨床症状の変化は血中濃度の変化と関連していると述べた．すなわち精神症状の改善は，主としてchlorpromazine 血中濃度の低下に伴う過度の鎮静の増悪による部分が大きいと考えられるという．

　1回投与法は，より簡便かつ確実に，他方ではより安全かつ有効に薬物療法を行うための一方式として試みられるべきものであろう．

　持効薬 (haloperidol decanoate, fluphenazine enanthate, fluphenazine dacanoate など）の応用をすれば，2週〜4週に1回注射することにより，確実に薬物療法を行える．また錠剤を散薬や液剤へ変更するなどの投与方法の変更もコンプライアンスを高める．

　カレンダーパックは，ヒールシートに服薬日や服用時刻が記入されているもので便利である．最近は薬効検定など厳密な服薬が要請される際に用いられている．

　服薬時間が複雑であったり，服薬方式が難しいとき，生活習慣に合わないときはコンプライアンスが落ちる．学生や勤労者では，昼食後の1回分は服薬し難いことも多く，このような際には，1〜2回投与に変更する．

10.1.3.2　治療構造

　コンプライアンスは入院患者より外来患者で劣り，閉鎖病棟の患者の方が開放病棟患者よりもよい．これらの大きな理由は監視体制の厳重さによるものと思われる．薬物投与の期間が長期化すればコンプライアンスは低下する．

10.1.3.3　治療薬剤

　抗不安薬では，治療初期にみられる眠気，ふらつき，抗うつ薬では，抗コリン作用による口渇，眼の調節障害などの症状，抗精神病薬による錐体外路症状など，初期に出現し患者に不安感，恐怖感を与える副作用の出現が患者をノンコンプライアンスに導きやすい．

　抗精神病薬は，投与初期から維持療法期にわたり多彩な副作用を惹起させ，

これらがノンコンプライアンスの原因になりやすいことは既に述べた。投与初期の急性ジストニア，急性ジスキネジアなどは，患者を非常な恐怖に陥れ，以後の服薬態度に悪い影響を与える。またそれらの副作用のため救急病院等を受診し，診断のつかぬまま不要な検査や治療を受ける恐れすらある。

Van Putten[16] は，85 名の慢性分裂病患者の服薬を調査したところ，46 名は服薬を規則的に行っていたが，39 名(46 %)は服薬拒否を起こしたと述べ，そのノンコンプライアンスの最大の理由として，錐体外路症状をあげている。すなわち規則的服薬者の 80 %は，錐体外路症状を経験しなかったが，ノンコンプライアンスの 89 %は錐体外路症状を体験し，そのうちアカシジアは最も服薬嫌悪と関連し，次いでアキネジア，さらに振戦なども関連したという。そして軽微な錐体外路症状は医師に見逃されても患者に見逃されないし，外来患者ではたとえ軽度の錐体外路症状でも受診間隔が長いので耐えられないという。それゆえ，長期連用患者ではアカシジアを減少させることにより規則的な服薬が可能という。筆者は入院患者では少しでも不要な投薬を避けるため，また副作用の出現の際には迅速な処置が可能なので，抗パーキンソン薬の最初からの併用は避けている。しかし外来患者には，抗パーキンソン薬を併用し，早い時期に中止するよう心がけている。

抗コリン作用による口渇，霧視，排泄障害や肥満，色素沈着などは抗うつ薬や抗精神病薬で出現するが，不快で服薬拒否の理由となりやすい。遅発性ジスキネジアは，客観的症状が顕著な割には患者本人は自覚していなかったり，苦痛を感じていない場合も多い。性機能不全は患者にとり深刻な問題となる。Sulpiride は，さまざまな病態に用いられるが，乳汁分泌は比較的頻度が高く，患者を驚かせる。

副作用に関しては，Irwin ら[4] が興味深い報告をしている。すなわち，thioridazine 服用中の外来分裂病のうち 55 %はノンコンプライアンスであり，一方 chlorpromazine 服用者ではわずか 15 %がノンコンプライアンスであったという。このことは thioridazine は何らの副作用も呈さなかったため，患者は「何の効果もない」と考え，服薬を中止したと推測されるという。

薬物反応の力動的側面の先駆者である Sarwer-Foner[14] は，抗精神病薬の

表1　コンプライアンスを高める対策

1. 患者教育……疾病・服薬の必要性の認識，洞察，服薬指導
2. 医師-患者関係……医師の治療に対する熱意，共感的で権威的でなく，指示は簡単，短いことばで患者に分かりやすく，しかも具体的に，説明は懇切に，秩序立った情報を与え，相互のコミュニケーションをはかる
3. 家族，コメディカルスタッフの協力を得る
4. 経済面への配慮……精神保健法第32条の活用
5. 経過観察……外来予約制，夜間診療の実施，その結果同一医師の診察，短い待ち時間と妥当な診察時間
6. 治療方式の簡素化……投与量・投与回数は少なく，polypharmacy を避ける，1日1回投与，持効薬の応用(分裂病)，この場合，従来の生活習慣を変えぬよう
7. 薬剤……副作用に対する対策（副作用の少ない薬物の選択，抗パ薬の併用，穏やかな用量調節，drug holidays の導入など）
8. ドラッグ・コンプライアンスの監視

鎮静，錐体外路系，他の生物的効果が患者にパニック反応を起こし，これが精神症状を悪化させ，身体化現象を惹起するという。

なお薬物を中断した際に，精神症状の増悪や離脱症状群が急速に出現するものではコンプライアンスが高くなるが，中断後再燃が緩徐で離脱症状群もほとんど出現しないものではその因果関係に患者，家族，医師が気づかず，さらに悪化しはじめて気がつくことすらある。なお，薬剤の効果発現の遅い薬や副作用のない薬では当然コンプライアンスが落ちる。

10.1.4　ドラッグ・コンプライアンスを高める対策

表1に，コンプライアンスを高める対策を列挙したが，最も重要なのは患者教育であろう。それにより患者自身が治療計画の一員を構成し，自ら薬物とともに疾患に立ち向かう姿勢を作っていくことが可能となり，薬物療法の遂行が円滑となる。

11. お わ り に

本章では向精神薬療法の特性に焦点を当て，さらに医師の倫理，インフォームド・コンセントの問題まで，主として薬物の効果に影響を与える非特異

的な要因について考察した。薬物自体の特異的効果のみでなく,非特異的要因に配慮することにより,薬物療法は効果的,安全に施行され,より人間的なかかわりを持つ医療行為となるものと思われる。

文　献

1) Feldman, P. E. : The personal element in psychiatric research. Am. J. Psychiatry, 113 : 52-54, 1956.
2) Gillum, R. F. and Barsky, A. J. : Diagnosis and management of patient non-compliance. JAMA, 228 : 1563-1567, 1974.
3) 星野一正：説明と同意について．日本医師会誌，101：569-576, 1989.
4) Irwin, D. S., Weitzell, W. D. and Morgman, D. W. : Phenothiazine intake and staff attitudes. Am. J. Psychiatry, 127 : 1631-1635, 1971.
5) 上島国利，津村哲彦：精神科外来薬物療法の問題点．精神経誌，83：691-699, 1981.
6) Klein, D. F. and Davis, J. M. : Diagnosis and Drug Treatment of Psychiatric Disorders. Williams and Wilkins Co., Baltimore, 1969.
7) 国連人権委員会（南野　肇訳）：精神病者擁護及びメンタルヘルスケア改善のための原則．日精協誌，10：559-566, 1991.
8) 日本医師会「生命倫理懇話会」：「説明と同意」についての報告．日本医師会雑誌，103：515-535, 1990.
9) 西園昌久：抗不安薬と精神療法．神経精神薬理，6：358-370, 1980.
10) 西園昌久：精神分析の理論と実際，精神病編．pp. 85-86, 金剛出版，東京, 1976.
11) 大塚宣夫：向精神薬療法における1日量1回投与法と分割投与法の比較．慶應医学，55：277-298, 1978.
12) Parkes, C. M., Brown, G. W. and Monck, E. M. : The general practitioner and the schizophrenic patient. Br. Med. J., ii : 972-976, 1962.
13) Porter, A. M. W. : Drug defaulting in a general practicce. Br. Med. J., i : 218-222, 1969.
14) Sarwer-Foner,G.J.:Some comments on the psychodynamic aspects of the extrapyramidal reactions. Rev. Can. Biol. Extrapyramidal System Neuroleptics, 20 : 527-533, 1961.
15) 高柳　功：精神科医療とインフォームド・コンセント．精神医学, 34：1274-1276, 1992.
16) Van Putten, T. : Why do schizophrenic patients refuse to take their drugs? Arch. Gen. Psychiatry, 31 : 67-72, 1974.
17) Willcox, D. R. C., Gillan, R. and Hare, E. H. : Do psychiatric out-patients take their drugs? Br. Med. J., ii : 790-792, 1965.
18) 吉松和哉：医者と患者．pp. 85-86, 岩波書店，東京，1987.

第 2 部

抗精神病薬・持効性抗精神病薬, 適用上の諸問題

I　抗精神病薬(神経遮断薬)

八木　剛平
渡邊　衡一郎

I　抗精神病薬（神経遮断薬）

1. 抗精神病薬（神経遮断薬）の歴史

　抗精神病薬とは，この用語を今日の用法に沿って定義すると，精神分裂病を中心とする精神病群に対して，ある程度まで特異的な治療効果を示す薬物群の総称であり，現実には神経遮断薬（neuroleptica，以下 NLP と略）とも呼ばれる薬物群の別称である。従来，抗精神病薬の歴史は chlorpromazine（以下 CPZ と略）の導入に始まるとされていたが，今日の視点からみれば，インドで古くから用いられていたラウォルフィア・セルペンチナを無視できない。

1.1　ラウォルフィア・セルペンチナと reserpine

　Rauwolfia serpentina Benthami（以下 RSB と略）は，高さ 30〜100 cm，白色または桃色の花をもつ小灌木で，夾竹桃科に属し，インド特にヒマラヤ山脈の支脈地方に分布する（図1）。この植物はインド最古の文献アユール・ヴェーダの処方学で数千年にわたり，解熱剤や催吐剤として，また高血圧・蛇咬傷・不眠・錯乱などの治療薬として用いられてきた。一部の地方では精神異常の特効薬として売られ，土着の医療者によってよく用いられていたが，その効果を知るものはこれを非常に貴重な薬物として堅く秘密にしていたという。この植物の歴史や語源については，Kline, N.S.[95]，Delay, J.ら[41]の論文に詳細な記述がある。

　精神医学の領域で初めてこの薬物を同定し，精神病に対する有効性を報告したのは，インドの Sen, G. と Bose, K. Ch. (1931)[156] であった。凶暴な躁病性興奮に対して有効である一方，痴呆や抑うつ状態に対しては無効か禁忌

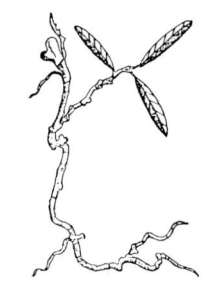

図1 ラウォルフィア・セルペンチナ
Delayら〔文献41〕より引用

であることが記載されており，後のNLPの適応症の一部（分裂病の記述はない）は，すでにここで見出されている．論文の中で著者達は，世界中の医学関係者がこの物質の薬理学的・臨床的研究を遂行することを切望，要請した．実際にインドでは，この植物の精神鎮静作用に関する研究が続けられたが，欧米の医学会ではほとんど注目されることなく20年余が経過した．この植物からreserpine（以下RSPと略）というアルカロイドを抽出し（Müller, 1952），化学構造を決定（Schlittler, 1954）したスイスのチバ社も，降圧剤としての適応に重点を置いていたため，精神科領域への応用にはあまり興味を示さなかった[126]．

精神科治療薬としてのRSBとRSPの再評価は，アメリカでKline（1954）によって，CPZの追試に先行して行われた．その契機となったのは，インドの精神科医が「精神疾患治療における民間伝承薬」と題する論文（Hakim, 1953）によって，インド医学会で受賞したことを報ずる新聞記事（1953年5月）であった[126]．これに強い興味を抱いたKlineは，RSB製剤，RSP，プラセボの3剤を700人以上の精神病院入院者に投与し，暴力行為と拘束・隔離の回数を指標とした盲検試験によって，本剤が精神病院で使用するのに有用な鎮静薬であると結論した（1954年2月）．RSPの追試結果は同年7月にフランス（Delay），8月にスイス（Weber），10月に再びアメリカ（Noce）から報告され，翌年には分裂病に対してCPZに匹敵する効果をもつことがBleuler, M.によって指摘された．

表1 神経遮断薬(neuroleptique)の精神生理学的特徴(Delay ら, 1957)

1) 無関心を惹起するが真の麻酔効果を欠く強力な鎮静作用
   (action sédative puissante entraînant l'indifférence sans effet narcotique vrai)
2) 激越,興奮と攻撃性に対する作用(action sur l'agitation, l'excitation et sur l'agressivité)
3) 精神病性諸障害の軽減作用(action réductrice des troubles psychotiques)
4) 副作用(植物神経性,錐体外路性,精神運動性)の重要性
   (importance des effets secondaires : neuro-végétatifs, extra-pyramidaux, et psycho-moteurs)
5) 支配的な皮質下作用(action sous-corticale dominante)

1.2 Chlorpromazine の登場と抗精神病薬としての神経遮断薬の独立

CPZ はスペシア社(フランス)のローヌプーラン研究所で合成され,外科医の Laborit(1952年2月)によって,冬眠麻酔のための併用薬として術前患者に投与された。その際の精神状態(désintéressement)の観察から精神科治療における有用性が予見され,まず,共同研究者の Hamon ら(1952年3月)によって躁病性興奮の1例に投与(2日目から pethidine を併用)された。Delay らは,これを単独で精神病の治療に用い,その有効性を同年5月から10月まで6回にわたって学会で報告した。

CPZ の単独療法はこの年のうちにフランス中の精神病院で用いられ,翌年の春までにヨーロッパ中に広まった。追試結果は1953年にオーストラリア(Arnold),1954年に入るとスイスとカナダ(Labhardt と Lehmann)から公表された。この頃から CPZ と RSP は世界各地に普及していき,1955年には両剤に関する国際学会(パリとミラノ)で,西欧,中近東,北アフリカ,北米,中南米,南米の諸国から,主として分裂病に対する顕著な効果が報告された。同じ年にソ連(Tarasov)・オーストラリア(Webb)の論文が公表され,日本では日本精神神経学会で両剤の比較試験成績(諏訪,堀見)が紹介されている。

CPZ と RSP に関して集積された臨床的および薬理学的知見は,両剤が全く異なる化学構造をもつにもかかわらず,相違点よりも共通点の方が多いこ

とを明らかにした。第1は両剤がパーキンソニズム、アカシジア、植物神経症状などの錐体外路・間脳症候群を惹起することであり（Steck, 1954），第2は，上記の国際学会で追認されたように，慢性精神病（特に分裂病）に対して治療効果をもつことである。両剤は特殊な神経学的症候群を惹起する第1の特性によって"neuroleptique"（神経遮断薬）と命名され，また5項目の精神生理学的特徴（表1）によって，他の向精神薬から独立した（Delay, 1957）。当初は自律神経安定薬：stabilisateur végétatif（Laborit, 1952）とみなされたCPZ，鎮静薬：sédativeの一種（Kline, 1954）とみなされたRSPは，ここで初めて抗精神病薬（NLP）としての地位を確立したのである。

1.3 神経遮断薬開発の分極

CPZとRSPに続く新しいNLPの開発は，ドイツで合成されたpecazine：別名mepazine（1955）以降，まずフェノチアジン誘導体を中心に推進され，ついでブチロフェノン誘導体など基本的な化学構造が異なるNLPが続々と登場した。このような情勢の中でRSPの方は，CPZより効果が若干劣ることと，鼻閉，低血圧などの副作用のために，次第に用いられなくなった。50年代後半から始まった新しい化合物の合成・導入は，NLPの臨床特性たる錐体外路症状（以下EPSと略）の治療的意義をめぐって，二方向に分極していったようにみえる。

一方は，EPSの出現を薬物の精神病に対する治療活性の臨床表現とみなして，激烈かつ頻繁にEPSを惹起する化合物の追究に向かった。この方向の歩みは，まずprochlorperazine（1956）からthioproperazine, fluphenazine（1959）に至るフェノチアジン核のハロゲン化，スルフォナミド化と側鎖のピペラジン化，ついでhaloperidol（1958），triperidol（1960），spiroperidol（1963）などのブチロフェノン誘導体の導入で一方の極に到達した。臨床的にはこれらの化合物の用量力価（mg potency）がEPSの出現頻度にほぼ比例して上昇すること（Freyhan, 1959；Ayd, 1961），分裂病の慢性状態に対する脱抑制性（desinhibiting），賦活性（activating），刺激性（stimulating）の効果は，ジストニア，アカシジアの出現に対応することが指摘された。

図2 神経遮断薬の双極分類

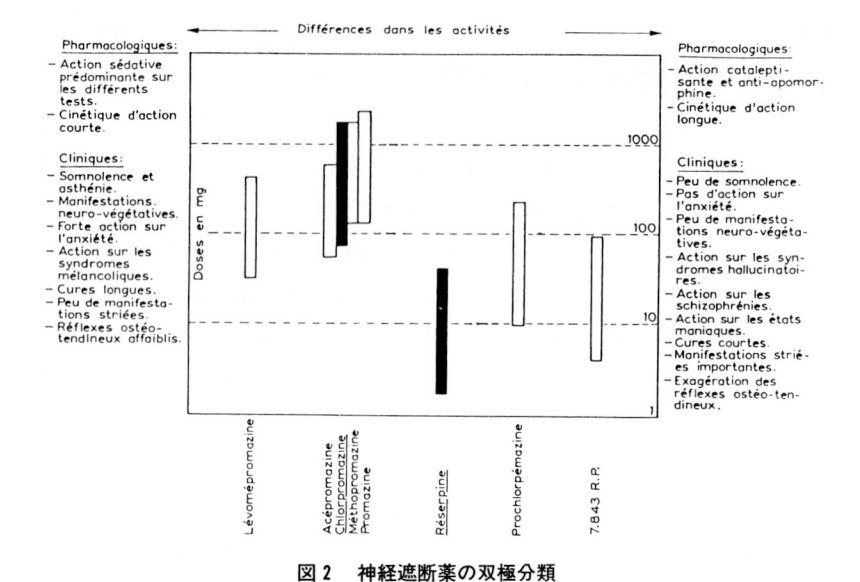

Lambert, P-A.: Essai de classification des neuroleptiques d'apres leurs activités psycho-pharmacologiques et cliniques. In "Neuropsychopharmacology"(ed. by P. B. Bradley et al.), 619-624, Elsevier, Amsterdam, 1959より引用.

　他方は，EPS を抗精神病効果とは関連のない副作用とみて，EPS を起こしにくい methoxipromazine, promazine, levomepromazine (1956), acetylpromazine (1957), thioridazine (1958) の導入に向かった。Thioridazine (1958) は EPS 惹起作用がないとみなされた薬物であったし (Kinross-Wright, 1959), promazine は CPZ 以降の抗精神病薬開発における最初の進歩であるのに対して，prochlorperazine はむしろ退歩であるとも言われた (Engelmeier, 1959)。やがて EPS を惹起しないフェノチアジン誘導体は CPZ より効力が劣ることが認識されてから，mepazine や多くの promazine 群が市場から姿を消し，弱い EPS 作用を保ちつつ CPZ より強い催眠・鎮静・自律神経作用を特徴とする levomepromazine 型 NLP が他方の極に出現することになった。当時のこのような情勢は NLP の双極分類 (Lambert, 1959, 1963) によく反映されている（図2，図23）。

1.4 抗精神病薬の多様化

CPZ より有効な抗精神病薬に対する期待は，フェノチアジンおよびブチロフェノン誘導体の他に，基本的化学構造の異なる多くの薬物を登場させた。日本における NLP の化学構造多様化の跡をたどってみると（表2），単環構造の azacyclonol（1958年，発売中止），reserpine 類似化合物 tetrabenazine（1961年，発売中止），チオキサンテン誘導体 chlorprothixene（1962年発売

表2 日本における抗精神病薬発売の歴史

基本化学構造	薬物名（発売年度）
フェノチアジン誘導体	
	chlorpromazine（1955）
	prochlorperazine（1957）
	levomepromazine（1959）
	triflupromazine（1960）
	thioproperazine, thioridazine（1961）
	trifluoperazine（1962）
	perazine（1963）
	propericiazine（1964）
	fluphenazine enanthate（1970）
	spiclomazine（1972）
	fluphenazine decanoate（1993）
reserpineと類似化合物	
	reserpine（1955）
	oxypertine（1972）

チオキサンテン誘導体

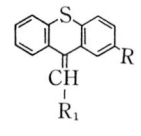

chlorprothixene (1962)
thiothixene (1970)
flupentixol (1973)

ブチロフェノン誘導体

haloperido (1964)
floropipamide (1965)
spiperone (1969)
moperone (1971)
pimozide (1974)
timiperone (1984)
bromperidol (1986)
haloperidol decanoate (1987)

ジベンゾチアゼピン誘導体

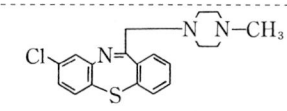

clotiapine (1970)

イミノジベンジル類似化合物

carpipramine (1976)
clocapramine (1974)
mosapramine (1990)

ベンザミド誘導体

sulpiride (1979)
sultopride (1989)
nemonapride (1991)

チエピン誘導体

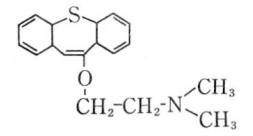

zotepine (1982)

I 抗精神病薬(神経遮断薬) 331

いわゆる非定型抗精神病薬

risperidone (1996)

quetiapine (2001)

olanzapine (2001)

perospirone (2001)

表3 抗精神病薬の分類(風祭, 1985 に加筆)

第I群：催眠作用，興奮鎮静作用，自律神経遮断効果の強いもの
　　　　chlorpromazine, levomepromazine, thioridazine など
第II群：異常体験抑止作用，錐体外路症状惹起作用がより強く，催眠作用の比較的弱いもの
　　　　haloperidol, trifluoperazine, fluphenazine など
第III群：催眠鎮静作用，異常体験抑止作用はそれほど強くないが，意欲賦活作用があるとされ，副作用が比較的少なく，長期間の投薬にも向いているもの
　　　　carpipramine, pimozide, oxypertine, sulpiride など
第IV群：いわゆる非定型抗精神病薬
　　　　risperidone, quetiapine, perospirone, olanzapine

中止), イミノジベンジル誘導体(carpipramine, 1967), ジベンゾチアゼピン誘導体 (clotiapine, 1970), ベンザミド誘導体 (sulpiride, 1979), チエピン誘導体 (zotepine, 1982) などがある．これらの薬物の多くは副作用（特に

表4 特効性抗精神病薬

薬剤名	構造式	R	投与経路	効果持続	常用量(1回)
Fluphenazine enanthate		-(CH₂)₅-CH₃	筋注	2週	12.5〜100mg
Fluphenazine decanoate		-(CH₂)₈-CH₃	筋注	4	12.5〜50
Pipothiazine undecylenate		-(CH₂)₈-CH-CH₂	筋注	2	100〜150
Pipothiazine palmitate		-(CH₂)₁₄-CH₃	筋注	4	50〜300
Flupentixol decanoate		-(CH₂)₈-CH₃	筋注	2	20〜80
Fluspirilene			筋注	1	2〜10
Penfluridol			経口	1	10〜40

風祭元：精神医学，22:143-149,1980より引用

EPS)が少ないこと，いわゆる賦活効果のあることが期待されており，長期投与に適すると考えられている（表3）[89]。

　NLP多様化のもう一つの側面は，持効性製剤の導入である．欧米ではfluphenazineのエナント酸塩(1963)，デカン酸塩(1966)に続いて，fluspirilene (1968)，penfluridol (1970)，pipothiazineとflupentixolの持効剤 (1971)が登場し(表4)，通院分裂病者に対する維持療法の普及を背景にその地位を確立した．日本ではエナント酸fluphenazine(1970)が，拒薬者にほぼ限定して使用されていたが，最近第2,第3の持効性NLPとしてデカン酸haloperidol (1987)，デカン酸fluphenazine (1993)が分裂病の維持療法を主たる適応症として市販された．

　これらは50年代に導入されたNLPの基本特性を超えた薬物とは言えないが，薬効の面でも適応症の面でも，前記の双極分類の中に位置づけ難い薬物が登場し始めたことは無視できない．

1.5 抗精神病薬に関する概念の変化
1.5.1 神経遮断薬から抗精神病薬へ

50年代後半から60年代前半に，精神病に対して有効な化合物は多少ともEPS惹起作用をもつ（逆もまた真である）こと，この特性の強化によって用量力価の高い(CPZよりも1日用量が少ない)NLPが合成されたことによって，EPSの出現を精神病治療薬の活性の臨床表現とする仮説は，薬物開発の領域では一定の成功をおさめた。60年代後半から70年代にかけて，NLPの基本的特性を自律神経症状よりもEPSとする見解が優勢となった（表5）。しかし50年代後半からの臨床経験は，NLPの用量力価と分裂病の改善率とは必ずしも相関しないこと，高力価のNLPによる激烈なEPSはむしろ治療効果を阻害することを示していた。EPS作用がほとんどない（抗精神病効果が劣る）mepazineやpromazineが市場から姿を消す一方で，強いEPS惹起作用によって，"neuroleptique majeur"(Delay, 1959)と呼ばれたthioproperazine，haloperidol以上に用量力価の高いブチロフェノン誘導体(triperidolなど)もあまり用いられなくなった。

初期の理論的考察によってではなく，臨床経験の集積に基づいて，EPSをNLPの主作用とは関係のない副作用とみなす立場から，EPSを惹起しない治療薬の開発可能性が再び指摘されたのは，60年代の初めである（Cole, 1961)。抗精神病薬（antipsychotic drug）とは精神病症状を改善する薬物であって，EPSを起こすか否かには関係がないとされた(LehmannとBan, 1961；Lambert, 1967)。70年代初頭に導入されたclozapine（日本では未発売）は，かつてのthioridazine（1959）にかわって，EPSを起こさない新しい抗精神病薬と期待された(Stille, 1971)。これをlevomepromazine型NLPの一種とみる意見もあるが(Deniker, 1978)，薬理学的にも従来のNLPとは異なる特性を示すことから，今後の抗精神病薬の開発に一つの手がかりを与える薬物とされている（Kane, 1981)。

70年代に入って，NLPの薬理学的特異性がドパミン(以下DAと略)拮抗作用にあることが明らかになると，抗精神病薬の基本特性は中枢DA機能の抑制であり，逆にこの薬理作用をもつ物質はすべて抗精神病作用をもつとま

表5　抗精神病薬の定義の変遷

Engelmeier 1959（脳幹3主徴の惹起）
 1．精神症状
 2．錐体外路性運動症状
 3．植物神経症状
三浦（岱）1964，Haring 1968 など
 1．抗精神病作用
 2．自律神経遮断作用
Deniker 1971，Hollister 1973 など
 1．精神病（分裂病）に対する治療効果
 2．錐体外路症状の惹起
Praag 1979
 1．精神病理学的：精神病に対する治療効果
 2．生化学的：脳内カテコールアミン系伝達の抑制作用

表6　分裂病に対する実験的薬物療法の試み

1. ドパミン系関連物質
  α-メチルチロジン
  levodopa, apomorphine, amantadine, bromocriptine
2. ノルアドレナリン系関連物質
  propranolol
  clonidine
3. セロトニン系関連物質
  ρ-クロロフェニルアラニン
  トリプトファン，5-ヒドロキシトリプトファン
4. アセチルコリン系関連物質
  アレコリン，オキソトレモリン，フィゾスチグミン，ジイソプロピルフルオロリン酸，塩化コリン
5. GABA系関連物質
  ムスキモール，バクロフェン，γ-ヒドロキシ酪酸，バルプロ酸
6. その他（carbamazepine）

町山ら：臨床精神医学, 11：1439-1450, 1982 より引用

で極言されるに至った（Carlsson, 1978）。DA系およびその他の神経伝達系に作用する多数の薬物が分裂病に試みられている（表6）[105]。既存の薬物の中にはNLPを超えるような抗精神病薬はないが，これらの試みは，単一の臨床

特性 (EPS) を概念の定義として新しい NLP を探求する時代が終わり，抗精神病薬の特性を薬理学的に規定しようとする時代に入ったことを物語っている（表5）。

1.5.2 新しい抗精神病薬の可能性

1.5.2.1 中脳・皮質・辺縁系に対する選択的抗ドパミン薬（いわゆる atypical neuroleptics 非定型抗精神病薬）

新しい抗精神病薬の可能性を理論的に可能にした仮説の一つは，NLP の薬理作用の解明から生まれた抗 DA 作用の局在論である。70年代に入って，黒質・線条体系以外の DA 伝達路（中脳・皮質系，中脳・辺縁系，視床下部・下垂体系など）が発見されると，NLP の EPS 惹起作用を黒質・線条体系に，抗精神病作用を中脳・皮質・辺縁系に関連づける仮説が提出された (Carlsson, 1978)。この局在論は分裂病の DA 仮説を提起するとともに，抗精神病効果だけをもち，EPS を惹起しない純粋な抗精神病薬の開発を，少なくとも原理的に可能にしている。もし，黒質・線条体系には作用せず，中脳・皮質・辺縁系に対して選択的な抗 DA 作用をもつ薬物が開発されれば，それは抗精神病作用の局在論のみならず，分裂病の生化学説を検証する薬理学的手段ともなるはずである。

すでに，EPS を起こしやすい大部分の NLP（定型薬物）は線条体と側坐核（中脳・辺縁系の代表的部位）における抗 DA 作用比が高いのに対して，EPS を起こしにくい thioridazine, clozapine, sulpiride はその比が小さいことから，非定型薬物として区別された (Bartholini, 1975)。前二者は抗 DA 作用以外にも抗コリン，抗ノルアドレナリン作用が強く，この仮説検証の手段としては適切でない。しかし，選択的 DA 遮断作用をもち，視床下部・下垂体系に対する作用の強い sulpiride, 血液・脳関門を通過しにくい metoclopramide や domperidone など末梢性抗 DA 薬と呼ばれる薬物の登場は，特定の DA 経路を選択的に抑制する化合物が合成される可能性を示唆しており，将来，中脳・皮質・辺縁系に対する選択的抗 DA 薬の開発に期待を抱かせている。Remoxipride はこれに近い特性をもった化合物であったが，造血系副作用のため日本での開発は中止された。

1.5.2.2 内因性抗精神病薬

70年代に入って分裂病の病因研究および治療研究の両面から注目されたのは神経ペプチドである。まず，thyrotropin-releasing hormone (TRH) が視床下部ホルモンとして同定され，分裂病者に投与された (Wilson, 1973)。次に，脳内オピオイド受容体の発見 (1973) とこれに結合するエンドルフィン，エンケファリン群の発見(1975-1976)があり，β-エンドルフィン(Kline, 1977)，γ型エンドルフィン (Verhoeven, 1979) の劇的な抗精神病効果の報告と共に，分裂病のエンドルフィン欠乏説が提出された。さらに，cholecystokinine とその類似物質 ceruletide の有効性（諸治，1981）が報告され，分裂病治療への神経ペプチドの応用は世界的な関心を惹起した。

しかし TRH の NLP との併用効果（稲永，1978）を除けば，導入初期に報告された神経ペプチドの抗精神病効果は，その後の二重盲検法による追試では十分な支持が得られなかった。神経ペプチドの発見とその治療的応用がもたらした最大の意義は，endogenous neuroleptic (Jaquet, 1976) や natural neuroleptic (van Praag, 1979) などの呼称によって表現されているように，内因性抗精神病薬の存在可能性とその発見に対する期待である。脳内ベンゾジアゼピン受容体の発見 (1973) もまた，内因性抗不安薬発見への期待を抱かせており，これら内因性治療物質という概念の誕生は今後の抗精神病薬の開発に新たな視点を提示している。

1.5.2.3 ドパミン・セロトニン拮抗薬 (dopamine-serotonin antagonist：SDA)

近年，抗 DA（特に D_2）作用に抗セロトニン（特に 5-HT_2）作用を加えることによって，抗精神病効果の増強と EPS の減弱が期待されるようになった。抗精神病効果の増強における 5-HT_2 の重要性は，次のような知見から示唆された（原田，1989）。

1) 5-HT_2 受容体は哺乳動物の前脳皮質，中脳辺縁系，線条体に豊富に分布し，行動や気分の変化に関与している。
2) 抗うつ薬の慢性投与で 5-HT_2 受容体が減少する。
3) 分裂病慢性例で血中 5-HT 値が高値を示す。

また，EPSの減弱が期待されたのは，ritanserine（選択的5-HT$_2$遮断薬）をNLPに付加すると，いわゆる陰性症状が改善されるとともに，それ以前に出現していたEPSが減弱するという臨床経験からである(Reyntjens, 1986)。

この方向の開発はヤンセン社（ベルギー）で，抗5-HT作用をもつブチロフェノン誘導体のpipanperoneを手掛かりに始まった。まずsetoperone（弱い抗D$_2$作用と抗5-HT$_2$作用），ついで1982年にritanserine（選択的な抗5-HT$_2$作用），そして1984年にrisperidone[注1]（ベンジイソキサゾル誘導体）が合成され，これを契機に他社からも類似の薬理作用をもつ化合物[注2]が次々と臨床に導入されるようになった。

1.5.2.4 ドパミン自己受容体作動薬など

シナプス前DA自己受容体を刺激すると，ネガティブ・フィードバックによるDA作動系の機能制御が起こり，その結果として抗精神病効果が発揮されるという仮説に立って，多くのDA自己受容体作動薬が開発された。最初の化合物は日本で合成されたOPC-4392（大塚）であったが，sulpirideおよびclocapramineとの二重盲検比較試験では，期待に反して悪化例が両剤よりも有意に多く，1988年で臨床試験は中止された。国外で開発された2種の化合物も，臨床試験では類似の成績となっており，他の3剤はまだ結論が出ていない。日本ではOPC-14957（D$_2$拮抗作用と自己受容体刺激作用を併有）が2000年に臨床試験を終了した。

1.5.2.5 Multi-Acting Receptor Targeted Antipsychotics (MARTA)

既述のclozapineは臨床的に治療抵抗性分裂病に対して高い改善率を示す一方で，薬理学的には単一の神経伝達系には選択的親和性をもたないことから，その特徴はむしろ多種の受容体に均等に作用する点にあるのではないか

注1) risperidone。D$_2$と抗5-HT$_2$受容体に対する親和性が強く，陰性症状に対する有効性とEPSの減弱が期待されているが，α_1受容体に対する親和性もやや強く，α_2とH$_1$受容体にも親和性がある。1986年から臨床試験が行われており，ベルギーで行われたHPDとの二重盲検比較試験では，有効性はほぼ同等であるが，抗パ薬の使用量が有意に少なかった。日本での初期第II相試験でも，分裂病の改善率が高い割にEPSは少なく軽度であった（八木，1991）。

注2) tiospirone, ORG 5222。日本で合成されたSM-9018（住友），AD-5423（大日本）が類似の薬理作用をもつ化合物として，臨床試験に供され始めた(Noda, 1990)。このうちSM-9018(perospirone) は近く発売の予定である。

と考えられるようになった。これが上記のMARTAという名称の由来である。これまでclozapine類似化合物としてquetiapineとolanzapineなどが開発され（表2），日本でも近く発売される予定である。

　以上は主として中枢DA機能に作用する薬物であるが，DA以外の情報伝達系に作用する薬物も分裂病に試用されている。シグマ受容体拮抗薬の一つ（選択的だが弱い活性をもつBW 234 U）は，CPZ，プラセボとの二重盲検比較試験で無効であると報告された（Borison, 1991）。
　開発方向の多極化は，既存のNLPの臨床・薬理学的概念を越えた治療薬の登場を期待させる。しかし，このような混沌たる状況では，画期的な新薬がどこから現れるのか予測することは難しい。新しい分裂病治療薬を開発するための仮説には，既存のNLPについてより深い理解が必要である。古典的なNLPのもつ抗精神病効果の薬理学的基盤がDA受容体への結合にあることは疑いないが，それを中枢DA活動の単なる抑制に結びつける見解は，分裂病の中枢DA活動過剰説とともに，修正されるべきである。NLPの治療作用は，未知の分裂病過程に作用してこれを中断せしめるというよりは，生物学的修復機構の一環をなすDA機能を賦活・強化すると考えられるからである（文献199，200を参照）。

2. 抗精神病薬の適応と効果

2.1 精神分裂病

2.1.1 急性および慢性の精神病状態に対する治療効果

2.1.1.1 全般的効果

　Delayら（1952）とKline（1954）が報告したCPZとRSPの精神病に対する効果は，既述のようにその後数年間に世界各地で追認されたが，これを反映する客観的資料として50年代における精神病院の臨床統計がある。フランスでは1952年から1958年までに，CPZとRSPの使用量に比例して，入院数に対する退院数の比率の恒常的な上昇がみられた（図3）[41]。またアメリカでも50年代後半にはNLPを投与された患者数に反比例して，入院者数（図4）

I 抗精神病薬（神経遮断薬） 339

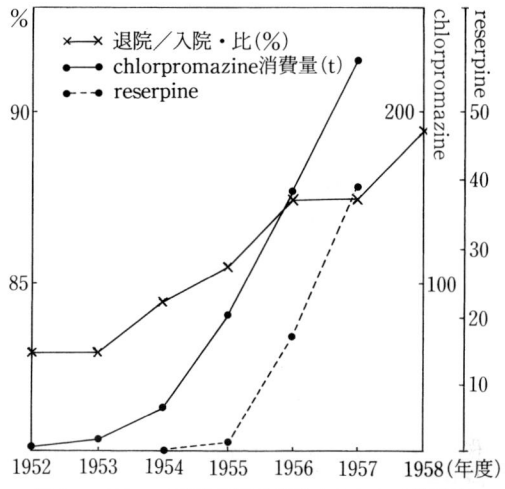

図3 フランス精神病院の退院率とNLP消費量
Delayら〔文献41〕より作図

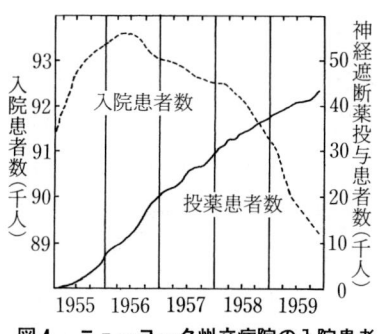

図4 ニューヨーク州立病院の入院患者数とNLP投与患者数（Brill, 1959）

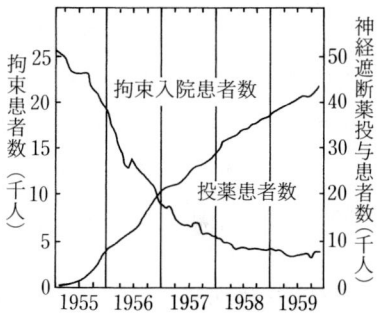

図5 ニューヨーク州立病院の入院患者数とNLP投与患者数（Brill, 1959）
Ban〔文献15〕より引用

と院内拘束者数（図5）の減少が示された。類似の資料はスイス（Briner, 1959），英国（BrownとShephard, 1961），ドイツ（Auch, 1963）からも報告されている。これらはNLPの主たる適応症が分裂病を中心とする急性および慢性の精神病群であることを裏付ける資料であるが，ここではNLPの分裂病に対する効果が二重盲検比較試験によって確認された経緯を記述してお

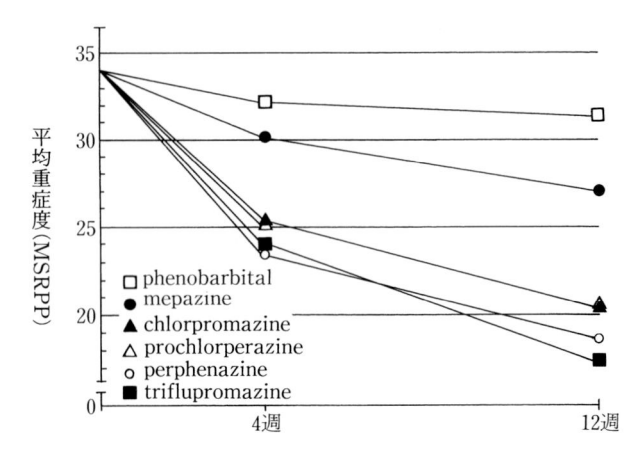

図6 フェノバルビタールと5種のフェノチアジン誘導体の比較（急性例）
Caseyら〔文献33〕より引用

く。

2.1.1.2 活性ないし不活性プラセボとの比較試験結果

急性例については，まずアメリカ復員軍人病院35施設で640名の新入院者（男性）を対象にして，5種のフェノチアジン誘導体を対照薬 phenobarbital と比較した二重盲検試験の結果が報告された[33]。MSRPP (Multidimensional Scale for Rating Psychiatric Patients)の平均重症度は，4週後に mepazine を除く4種の試験薬で有意の低下を示し，8週後にはすべての試験薬で有意に低下した（図6）。ただし mepazine は他の試験薬より有意に劣っていた。次に Spring Grove 州立病院における238名の新入院者（男女比1：2）に対する6週間の治験では，上記6種の薬物に promazine とプラセボが加えられ（Kurland, 1962），また9施設で行われた463名の新入院者に対する6週間の治験では，CPZ, fluphenazine, thioridazine, プラセボが比較され（NIMH, 1964），各種のフェノチアジン誘導体はプラセボまたは phenobarbital に優ることが立証された。

慢性例に関しては，アメリカ復員軍人病院37施設の入院者805名（80％以上が慢性例，罹病期間平均10年，入院7年以上）を対象にした3〜6ヵ月間

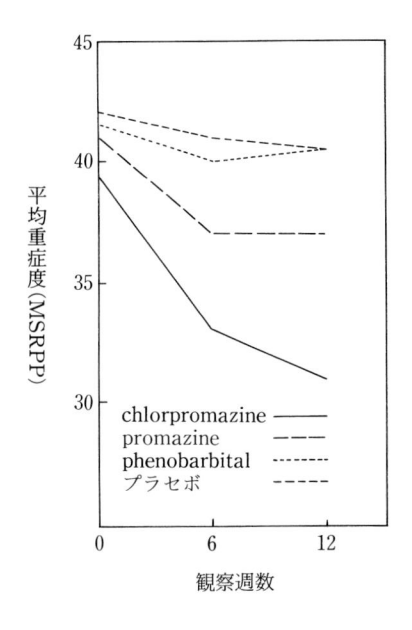

図7 活性・不活性プラセボと2種の
フェノチアジン誘導体の比較（慢性例）
Caseyら〔文献32〕より引用

の治験で，CPZ, promazine がプラセボ，phenobarbital と比較された（Casey, 1960）[32]。12週後の MSRPP 全般重症度改善に関して，2種の NLP は対照薬に有意に優り（図7），CPZ の方は24週間後もこの差を維持していた。類似の試験計画で312名の慢性例を対象として，CPZ, perphenazine, prochlorperazine, triflupromazine を3種の対照薬と比較した8ヵ月間の二重盲検試験においても，4種の NLP が有意に優ることが確認されている（Adelson, 1962）[3]。

2.1.1.3 インシュリン療法・電撃療法との比較

急性例に対しては，ロンドンの Springfield 病院で100名の新入院者（男女同数）に対して，インシュリン療法（IS と略）と CPZ による初回治療の効果が比較された（Boardman, 1956）[19]。治療終了時の転帰について両群に有意差はなかったが，在院期間は CPZ 群が有意に短かった（表7）。Long Grove 病院で行われた発病後2年未満の110名に対する trifluoperazine と IS の比較研究では，薬物群が改善率（94％対7％）でも在院期間（12週対30週）でも有意に優っていた（McNeil, 1961）[115]。サンフランシスコの Agnew 州立

表7 インシュリン療法と薬物療法の比較（急性例）

評価項目	インシュリン療法 (N=50)	chlorpromazine (N=50)	有意差
改善せず	10(20 %)	3(6 %)	
軽度改善	8(16)	9(18)	
中等度改善	9(18)	9(18)	NS
著明改善	10(20)	11(22)	
寛　解	13(26)	18(36)	
平均入院期間(週)	24.2±1.9	18.0±1.1	P＜0.01

Boardman ら〔文献 19〕より引用

表8 電撃療法と薬物療法の比較（急性例）

評価項目	電撃療法 (N=52)	chlorpromazine (N=54)	有意差
未退院患者数 (6ヵ月後)	13(25 %)	4(7 %)	P＜0.01
平均入院日数	105.5	89.5	P＜0.01

Langsley ら〔文献 98〕より作表

病院では，106名の女性（躁病を含む）に対する電撃療法（初期は週3回，後に週1回に漸減，ESと略）とCPZの効果が比較された（Langsley, 1959)[98]。2種の尺度で評価された改善度はほぼ同等であったが，6ヵ月後の在院者数と平均在院期間についてはCPZが有意に優っていた（表8）。カリフォルニアのCamarillo州立病院の初回入院者100名（男47，女53）に対する5種の治療法の比較研究の結果も，2種の尺度で薬物（主として trifluoperazine）がES（初期は週3回，以後経過に応じて週1～2回）に優ることを示した（May, 1965)[112]。

慢性例に関しては，英国の Banstead 病院において，重篤で長い病歴をもち，予後不良の徴候を示す女性入院者43名に，8週間のCPZ，20回のES，30回のISが無作為に割り付けられ，退院率と退院後の再入院率が比較された（Baker, 1958)[12]。退院率に関して3群間に有意差はなく，再入院率はCPZ

表9 3種の治療法による退院率と再発率(慢性例)

治療種別(N)	退院数(%)	再発数(%)	χ^2検定
インシュリン療法(12)	9(75)	5(55)	
電撃療法(17)	13(76)	4(31)	$P<.05$
chlorpromazine(14)	11(79)	10(91)	

Baker ら〔文献12〕より引用

表10 個人精神療法と薬物療法の比較(急性例)

治療種別	未退院者数	退院者数(%)	χ^2検定
対照(非特異的治療)群	7	13(65)	
個人的精神療法単独群	6	14(70)	$P<0.05$
薬物療法単独群	2	18(90)	
薬物・精神療法併用群	1	19(95)	

May ら〔文献111〕より引用

群で有意に高かった(表9)。アメリカの Hillside 病院では,かつて IS を受けた60名(躁うつ病4名,神経症3名を含む)に対して,3ヵ月間の CPZ 療法と50回の IS が無作為に割り付けられ,退院時の評価が比較された結果,改善率と改善度に有意の差は見出されなかった (Fink, 1958)[51]。しかし薬物療法には,施行がより容易かつ安全であり,維持療法により適しているという利点が見出されている。

2.1.1.4 精神療法との比較

急性例に対する NLP と個人精神療法との効果比較は,Camarillo 州立病院の初回入院者80名を対象に行われた (May, 1964)[111]。20名ずつが,①対照(非特異的)治療,②薬物療法 (trifluoperazine),③精神療法(週平均2時間以上,隔週1回1時間の精神分析医によるスーパーヴィジョン),④薬物療法,精神療法併用の4群に割り付けられ,退院まで(効果不充分の場合は最長1年まで)治療が続行された。その結果,薬物療法は精神療法併用の有無にかかわらず,有意に退院率を上昇させ(表10),入院期間を短縮せしめ,

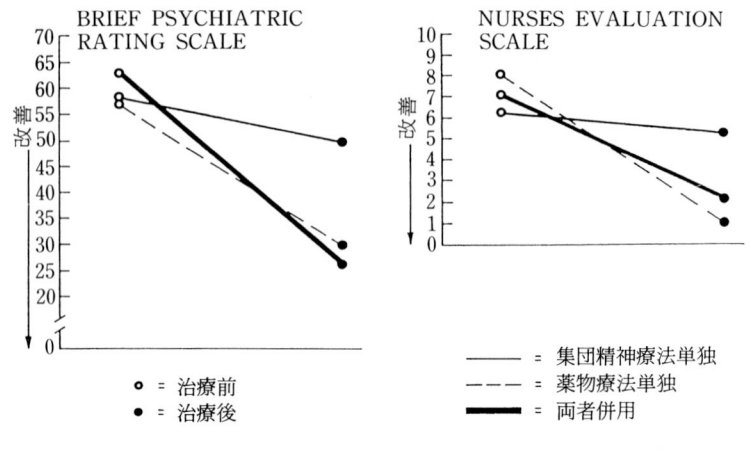

図8 集団精神療法と薬物療法の比較(急性例)
Gorhamら〔文献61〕より引用

他の治療(鎮静剤と水療法)の必要度を低下させたのに対して、精神療法の単独施行は退院率と入院期間に関して利点を認められなかった。類似の結果は、5種類の治療法に関するその後の比較研究でも報告されている(May, 1965)[112]。

アメリカ復員軍人病院の9施設では、150名の初回ないし再入院者に対する12週間の集団精神療法(熟練した心理学者ないし精神科医によって1回3時間、週3回施行)、thioridazine、両者併用の治療効果が比較された(Gorham, 1964)[61]。集団精神療法単独施行群は有意の改善を示さなかったのに対して、thioridazine群は集団精神療法の有無にかかわらず有意の改善を示した(図8)。

慢性例に関しては、マサチューセッツ精神衛生センターで、10名の入院者が研究病棟に移されプラセボ投与に続いて半数がthioridazineを投与された後、全例に対して精神分析的に方向づけられた強力な個人精神療法が週2回、2年間施行された(Grinspoon, 1967[64], 1972)。Behavioral Disturbance Index (BDI) と Hospital Adjustment Scale (HAS) による評価では、thioridazine投与群だけが有意な改善を示し、精神療法の単独施行は(熟練し

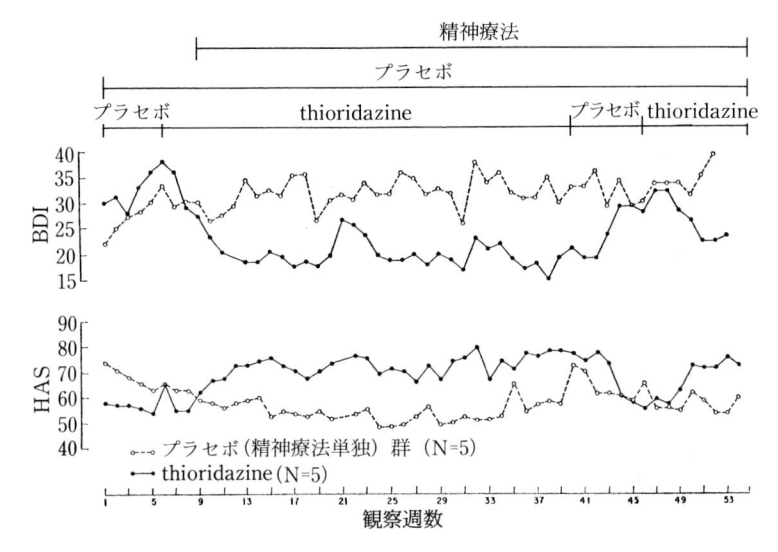

図9 精神療法単独群と薬物併用群の比較（慢性例）
Grinspoonら〔文献64〕より引用

た分析医によってさえも）慢性例に対しては，ほとんど（あるいはまったく）役に立たないことが示唆された（図9）。

2.1.1.5 環境療法との比較

作業療法（Grygier, 1958；Hamilton, 1960），集団療法（EvangelakisとFreedman, 1961），道徳療法（Hamilton, 1963），社会療法（GreenblattとHonigfeld, 1965）など「環境療法」と総称される治療手段は，慢性例に対して多少とも行動変化をもたらすことが立証されている[178]。薬物療法と環境療法のそれぞれの単独効果を比較し得る資料は少ないが，作業療法，道徳療法（Hamilton, 1960, 1963[70]）は単独でNLPと同等の効果を達成できる場合のあることが指摘された（図10b）。また積極的な環境療法が行われれば，NLPを5～18ヵ月間中断しても悪化するものは少ないことを示した研究もある（Rathod, 1958；Hughes, 1967；Paul, 1972）。しかし一般的に言えば，環境療法はそれを如何に強力に行ってもNLPに代わり得るものではなく，環境療法はNLPが基礎にあって初めてその効果が発揮され得るようである（三

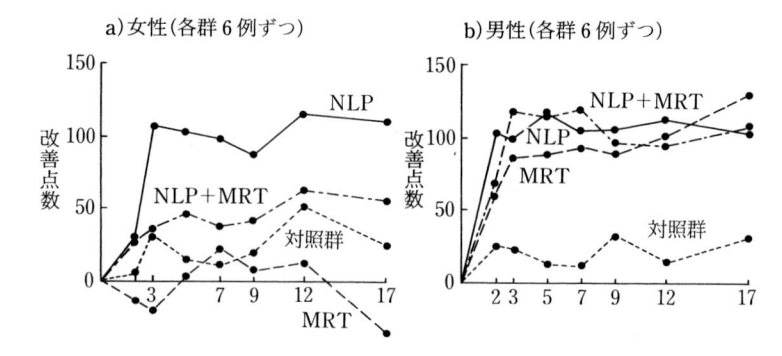

図10 薬物療法(NLP)・環境療法(MRT)・両者併用の効果
Hamiltonら〔文献70〕より引用

浦, 1974)[119]。

60年代の研究が主として慢性例を対象としていたのに対して, 70年代後半には急性例(ないし非慢性例)に対する環境療法の効果が指摘された。NLPなしで強力な環境療法を施行された患者群とNLPを投与された対照群と比較した結果, 短期間の転帰は同等かやや劣るが, 1～3年後の転帰はむしろ優ることが報告されている (Carpenter, 1977; Mosher と Rappaport, 1978)。必ずしもこのような治療法を薬物療法に優先させようというわけではないが, 良好な環境条件のもとではNLPを従来より早期に中止できる可能性があるので, 急性例に対する環境療法の効果は再評価されるべきであるという (Gunderson, 1980)[67]。

2.1.1.6 その他の向精神薬との比較

a. 抗躁薬・抗うつ薬: Lithium (Liと略) の単独効果が分裂情動性精神病 (分裂感情病) の興奮期 (excited phase) でCPZと比較されて, 有意差はないもののLiがやや優ると報告され (Johnson, 1971)[82], 分裂・躁病者 (schizomanic) に対しては両剤に同等の効果が認められた (Brockington, 1978)[25]。しかし急性分裂病者 (acute schizophrenics) に対する効果は, 明らかにCPZに劣り, しかも中毒性錯乱を招来しやすいとされた (Shopsin, 1971)。これまでの研究では分裂病に対するLi単独の有効性は確立されず,

プラセボよりは有効としても NLP には劣る[105]。その後は NLP との併用効果の検討が行われている（後述）。

急性例に対する imipramine の効果は thioridazine (Overall, 1964) および CPZ (Fink, 1964；Pollack, 1965；Klein, 1967, 1968) に劣り，amitriptyline も分裂情動病の抑うつ型に対して CPZ に劣る (Brockington, 1978)。慢性例に対する三環系抗うつ薬（TCA と略）とモノアミン酸化酵素阻害薬（MAOI と略）単独のいわゆる賦活効果も否定されており，抗うつ薬単独投与の唯一の適用可能性は偽神経症性分裂病であるが，この亜型は近年分裂病とはみなされなくなっている (Siris, 1978)[163]。残る適応症は分裂病経過中の抑うつ状態に対する NLP との併用だけである（後述）。

b. 抗不安薬と抗てんかん薬：ベンゾジアゼピン誘導体（BZD と略）に関しては 60 年代に 6 編の二重盲検比較試験報告があり，3 編では BZD が NLP に優り (Smith, 1961；Hankoff, 1962；Vilkin, 1964)，2 編では同等 (Maculans, 1964；Merlis, 1968)，1 編でのみ NLP に劣る (Holden, 1968) と報告された (Nestoros, 1980)[127]。しかし BZD の優位を認めた研究では，NLP の用量が少なすぎるとの批判があり (Klein, 1969)，その後の研究は常用量の BZD と NLP の併用効果（後述）および超大量の単独効果に関する検証に向かった (町山, 1982)[105]。

抗てんかん薬のうち，phenytoin の有効性はプラセボとの比較で否定されたが (Simonopoulos, 1974)，carbamazepine（CBM と略）と clonazepam は最近 NLP との併用効果が報告されている（後述）。

c. アドレナリン遮断薬：β 遮断剤 (propranolol) は，急性例に対しても (Yorkston, 1981)，慢性例に対しても (Peet, 1981)，CPZ に劣ることが報告された。しかし慢性例に対する thioridazine との比較では，BPRS 総評点・陽性および陰性症状のすべてについて優っていたという (Eccleston, 1985)。α 遮断薬 (clonidine) は，遅発性ジスキネジアをもつ 8 名の分裂病に対して NLP と同等の効果をもつことが報告された (Freedman, 1982)。

80 年代前半までに登場したその他の向精神薬の大部分は，プラセボとの比較で分裂病治療における単独投与の有用性が否定されている（表 6）。

表11 分裂病と内科疾患における新旧治療法の有効性比較

疾患の種類(治療法)	古い治療	新しい治療	予後改善幅
肺炎死亡率 (サルファ剤対ペニシリン)	12%	6%	2倍
結核改善率 (安静対ストレプトマイシン)	33%	69%	2倍強
分裂病(急性)改善率 (プラセボ対NLP)	25%	70%	3倍弱

Davis〔文献40〕より作成

2.1.1.7 他科の治療薬との比較

　最後に,分裂病に対するNLPの全般的な治療効果を,内科領域における薬物療法の進歩と対比してみる。肺炎および結核に対するペニシリンおよびストレプトマイシンの治療効果を,それまでの標準的ないし古典的治療であったサルファ剤および安静のそれと比較すると(表11),予後の改善幅は約2倍である。一方,分裂病の急性状態に対するNLPの効果はプラセボのそれのほとんど3倍に近く (NIMH, 1964),分裂病急性期の治療におけるNLPの導入は感染症治療における抗生物質の導入に優るとも劣らないと考えられる[40]。

2.1.2 症状別効果(分裂病に対する効果の特異性)

2.1.2.1 鎮静効果

　CPZとRSPの導入時に注目されたのは,まず精神病性興奮に対する強力な抑制効果であったから,両剤は鎮静剤 sedative (Kline, 1954) または静穏剤 tranquilizer (チバ社,1954),ataraxic (Fabing, 1955) と呼ばれた。両剤の効用の本質は鎮静 sedation とみなされ(Mielke, 1956),抗不安薬と区別するために造られた"major tranquilizer"(Jacobsen, 1957)の用語は今日なお命脈を保っている。しかし,その後の臨床経験と薬理学的知見の集積によって,分裂病に対するNLPの効果は単なる鎮静作用では説明困難であることが認識され,鎮静効果はNLPの主作用というよりは非特異的作用の現われ(場合によっては副作用)とみなす見解が優勢になっていった。

第1は，精神病理学的見地からCPZとRSPは発動性Antriebに直接作用することが指摘され（Haase, 1954），精神生理学的見地から両剤が特有の神経症状を惹起する特性に基づいて，古典的な鎮静剤から区別されたことである(Delay, 1955)。実際に，50年代後半から導入されたNLPについて，鎮静効果は用量力価の上昇に逆比例して弱くなり，この効果は低力価NLPの特性であることが示された（図23，24）。

第2に，NLPの薬理学的基本特性はDA受容体遮断作用にあることが解明されたことである（図26）。催眠・鎮静効果はアセチルコリン，ヒスタミン受容体遮断に関連した副次特性，主作用よりも副作用とみなされる（表21）。ただこの効果が分裂病に対するNLPの治療効果を二次的に修飾している可能性は否定できない。

2.1.2.2 抗幻覚妄想効果と賦活効果

NLPが単なる鎮静剤の枠を超えた治療薬であるとする見解の第1は，CPZを幻覚妄想体験に対する拮抗薬または抗幻覚薬：hallucinolytiquesの1種であり，いわゆる鎮静効果が顕著に認められるのも「妄想構造をもつ興奮状態」に対してであるとした報告にみられる（Ey, 1956）。NLPは抗精神病作用をもち（Lambert, 1959），その中心は鎮静作用とは別個の抗幻覚妄想作用であるとみなされた（Barsa, 1961）。第2はprochlorperazineで注目された脱抑制効果（Brousolle, 1956），thioproperazineで観察された慢性例の精神運動性に対する賦活効果（Delay, 1959）である。ブチロフェノン誘導体（triperidol）では自閉の打破が報告され（Divry, 1960），triperidolとflupentixol, oxypertine, thiothixeneは後に抗自閉薬とも呼ばれた（Bobon, 1965）。

単なる鎮静効果とは異なる（あるいはこれと対立する）諸効果の認識とともに，NLPは病的過程を一時的にせよ停止させる抗精神病作用をもち(Lambert, 1959)，原因療法とはいえないまでも単なる対症療法ではなく，神経生理学的機能の攪乱を矯正しつつ精神病過程を減弱せしめうる病態治療：thérapeutique pathogénétiqueであるという考えが優勢になった（Delay, 1961)[41]。しかし上記の諸効果は，主として新しいNLPの導入に際していわ

表12 フェノチアジンに反応する分裂病症状の分析

Bleuler, E.の分類	VA研究(I)	VA研究(III)	Kurland(1962)	NIMH-PSG	Gorham(1964)
基本症状					
思考障害	++	++	++	++	++
感情鈍麻—無関心				++	++
引きこもり—遅滞	++	++	○	++	++
自閉症—衒奇症	++	++	○	++	○
副次症状					
幻覚	++	++	+	+	○
妄想	○	++	○	+	+
誇大性	○	○	○	○	+
敵意—好戦性	++	++	HR	+	+
抵抗—非協調性	++	++	HR	++	++
非分裂病性症状					
不安—緊張—激越	○	○	HR	+	○
罪業—抑うつ	++	○	○	○	○
失見当				○	
身体化					○

(++)プラセボと著明な差, (+)プラセボと有意差, ○プラセボと有意差なし
HR：Heterogeneity of Regression　Coleら〔文献38〕より引用

ば直観的に把握・抽出されたものであり，NLPの全般的な効果の中でこれらが常に特異的に現われるか否かについての検証を欠いていた。

2.1.2.3　分裂病の基本症状（Bleuler, E.）に対する効果

60年代前半にアメリカで行われた二重盲検比較試験では，症状・行動の変化が評価尺度に記録されていたために，その資料の分析は上記の仮説の検証に有力な手掛かりを提供した。NLPがプラセボより有意に改善する症状項目として，まず思考解体，知覚歪曲，(妄想的)闘争性・抵抗性・衒奇症・罪業・恐怖などが検出された（OverallとGorham, 1960；Kurland, 1961, 1962）。ついでNIMH共同研究班の薬効判定資料(1964)が，Bleuler, E.の分裂病症状論を対照して解析された結果，NLPが最も特異的に奏効する症状項目は分裂病の「基本症状」にある程度対応しており，次に顕著な効果は幻覚・妄

想などの「副症状」に現われることが明らかにされた (Goldberg, 1965)。これに4つの治験資料を加えた解析も同様の結果を示しており (表12)、NLPには明確な抗精神病効果ないし抗分裂病効果があると結論された (Cole, 1968)[38]。

これらの研究で用いられた治験資料は主として急性例が対象になっていたこと、評価尺度の症状項目は Bleuler, E. の症状学に正確には対応していなかったことに留意する必要がある。しかし上記の知見は分裂病に対する NLP の効果が鎮静効果の量的増加にとどまらず、また抗幻覚妄想効果にも還元され得ないことを示した点で重要である。脱抑制(刺激・賦活)効果の存在については実証的資料が乏しく、薬理学的・生化学的にもこれを支持する知見は見当らないが、もし NLP の特異的効果を精神病理学見地から一元的に解釈するなら、抗妄想作用と脱抑制作用とは、Bleuler, E. の意味における抗「自閉」作用という基本作用の相補的な2側面とみなすこともできよう (Aubrée, 1978)。

2.1.2.4 陽性症状と陰性症状に対する効果

60年代後半から個々の精神症状ないし行動障害に対する NLP の効果が検討され、NLP の影響を受けない精神機能ないし行動領域として抽象・具象能力および知能 (Shimkunas, 1966)、慢性例の認知障害 (Spohn, 1977)、社会的孤立 (Johnstone, 1979) または社会的相互作用 (Rosen, 1981)、残遺症状としての軽度の思考障害 (Spohn, 1977) が報告された。一方、注意機能障害 (Spohn, 1977)、急性期の思考障害 (Davis, 1980) と認知障害 (Wahba, 1981)、情報処理速度 (Braff, 1982) などは NLP に反応する。そして最近注目されているのが、NLP は陽性症状 (幻覚、妄想、滅裂思考、不調和) を改善するが、陰性症状 (平板、言語貧困など) には有効でないとした2つの報告である。

しかし、第1の報告 (Johnstone, 1978) では陰性症状の重症度が NLP 投与前からすでに低いこと、第2の報告 (Angrist, 1980) では BPRS の運動減退と感情鈍麻は反応が乏しいが、感情的引きこもりは有意に改善していることに注意すべきである。また、NLP は副症状(陽性症状)よりも基本症状(陰

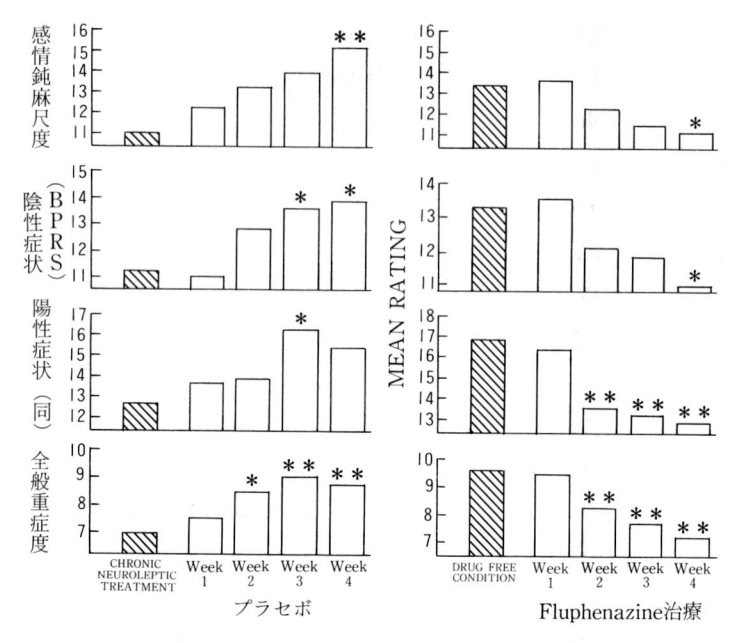

図11 抗精神病薬の中断・再投与と陽性・陰性症状の変化
＊P＜.05 ＊＊P＜.01 Breierら〔文献24〕より引用

性症状)に奏効することを示した60年代の研究が無視されているという批判もある(Goldberg, 1985)[59]。慢性例に対するNLPの中断および再投与研究では，BPRSの陰性症状群および感情鈍麻評価尺度の悪化・改善パターンは陽性症状のそれと類似していることが示されており(図11)，60年代の報告を追認する結果になった(Breier, 1987)[24]。その後の実証的研究はいずれも，陰性症状が明確な薬物反応性をもつという結果を報告している(van Kammen, 1987；Kay, 1989)。

2.1.3 再発予防効果と安定状態維持効果

50年代前半には，急性例および慢性例に対する治療効果とともに，休薬後の再発ないし悪化が観察されており，50年代後半からNLPの維持療法の有効性(回復例の再発予防と慢性例の安定維持効果)が，組織的な中断試験によって立証され始めた。まず慢性例に関して，CPZで安定している入院者が

I 抗精神病薬(神経遮断薬) 353

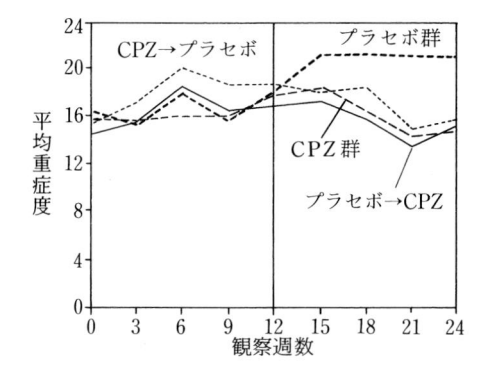

図12 慢性例に対する維持療法の効果
Goodら〔文献60〕より引用

表13 薬物維持群とプラセボ群の18ヵ月再入院率

薬物の種類(患者数)	非入院	再入院(%)	χ^2検定
プラセボ(56)	40	16(28.6)	
promazine(55)	45	10(18.2)	$P<0.01$
chlorpromazine(62)	59	3(4.8)	

Engelhardtら〔文献48〕より訳出

4群(プラセボ6ヵ月間服用群,プラセボ3ヵ月→CPZ3ヵ月服用群,CPZ3ヵ月→プラセボ3ヵ月服用群,CPZ 6ヵ月服用群)に分けられ,二重盲検下で経過が観察された(Good, 1958)[60]。4群とも最初の3ヵ月間は悪化せず,第1群だけが次の3ヵ月間で著明な悪化を示したことから(図12),短期のNLP中断可能性と長期投与による安定維持効果が立証された。その後,6〜9ヵ月間の中断可能性も報告されたが(Freeman, 1962;Letemendia, 1967),多くの研究によって持続投与の必要性と有効性が強調されている(Blackburn, 1961;Whittacker, 1963;Caffey, 1964;Morton, 1968)[119]。

次に,退院した回復例に関する最初期の研究では,173名の通院者がプラセボ,promazine, CPZ投与の3群に無作為に割り付けられ,二重盲検下で18ヵ月間観察された結果(表13),NLP群はプラセボ群より再発率が有意に低

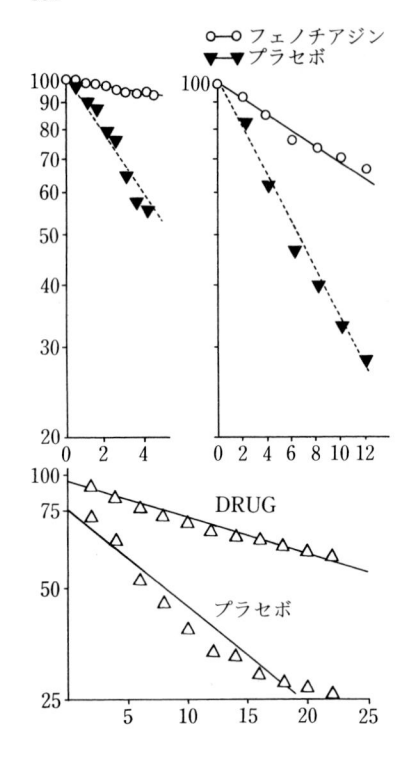

図13 薬物維持群とプラセボ群の再発率比較

縦軸は累積再発率，横軸は観察月数。
Davis(1975, 1985)〔文献40〕より引用

いことが示された(Engelhardt, 1960)[48]。その後に報告された24～35の二重盲検試験結果を総括すると，分裂病の自然再発率は月間10％と算定されるが，実際の資料が示す4～6ヵ月再発率はプラセボ群53％に対してNLP群20％であり，NLPの維持療法は約2.5倍の再発率低下をもたらしている(図13)。さらに，初回入院については，その後2年以上にわたって予後を改善せしめることが明らかになった(Davis, 1975；1985[40])。なお，分裂情動病に対するLiの再発予防効果は躁病型に対して認められるが，顕著な分裂病症状を呈する群に対しては不充分である (Maj, 1984)[106]。

以上のように，2年程度の観察期間ではNLPの再発予防効果は判然としているが，より長期的にみればこの効果には限界がある。日本の資料によると(図14)，維持療法を加えた通院群の再入院率は非通院群よりも1年時点で

表14　維持療法中断群と継続群の再発時の諸問題

調査項目	中断群 (N=16)	継続群 (N=11)	P
精神病症状	>		Sig
不安・抑うつ (BPRS)	>		Sig
環境のストレス	>		Sig
疾病の重症度	>		Sig
入院期間(日)	38.06+20.38	14.27+8.81	,000
前駆症状持続 (1週以上)	16/16	4/11	,000
自発的入院	4/16	10/11	,001

McEvoy, P. et al.: J. Nerv. Ment. Dis., 172：412-416, 1984 より引用　　Sig：有意差あり

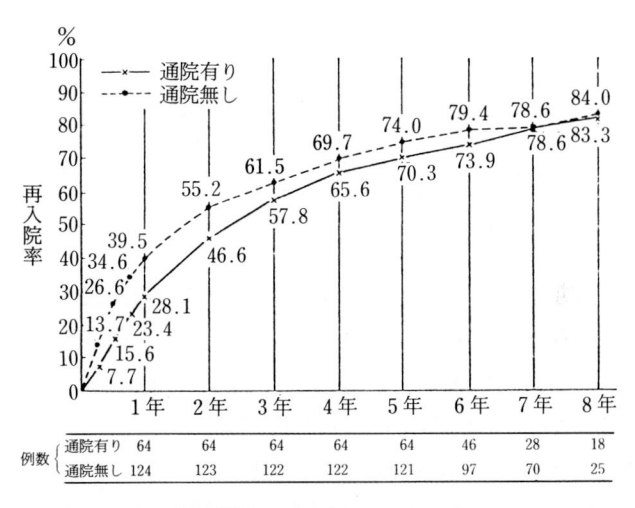

図14　通院・維持療法の有無と再入院率の推移
湯浅〔文献195〕より引用

は低いが，3年以降はほとんど差がなくなり，両群とも5年で70％以上，8年で80％以上が再発する（湯浅，1983）[195]。ただ社会適応経過については通院群の方が明らかに良く，早期入院・早期退院・再通院の可能性が予後に好

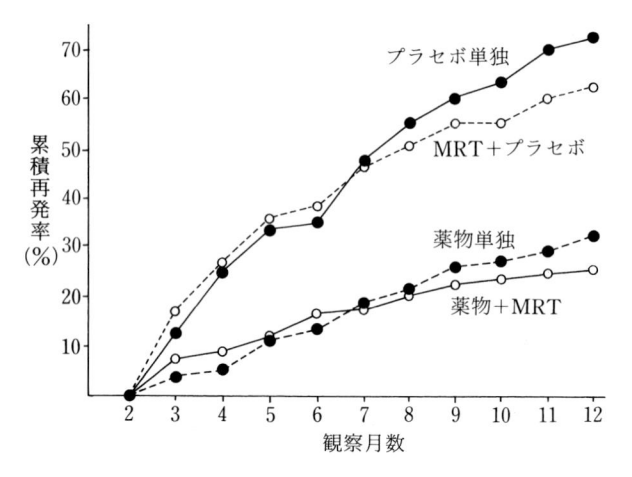

図15 薬物療法と環境療法(MRT)の再発予防効果
Hogartyら〔文献74〕より引用

影響を与えると考えられた。実際に再入院前後の諸問題がNLP継続群と中断群とで比較された結果(表14)，多くの項目で前者が優っており(McEvoy, 1984)，維持療法が再発を遷延・軽症化・短縮させ，最終的には分裂病の予後改善に役立っていることが示唆された。

　一方，60年代には通院者に対する環境療法の重要性も指摘され，70年代に入ってこれとNLPとの関係がNIMH研究班によって検討された（Hogarty, 1973, 1974)[74]。1～2年間の観察ではCPZが再発率を有意に低下させたのに対して，Major Role Therapy（強力な個人的ケースワークや職業指導）単独の効果は初期の6～12ヵ月間にとどまり，全期間ではプラセボ群の再発率と有意差がなかった（図15）。その後この領域の研究は，NLPの維持療法を基礎とした社会技能訓練の併用（Wallace, 1985)[182]，さらに家族療法を加えた3種併用療法へと発展してきた（Hogarty, 1986)[73]。

　ちなみに，NLPの再発予防効果とその限界に酷似しているのが，内科領域では消化性潰瘍に対するH_2受容体拮抗薬のそれである。この薬物もまた導入初期に著明な治療効果と中止後の高い再発率が注目された。維持療法によ

る6～12ヵ月間の累積再発率は5～42％で，プラセボの61～100％より有意に低いが，薬物単独の予防効果には限界があり，精神的安静（ストレスからの解放）・規則正しい生活・嗜好品の禁止なども重要とされている（西元寺，1987）。対象疾患の性質は全く異なるが，極く表面的にみれば，分裂病の再発に対するNLPの予防効果は，消化性潰瘍の再発に対するH_2拮抗薬のそれにほぼ匹敵し，再発防止における非薬物性要因の重要性に関してもある種の類似性がみられて興味深い。

2.1.4 長期予後改善効果

この問題の検討は，第1にNLPと他の治療法を受けた患者群に関する長期転帰の調査資料，第2にNLP導入前後の分裂病予後調査の資料に基づいて行われてきた。

まず39名のIS群（1950～1955年）と84名のNLP群（1956～1961年）の2年後転帰の比較（両群とも維持療法を継続）では，在院率（31％対7％）と精神病症状をもつ者の比率（51％対26％）に関してNLP群が有意に優っていたが，症状のないものの比率（36％対31％）には差がなく，残遺症状をもつものの比率（8％対43％）に関しては有意に劣っていた（Kelly, 1965）[91]。また既述のISとNLPによる治療例（Boardman, 1955）のうち74名の10年後転帰が比較されたが，在院期間・臨床症状・社会適応状態について両群間に有意差は認められなかった（Markowe, 1967）[109]。

次に，ES，個人精神療法，非特異的な環境療法にNLPが優ることを示した既述の研究報告の中で，2年間の再発率には有意差のないことが指摘されている（May, 1965）[112]。また3年間の追跡調査では初回退院後の入院日数に関して，個人精神療法と非特異的な環境療法には優るものの，ESとの間には有意差が認められなかった（May, 1976）[113]。さらに3～5年間の追跡によると，初回退院3年後には他の治療法に対するNLPの優位が崩れ始め，少なくとも治療成功群に関してはNLPと精神療法との間においても利害の差が不明瞭になることが指摘された（May, 1981）[114]。

一方，身体療法（持続睡眠療法・ショック療法・精神外科）導入前のいわば非特異的治療時代の予後との比較では（図16），完治率はほとんど変化して

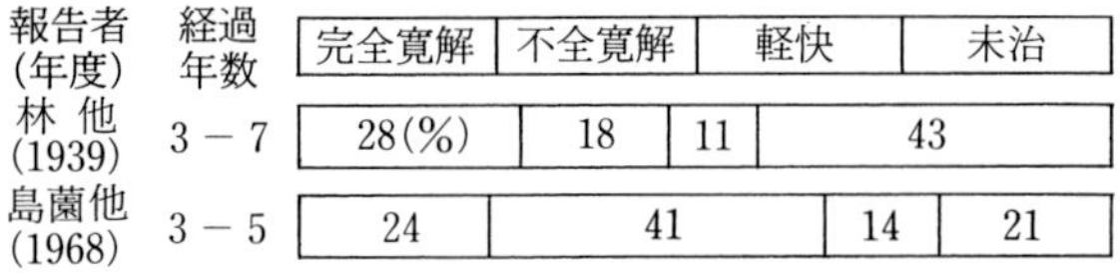

報告者 (年度)	経過 年数	完全寛解	不全寛解	軽快	未治
林 他 (1939)	3−7	28(%)	18	11	43
島薗他 (1968)	3−5	24	41	14	21

図16　非特異的治療の時代と薬物療法時代の分裂病予後
武正〔文献170〕より作図

表15　身体療法時代と薬物療法時代における分裂病患者の5年転帰

5年後転帰	1947-1952 (ボストン病院)		1967-1972 (ソロモンセンター)	
	N(%)	平均在院週数	N(%)	平均在院週数
社会生活	34(83)	31	30(81)	26
入院中	6(17)	209	6(16)	132
死亡	1(2)	50	1(3)	8
不明	3	5	0	−

Bockovenら〔Am. J. Psychiatry, 132：796-801, 1975〕より引用

いないが，未治率の低下と不全寛解率の上昇が著明である（武正, 1969）[170]。しかし身体療法時代の予後との比較ではその差の有無は微妙になる。例えば，フィンランドの調査では，1950〜1952年と1957〜1959年の入院者について，3〜5年間の予後は全く変化していないことが報告された（Achté, 1967）[2]。また，1947年（身体療法時代）のボストン精神病院入院者と1967年（薬物療法時代）のソロモン精神衛生センター入院者100名ずつの5年後転帰の比較（表15）では，平均在院期間は前者で長いが，社会生活を送っている者の比率に差は認められなかった（Bockoven, 1975）[20]。

　以上は主として3〜5年間の予後資料であるが，10〜30年の長期予後に関する最近の分析によると，薬物療法時代の入院予後は軽快退院率の上昇，在院期間の短縮，在院残留率の低下，初期在宅治療の適応拡大などの面で改善されている。退院率の飛躍と裏腹に再発率ないし再入院率は上昇してきたようであるが，再発予後に関しても再発遅延・軽症化・短縮がみられる。完治率低迷などの問題はあるが，少なくとも社会的予後は好転の兆しを見せたと

表16 躁病に対する抗精神病薬と lithium の有効性比較

報告者(年度)	Li の対照薬	結　果	備　考
Johnson(1968)	CPZ	Li＜CPZ	分裂情動病
Spring(1970)	CPZ	Li＝CPZ	
Platman(1970)	CPZ	Li＝CPZ	
Johnson(1971)	CPZ	Li＞CPZ	躁うつ病
		Li＜CPZ	分裂情動病
Prien(1972)	CPZ	Li＜CPZ	重症例
		Li＝CPZ	中等症例
躁病治療研究会(1974)	CPZ	Li＞CPZ	
Shopsin(1975)	HPD, CPZ	Li＝HPD＞CPZ	
Garfinkel(1980)	HPD	Li＜HPD	重症例

Li＝lithium, CPZ：chlorpromazine, HPD：haloperidol
不等記号は優る方に開く．

指摘されている(湯浅，1984)[196]。これらをすべて NLP の効果に帰することはできないとしても，既述のような急性・慢性精神病状態に対する特異的な治療効果，回復例の再発予防効果と慢性例の安定状態維持効果が重要な役割を果たしているとみてよいであろう．

2.2 躁　病

精神病治療におけるラウォルフィア・セルペンチナ (Sen, 1930) と CPZ (Hamon, 1952) の有用性が最初に見出されたのは，いずれも躁病性興奮に対してであった。その後の NLP に関する臨床経験から，躁病発作に対する効果の有無は NLP の薬理学的活性の指標とさえみなされており (Delay, 1961)，Li が普及するまで NLP は躁病治療における第1選択薬としての地位を保っていた。NLP と Li の二重盲検比較試験の結果からみると，Li の NLP に対する優位はそれほど明確ではない(表16)。ただ，NLP(特に HPD)が重症例に対する有効性と即効性において Li に優る一方，効果の特異性と鎮静性の副作用が少ない点で，躁病治療薬としては Li を優位とする見解が有力である (Prien, 1972；Shopsin, 1975)。なお近年抗躁薬として注目されている carbamazepine も CPZ と比較して，有意差が認められなかった(大熊，

1979)[135]。

　一方，躁うつ病の再発に対してはLiとcarbamazepineの予防効果は立証されているが，NLPのそれについては確証がない。Flupentixolの再発予防効果が予備的研究で報告されたが（Alfors, 1981），プラセボとの二重盲検試験で否定された（Esparon, 1986）。

　実際の躁病治療では，特に重症例に対する治療初期にNLPをLiに併用する処方が推奨されている[89]。ただし併用によって躁病相そのものに対する治療効果が増強されるわけではなく（Garfinkel, 1980），興奮に対する対症効果に留まる。

2.3　うつ病とうつ状態

　一般にNLPはうつ病には無効または禁忌とされており，RSPによる高血圧症者の抑うつ（Muller, 1955）や分裂病者のうつ状態（Malitz, 1956），HPD（BoGerle, 1964）やfluphenazine（Alarcon, 1969）による重篤なうつ状態の報告がある。しかしCPZ（Delay, Perrin, Hoff, 1956）やlevomepromazine（Sigwald, 1956）についてはうつ病に対する有効性が指摘されており，鎮静型フェノチアジン誘導体の抗うつ効果は無視できない。Imipramineとの二重盲検比較でthioridazine（Overall, 1964）もCPZ（Fink, 1965；Paykel, 1966）もほぼ同等の全般効果を示した（なおthioridazineは激越型で，imipramineは抑制型で他方に優る）。他方，神経症性うつ病に対する少量のfluphenazineはamitriptylineと比較して，通院者では同等であったが入院者では劣っていた（Rickels, 1968）。

　その後に注目されたのはsulprideの抗うつ効果で（BorensteinとCarrére, 1968），"neuroleptique-thymoanaleptique"とも呼ばれた（Collard, 1971）。通院うつ病者を対象としたimipramine（30～90 mg）との二重盲検試験で，sulpiride（150～450 mg）は3週間の治験期間を通じて同等の効果を示し，副作用は有意に少なかった（由良, 1976）。ただ投与開始前の重症度別にみると，軽症例で同等，中等症例では優り，重症例では劣る傾向があった。またamitriptylineとの比較試験で，ひとつの報告では両者同等と評価されたが

(Aylwald, 1980), 他の報告では3カ月までは同等の抗うつ効果が認められたものの, 6カ月後は劣っていた (Standish-Barry, 1983)。

もうひとつはチオキサンテン誘導体であるが, 刺激効果があるとされた thiothixene は amitriptyline との比較試験で, 内因性うつ病に対する効果は劣っていた (Simpson, 1972)。しかし flupentixol の抗うつ効果は, プラセボに優り, 多環系抗うつ薬(amitriptyline, nortriptiline, maprotiline, mianserin) および MAO 阻害薬 (phenelzine) とほぼ同等とされている[144]。NLP の抗うつ効果に関する従来の二重盲検試験報告を総括すると, 一部のフェノチアジン(特に thioridazine), チオキサンテン(特に flupentixol), ベンザミド(特に sulpiride) には確かに抗うつ効果がみられ, 特に不安・抑うつ混合状態や抑うつ神経症に対してより顕著であるという[149]。ただこれらの NLP のうつ病に対する長期使用は, 遅発性ジスキネジア発生の危険によって制約される。

2.4 神経症と近縁領域

神経症圏の患者に対する少量の NLP の効果も, 導入の初期から指摘されており, RSP (Meath, 1956) 以来行われてきた。数種の NLP に関する二重盲検試験の結果を通覧すると, プラセボには明らかに優るが, (sulpiride を除けば) 抗不安薬には若干劣るようである (表17)。これには NLP によるアカシジアや内的不穏感などの副作用も関連しており[147], その適応はベンゾジアゼピン系抗不安薬に対する非反応者や依存者に限られよう。

恐怖・強迫症状に対して日本で行われた2つの二重盲検比較試験では, プラセボ反応率が高く, HPD はプラセボと imipramine に優ったがベンゾジアゼピンと有意差なく(斉藤, 1975), perphenazine はプラセボ, ベンゾジアゼピン, trimipramine と有意差がなかった(伊藤, 1983)。この症状群に対する薬物療法においては clomipramine の有用性が確立されており, NLP やベンゾジアゼピンをこれに併用しても効果の増強は期待できないという (Cassano, 1981)。

偽神経症性分裂病に対する imipramine の効果 (Fink, 1964), 分裂病との

表17 抗精神病薬(少量)の神経症に対する効果

薬物名(1日量 mg)	優劣*	対照薬	報告者(年度)
prochlorperazine(5)	< >	meprobamate プラセボ	Rickels(1959)
trifluoperazine(2-6)	>	プラセボ	May(1955)〜 Mendels(1986)
chlorpromazine (25-150)	< >	diazepam プラセボ	Hare(1963)
fluphenazine(4)	<	chlordiazepoxide	Rickels(1968)
haloperidol (0.75)	>	chlordiazepoxide	Donald(1969)
(2)	<	chlordiazepoxide	Rickels(1971)
(0.75-1.0)	>	プラセボ	Rogerson(1971)・Deberdt(1972)
(1)	<	diazepam	Fyrö(1974)
sulpiride(150)	>	プラセボ	高木(1975)
(150-300)	>	diazepam	川野(1975)

*不等記号は優る方に開く.

境界例に対する NLP の効果 (Kline, 1967) は, 70年代以降の境界型および分裂型性格障害に関する診断基準の整備や生物学的研究の進展とともに, その感情障害や精神病的症状に対する薬物療法への関心を惹起した. MAO 阻害薬(Klein, 1977), 少量の NLP(Brinkley, 1979)・三環系抗うつ薬(Akiskal, 1981)の効果が指摘され, 80年代に入って報告された二重盲検試験によれば, thiothixene (Goldberg, 1986) と trifluoperazine (Cowdry, 1988) はプラセボに, HPD (Soloff, 1986) はプラセボと amitriptyline に優る. 社会心理的介入への付加薬として短期間(3〜12週)の NLP の使用が推奨されている[166,174].

神経性食欲不振症に対する二重盲検試験は70年代後期から行われてきた. この疾病に対して確実に有効とされる薬物はまだないが, NLP およびその類縁薬物として pimozide, sulpiride, metoclopramide があり(表18), 特に後2者が期待されるという[93].

表18 Anorexia nervosa に対する薬物の二重盲検比較試験結果

薬　物	投与量(/日)	期　間	症例数	結　果	報告者, 年
抗うつ薬					
clomipramine	50 mg	<4ヵ月	16	空腹感, 食欲, 摂食量は増加, 体重は有意差なし	Lacy et al, 1980
amitriptyline	≦175 mg	5週間	25	有意差なし	Biederman et al, 1985
sulpiride	300〜400 mg	3週間	18	有意差なし	Vandereycken, 1984
抗セロトニン薬					
cyproheptadine	≦12 mg	8週間	24	有意差なし	Vigersky et al, 1977
	12〜32 mg	5週間	81	重症例に有効	Goldberg et al, 1979
	≦32 mg	<3ヵ月	72	摂食制限型に有効　過食型に好ましくない	Halmi et al, 1986
抗精神病薬					
pimozide	4〜6 mg	3週間	18	最初の2週間, 行動療法に効果を高める. 体重に有意差なし	Vandereycken et al, 1982
その他					
lithium carbonate	1.0±0.1 mEq/l	4週間	18	3〜4週で体重増加	Gross et al, 1981
metoclopramide	30 mg	4週間	5	胃腸症状に有効	Maldofsky et al, 1977
cannabinoids	7.5〜30 mg	4週間	11	無効, 3例抑うつ反応	Gross et al, 1983

切池ら〔文献93〕より引用

　その他, 成人の吃音に対してHPDがプラセボより有意に優る効果を示したが, 副作用のためにその実用化は制限されると報告された[124]．

表19 酒精せん妄に対する haloperidol 筋注
(5 mg)の効果(25 時間後)

薬種別	N	改善	非改善	χ^2
haloperidol	44	60 %	11 %	$P<.001$
プラセボ	45	29 %	49 %	

Greenberg〔文献 63〕より引用

2.5 アルコール・薬物依存と離脱期精神病

アルコール離脱せん妄に対して HPD はプラセボに有意に優るが (Greenberg, 1969)(表 19)[63]，最近の回顧的な比較調査によると clomethiazol 治療群の死亡率（ゼロ）は NLP 治療群のそれ（6％）より有意に低く，治療薬としては前者が優るという（Athen, 1986）。現在の治療の中心はベンゾジアゼピンであるとされているが[168]，アルコール退薬後 7～48 時間の早期症候ないし小離脱にはベンゾジアゼピンを，72～96 時間後の後期症候ないし大離脱には NLP を用いるのが現実的である[89]。

アルコールや薬物の乱用・依存者の摂取渇望は脳内 DA 放出の活発化によると考えられるので，離脱後に DA 拮抗薬の NLP を用いることは合理的であり，特に持効性 NLP が推賞されている[89,97]。ただ刺激性薬物 (cocaine, amphetamine) の離脱期には NLP (thioridazine) はむしろ渇望を増強し，DA 作動薬(bromocriptine)はこれを減弱させるという資料から，NLP の使用は脱慣終了後にすべきであるという[96]。

2.6 器質性精神病など

二重盲検試験の報告は少ない。てんかん性精神病に対して thioridazine はプラセボに優る (Padilla, 1969)。器質性精神病に対して tiapride は CPZ に有意に優り，sulpiride に優る傾向を示す(清水，1984)。痴呆患者の示す精神症状に対して NLP はプラセボより有意に高い改善率（約 1/3）を示すことが，2つの二重盲検試験で報告されている[146]。

2.7 その他

NLPとその類縁薬物は下記のような疾病にも用いられる。
1) 不随意運動：ハンチントン舞踏病（HPD），老人のジスキネジア（tiapride），しゃっくり（HPD）。
2) 小児期の精神障害：幼児自閉症，トレット障害，多動を伴う注意欠陥障害（中枢刺激剤には劣る），攻撃的行動（副作用の点でLiに劣る）などに対してプラセボより有効であることが報告されている[136]。
3) neuroleptanalgesia：droperidol。
4) 抗眩暈剤：thiethylperazine。
5) 高血圧：RSP，methyldopa。

3. 抗精神病薬の副作用・検査所見と安全性に関する諸問題

3.1 副作用の種類と検査所見

すでにインドではラウォルフィア・セルペンチナに関して，中枢神経系と心循環系への影響（催眠・鎮静・振戦・性欲抑制，血圧降下，心筋抑制，心拍数減少）が観察され（Sen, 1931），後にパーキンソニズムが報告されている（Nagendranath, 1944）。欧米でCPZとRSPの導入時に観察されたのも，中枢神経系（傾眠・無関心，鎮静）と自律神経・心循環系・体液性（体温・脈拍・血圧・血液成分）の可逆的な変化であった（Delay, 1952；Kline, 1954）。これらの諸変化はまず薬物に対する生体反応全体の中で把握され，主作用と副作用が区別されるのは，後に両剤が精神治療薬として評価されるようになってからのことである。

CPZとRSPの普及とともに，霧視・鼻閉・口渇・動悸・便秘・乳汁漏・無月経・体重増加・薬疹・黄疸など多彩な自律神経・内分泌・代謝・免疫系の症状（Labhardt, 1954；Kinross-Wright, 1955），パーキンソニズム（Thiébauxと Becard, 1954），アカシジア（Steck, 1954），眼球上転をはじめとするジストニア発作（Letailleur, 1955；ConradとKulenkampf, 1956）などの急性EPS，逆説興奮（Steck, 1954），カタトニー（Kinross-Wright, 1955），抑うつ（Malitz, 1956），精神的無力症（Le Guillant, 1957）などの精神症状

が報告されるようになった。これらは一般に NLP の「副作用」として記載されたが，一部では NLP の身体的作用原理を示す「随伴症状」としても注目され (Hiob, 1958)，特に植物神経・運動・精神症状は脳幹侵襲の 3 主徴：Stammhirntrias として，NLP の作用部位を示唆する所見とみなされた（Engelmeier, 1959)。

これに対して重篤な合併症，例えば肺梗塞による突然死(Labhardt, 1954)，顆粒球減少症（Lomas, 1954），てんかん発作（Schlichter, 1954），中毒性錯乱（Kinross-Wright, 1955），今日では悪性症候群も疑われる致死性高熱症（Ayd, 1956)，網膜色素変性(Weekley, 1960)，再生不良性貧血(Bhaskaran, 1962)，心室性不整脈による突然死 (Kelly, 1963) などに関しては，頻度が低いこともあって，資料が集積・整理されるのは 60 年代以降である。また，離脱症状（Brooks, 1959），非可逆性ジスキネジア（Sigwald, 1959），異常色素沈着（Greiner, 1964），慢性肝障害（Bloom, 1965）などの慢性の副作用は，服薬の長期化を背景にして 60 年代後半から一般に注目されるようになった。これらの資料を総合して副作用の症状学がほぼ完成し，総説が出版されるのは 70 年代に入ってからである（Shader, 1970；酒井，1971；伊藤，1973)。

また副作用の発生機序は NLP の薬理作用と並行して解明されてきた。まず EPS が線条体における DA 活動の抑制とセロトニン（5-HT と略)，アセチルコリン（ACh と略)・ヒスタミン（HS と略）活動との相互作用によって説明され(McGeer, 1961)，自律神経症状の多くはノルアドレナリン（NA と略）と ACh に対する作用に関連づけられた（Pletscher, 1967)。ついで受容体結合実験 radio-receptor assay の開発によって（Creese と Seeman, 1976)，これらの受容体に対する NLP の遮断作用とその強度が一層明確となり，NLP の薬理学的特異性は DA 受容体への親和性にあることが立証されるとともに[142]，NLP の主要な副作用もまた DA および ACh, NA, HS 受容体の遮断作用から生ずることが明らかにされた[148]。

これまでの臨床的および薬理学的知見を総合すると，NLP に特異的な副作用とは中枢抗 DA 作用によって惹起される EPS とこれに関連した精神神経症状群，かつて筆者[191]が記載した "Extrapyramidal Neuroleptic Syn-

表20 Extrapyramidal neuroleptic syndrome

1. 錐体外路症状を随伴する抗精神病効果と逆効果
    1) 錐体外路症状を伴う抗精神病効果
        a) 不顕性パーキンソニズムを伴う抗興奮，抗幻覚妄想効果
        b) 識閾下のアカシジアを伴う抗昏迷，抗自閉効果
    2) 錐体外路症状を伴う精神病悪化現象
        a) アカシジアを伴うパラドクス反応
        b) 遅発性ジスキネジアを伴うドパミン過敏性精神病……？
2. いわゆる錐体外路性行動障害(錐体外路性精神症状群)
    1) アキネジア性不関状態
    2) アキネジア・パーキンソン性抑うつ状態
    3) パーキンソン性昏迷状態
    4) ジストニア性ヒステリー様状態
    5) アカシジア性焦躁状態
3. 臨床単位(神経学的副作用)としての錐体外路症状群
    1) パーキンソニズム
    2) 急性ジストニア反応
    3) アカシジア
    4) 遅発性ジスキネジア
4. 錐体外路症状を伴う薬原性脳症(encephalopathy)
    1) 悪性症候群(syndrome malin)
    2) 失外套症状群(akinetic mutism)
    3) Klüver-Bucy 症状群……？
    4) 遅発性ジスキネジアを伴う痴呆・欠陥状態……？

八木ら〔文献191〕より引用

drome"の範疇に含まれる(表20)。そして非特異的な副作用とは中枢 DA 伝達系以外の阻害を通じて発生する症状(表21)で，NLP 以外の向精神神経薬(特に抗うつ薬と抗パーキンソン薬)によっても，同程度かそれ以上に起こりやすい。ここでは両者を一括して，投与初期(数週まで)に出現し原則として可逆性の副作用と，長期連用(数ヵ月以上)によって発生するものとに分け，前者については頻度の高いものと低いものに分け，それぞれについて器官別に列挙することにする。頻度や対策については下巻「副作用とその対策」を参照されたい。

表21 抗精神病薬の受容体遮断作用と副作用

抗ドパミン作用
錐体外路系運動障害：ジストニア，パーキンソニズム，アカシジア，遅発性ジスキネジア
内分泌効果：プロラクチン上昇(乳漏症，女性化乳房，月経異常)

抗コリン作用
鎮静，眠気
霧視，緑内障の悪化
口渇
心拍数の変化
便秘，尿閉
記憶障害

抗αアドレナリン作用
起立性低血圧
反射性頻脈

抗ヒスタミンH_1作用
鎮静，睡気
低血圧？　肥満？

抗ヒスタミンH_2作用
めまい？　錯乱？　抑うつ？

Richelson〔文献148〕より引用

3.1.1 急性・可逆性副作用

3.1.1.1 頻度が高い副作用

a. 中枢神経系副作用：NLPに特異的な副作用として第1にEPSがある。下巻「副作用とその対策」で詳述されるので説明は省略する。第2に抑うつ状態があり，自殺の問題（後述）とも関連がある。アキネジアやパーキンソニズムなどのEPSとの関連も指摘されており，"depression akinétique"(Bourgeois, 1976)またはakinetic depressionや，"depression‐pseudoparkinsonian response"(Galdi, 1981)などの呼称がある。

非特異的な副作用として，眠気，無力・倦怠感，関心・活力の低下など過剰鎮静症状，不快感・焦燥感・不眠（多夢）などの刺激症状が現われる。た

I　抗精神病薬(神経遮断薬)　369

だしこれらも EPS に関連している場合があり，前者はアキネジアまたは軽症パーキンソニズム，後者はアカシジアまたはジストニアの自覚症状面への投影あるいは部分症状とみなされることがある[191]。

中枢神経系に関連した検査所見として，第1に心理検査や能力検査によって，記銘力，統合力，問題解決力，抽象能力，精神作業速度，学習能力などの低下，運転能力（器用度，判断力，集中力，視覚の正確度）への影響[153]，運動機能（敏捷性，巧緻性，瞬発力）の低下[193] などが検出されている。

第2に脳波への影響がある（Bente, 1954）。覚醒脳波では 20〜65％に徐波化を中心とする基礎律動異常と 1〜8％の発作波出現が報告されており[193]，終夜脳波では睡眠時間延長・徐波睡眠相増加をはじめとする多様な変化がみられる[153]。これらはけいれん閾値や睡眠覚醒機構への NLP の影響を示唆し，一方では中枢神経系副作用の背景の少なくとも一部をなす所見とみなされる。しかし脳波の変化は他方では分裂病の急性例[172] および慢性例[123]に対する臨床効果にも関連づけられており，NLP 投与後の対称性[117]，脳電気活動図 Brain Electrical Activity Mapping [120]，事象関連電位 P 300[84] などの変化も検討されている。

第3に，まだ一致した結果は得られていないが，脳局所血流量 rCBF，脳の糖代謝，受容体占有率が測定されている。Xe 133 吸入法による rCBF の測定では，NLP によって変化しないとする報告[17,110] と，脳後半部における低下，前半部では左半球における低下と右半球における増加の報告[68] がある。また ^{18}F-2-デオキシグルコースを用いた PET 検査では基底核における糖代謝率上昇が報告されているが[21,28]，^{11}C-2-デオキシグルコースでは有意の変化が見出されていない[180]。さらに最近，放射性同位元素 ^{36}Br または ^{11}C をラベルした spiperone や raclopride を投与された患者の PET 所見で，線条体における DA 受容体の占拠率は 65〜85％に達することが報告された[29,49]。

第4に，中枢神経系の変化をある程度反映して体液中にも生化学的変化が認められる。まず髄液中では DA の代謝産物 HVA および GABA の上昇（2〜4週後に低下）[4,56]，中枢 ACh 作動性機能の反映とされる cGMP 増加[58]，NA の代謝産物 MHPG の低下，次に血中では，髄液中の変化に対応した

HVA の上昇と MHPG の低下[23,71]，NLP の間接的な影響とされる血小板 MAO 活性の低下[116,138]，βエンドルフィンの減少[125]などが報告されている。第 3 に尿中では慢性例で DA・NA および代謝産物の総排泄量の比（総 DA/総 NA）が上昇（正常化）するという[88]。

b. 自律神経（循環）・内分泌・代謝・免疫系などの副作用：心・循環系の副作用として低血圧，特に起立性低血圧，心電図異常(多くは S・ST の変化)，洞性頻脈が知られている。低血圧はショック状態に陥る可能性があり，心電図異常は無害な場合が多いが，Adams-Stokes 症候群の警戒信号とみなされることがある[153]。

性機能障害として，女性の乳汁漏・無月経，妊娠反応への影響[77]，男性の女性化乳房，性欲低下，勃起・射精障害がある。

その他，低体温・発汗過多，食欲異常・急性肥満，縮瞳・対光反応消失[133]・調節障害(霧視)，鼻閉，口渇，粘膜乾燥，尿閉，便秘，アレルギー性皮膚症状（発疹，浮腫，掻痒症，日光皮膚炎，接触性皮膚炎）などはよく知られた副作用である。最近，パーキンソニズム発症後の脂漏性皮膚炎（急性例では 6 %，慢性例では 60 %）が報告された[18]。これらの多くは不快ではあっても危険な副作用ではないが，瞳孔に対する影響は緑内障を悪化させ，口渇は舌苔，xerostomia，モニリア症，う歯の誘因ともなり，便秘はイレウスに至り得る[153]。

自律神経機能に対する NLP の影響に関しては，反射性瞳孔強直，起立性低血圧，便秘などを指標として検討された結果，節前（一部節後）線維レベルにおける交感神経遮断と節後神経レベルにおける副交感神経遮断現象とが，全身の自律神経系に等しく出現しており，pandysautonomia と類似の症候が形成されていると想定された[133]。服薬中止後に漸時消失することから，本症候群は可逆性とみなされるが，服薬再開によって早期に出現しやすいことから，非可逆性変化が潜在する可能性も否定できないという。皮膚電気反応に対する影響（Puch, 1968）も研究されているが，まだ共通の変化は見出されていない（Green, 1988）。

内分泌検査で最も明確な所見は血中プロラクチン値の上昇である。Li，三

環系抗うつ薬，ベンゾジアゼピン系抗不安薬，抗パーキンソン薬ではみられない特異的な所見で，NLP の用量力価と相関する[66,75]。無月経，乳汁漏（井上，1979），勃起・射精障害などの男性性機能障害[184] は血中プロラクチン値上昇と相関することも報告されている（表29）。なお黄体形成ホルモン，エストロゲン，プロゲステロン，テストステロン（低下?），成長ホルモンには一定の変化が見出されていない（Beumont, 1974）。

3.1.1.2 頻度の低い副作用，偶発的な副作用

重篤な中枢神経系副作用として悪性症候群（Delay, 1961）がある（第5巻参照）。緊張病様昏迷のほか失外套症候群（Bruck, 1967），akinetic mutism（Behrman, 1972）が報告されている。これらは重篤な EPS（特にパーキンソニズム）に関連している場合があり，同様に精神運動性興奮の出現（逆説反応）ないし悪化の背景にはアカシジアがあるとも言われる[191]。非特異的であるがてんかん発作，例外的であるが錯乱・せん妄などの急性外因反応型の精神障害[153]，脊髄癆様状態[150]，視覚性と聴覚性の幻覚症[181]，夜驚症[53]，Li 併用による夢中遊行症[34]，発作性知覚変容体験[154]，恐慌発作[10]の報告がある。

最近，抗利尿ホルモン不適合分泌症候群が注目されている（下巻参照）。バゾプレッシンに対する直接の作用はないという[145]。

心・循環・呼吸器系では下肢を中心とする血栓・栓塞・静脈炎が知られており，突然死との関連で肺梗塞，Adams-Stokes 症候群[153]，喉頭けいれん[107]がある。高齢者では NLP で気管支うっ滞が起こりやすいという[143]。

消化器・肝・腎では，嚥下障害（窒息死[77]，肺炎，気管支炎[173]）の可能性，咽頭ジストニア[122]），麻痺性イレウス[22]，壊死性大腸炎[155]，急性黄疸[153]，大量服薬後の急性腎不全[139]などがある。

造血系には顆粒球減少症，白血球の増減，好酸球増多，再生不良性貧血（致命的な場合がある），溶血性貧血，血小板減少症が起こりうる[14]。しかし，重篤な血液障害の報告は NLP の導入当初より少なくなってきたという[153]。日本ではフェノチアジンによる再生不良性貧血回復例の報告がある[128]。

Thioridazine による急性の網膜色素変性（失明する場合もある）は60年代に注目されたが，最近では報告が少ない（Hamilton, 1985）。

性腺系では，無精液症[153]，精子の運動抑制[118]，緊急の泌尿器科的介入を要する持続性勃起症[46]，皮膚・筋肉症状として可逆性のSLE様症状[45]，栄養障害による皮膚壊死[130,179]，重症筋無力症の悪化[153]などがある。

3.1.2 慢性の副作用と離脱症状

中枢神経系では第1に遅発性ジスキネジア（TD）とその亜型がある（第5巻参照）。第2に，TDとの類推から，精神面にも非可逆性欠陥状態(Helmchen と Cornu, 1967) や痴呆（Boeters, 1969）の発生する可能性が指摘された[77]。その後の実験的および臨床組織病理学的研究によって非可逆的脳損傷の可能性が検討されており（貝谷，1979），また脳室拡大と総服薬量（CPZ換算800g以上）との関係が（譜久原，1982），さらにTD患者のCT所見から脳萎縮の可能性が指摘されたが，なお確証はない。

第3に，TDの薬理学的モデル（DA受容体の代償性感受性亢進）から[36]，supersensitivity psychosis (Chouinard, 1978)，tardive psychosis (McCarthy, 1978)，tardive dysphrenia(Forrest, 1979)，tardive dysmentia(Wilson, 1983) などの概念が提唱されているが，反論もあり[186]，臨床単位として認めるには資料がまだ乏しい。

内分泌・代謝系などへの影響[153]としては，第1に皮膚・結膜・角膜・水晶体への異常色素沈着がある。第2に慢性の肥満は良く知られているが，糖尿病の発生については結論が出ていない。第3に慢性の肝障害があり，腎濃縮力の低下も（Liよりは軽度であるが）起こり得るという[183]。

長期連用後の中断によって，不眠，精神変調(不穏感，緊張，恐怖)，消化器症状（悪心，嘔吐，食欲不振）や自律神経症状（発汗），EPS（離脱性ジスキネジア）[141]の出現することが知られている。その多くは2週間以内に消失するが，稀にはジスキネジアの非可逆化[188]，嘔吐の慢性化[65]が起こりうる。中枢モノアミン代謝に対するNLP中断の影響は髄液中DA，HVA，ジヒドロキシフェニル酢酸(DOPAC)，NAの低下となって現われ，5-ヒドロキシインドール酢酸（5-HIAA）は不変である[11]。上記の離脱症状と検査所見の多くはNLPによってDA，NAおよびムスカリン性AChニューロンの感受性亢進が生じていることによって説明される[43]。

3.1.3 安全性に関するその他の問題
3.1.3.1 急性中毒

自殺を目的とした大量服薬や小児の誤飲などの際に問題になるが，NLP単独による死亡例は少ないとされている。CPZ による死亡例の報告 (Algeri, 1959) 以後，thioridazine, chlorprothixene など低力価 NLP による死亡例の報告があり，重篤な状態になる場合の臨界量は 2,500 mg と考えられているが，20～30 g の大量服薬でも回復した例があるという。一方，高力価 NLP (ピペラジン系フェノチアジンや HPD) では死亡例の報告がないようで，HPD 単独による自殺は成人では不可能という見解さえある[153]。

3.1.3.2 突然死と自殺

NLP の導入によって精神病院入院者の死亡率自体は上昇していないが (Turunen, 1968；Ban, 1972[15])，結核・肺炎などによる病死が減少したこともあってか，少なくとも分裂病者の死因に占める自殺と突然死の比率は急上昇してきたという[195]。まず，身体的異常のなかった精神障害者が NLP を服用中に突然死亡し (広義の突然死)，剖検によっても死因が明らかにされない (狭義の突然死) 症例は，50 年代から散発的に報告されていたが，まとまった調査・研究は 60 年代に入ってからである (Reinert, 1960 など)。薬物療法時代に入って突然死が増加したとはいえないが (Bill, 1962；Hussar, 1966；Peele, 1973)，死因の説明が困難な場合は多くなっている (Richardson, 1966)。機序としては誤飲による窒息，突発的な低血圧，著明な心機能障害と心停止の 3 要因が想定されているが[153]，喉頭ジストニアの可能性も示唆された[122]。

これに対して自殺率は NLP の導入後の上昇が報告されており (Beisser, 1961；Hussar, 1962；山上，1979)，薬原性うつ状態が要因のひとつとして指摘されている (立山，1976；上島，1981[85])。自殺した分裂病者と対照群との比較では，NLP の種類に差はなかったが，自殺群には fluphenazine enanthate の投与量，抗うつ薬併用，EPS が有意に多く，自律神経症状は有意に少なかった[72]。既述のように，EPS とこれに関連したうつ状態が背景にあることを思わせる知見である。

3.1.3.3　発癌性

NLP によって血中プロラクチンが上昇することから，乳癌発生の危険が70年代中期から指摘されていた[153]。その後の研究によるとプロラクチン産生腫瘍の発生に関しては X 線撮影によるトルコ鞍の所見からも[103]，下垂体前葉の組織病理所見から[131]も否定的である。むしろ一部の癌の発生率を低下させることが指摘されており（Dupont, 1986），その後の調査によって RSP 以外の NLP は肺癌・膀胱癌・子宮頸癌・乳癌の危険を減少させること，RSP は乳癌と子宮頸癌の危険を増大させることが示唆された[121]。

3.1.3.4　胎児，新生児，小児に及ぼす影響

NLP は胎盤を通過することが確かめられており（Moya, 1962），少なくとも動物実験の結果からは NLP が胎児に影響を及ぼさないとは断定できないが，臨床的には奇形児の発生率が対照群より有意に高いとする報告はむしろ少ない[153]。染色体に対する影響についても議論が分かれている[86]。現段階では NLP の催奇形性について結論を出すことはなお難しいが[151]，少なくとも分裂病女性の出産時に観察された胎児の欠損は，どちらかと言えば NLP よりも疾病の二次的影響（不利な周産期ケアや社会経済的条件）を反映している可能性がある[47]。

これに対して，妊娠末期における NLP の服用が，新生児に副作用を惹起することはよく知られている。呼吸抑制とチアノーゼ（Sobel, 1962），黄疸や高ビリルビン血症（Scokel, 1962；Beecham, 1973），EPS や行動異常（Hill, 1966；Tamer, 1969；Levy, 1974；中根，1976；Cleary, 1977），麻痺性腸閉塞（Falterman, 1980）などの報告がある。妊娠中に NLP を服薬していた母親から生まれた幼児について，出生後4〜5年の行動に及ぼす影響も調査されているが（Kris, 1965；Slone, 1977[165]；Edlund, 1984），結論は出ていない。なお乳汁中への NLP の排出は微量（母体血中濃度の1/3以下）とされており，母乳栄養児における副作用の報告はない[6]。

近年，小児期の精神障害に対する NLP の有用性が注目されるとともに，成長を阻害する可能性が示唆されるようになったが，これに関する資料はまだ充分でない[136]。

表22 抗精神病薬の副作用発生に関与する諸要因

薬物側	1) 用　　　量	1日用量-急性，総用量-慢性
	2) 薬物の種類	高力価-EPS，低力価-自律神経・内分泌症状（大量，長期，多剤併用では差が小さくなる） TRD-心電図異常，網膜色素変性 ZTP-けいれん発作，SLP-乳漏症
	3) 併　用　薬	Li-神経毒性，抗パ剤-イレウス
	4) 投　与　期　間	耐性，離脱症状，非可逆性
	5) 投　与　方　法	剤型：デポ剤 経路：経口・非経口 スケジュール：漸増・初期大量，単回-分割
個体側	1) 人　種，遺　伝	アジア人-EPS 線条体DA欠損，DBH活性-EPS
	2) 年　齢，性	老人，女性-TD
	3) 身　体　状　態	疲弊-悪性症候群，臥床-血栓・栓塞
	4) 心　理　状　態 活　動　水　準	プラセボ効果 作業-眠気
環境	1) 物　理　的	高温・多湿-熱射病
	2) 対　人　的	暗示-ジストニア発作

EPS：錐体外路症状，TRD：thioridazine，ZTP：zotepine，SLP：sulpiride，Li：lithium，DA：dopamine，DBH：dopamine-β-hydroxylase，TD：遅発性ジスキネジア
八木〔文献193〕より引用

3.2　副作用の発生機序と発生要因

既述のようにNLPの主要な副作用は，中枢および末梢の各種受容体(DA，NA，ACh，H_1，H_2など)の遮断を介して出現すると考えられている(表21)。そしてこれらの副作用の頻度と強度はNLPの種類，用法・用量（体液中濃度），投与期間によって規定され，併用薬・個体側要因・環境条件によって修飾される(表22)。NLPの副作用の発生機序とこれに関与する諸要因は，EPSについて特に詳細に研究されてきたが，これについては下巻で詳述されるので，ここでは簡単に触れるにとどめる。

3.2.1 薬物側の要因

3.2.1.1 薬物の種類

まず NLP を用量力価（1日常用量の多少）でいわゆる高力価型（HPD, fluphenazine など）と低力価型（CPZ, levomepromazine, thioridazine など）に二分して比較してみると，急性 EPS と内分泌症状（乳汁漏，無月経）は前者に多く，催眠・鎮静・自律神経・循環系副作用，肥満は後者に多いことがすでによく知られている。またこれに関連して悪性症候群や抑うつの報告は前者で多く，けいれん発作，せん妄，顆粒球減少[14]，急性中毒による死亡例の報告は後者に多いという[153]。離脱症状も低力価（自律神経）型 NLP の方が起きやすい[43]。脳波への影響も異なり[76]，徐波の増加については共通しているが，前者は α 波の増加，後者は α 波と速波の減少によって区別される[152]。

次にブチロフェノン誘導体とフェノチアジン誘導体とを比較すると[153]，前者は急性 EPS とこれに関連した中枢性の副作用・内分泌症状を除けば，自律神経・循環系副作用，男性の性機能障害，肥満，造血系副作用・特に血小板減少症[197]，皮膚の変化などの報告は一般に少ないか，ほとんどないという。また，ブチロフェノン誘導体を同様に力価の高いピペラジン系フェノチアジン誘導体と比較するために，二重盲検試験結果を集計した調査では，前者は後者より一過性血圧降下，その他の胃腸障害，体重増加が有意に少なかった。さらに悪性症候群による死亡率はブチロフェノン誘導体 10/89（11%）に対してフェノチアジン誘導体 10/74（14%）である[90]。

個々の NLP についてみると，異常色素沈着には CPZ が主役を演じており，その色素顆粒はメラニンとこの薬物または代謝産物との複合体と考えられている[153]。典型的な網膜色素変性と男性の性機能障害[118] は thioridazine で起こりやすく，前者はピペリジン側鎖との関係が[153]，後者はテストステロンと黄体ホルモンに対する強い抑制作用[26] が推測されている。その他に triperidol の血中コレステロール低下作用[153]，sulpiride の強力な血中プロラクチン上昇作用，zotepine の血中尿酸低下作用[129] とけいれん発作誘発作用（万丸, 1985），chlorprothixene の血中尿酸低下作用[157]，RSP の発癌性の疑い[121] などの報告がある。

3.2.1.2 1日用量と体液中濃度

急性・可逆性副作用の多くは，1日用量にほぼ比例して出現率や重症度が上昇する．CPZ（表23）とHPD（表24）による中枢神経系副作用，脳波（図17）や運動機能（表25）などの検査所見，瞳孔異常，起立性低血圧（表26），心電図異常（表27），洞性頻脈（図18），女性の乳漏症・無月経（表28），男性の性機能障害（表29），急性の肥満（図19）などについて，それぞれの出現率または重症度とNLPの1日用量や髄液中・血中濃度との相関がみられる[193]．また，常用量では比較的稀とされるけいれん発作（表30）や網膜色素変性（表31）についても，大量投与では頻度が著明に上昇することを示した資料がある．

慢性の副作用の中でTDに関しては，1日用量を重視する資料（Crane, 1974）とこれを否定する報告（Simpson, 1979）があって意見の一致をみていない[注3]．いずれにせよ発症の初期にNLPを中止または減量すれば可逆性であり（Quitkin, 1977；八木，1978），平均10年以上の持続例の一部も休薬によって改善が期待できる（Casey, 1985）．肝障害（図20）や皮膚異常（表32）は1日用量と，水晶体と角膜の色素沈着（表33）は投与総量との相関が報告されている．眼科的所見は薬物変更などの処置によってある程度改善され[54]，肝障害もNLPの中止と肝庇護療法によって回復するという（大熊, 1969；小椋, 1986[132]）．

これに対して，発疹・急性黄疸・顆粒球減少症・SLE症状などアレルギー反応とみなされる副作用に関しては，1日用量との相関が見出されない[153]．

3.2.1.3 投与期間

急性の副作用は投与初期から数ヵ月の間に出現することが多いが，副作用の種類によって若干の遅速がある．催眠・鎮静・自律神経系副作用（特に起立性低血圧）は投与初期から出現し，その一部は投与期間の延長とともに耐性を生ずるとされている．EPSのうちジストニアは数日以内に，アカシジアとパーキンソニズムは数日から数週の間に，TDは数ヵ月以上後に発生する

注3）最近GlazerらはprospectivestudyでTDの発生率とNLPの用量との間に高い相関があったと報告した（CINPシンポジウム，ワシントン，1994）．

表23 中枢神経系副作用とchlorpromazineの1日用量,体液内濃度の相関

a) 睡気

	投与第2週 (N=31)	投与第4週 (N=28)
1日用量, mg	0.27	0.13
1日用量, mg/kg	0.15(N=30)	0.03
血漿中濃度	0.31	0.46**(N=26)
脳脊髄液中濃度	0.44**	0.49**(N=24)

**P<.02

b) EPS

	投与第2週 (N=31)	投与第4週 (N=28)
1日用量, mg	0.51***	0.57****
1日用量, mg/kg	0.36*(N=30)	0.44**
血漿中濃度	0.50***	0.68****(N=26)
脳脊髄液中濃度	0.53***	0.71****(N=24)

*P<.05 **P<.02 ***P<.001 ****P<.0001
Wode-Helgodt, B.ら〔文献193〕より引用

表24 中枢神経系副作用とhaloperidolの1日用量

副作用の種類	常用量群 12-36(平均15)mg/日 N=11(%)	高用量群 10-240(平均103)mg/日 N=12(%)
鎮　　　　静	0	5(41.7)
抑 う つ 反 応	1(9.1)	3(25.0)
睡 眠 障 害	2(18.2)	3(25.0)
攻撃性エピソード	0	3(25.0)
急性ジストニア反応	0	0
パーキンソニズム	1(9.1)	3(35.0)
アカシジア	1(9.1)	3(25.0)
遅発性ジスキネジア	2(18.2)	0
て ん か ん 発 作	0	1(8.3)

Bjørndal, N.ら〔文献193〕より引用

表 25　運動機能と抗精神病薬の1日用量*

	少量群 ($\binom{20\text{歳代}\ 4}{30\text{歳代}\ 5}$)	中等量群 ($\binom{20\text{歳代}\ 10}{30\text{歳代}\ 13}$)	大量群 ($\binom{20\text{歳代}\ 7}{30\text{歳代}\ 9}$)
垂　直　と　び (cm)	37.2±5.35	38.5±8.92	38.0±7.90
反　復　横　と　び (点)	27.0±3.88*1	27.7±6.50	24.3±5.19*1
ジグザグドリブル (sec)	30.4±7.83*2*3	32.8±7.94*2	34.6±7.05*3
握　　　力 (kg)	44.6±6.91	44.1±6.03	42.0±6.99

(注*1：$P<0.001$, *2：$P<0.005$, *3：$P<0.05$)
*CPZ 換算：小量 100 mg 未満，中等量 100＜300，大量 300≦
藤井洋男ら〔文献 193〕より引用

表 26　a) 瞳孔対光反応の消失率と神経遮断薬の1日用量

NLP の1日用量*	患者総数	対光反応消失例数(％)
小　　　量	9	1(11.1)
中　等　量	23	7(30.4)
大　　　量	20	11(55.0)

b) 入院外来別起立性低血圧の頻度と神経遮断薬の1日用量

		入院	外来	P(Fisher)
1日用量別例数(％)	小　　量	9(17)	17(61)	
	中等量	23(44)	10(36)	
	大　　量	20(39)	1(4)	0.0004
起立性低価圧の程度別例数(％)	～10％ **24(46)	16(57)		
	10～20％	14(27)	11(39)	
	20％～	14(27)	1(4)	0.0142

*小　　量：CPZ・LPZ(levomepromazine) 75 mg/日，
　　　　　 HPD・PPZ(perphenazine)～6 mg/日，
　　　　　 THP(trihexyhenidyl)・BPD(biperiden)～6 mg/日
　中等量：CPZ・LPZ 150～300 mg/日，
　　　　　 HPD・PPZ 6～10 mg/日，THP・BPD 6 mg/日
　大　　量：CPZ・LPZ 300～mg/日，HPD・PPZ 10～mg/日，
　　　　　 THP・BPD 6～mg/日
**臥位収縮期血圧に対して低下する程度
　岡田文彦ら〔文献 193〕より引用

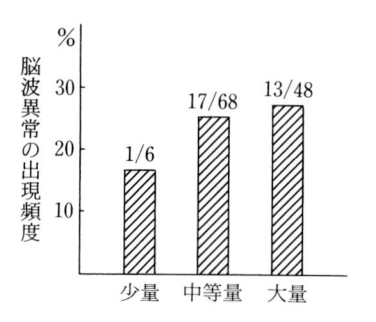

図17 服用量と脳波異常

内田ら〔文献193〕
より引用

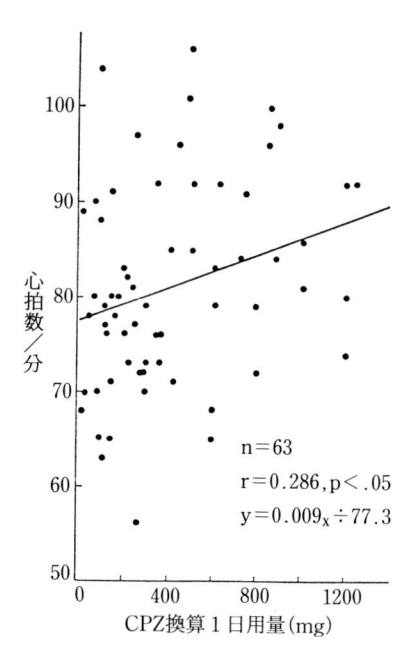

図18 心拍数と抗精神病薬の1日用量

有田真ら〔文献193〕より引用

$n=63$
$r=0.286, p<.05$
$y=0.009_x \div 77.3$

表27 心電図異常の頻度と抗精神病薬の種類，1日用量，投与期間

投薬期間	投与前	第8日	第16日
用 量	0	中等量	大 量
TRD	0	6*	6*
CPZ	0	1	3
TFP	0	1	0

*$P \geq .016$ (one-tailed binominal test)

注）中等量：TRD (thioridazine), CPZ 400 mg/日, TFP (trifluoperazine) 16 mg/日
　　高用量：TRD, CPZ 1,200 mg/日, TFP 64 mg/日
Ban, T.ら〔文献193〕より引用

表28 無月経・乳漏症と抗精神病薬の1日用量，血中プロラクチン値

乳漏症	無月経	例数(%)	服薬量 (mg/日)*	プロラクチン (ng/ml)
(＋)	(＋)	7(9.3)	764	82.0±34.3
	(±)**	19(25.3)	695	46.2±23.5
	(−)	18(24.0)	489	36.9±21.9
(−)	(＋)	5(6.7)	973	31.0±26.0
	(±)**	9(12.0)	391	26.7±23.3
	(−)	17(22.7)	443	33.2±25.0

*CPZ換算薬量　**不規則月経　　井上ら〔文献193〕より引用

表29 男性の性機能障害とsulpiride(SLP)の1日用量，血中プロラクチン値

障害の有無	＋ (N＝5)	− (N＝8)	t検定
SLP(mg/日)	510.0±201.3	256.3±214.5	P＜0.05
プロラクチン (ng/ml)	132.6± 59.0	66.8± 33.4	P＜0.025

Weizman, A.ら〔文献193〕より引用

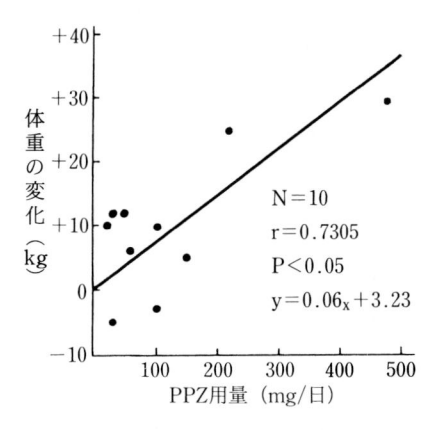

図19　体重変化とperphenazine(PPZ)1日の用量

N＝10
r＝0.7305
P＜0.05
$y=0.06x+3.23$

Simpson, G.M.ら〔文献193〕より引用

表30 けいれん発作の頻度とzotepine(ZTP)の1日用量

ZTP用量(mg/日)	総例数	発作発現患者数(頻度%)
～150	670	7(1.0)
～300	397	6(1.5)
～450	89	5(5.6)
～800	38	10(26.3)

万丸章三〔文献193〕より引用

表31 網膜色素変性とthioridazineの1日用量

1日用量(mg)	総例数	異常例数
1― 200	80	0
200― 400	37	0
400― 600	13	0
600― 800	14	0
800―1,000	1	0
1,000―1,200	6	0
1,200―1,400	0	0
1,400―1,600	4	0
1,600―1,800	1	0
1,800―2,000	3	2
2,000以上	5	3
計	164	5

Hagopian, V.ら〔文献193〕より引用

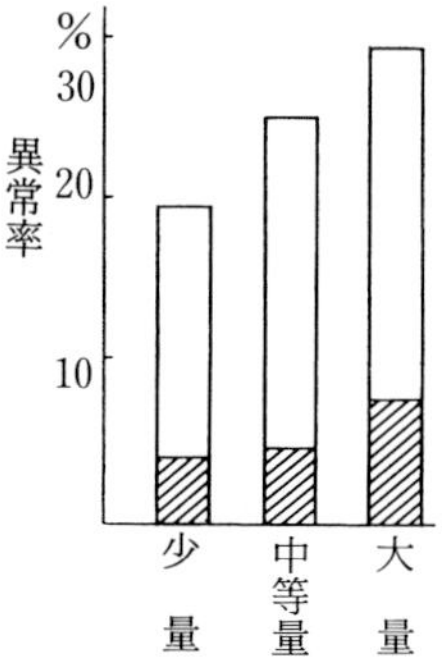

図20 肝障害と神経遮断薬の1日用量
(斜線は中等度異常以上を示す)

大熊ら〔文献193〕より引用

表32 皮膚異常所見と抗精神病薬の1日用量の相関

異常所見の種類	抗精神病薬	LPZ	TRD	CPP
皮膚感染症	―	P<.001	―	―
色素沈着	―	―	―	―
露出部	―	―	―	P<.05
被覆部のみ	―	―	P<.10	―
角化	P<.05	―	P<.05	P<.10
脂漏性皮膚炎	―	―	―	―
湿疹様皮膚炎	―	―	―	―

注)U検定　LPZ：levomepromazine, TRD：thioridazine, CPP：carpipramine

小椋力ら〔文献193〕より引用

表33 眼球の異常と chlorpromazine の総用量

総服薬量 (g)	総例数	部位別異常例数(%)	
		レンズ	角膜
0— 500	20	0	0
500—1,000	32	9(28.1)	0
1,000—1,500	35	15(42.8)	4(11.4)
1,500—2,000	23	10(44.8)	7(30.4)
2,000—2,500	10	5(50.0)	4(40.0)
2,500 以上	11	10(90.9)	9(81.8)
計	131	49	24

DeLong, S. L.ら〔文献 193〕より引用

ことが多い.内分泌・代謝系の副作用(乳汁漏・無月経,肥満など)はやや遅れ,数週から数ヵ月後に頻度が高くなる[153].EPS(黒質・線条体 DA 系)には耐性が生ずると考えられているが,プロラクチン反応(視床下部,下垂体 DA 系)は平均 16 年間の NLP 服用者においても耐性がみられない[35].もっぱら投与期間と強い関連を示すのがアレルギー性の副作用(薬疹・黄疸・顆粒球減少症)で,2 週から数週(せいぜい数ヵ月)の間に出現しやすい.

慢性の副作用(TD,異常色素沈着,thioridazine 以外の NLP による非定型の網膜色素変性,肝障害,腎濃縮力低下など)は,数ヵ月から数年以上の長期連用中に発生するとみなされているが,出現時期を見極めるのが困難なこと,投与量や個体側の要因(加齢など)も関与していることのために,決定的な資料が得られにくい.NLP 連用者 100 余名の調査によると,肥満度,肝機能,心電図,眼科的および歯科学的検査における異常率は,10 年間に明らかな上昇を示していた[132].

3.2.1.4 投与経路

まず,高力価 NLP の非経口投与(筋注または静注)は経口投与よりも EPS は少ないという印象がもたれているが,実証的な研究は少ない.等価または当量の HPD について,静注と経口を盲検法で比較した 2 つの研究によると(表34),第 1 の研究(Möller, 1982)では EPS の頻度に有意差はなく(発

表34 静注と経口による haloperidol の錐体外路系副作用比較

報告者 (年度)	1日用量 (mg)	投与期間 (日)	錐体外路症状			
Möller, 他 (1982)	静注15→20→32 (経口) 経口24 → 20 → 32	9	14/15 (90%) 11/14 (79%)			NS
Menza, 他 (1987)	静注 10.1 (平均) 経口 10.0	5.25 4.60 (平均)	2/4 3/6 (アカシジア)	2.3 5.25 (平均点)		$P<.01$

表35 持効剤と経口剤による副作用の比較

比較薬物	報告者(年度)	効果	副作用	備考
FP vs FE	Bankier (1968)	=	=	入院
	Praag (1970)	=	>	入院
	Del Guidice (1975)	<	=	
FP vs FD	Rifkin (1977)	=	>	EPS
	Hogarty (1979)	<		2年間
HPD vs HPD-D	Zuardi (1983)	=	>	EPS
	大熊 (1985)	=	>	EPS

FP：経口 fluphenazine, FE：fluphenazine enanthate,
FD：fluphenazine decanoate, HPD：経口 haloperidol,
HPD-D：haloperidol decanoate,
EPS：錐体外路症状. 不等記号は優る方に開く.

表36 持効剤と経口剤による悪性症候群の死亡率比較

年代	持 効 剤		経 口 剤	
	報告例数	死亡例数(%)	報告例数	死亡例数(%)
1970	21	7 (33.3)	45	7 (15.6)
1980	28	8 (28.6)	109	17 (15.6)
計	49	15 (30.6)	154	24 (15.6)

Kellam, 1987〔文献90〕より引用

表37 持効剤による副作用の比較

比較薬物	報告者(年度)	効果	副作用	備考
FE vs FD	Praag(1973)	=	<	急性例
	McCrimmon(1978)	=	<	
FD vs HPD-D	Wistedt(1984)	<	<	抑うつ, EPS
	Chouinard(1984)	=	>	TD重症度
	McKane(1987)	>	=	EPS

不等記号は優る方に開く．

症は静注群でやや早い），第2の研究（Menza, 1987）ではアカシジアに差はなかったが，EPSの平均重症度は静注の方が有意に低かった（この差を生ずる理由は不明とされている）。またfluphenazineの筋注と経口の1週間の比較では，EPSの重症度に有意の差がなかった（Coffman, 1987，図31）。

次に，持効剤の筋注と経口剤との比較ではfluphenazineおよびHPDの二重盲検比較試験によると，持効剤によるEPSは経口剤と同等かやや多い（表35）。また悪性症候群が生じた場合の死亡率に関して，持効剤は経口剤の約2倍である（表36）。持効剤の間では，fluphenazineのエナント酸はデカン酸より副作用が多いとされているが，デカン酸のfluphenazineとHPDとの間には一致した差が見出されていない（表37）。

3.2.2 個体側の要因と環境条件

副作用の発生に関与する個体側の要因（人種・遺伝，年齢・性別，身体的・精神的促進因子）もEPSについての資料が多い（下巻参照）。年齢に関しては，スカンジナヴィア5ヵ国の2,391名（2/3が1年以上NLPを連用）に関する副作用調査資料によると，集中困難・記憶障害，筋強剛，便秘・排尿障害が加齢とともに増加する[104]。また検査所見では，NLP服用者における心電図異常率の著明な上昇が示されている（図21）。さらにCPZの肝代謝能は60歳を過ぎる頃から若年者の2～3倍の低下を示すという（HPDのそれは加齢によって変化しない）[7]。

性別に関してスカンジナヴィアの資料は，無力，抑うつ，不安，夢の増減

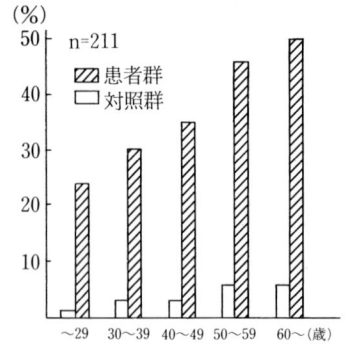

図21 抗精神病薬療法中の精神分裂病者にみられるQTcの延長の年齢別出現率

(小椋　力：老人性精神障害に対する薬物療法．臨床精神医学, 9：559-568, 1980)

などの精神症状，調節障害，下痢，便秘，動悸などの自律神経症状が女性に多いことを示している。皮膚の色素沈着も(TDと同様に)女性に多い傾向が指摘されている[100]。

　血栓・栓塞，静脈炎は臥床患者に多いことが知られており[153]，悪性症候群では身体疲弊が準備状態として重視されている[193]。悪性症候群とNLP服用者の熱射病に関連して，視床下部，線条体のDA遮断による中枢性体温調節機構の障害と末梢ACh作用による発汗抑制の見地から，高温・多湿環境の及ぼす影響がサウナ風呂を利用して検討された[169]。体温上昇に関してNLP服用群は対照群と有意の差を示さなかったが，起立性低血圧の危険が指摘されている。1985年夏にイスラエルを襲った熱波の中で悪性症候群を起こした3例の報告もある[158]。

4. 抗精神病薬の分類

4.1 臨床的分類

　薬物の分類は通常，化学構造に基づいて行われる (表2)。しかしNLPの場合には，化学構造の全く違うRSPがCPZと類似の臨床効果を示し，またCPZと同じフェノチアジン核をもつpromethazineが抗精神病効果を欠くという事実が，化学構造から精神病に対する薬効を予測しにくいことを認識させた。NLPを臨床的見地から分類する試みの第1は副作用を基準としている。まずEPSの出現頻度に基づいて2型が区別された (Freyhan, 1959)。

1）chlorpromazine 型。
2）prochlorperazine 型。
催眠作用の有無・強弱を基準にした分類も試みられた（浅田，1966）。
1）催眠作用の比較的強力な製剤（levomepromazine, CPZ など）。
2）催眠作用が欠如しているか，乏しい製剤（spiroperidol, HPD など）。
EPS と自律神経症状の出現頻度による分類もある[57]。
1）中枢神経型。
2）自律神経型。

第2は主として臨床効果の特徴を区別し，症状または病像に応じた NLP の選択を容易にしようとする試みである．まず NLP の効果を鎮静と脱抑制: desinhibiting（または賦活 activating, 刺激 stimulating, 抗自閉 antiautistic）とに分け，ついで抗幻覚妄想効果を区別し，これに副作用の特徴を加えて類型化が行われた（Delay, 1961, 図 22）．双極分類（Lambert, 1963, 図 23；Pöldinger, 1975, 図 24），4 型分類（図 25）[42]，3 型分類（風祭，1985，表 3）

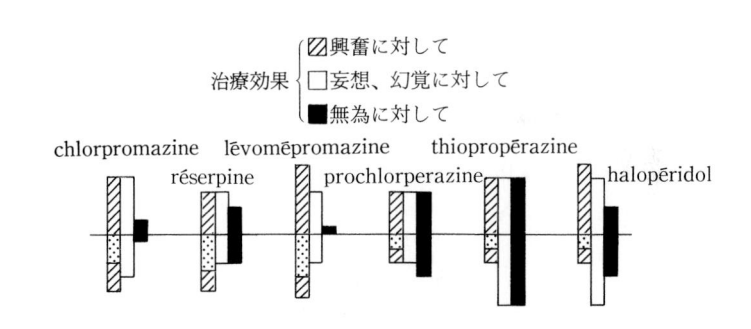

図 22　抗精神病薬の類型化
Delay ら〔文献41〕より引用

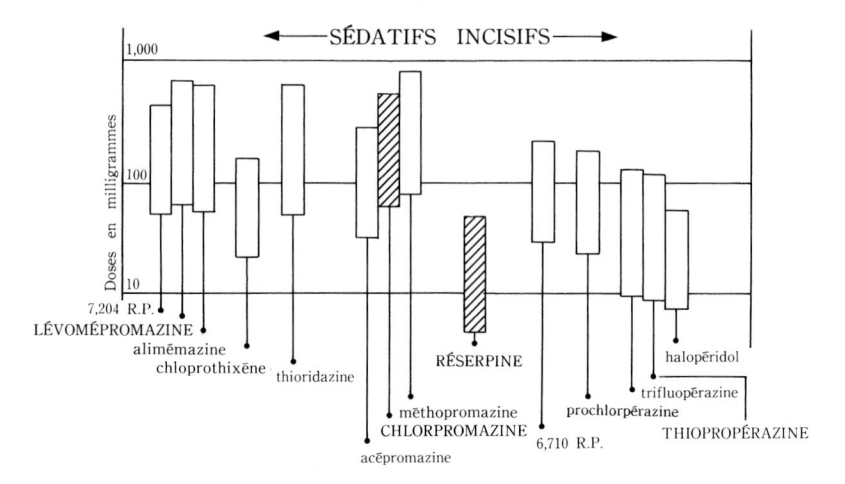

図 23 抗精神病薬の双極分類

Lambert, P-A.: Classification des neuroleptiques. In "Actualités de thérapeutique psychiatrique" (ed. by A. Achaintre et al), 61-78, Masson & Cie, Paris, 1963 より引用

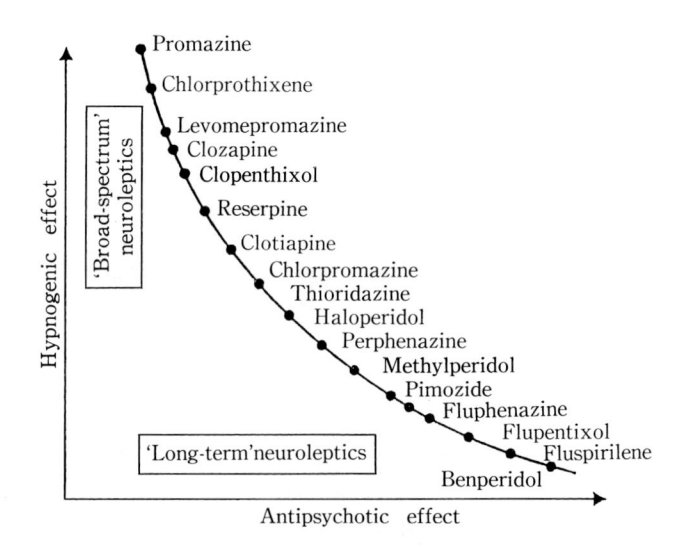

図 24 抗精神病薬の分類

Pöldinger, W.: Compendium of Psychopharmacology. Editiones 〈Roche〉, Basel, 1975 より引用

I 抗精神病薬(神経遮断薬)

```
鎮静作用
　↑
　│  ┌─────────┬──────────────────────┐ 自
　│  │    1    │ 直鎖系フェノチアジン     │ 律
　│  │  鎮静的  │ levomepromazine,      │ 系
　│  │神経安定薬 │ chlorpromazineなど    │ の
　│  │         ├──────────────────────┤ 副
　│  │         │ reserpine            │ 作
　│  ├─────────┼──────────────────────┤ 用
　│  │    2    │ ジベンゾアゼピン系       │
　│  │         │ loxapine, clotiapine │
　│  │中等度活性の├──────────────────────┤
　│  │神経安定薬 │ インドール化合物       │
　│  │         │ oxypertine, molindone│
　│  ├─────────┼──────────────────────┤
　│  │    3    │ ピペリジン系フェノチア   │
　│  │         │ ジン  thioridazine,    │
　│  │多価活性の │ propericiazineなど    │
　│  │神経安定薬 ├──────────────────────┤
　│  │         │ haloperidol           │
　│  ├─────────┼──────────────────────┤
　│  │         │ ピペラジン系フェノチア   │ 多
　│  │    4    │ ジン  fluphenazine,    │ 動
　│  │         │ thioproperazine,      │ 性
　│  │脱抑制的  │ trifluoperazine,      │ の
　│  │神経安定薬 │ prochlorperazineなど │ 副
　│  │         ├──────────────────────┤ 作
　│  │         │ trifluperidol         │ 用
　│  │         ├──────────────────────┤
　│  │         │ benzamide, sulpiride │
　│  │         ├──────────────────────┤
　│  │         │ carpipramine         │
　│  └─────────┴──────────────────────┘
　↓
脱抑制作用
```

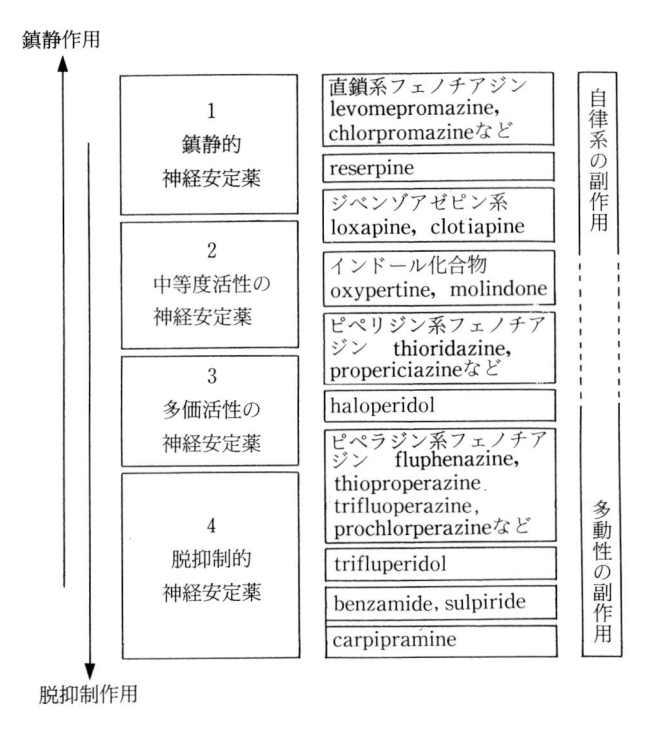

図25　抗精神病薬の分類
Deniker〔文献42〕より引用

などはこの種の試みの発展である。

　第3はいわゆる力価 potency を指標とした分類である。まずフェノチアジン誘導体の用量力価 mg potency（1日常用量の多少）は，EPS の出現頻度に比例して上昇することが指摘され (Freyhan, 1959；Ayd, 1961)，これが力価の強弱の基準となった。神経遮断閾値 neuroleptic threshold（書字試験で検出される錐体外路性運動減退が出現する際の用量）を指標とした分類はその典型的な例である[69]。

1）神経遮断力価 neuroleptic　potency が CPZ より弱い薬物（thioridazine, levomepromazine など）．
2）中等度に強い薬物（CPZ の 1〜4倍，triflupromazine, prochlorper-

表38 抗精神病薬の等価用量(chlorpromazine 100 mg 換算)

薬 物 名	等価用量 (ratio S. E. M.)*	経 口 (mg/kg)†	非経口 (dose, mg/kg)
chlorpromazine	100	3.4952	1.1650
triflupromazine	28.4± 1.8	0.9904	0.3301
thioridazine	95.3± 8.2	3.3333	1.1111
prochlorperazine	14.3± 1.7	0.5000	0.1666
perphenazine	8.9± 0.6	0.3100	0.1033
fluphenazine	1.2± 0.1	0.0419	0.0139
trifluoperazine	2.8± 0.4	0.0980	0.0326
acetophenazine	23.5± 1.5	0.8190	0.2730
carphenazine	24.3± 2.7	0.8380	0.2793
butaperazine	8.9± 1.1	0.3095	0.1031
mesoridazine	55.3± 8.3	1.93333	0.6444
piperacetazine	10.5	0.3671	0.1223
haloperidol	1.6± 0.4	0.0545	0.0181
chlorprothixene	43.9±13.9	1.5333	0.5111
thiothixene	5.2± 1.3	0.1809	0.0603

*標準誤差
†体重70 kg の人間における平均1日量の1/3
Davis, J. M.〔文献39〕より引用

azine など)。

3) 強力な薬物(CPZ の 4〜20 倍, perphenazine, trifluoperazine など)。

4) 非常に強力な薬物(CPZ の 20 倍以上, fluphenazine, HPD など)。

ついで各種の NLP はほぼ同等の抗精神病効果を発揮するという見地に立ち, 薬物間の差を1日の常用量によって規定するという考えから, 用量による分類が示された(Hollister, 1970)。

1) 低用量薬物。

2) 高用量薬物。

同様の見地から, 各種の NLP に関する二重盲検比較試験の資料に基づき, 同等の抗精神病効果を表す1日量が等価用量 equivalent dose として算出され, CPZ を100 とした換算表(表38)が作成された[39]。また CPZ 25 mgを1

表39 抗精神病薬の等価用量（chlorpromazine 25 mg 錠換算）

	概算等価用量 mg	対chlorpromazine用量比		概算等価用量 mg	対chlorpromazine用量比
（ラウォルフィア・アルカロイド）			（チオキサンテン）		
reserpine	1	1：25	chlorprothixene	15	1：1.6
（フェノチアジン）			thiothixene	5	1：5
chlorpromazine	25	1：1	flupentixol	2	1：12.5
triflupromazine	25	1：1	（ブチロフェノンおよび類似化合物）		
levomepromazine	25	1：1	haloperidol	0.75	1：33
			triperidol	0.5	1：50
thioridazine	25	1：1	pipamperone	50	1：0.5
propericiazine	25	1：1	moperone	5	1：5
perazine	25	1：1	spiperone	0.25	1：100
prochlorperazine	5	1：5	pimozide	1	1：25
trifluoperazine	5	1：5	（その他）		
thioproperazine	5	1：5	clotiapine	20	1：1.2
perphenazine	2	1：12.5	carpipramine	25	1：1
fluphenazine	0.5	1：50	clocapramine	25	1：1
spiclomazine	25	1：1	zotepine	25	1：1
			oxypertine	20	1：1.2
			sulpiride	100	1：0.25

伊藤斉〔精神医学，27：521-530，1985〕より引用

錠として，その他のNLPの等価用量を錠数で表すための換算表（表39）もあり，NLP以外の薬物を含めて服薬量を集計する際に利用されている（伊藤，1985）。

その後，厚生省精神・神経疾患委託費による「精神分裂病の病態，治療・リハビリテーションに関する研究班（内村英幸班長）の治療抵抗性分裂病調査班（TRS-RG）は，国内で実施された二重盲検比較試験の資料にもとづいて，TRS-RG版の等価換算表（表40）を作成した。これは換算の根拠が明示されている点で，これまでのところ最も信頼のおける等価換算表と考えられる。

表40 TRS-RG 版の等価換算表

chlorpromazine	100
levomepromazine	100
thioridazine	100
propericiazine	20
perazine	100
prochlorperazine	15
trifluoperazine	5
perphenazine	10
fluphenazine	2
tiotixene	3.3
clotiapine	40
zotepine	66
reserpine	0.15
haloperidol	2
pipamperone	200
spiperone	1
moperone	12.5
timiperone	1.3
bromperidol	2
pimozide	4
carpipramine	100
clocapramine	40
mosapramine	33
oxypertine	80
sulpiride	200
sultopride	200
nemonapride	4.5
risperidone	1

稲垣中，稲田俊也，藤井康男，他：向精神薬の等価換算．星和書店，東京，1999．

4.2 薬理学的分類

RSP の脳内モノアミン涸渇作用の発見（Carlsson, 1958）と CPZ・HPD に関するモノアミン受容体遮断仮説の提出（Carlsson, 1963）によって，NLP はまず下記の2型に分類され，この分類は後に TD の薬物療法に応用された（Kazamatsuri, 1972）。

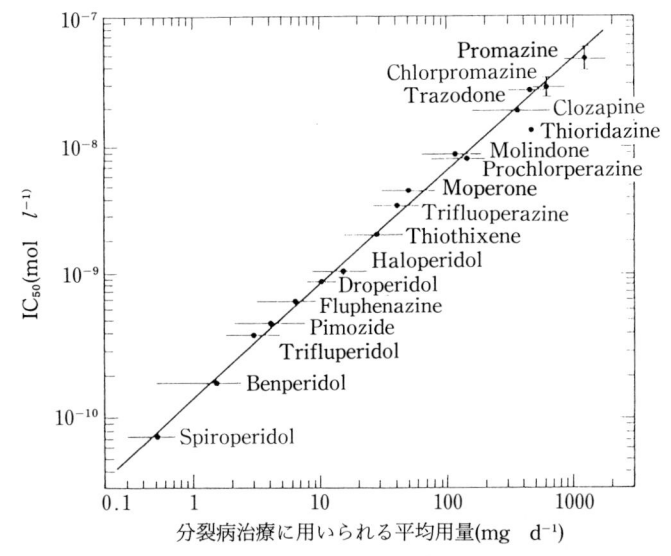

図 26 各種抗精神病薬のドパミン受容体に対する親和性と用量力価 (Seema, P. et al.: Nature, 261, 1976)

1) 貯蔵涸渇型 (RSP, tetrabenazine, oxypertine)。
2) 受容体遮断型 (その他の NLP)。

ついで60年代の研究から受容体遮断型 NLP のカテコールアミン系に対する作用が注目され，DA と NA の受容体遮断作用の強度比から次の3型が区別された (Andén, 1970)。

1) DA のみを遮断する薬物 (pimozide など)。
2) DA/NA 比が高い薬物 (HPD, fluphenazine など)。

さらに NLP の臨床用量は DA 受容体に対する親和性の強度と明確に相関することが示されてから (Creese と Seeman, 1976, 図26)，NLP の分類は DA 受容体に対する作用に基づいて行われるようになった。

第1は，それまで臨床的に想定されていた力価の高低が，DA 遮断力価として薬理学的に規定されるようになったことであり，多数の NLP を識別する最も有用な基準はこの特性にあるという見解が優勢になった (Zavodnick,

表41 各種抗精神病薬の血中・脳内分布(ラット)

薬物名	用量	平均抗精神病力価		
		脳内	血漿中	脳/血漿比
fluphenazine	1 mg/kg	780±150	23± 8	34
haloperidol	1 mg/kg	821±207	38± 13	22
chlorpromazine	20 mg/kg	781±211	111± 55	7.0
butaperazine	5 mg/kg	506±242	74± 31	6.8
thioridazine	20 mg/kg	584±172	268±126	2.2
mesoridazine	20 mg/kg	237± 62	244±123	0.97

Sunderland ら〔文献 167〕より引用

1978)。
　1) 高力価薬物。
　2) 低力価薬物。
　なお最近，NLP の脳/血液中濃度比は高力価薬物ほど高いことから（表41），高力価薬物は DA 受容体に対する作用が強いばかりでなく，作用部位への分布もよりよいと考えられている[167]。
　第2は抗 DA 作用の脳内局在に基づく分類であり，線条体と辺縁系に対するアポモルフィン拮抗作用の比によって(Ljungberg, 1978)，あるいは線条体と中脳側坐核における HVA (DA の主要代謝産物) の増加率によって（大月，1980)，2型が区別された。これらは EPS 惹起作用の強弱にほぼ対応している。
　1) 定型薬物（大部分の NLP)。
　2) 非定型薬物 (thioridazine, sulpiride, clozapine)。
　第3は DA 感受性アデニレートシクラーゼとの連携の有無による DA 受容体の下位分類 (D1・D2) と，これに対する NLP の拮抗作用の選択性である (Kebabian, 1979)。
　1) D1・D2拮抗薬（大部分の NLP)
　2) 選択的D2拮抗薬 (sulpiride, metoclopramide)
　DA 受容体に注目したこれらの薬理学的分類は，多数の NLP の中からよ

表42 抗精神病薬の神経伝達抑制作用

薬　種	DA	5-HT	NA	HS	ACh
haloperidol	1	190	＞204	96	＞204
trifluoperazine	1	48	＞270	＞270	＞270
pimozide	1	41	263	＞263	＞264
chlorpromazine	1	3.5	6.0	4.6	308
floropipamide	5.3	1	12	6.1	＞276
thioridazine	4.1	11	1	3.6	98
promazine	3.1	9.3	3.1	1	75

数値は最も強力な作用に対する比率を示す(大きいものほど作用が弱い)
DA：ドパミン，5-HT：セロトニン，NA：ノルアドレナリン，
HS：ヒスタミン，ACh：アセチルコリン．
〔Miemegeers, C. J. E.: Encéphale,7：215-224, 1981〕

り特異的な抗精神病薬を区別しようとする試みとも考えられるが，臨床的には既存のNLPの使用指針になりにくいのが難点である．NLPのEPS惹起作用と力価がACh受容体遮断作用と逆相関を示し（Snyder, 1974とSingh, 1975），催眠・鎮静・自律神経作用はNA，ACh，HS受容体遮断によるという薬理学的知見（Richelson, 1980）は，臨床的見地から有用である．抗DA作用はNLPに共通の薬理学的特性であるから，この作用の強弱はむしろ薬物間の量的な差異をもたらしており，質的な相違は抗NA，抗5-HT，抗ACh，抗HS作用の強弱から生ずるとも考えられる（Miemegeers, 1981，表42）．臨床的応用を目的とした薬理学的分類としては，抗DA作用を基盤とし，これに対する抗NAと5-HTの作用比を用いた4型分類がある（町山，1978）．

1) 相対的な抗NA・抗5-HT作用がともに弱く，比較的純粋な抗DA作用をもつ薬物（HPD, fluphenazineなど21種）．
2) 両作用がともにより強い薬物（levomepromazine, clozapineなど4種）．
3) 相対的抗NA作用がより強く，相対的抗5-HT作用がより弱い薬物

1) CPNSO₂ の代謝経路図（chlorpromazine関連）

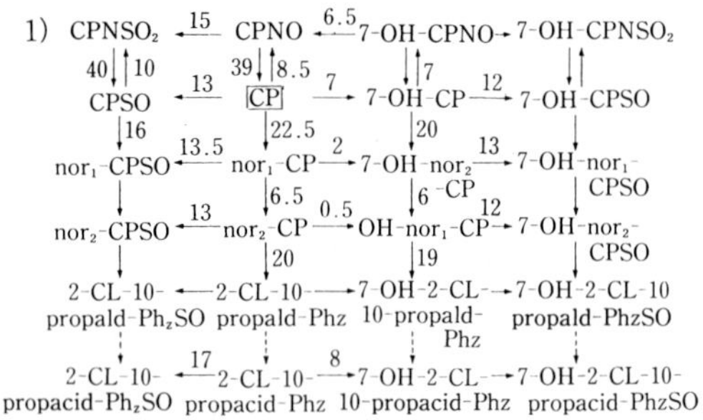

```
1) CPNSO₂ ─15→ CPNO ─6.5→ 7-OH-CPNO → 7-OH-CPNSO₂
   40↓↑10   13   39↑↓8.5    ↓↑7      ↓↑
   CPSO ←─13── CP ──7→ 7-OH-CP ─12→ 7-OH-CPSO
   ↓16       22.5↑↓   ↓20           ↓
   nor₁-CPSO ←13.5─ nor₁-CP ─2→ 7-OH-nor₂-CP ─13→ 7-OH-nor₁-CPSO
   ↓              6.5↑↓6    ↓12          ↓
   nor₂-CPSO ←13── nor₂-CP ─0.5→ OH-nor₁-CP → 7-OH-nor₂-CPSO
   ↓                  ↓20        ↓19           ↓
   2-CL-10-    ←── 2-CL-10- → 7-OH-2-CL- → 7-OH-2-CL-10-
   propald-Ph₂SO   propald-Phz 10-propald-    propald-PhzSO
                              Phz
   2-CL-10- ←17── 2-CL-10- ─8→ 7-OH-2-CL- → 7-OH-2-CL-10-
   propacid-Ph₂SO propacid-Phz 10-propacid-Phz propacid-PhzSO
```

2) haloperidolの代謝経路

（構造式：OXIDATIVE DEALKYLATION, β-OXIDATION, GLYCINE conjugation）

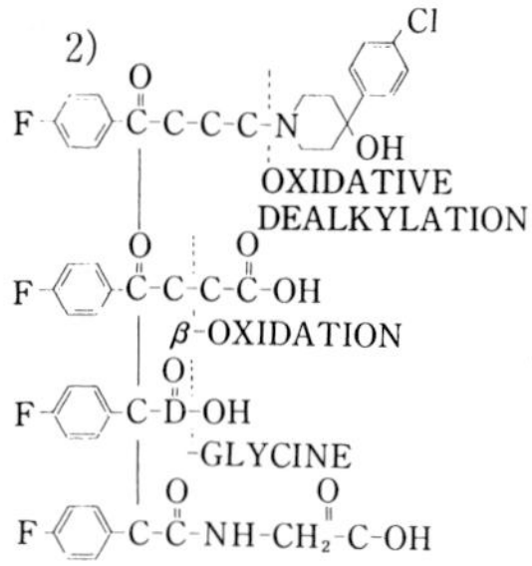

1) chlorpromazine の代謝経路
（桜井征彦：精神医学，14, 1972）
2-CL-10-propald-Phz=2-chloro-10-
(β-propionaldehyde) phenothiazine
2-CL-10-propacid-Phz=2-chloro-10-
(β-proponoc acid) phenothiazine
2-CL-propald-PhzSO=2-chloro-10-
(β-propionaldehyde) phenothiazine
sulfoxazide
In vitroでのCPZの代謝経路，点線は予想される経路を表す。
矢印の傍の数字は基質（10μmol）として使用されたときの種々の代謝産
物へ転換する率（パーセント）を示す。

2) haloperidolの代謝経路
(Forseman, A. et al.：Antipsychotic
Drugs. In；Pharmacodynamics and
Pharmacokinetics. Pergamon Press,
Oxford, 1976)

図27 フェノチアジン誘導体(chlorpromazine)とブチロフェノン誘導体(haloperidol)の代謝経路

(thioridazine など4種)。

4）相対的抗5-HT作用がより強く，相対的抗NA作用がより弱い薬物
(carpipramine, clocapramine)。

4.3 臨床・薬理学的分類

臨床的および薬理学的見地からNLPを分類しようとする試みをたどってみると，現在市販されているNLPを区別するための比較的はっきりした基準は，臨床面ではいわゆる用量力価と副作用（急性EPSと催眠・鎮静・自律神経症状），薬理面では抗DA作用の選択性であると考えられる。まず，初期

表43 抗精神病薬と類似薬物の分類

I. 高力価型：抗DA作用が強く, 1日用量が少なく, 急性EPSを起しやすい薬物.
　a) ブチロフェノン誘導体：haloperidolなど
　b) フェノチアジン誘導体：fluphenazineなど
　c) ベンザミド誘導体：nemonaprideなど
II. 低力価型：抗DA作用のほかに, 抗NA・抗5-HT・抗ACh・抗HS作用も強く, 1日用量が多く, 急性EPSは少ないが, 催眠・鎮静・自律神経症状を起こしやすい薬物.
　a) フェノチアジン誘導体：chlorpromazine, levomepromazine, thioridazineなど.
　b) ブチロフェノン誘導体：floropipamide
III. 中間型：中間の特性をもつ薬物, 薬理学的に非定型な薬物, 賦活効果があるとされる薬物.
　a) reserpineと類似化合物：reserpine, oxypertine
　b) チオキサンテン誘導体：thiothixeneなど
　c) イミノジベンジル誘導体：carpipramine, clocapramine, mosapramine
　d) ジベンゾチアゼピン誘導体：clotiapine(clozapine：未発売)
　e) ブチロフェノン誘導体：pimozide, bromperidolなど
　f) ベンザミド誘導体：sulpiride
　g) チエピン誘導体：zotepine
IV. いわゆる非定型抗精神病薬
　a) risperidone
　b) perospirone
　c) quetiapine, olanzapine
V. 持効剤：1週間以上の持続効果をもつ薬物
　a) 2週持効型：fluphenazine enanthate
　b) 4週持効型：haloperidol decanoate, fluphenazine decanoate
VI. 抗精神病薬類似薬物
　a) 麻酔強化薬(neuroleptanalgesia)：droperidol
　b) 抗ジスキネジア剤：tiapride
　c) 制吐剤：metoclopramide, domperidone
　d) 降圧剤：methyldopa
　e) 抗眩暈薬：thiethylperazine

〔略語〕 DA：ドパミン, NA：ノルアドレナリン, 5-HT：セロトニン, ACh：アセチルコリン, HS：ヒスタミン, EPS：錐体外路症状

のNLPの大部分はこの基準によって2つの類型に大別できる。ただ体内代謝の面からみると，CPZをはじめとする三環薬物の代謝経路は複雑で活性代謝産物があるのに対して，HPDなどのブチロフェノン誘導体のそれは単純で，活性代謝物も無視できるとされている（図27）。したがって基本的化学構造の相違は下位分類の基準として必要であろう。

次に，主として60年代以降に導入されたNLPの多くは，いくつかの点で古典的な2型分類におさまりにくいという特徴をもっている。ひとつは，分裂病慢性例に対して賦活効果をもつとされるNLPである。NLPに賦活（または脱抑制）効果があるかどうかは疑問であるが（Aubrée, 1978），催眠・鎮静・自律神経遮断作用も急性EPS惹起作用も比較的弱く，長期投与に適するとされた一群の薬物の存在は無視できない（表3）。もうひとつは1回投与後1週間以上にわたって効果を維持する持効性注射剤（表4）の登場である。これらの持効剤は特殊な適応をもつことから，別の範疇を設ける必要があろう。なお，持効剤は持効性の機序に関して，Ⅰ型（脂肪酸によるエステル化と油性溶媒の応用，大部分の持効剤）とⅡ型（強い脂溶性の応用，fluspirileneとpenfluridolの2種）に分類される[16]。

さらに，抗DA作用はあるが，抗精神病効果は弱いかほとんどなく（あるいは無視されて），その適応症を精神病以外の病態にもつ一群の薬物がある。抗精神病薬とは言えないが，副作用としてEPSを起こす可能性があることでNLPと共通点を持ち，NLP類似薬物として無視できないと思われる。

以上の検討に基づいて，ここでは市販のNLPおよび類似薬物を適応症・臨床特性，薬力学的・薬物動態学的特性，化学構造の諸側面から5型に分類した（表43）。ただし，各種のNLPの分裂病に対する全般的効果はほぼ同等とみなされており，症状特異性（いわゆる抗幻覚妄想効果・賦活効果など）は明確でないこと，副作用に関する各薬物の特徴は，常用量を，単独で，短期間（数日～数週），経口的に投与した場合には顕著であるが，大量・非経口投与，他剤（特に抗パーキンソン薬）の併用，長期連用（数ヵ月以上）の場合には不明瞭になることに留意する必要がある。

表44 分裂病の経過段階と抗精神病薬の有用度

経過段階	必要性と有効性	安全性(遅発性ジスキネジア)
急性期	(+++)	(−)〜(+)
寛解期	(++)	(+)
慢性期	(+)	(++)
老年期	(+)〜(−)	(+++)

5. 抗精神病薬による精神分裂病の治療

NLPの主要な適応症は既述のように分裂病である。今日,分裂病の概念に関してはなお議論があるとしても,その治療の基盤がNLPによる薬物療法にあることに関して異論はあるまい。ただ分裂病治療にNLPを用いるにあたっては,分裂病治療薬としてのNLPの特異性と有用性(有効性と安全性)について,下記のような限界があることを銘記しておく必要がある。

第1に,分裂病に対するNLPの効果の特異性は,絶対的というより相対的とみなされる。この薬物は躁病性興奮に対して有効であり,激越性うつ病や神経症に対してもある程度の効果を示す。分裂病治療薬としての地位が確立される過程をたどってみれば,一方では従来の治療手段に優ることが立証され,他方ではその他の疾病に対してより有効な薬物(Li,三環系抗うつ薬,ベンゾジアゼピン系抗不安薬)が導入されたという,2つの側面のあったことがわかる。

第2にNLPはすべての分裂病者に必要かつ有用というわけではない。NLPが不要またはむしろ有害な分裂病下位群の存在が,急性例について (Goldstein, 1970 ; Rappaport, 1978 ; Marder, 1979 ; Young, 1980),回復例について (Davis, 1975 ; Johnson, 1983 ; Fenton, 1987[50]),慢性例について (Gardos, 1973 ; Luchins, 1983) 指摘されている。これらの下位群に属する分裂病者を識別する明確な基準はまだないが(Buckley, 1982),NLPの投与にあたってはこのことを常に念頭におく必要がある。

第3に,NLPには分裂病の自然治癒率を上昇させるほどの効力はなく,し

かも分裂病の経過の諸段階において NLP の有用性は異なる。分裂病の進展段階を 4 期に大別して NLP の有効性・安全性（特に TD の危険度）を比較してみると，疾病の長期化と患者の加齢とともに有用度は次第に低下する（表 44）。分裂病治療における NLP の使用方法（選択基準，用法・用量，投与期間など）は，疾病の経過段階に対応して考慮されるべきである[78]。

なお 1990 年代に入って一方では evidence-based medicine（EBM）が提唱され，他方では治験や治療法の国際的統一の動きが活発化し，治療ガイドラインや薬物療法アルゴリズムが作成されるようになった。日本でも分裂病の急性期および慢性期のアルゴリズム(試案)が公表されている（精神医学 39：1145-1159, 1997）。このような動向に対しては，推進派と反対・懐疑派の間で議論が行われており（精神科治療学 16 巻 3 号掲載予定），筆者は批判的な立場をとっているが，いずれは医療の現場に普及していくものと予想されるので，その限界をよくわきまえて用いられることを望んでいる。

5.1 抗精神病薬の選択

まず患者の精神運動性 psycho-motoricité に注目して，次の指針が示された（Deniker, 1960）。

1）激越・興奮および幻覚・妄想の支配的な病像に対しては，運動減退症状（アキネジア）を起こしやすい CPZ, levomepromazine など（低力価型）。
2）ひきこもり・活動低下の目立つ病像に対しては，運動亢進症状（ジストニア，アカシジア）を起こしやすい prochlorperazine, thioproperazine など（高力価型）。

この選択基準は合理的と思われ，今日なおよく引用される。しかし，慢性例を増動型と減動型に分類して，CPZ（低力価型）と trifluoperazine（高力価型）の効果を比較した研究では，有意差が見出されなかった(Platz, 1967)。

ついで急性例に対する二重盲検比較試験の資料から，数種のフェノチアジン誘導体について，改善率の高い症状・病像・病型が検出された。Lorr の評価尺度で検出された改善度の高い症状と NLP の組合せは，下記の通りであ

る (Marks, 1963)。
 1) 協力性と CPZ
 2) 社会性と perphenazine
 3) 活動水準と prochlorperazine
 4) 不安・緊張と triflupromazine
　また病像または病型に関しては次のような組合せが抽出された (NIMH, 1967)。
 1) 中核型と CPZ。
 2) 奇矯型・抑うつ型と acetophenazine
 3) 抑うつ型と fluphenazine
　しかし逆に，中核型または非妄想型は CPZ, thioridazine (低力価型) よりも acetophenazine, fluphenazine, perphenazine (高力価型) による改善率が高いという報告もある (Hollister, 1974)。これらの資料は NLP の選択基準として症状・病像・病型は有用性に乏しいことを物語っている。現段階で最も合理的と考えられるのは，NLP の DA 説から導出された次の薬理学的基準である (Zavodnick, 1978)。
 1) 第1選択薬は選択的抗 DA 薬（高力価型）とする。
 2) 第2選択薬は抗 NA・抗 ACh・抗 HS 作用の強い NLP（低力価型）とし，EPS がコントロールしにくい場合や催眠・鎮静を要する場合に用いる。
　ここでは NLP の臨床・薬理学的分類（表43）と，分裂病の病期分類（表44），患者の薬歴・身体条件・服薬受容度（コンプライアンス）の3側面を考慮して，下記のような指針を考えた。括弧内は類型番号（表43）を示す。なお非定型抗精神病薬の選択については，今後の日本における経験に待たねばならない。
　1) 急性および慢性の精神病状態の治療には高力価型（Ⅰ）か低力価型（Ⅱ）を用いる。中間型（Ⅲ）の多くもⅠ，Ⅱとほぼ同等の効果を示すが，急性例に対して oxypertine（Ⅲ）や pimozide（Ⅲ）は CPZ（Ⅱ）に劣り（van Praag, 1975[175]；Pecknold, 1982），退院者の治療で thiothixene（Ⅲ）は HPD（Ⅰ）

に劣るという (Abuzzahab, 1982)。慢性例の治療で pimozide (III) は HPD (I) に比べて賦活効果は強く EPS は少ないが，悪化例が多く[62]，sulpiride (III) は trifluoperazine (I) と効果はほぼ同等であったが，興奮性ないし刺激性副作用が多かった (Edwards, 1980)。

　a) 第1選択薬は高力価型 (I) とする。低力価型 (II) は急性例に対する効果については同等としても，循環系をはじめとする副作用が一般に多いこと (3.2.1.1 参照)，漸増法を原則とすることに難点がある。慢性例に対しては HPD (I) と CPZ (II) の比較試験で，鎮静および賦活効果について差はないが，改善項目数と即効性について HPD が CPZ に優っていた[162]。また高齢者に対して HPD (I) は EPS が thioridazine より多いが (Tsuang, 1971), fluphenazine (I) は循環系副作用の点で thioridazine (II) に優り (Branchey, 1978), HPD (I) は肝代謝能に及ぼす影響 (青葉, 1986) の点で CPZ (II) に優る。

　また高力価型の中でブチロフェノン誘導体 (Ia) はフェノチアジン誘導体 (Ib) に対して，体内代謝が単純なこと (図26)，副作用が一般に少ないこと (3.2.1.1) で優ると思われる。

　b) 催眠・鎮静を要する例，急性 EPS を起こしやすい例に対して低力価型 (II) を用いる。催眠・鎮静性の副作用は不眠・興奮の強い例に対してはむしろ有用な場合がある (Cohen, 1986)。

　c) 頑固な拒薬状態には2週持効型 (IVa) を用いる。

　d) 難治例に対しては基本的化学構造の異なる NLP (III) を用いる。少なくともフェノチアジン誘導体の間では交叉耐性が生じている可能性がある (Pi, 1981)。分裂病症状の生化学的分類 (大月, 1977) と NLP の薬理学的分類 (町山, 1978；4.2 参照) の有用性についてはまだ資料が乏しい (岡崎, 1979)。

　2) 回復状態の維持療法

　a) 急性状態に用いた NLP を減量して投与し，むやみに変更しない方がよい。NLP を無作為に変更した研究で，2年間の悪化率は変更群 (44％) が非変更群 (12％) より有意に高いことが示されている (Gardos, 1974)。また

長期（平均15年間）投与されていた少量の低力価型（II）を高力価型（I）に，2年以上かけて徐々に変更した研究では，85％に不眠，不安・不穏などの離脱症状の出現が報告された（Chouinard, 1984）。

b）IまたはIIで鎮静過多などの副作用がみられた場合には中間型（III）に変更する。ただし効果の点でIIIがI・IIより優るという資料は少ない。RSP（III）はCPZ（II）に劣るとされており（Shawver, 1959），pimozide（III）はtrifluoperazine（I）には優るとされたが（Gross, 1974），thioridazine（Clark, 1975），fluphenazine（Donlon, 1977），CPZ（Wilson, 1982）[185]との間には差が認められなかった。

c）服薬受容度の低い頻回再発者には4週持効型（IVb）を用いる。一般に持効剤の効果は，経口剤と同等かやや優る。しかし副作用（特に急性EPS）については同等かやや劣り（表34），うつ状態の頻度（持効剤22％，経口剤25％）に差はないが（Mandel, 1982），悪性症状群による死亡率は持効剤で2倍である（表35）。また持効剤（fluphenazine）の間では，2週持効型（エナント酸）は4週持効型（デカン酸）に副作用の点で劣る（表36）。

5.2 用法・用量
5.2.1 治療量

最も一般的な用法は，安全性を考慮して経口投与で漸増し，用量の下限を臨床効果の出現に，上限を副作用の出現におくことである。しかしNLP（特に高力価型）には（LiやTCAと違って）致命的な副作用が少ないので，急性例に対する即効性と難治例に対する治療効果の増強を意図して，筋注または静注による初期大量投与の行われる場合が少なくない。また，臨床試験の結果から経験的に割り出された標準1日用量の幅は広く，反応の個体差も大きいので，個々の例における最適用量の決定は必ずしも容易ではない。ここではNLPの用量設定，投与経路の選択，血中濃度監視の臨床的意義について，これまでの実証的研究を紹介する。

5.2.1.1 最小有効量の指標：神経遮断閾値（Haase）と少量療法

最小有効量のNLPによる分裂病の治療技法は，特にHaaseによって提唱

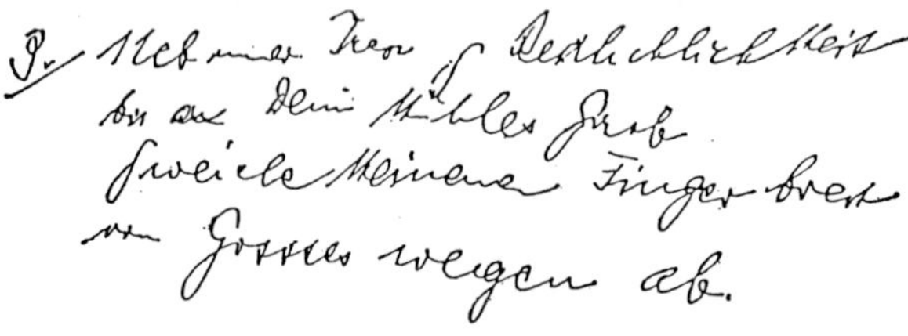

(A)症例1:治療前1日

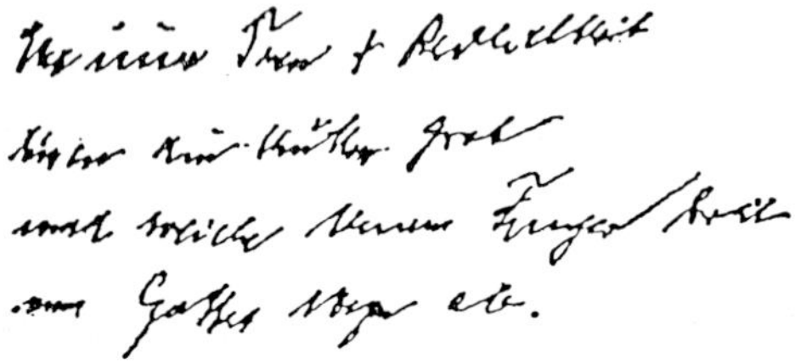

(B)症例1:小字症をともなう線条体性書字硬直。Largactil-Megaphen治療4週後(最初は1日300mg, 2½週間前から200mg投与)。歩行時等の粗大運動は著変なし。

図28 Chlorpromazineによる線条体性書字硬直
Haase:Nervenarzt,25:486-492,1954より引用

されてきた。まずNLPの抗精神病効果は精神運動性パーキンソン症状群(線条体性発動減退)と一致して現われ,その出現は書字試験(図28)によって客観的に把握できることが見出された(Haase, 1954)。後に書字変化を生ずる際のNLPの用量は神経遮断閾値neuroleptische Schwelle (neuroleptic threshold)とよばれている(Haase, 1963)。これに対して粗大運動性パーキンソン症状をはじめとする急性EPSは治療効果を阻害するから(Haase, 1961),NLPの治療量はこの閾値と急性EPSが出現する用量との間にある(Haase, 1969)。なお,慢性EPS (TD)の認識から運動亢進閾値hyper-kinetische Schwelleの概念が提唱され,治療域をHaaseの閾値(下限)とこれ(上限)との間に限定する意見も提出されている(Haddenbrock, 1964)。

神経遮断閾値の有用性は,その後もHaase自身と共同研究者によって追試が行われ,またアメリカでは2つの研究によって支持された。第1の研究ではtrifluoperazineによるEPSの重症度と行動変化との関係が検討された

Ⅰ　抗精神病薬(神経遮断薬)　405

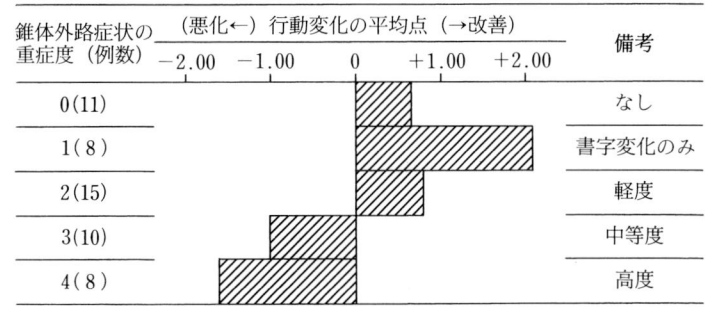

錐体外路症状の重症度(例数)	(悪化←) 行動変化の平均点 (→改善)	備考
0(11)		なし
1(8)		書字変化のみ
2(15)		軽度
3(10)		中等度
4(8)		高度

図29　Trifluoperazineによる錐体外路症状と行動改善度
Bruneら〔文献27〕より作図

表45　神経遮断閾値と改善度別患者分布(butaperazine 6ヵ月投与後)

神経遮断閾値の上下別	改善度別患者数								平均値	t
	−2	−1	0	1	2	3	4	5	6		
下			3	9	3	1	1			1.3±1.01	P＜.001
上				3	8	5	1			2.2±0.79	

Simpsonら〔文献160〕より引用

(図29)。その結果，最大の行動改善は EPS が書字試験にのみ現れた患者群にみられ，EPS が臨床的に顕現した患者群では重症度に比例して行動は悪化することが示された[27]。第2の研究では閾値に達した患者群の改善度は閾値下の患者群のそれより有意に高いこと(表45)，また書字試験を指標として治療された患者群を臨床判断だけで治療された患者群と比較すると，有意に少ない用量で同等の効果を挙げ得ること，しかも最適用量は書字変化を生ずる用量と密接に関連していることが証明された[160]。

最近，Haase の主張は再評価を受けているが (McEvoy, 1986)，現実にはこの手法はあまり普及していないようである。これには次のような理由が考えられる。

1）患者の書字能力と協力を必要とすること，投薬法が漸増を前提としていることから，急性例への適用が制約される。

2) 書字変化の判定に熟練を要する。Simpson らの追試は書字試験の判定にあたって Haase の共同研究者の参加を必要とし，その他の研究ではアキネジアと小字症の相関が否定された（Rifkin, 1978；Shackman, 1979)。

3) 運動亢進性 EPS はこの閾値に関係なく発症する。アカシジアと振戦は閾値とほとんど相関しないこと（Haase, 1961），ジストニア発作とアカシジアは閾値下で出現したことが報告されている（Simpson, 1970)。

最新の報告では神経遮断閾値の検出は，急性例について前腕の被動的屈伸による歯車様筋強剛の増強という操作的な診断基準を用いて行われている。その結果，この閾値によって HPD の治療を受けた患者群（平均 3.4±2.3 mg/日）は，5週以内に72％が回復したが，その2〜10倍量を投与された患者群（平均 11.6±4.7 mg/日）はそれ以上の改善を示さず，不快な EPS を招来するのが常であった（McEvoy, 1991)。この知見は急性例の治療においても，最小有効量はこれまで考えられていたよりもさらに低いことを示した点で注目に値する。

他方では常用量よりも少量の NLP に反応する分裂病下位群の存在が指摘されている。まず慢性例について，顕著な精神病症状のない無力性ないし抑うつ的な分裂病者に対しては，一部の NLP (fluphenazine, trifluoperazine, thiothixene, triperidol) の少量が刺激効果をもつと推定された（Gardos, 1973)。この問題は特に thiothixene の治験資料に基づいて検討され，この薬物は大量で抗精神病効果を，少量で刺激効果をもつとみなされた（Gardos, 1973)。しかしその前年に報告された研究では，この仮説は支持されなかった[161]。また最近の CT 研究の結果から，脳室拡大があって精神症状が軽く，NLP をあまり必要としない下位群があると報告された（Luchins, 1983)。

次に急性例について，1ヵ月で自然軽快し，その後退院までの NLP の用量が約 1/6 で済んだ下位群の存在が明らかにされた（Marder, 1979, 表 46)。また回顧的な検討によって，プラセボまたは少量の NLP で改善する急性例の背景因子として，女性，発症後の早期入院，初回入院が検出された（Young,

表46　1ヵ月間の無投薬改善群と非改善群の比較

	改善群(N=8)	非改善群(N=14)	p
RDC による診断名			
分裂情動病	8	8	
分　裂　病	0	6	
予測因子			
発病年齢	19.5 ± 0.7	15.8 ± 0.6	$\leq.001$
病相期間(月)	3.9 ± 0.9	8.1 ± 1.6	$<.05$
前回入院期間(月)	2.4 ± 0.5	10.6 ± 2.8	$<.05$
(その他省略)			
その他の投薬量(CP換算)			
退院時	113 ± 13	640 ± 127 mg/日	$<.0005$
6〜12ヵ月維持量	150 ± 34	484 ± 110 mg/日	$<.025$

Marder, S. R. et al.: Arch. Gen. Psychiatry, 36：1080-1085, 1979 より引用

1980)。さらに，65歳以上の高齢者の症状再燃に対しては，成人常用量の1/2〜1/3のNLPの投与によって充分な改善が認められることが報告された[87]。

5.2.1.2　急速大量療法：攻撃療法（Delay）と急速飽和法（Donlon）

一般に，急性EPSの出現は用量の上限で減量の指標と考えられたが (Barsa, 1955；Mayer-Gross, 1956；Goldman, 1958)，NLPによるEPSについては次のような特殊な問題があって，用量の上限をしばしば不明瞭にしてきた。第1は，治療効果のための必要条件とされたパーキンソン類似状態 (Haase, 1954；Flügel と Ditfurth, 1955) が顕在性のパーキンソニズムにまで拡大され，治療効果増強のために急性EPSを系統的に惹起する治療法が提唱されたことである (Kruse, 1957；Bayreuther と Edwards, 1958)。その定式化の頂点は，治療初期に耐えられる最大量を投与する thioproperazine の断続療法 (Delay, 1959)，または攻撃療法 traitement d'attack (Delay, 1961) であった。しかしその後の追試ではこの投薬法の有用性は支持されなかった (Cramond, 1962；Hordern と Moffat, 1964)。

第2は，常用量の数十倍から数百倍の大量投与では急性EPSはむしろ起

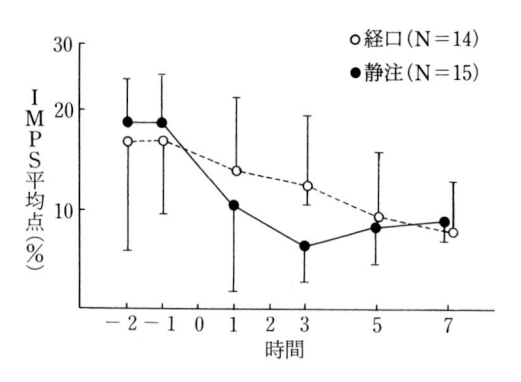

図30 Haloperidolによる治療初日の精神症状改善経過（N=29）

IMPS：Inpatient Multidimensional Psychiatric Scale
Möller, H-J. et al.：Am. J. Psychiatry, 139：1575, 1982より引用

こりにくいという逆説的現象が，fluphenazine について指摘されたことである (Lambert, 1968)。同様の経験が HPD についても報告され，NLP の常用量を EPS の危険帯域 extrapyramidal risk zone とみなして，この上下の用量では EPS が起こりにくいとする仮説が提出された (Dencker, 1976)。また高力価型 NLP には心循環系に対する危険が少ないことから，血中濃度の急速な上昇による即効性を意図して，筋注または静注による急速神経遮断法 rapid neuroleptization method が提唱された (Donlon, 1979)。

しかし，急性例に対してこれらの急速大量療法が即効性と副作用の両面で標準的な投薬法に優るという仮説は，70年代中期から80年代初頭までの盲検試験の結果，ほぼ完全に否定された[134]。その後に検討された HPD の静注と経口の比較では，副作用については同等かやや少ないが(表34)，効果についてはほとんど差がなかった(図30)。また fluphenazine については，効果にも副作用にも有意差が認められなかった(図31)。ただ大量投与で出現する鎮静性の副作用は，不眠・興奮の強い例に対してはむしろ有用な場合があることを考慮に入れる必要がある。急性例に対して日常行われる初期大量投与の

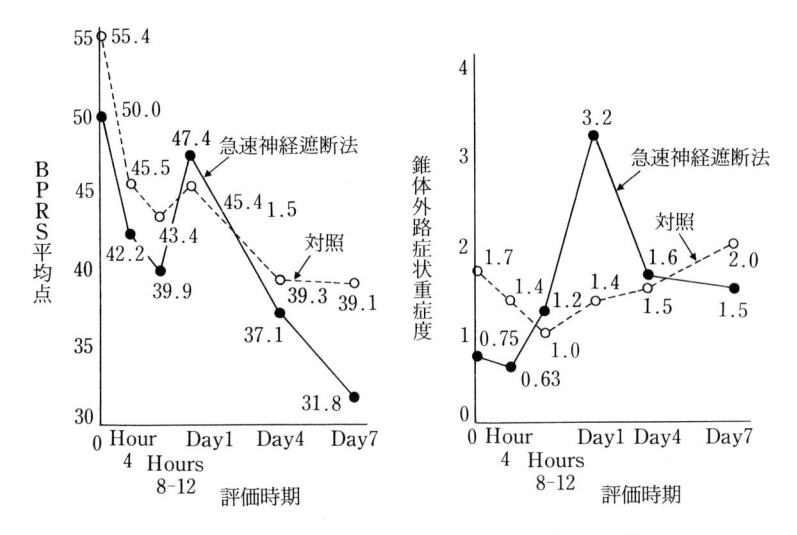

図31 Fluphenazineの急速神経遮断法における効果と副作用
Coffman, J.A. et al.：J.Clin.Psychiatry, 48：20-24, 1987より引用

有用性は，抗精神病効果の早期発現というよりは鎮静性副作用の初期出現によって支持されるのであろう[37]。

慢性例に対する大量療法の有用性も，二重盲検対照試験では充分な支持が得られていない．ただ年齢が比較的若く(40歳以下)，入院期間が比較的短く(10年未満)，陽性症状をもつ者には有用な場合があるとされている[134]．常用量のNLPに反応しにくいこれらの難治例に対しては，一定の期限を区切って経口的または非経口的に大量投与を試みる価値がある．なお日本ではHPDの大量点滴療法の有効性が報告されたが(西浦，1980；寺山，1983)，二重盲検法による検証の報告はまだない．

5.2.1.3 血中濃度監視の意義

60年代末に10^{-9}g (ng)単位の微量定量法が開発されてから，NLPの体液中濃度の測定が可能となり (Curry, 1968)，70年代に入ってNLPの効果・副作用と血中濃度の相関を求める研究が開始された[192]．すでにCPZ (Rivera-Calimlim, 1976，図32)，butaperazine (Casper, 1980，図33)，fluphenazine

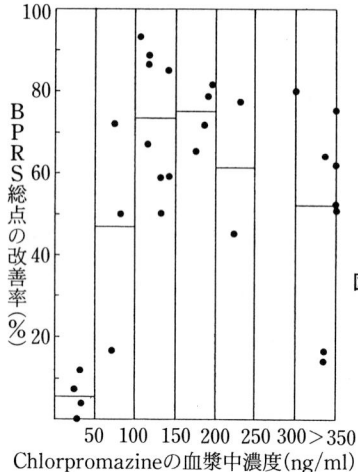

図32 Chlorpromazineの血中濃度と臨床効果
Rivera-Calimlim, L. et al.：Clinical response and plasma levels：Effect of dose, dosage schedules, and drug interactions on plasma chlorpromazine levels. Am. J. Psychiatry, 133；646-652, 1976より引用

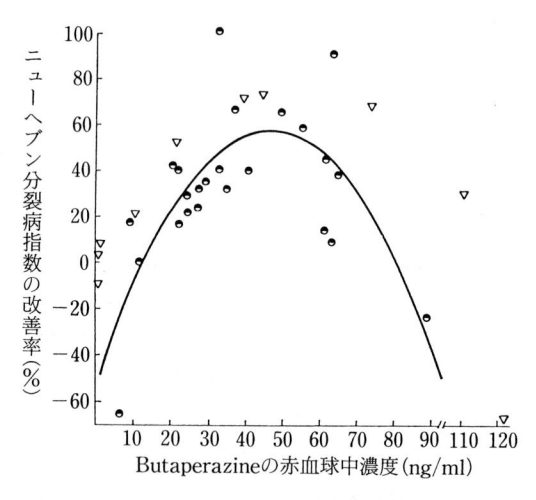

図33 Butaperazineの血中濃度と臨床効果
Casper, R. et al. : Phenothiazine levels in plasma and red blood cells. Their relationship to clinical improvement in schizophrenia. Arch. Gen. Psychiatry, 37；301-305, 1980より引用

I 抗精神病薬(神経遮断薬) 411

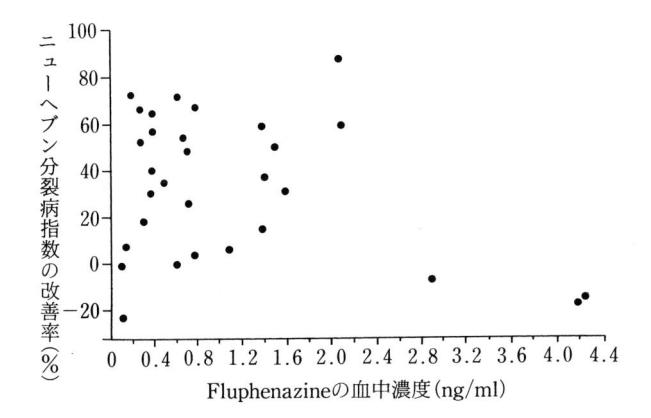

図34 Fluphenazineの血中濃度と臨床効果
Dysken, M.W. et al.：Pharmacology, 73：
205-210, 1981より引用

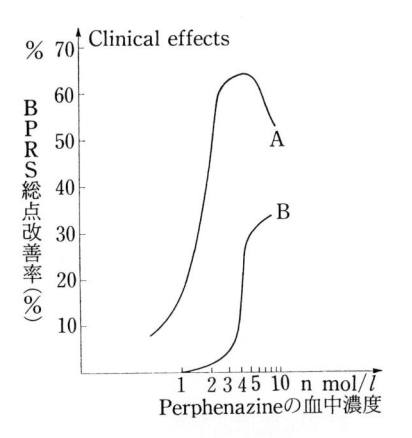

**図35 Perphenazineの血中濃度と臨床効果
(A) および錐体外路症状 (B)**
Bolving Hansen, L. et al.：Dose-response relationships of perphenazine in the treatment of acute psychoses. Psycho pharmacology, 78；11-115, 1982より引用

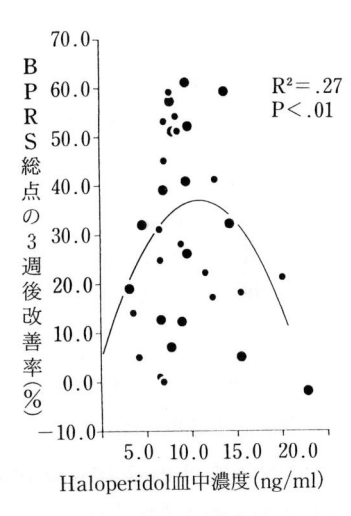

図36 Haloperidolの血中濃度と臨床効果
Smithら：Psychopharmacol.
Bull., 21：52-58, 1985より引用

表47 血中濃度を指標とした薬量調節とその効果

		症例番号	haloperidol 換算血漿濃度(mg)の変化				BPRS 総点の変化(臨床効果)			
低血中濃度群	薬量増量群	1	6	→	12	上昇	49	→	38	改善
		2	8	→	32	上昇	40	→	30	改善
		3	5	→	25	上昇	40	→	33	改善
		4	2	→	2	不変	46	→	34	改善
高血中濃度群	減量群	5	50	→	16	下降	45	→	31	改善
		6	37	→	11	下降	58	→	38	改善
		7	86	→	27	下降	66	→(拒否)		不変
	維持群	8	60	→	54	下降	33	→	51	悪化
		9	41	→	53	上昇	40	→	42	不変?

Dunlop, S. R. et al.: Biol. Psychiatry, 17：929，1982 より引用

(Dysken, 1981，図 34)，perphenazine(Bolvig Hansen, 1982，図 35)，HPD (Smith, 1985，図 36) などについて，血中濃度と臨床効果との間に逆 U 字型の曲線的相関のあることが示され，有効血中濃度の上限と下限（いわゆる治療の窓 therapeutic window)のあることが実証された。また perphenazine については，有効濃度の上限が EPS によって規定されることも指摘されている（図 35）。

しかし NLP の有効血中濃度の範囲は投与量のそれと同様に広いので，血中濃度監視の有用性は特殊な場合に限られる。まず自然回復力が強く，NLP に良く反応する急性例では，血中濃度監視の実用的価値はほとんどない。CPZ に関する研究によれば，第 1 に 4 週後の反応者（18 名）と非反応者（16 名）との間で血中濃度に差がなかったこと，第 2 に臨床的判断に基づいて増量された非反応者 11 名のうち，血中濃度 3 〜72 ng/ml の 4 例は改善され，95 ng/ml 以上の 4 例は悪化したことから CPZ に対する反応の良否と血中濃度の高低との関係はないと考えられた[177]。また HPD の用量を血中濃度に基づいて調節した場合の治療効果は，臨床的判断だけによる用量調節の場合と差がなく，平均的な急性例に対しては，血中濃度を測定しなくても臨床的判断だけで有効濃度を維持できることが示された[198]。

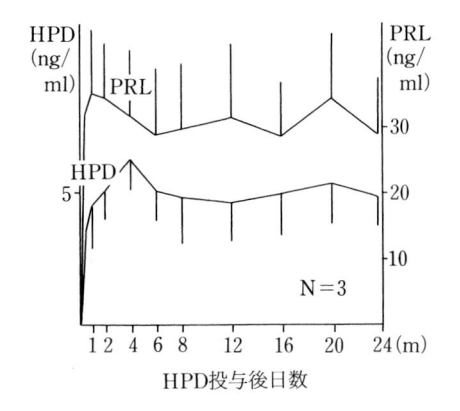

図37 老年分裂病者におけるhaloperidol(HPD)の血中濃度とプロラクチン(PRL)反応

神定ら〔文献87〕より引用

　これに対して難治例や高齢者では，血中濃度を監視して用量調節を試みる余地が残されている。HPDの有効濃度は急性例に対しては5〜20 ng/ml とみなされているが，難治例では20〜50 ng/ml の範囲にあることが報告されている (Hollister, 1982)。難治例でNLPの血中力価を測定し，これが特に低い例と高い例に対して，血中力価がHPD換算15〜30 mg/日になるように用量を調節した結果，増量群では全例が改善し，減量群では2/3が改善したという (Dunlop, 1982, 表47)。またHPDの血中濃度が定常状態に到達する期間は，成人では1週間前後とされているのに対して，65歳以上の高齢者では約4週間を要することが明らかにされている（図37）[87]。

5.2.2 維持量

　急性状態から回復した分裂病者の再発予防には，一般に急性期に用いられたNLPをある程度減量して継続投与するが，どの程度まで減量できるかについての資料はまだ乏しい。従来の知見を総合すると，回復者の約2/3については，最初の1〜3年間で退院時用量の1/2から1/3程度に減量できるとされている。ただし，減量の影響が現われるまでに3ヵ月以上を要するので，それ以上に頻繁な減量は好ましくない[80]。著者の経験によると，初回入院

表 48 治療量と維持量の用量比

	初回入院者の治療量(N=57)		通院者の維持量(N=30)	
	入院初期	退院時	10 年以上 (N=12)	10 年未満 (N=18)*
1 日平均用量 (CPZ 換算 mg)	148.4	69.5	62.5	117.5
治療量に対する比 (%)	—	46.8	42.1	79.1

*最終退院後年数

者の退院時の平均1日量は入院初期の治療量の1/2以下まで減量されている。さらにこれ以下の維持量で10年以上にわたって安定している通院者が少なくない（表48）。

再発予防に必要な維持量の範囲は欧米ではCPZ換算300〜600 mgとされていたが，長期連用中のTD発生の危険が認識されてから，最小有効維持量への関心が喚起された(Davis, 1975)。まず経口剤の維持量について，CPZの179〜2,080 mg, 100 mg, 50 mgの3群が比較された結果，1年再発率はそれぞれ22％，32％，26％で有意差はなかった(Lehmann, 1983)。持効剤に関しては，常用量の1/10のデカン酸fluphenazine群の1年再発率（56％）は常用量群のそれ（7％）より有意に高かったが(Kane, 1982)，維持量を1/5にした同様の研究では常用量群の1年再発率と有意差がなかった（図38）。また2年間の追跡調査で，低用量（1/5）群の非悪化率（31％）は常用量群のそれ（64％）に劣っていたが，非再発率（56％）は常用群のそれ（69％）と有意差がなく，悪化の段階で増量すれば常用量群と同等の維持率が期待できると考えられている[108]。

副作用に関しては，1/10用量群ではTDの初期徴候が有意に少ないことが示され，維持量の削減によってTDの発生を予防できる可能性が示唆された(Kane, 1982)。また可逆性TDの追跡調査の結果，若年者の軽微なTDは発症後にNLPが多少とも減量されれば，少なくとも10年以上にわたって重症化・非可逆化が予防される（八木，1987）。最近の総説によれば，高用量に

I 抗精神病薬(神経遮断薬) 415

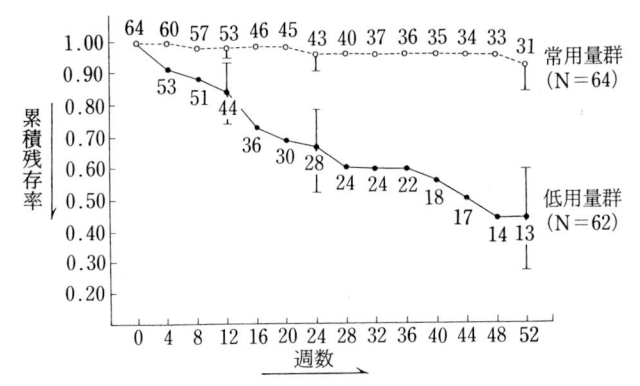

a. 常用量の1/10による維持療法(Kane, J.M. et al.：Arch. Gen. Psychiatry, 40, 1983)

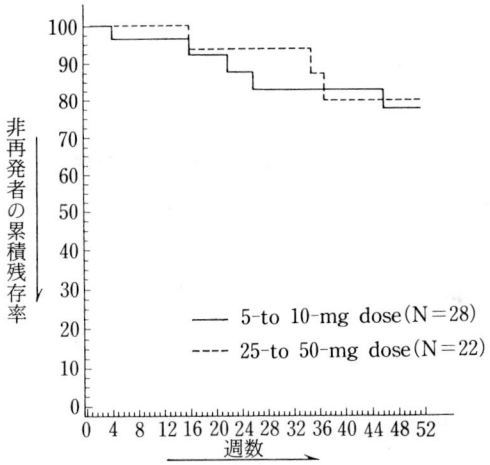

b. 常用量の1/5による維持療法(Marder, S.R. et al.：Arch. Gen. Psychiatry, 41, 1984)

図38 低用量維持療法における1年維持率

よる維持療法が低用量のそれより優るとした比較試験は52件中35％にすぎないのに対して，高用量群に副作用が多いとした研究は22件中91％に達する(Baldessarini, 1988)[13]。維持療法についても用量の「窓」が示されている

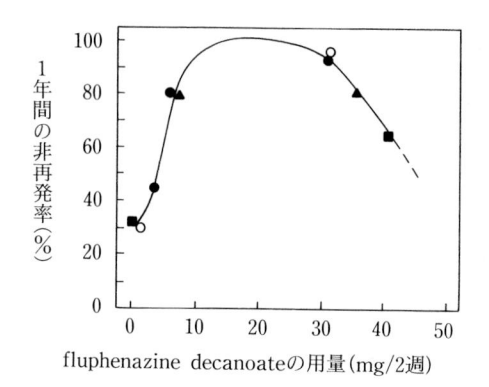

```
         100
   1      80
   年
   間
   の      60
   非
   再
   発      40
   率
   （%)    20

           0
            0    10   20   30   40   50
           fluphenazine decanoateの用量(mg/2週)
```

図39　維持療法における有効用量
　　　　○●▲■は4編の研究論文を示す
　　　　Baldessarini〔文献13〕より引用

（図39）。

　なお，維持療法中に再発する患者では，血中力価（Brown, 1982）あるいは血中濃度（Wistedt, 1982 ; Jayaram, 1986）が低いという報告があり，頻回再発者では血中濃度監視の必要性が示唆される。また維持療法に用いられる持効性HPDの血中濃度は注射後1～2週で頂点に達し，第3～5回の注射で定常状態となる（図40）。副作用（特にEPS）は血中濃度の昇降とほぼ並行して増減し，まず初回注射後1～2週で出現率が高く，ついで第4～5回注射後に再び出現率の上昇がみられる（図41）。副作用防止のために血中濃度の監視や第3回注射から用量を3/4程度に減量する配慮（Viukari, 1982）が必要となる。

　慢性例に対する維持量も定期的に点検すべきであり，症状が安定している例では最低1年に1回は25％程度の減量を試みた方がよい[101]。特に退行期（Bridge, 1978）および老年期（Ciompi, 1985）に入った分裂病者の約半数は精神症状と社会適応性の改善を示すことが報告されている。長期入院者について，退行期から老年期に到るまでのNLPの用量変化を調べてみると（図42），10例中6例までが60歳代に入って用量の大幅な削減が可能であった[194]。

1) 1回投与

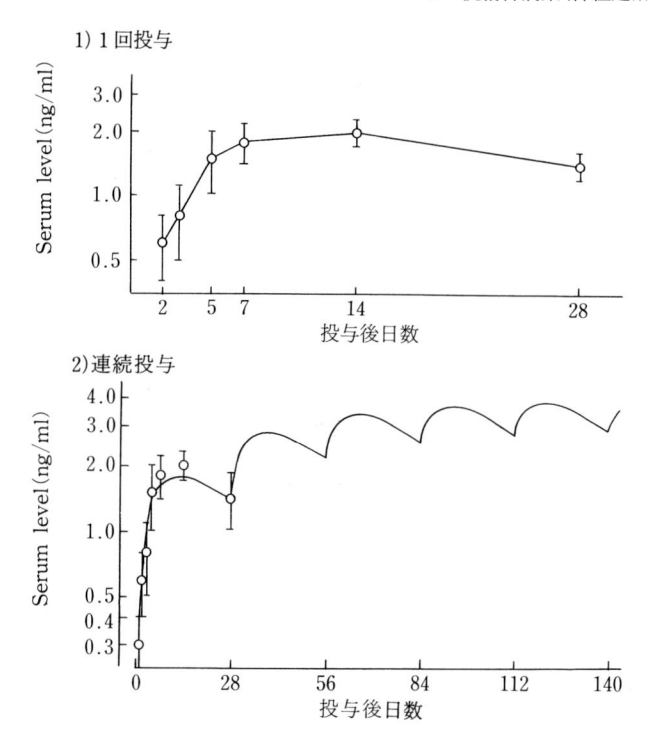

2) 連続投与

図40 Haloperidol decanoate (筋注) の血中濃度
寺内ら：神経精神薬理，7：849-854, 1985より引用

　以上のように，NLP の用法・用量に関する近年の実証的研究の結果は，大量療法の一般的有用性を否定し，中等量ないし低用量による治療を正当とする傾向にある[176]。急性期の治療で最初の 2～4 時間以内に重症度を半減させるための用量は CPZ 換算 100～500 mg (HPD 換算 2.5～10 mrg) であり，寛解期に半数の患者を再発から防止するための用量 (ED_{50}) は CPZ 換算 50～150 mg であるという[13]。また血中濃度の監視は，常用量の NLP で改善・維持される患者には必要なく，その実用的価値は急性状態からの回復遷延例，頻回再発例，持効剤投与例，慢性難治例，高齢者，副作用頻発者，身体病合併者（とくに肝疾患），相互作用のある他剤併用者などに限定される。

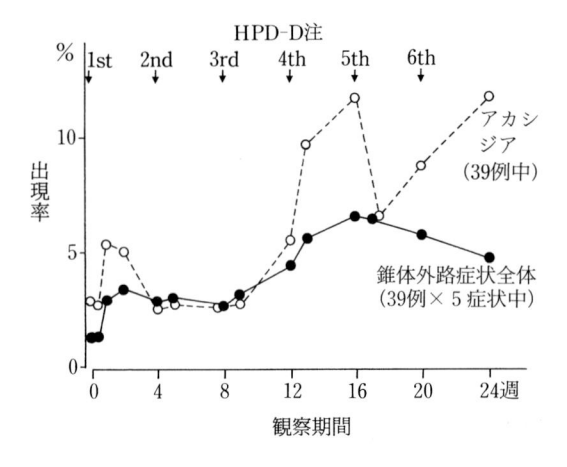

図41 Haloperidol decanoate による錐体外路症状
伊藤ら：神経精神薬理，7：855-865, 1985より引用

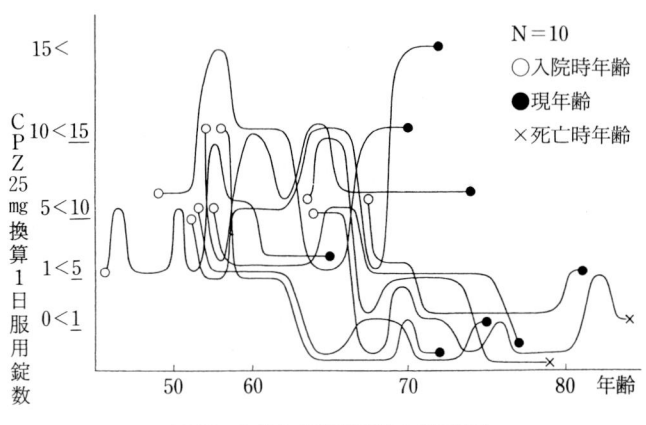

図42 加齢と抗精神病薬の用量変化
八木〔文献194〕より引用

　1990年代に入って神経画像化 (neuroimaging) 技術の進歩が，投与量の設定に関してさらに信頼度の高い基礎資料を提供した．すなわち，PET画像から算出される抗精神病薬の線条体 D_2 受容体占拠率と臨床反応の相関研究に

I 抗精神病薬(神経遮断薬) 419

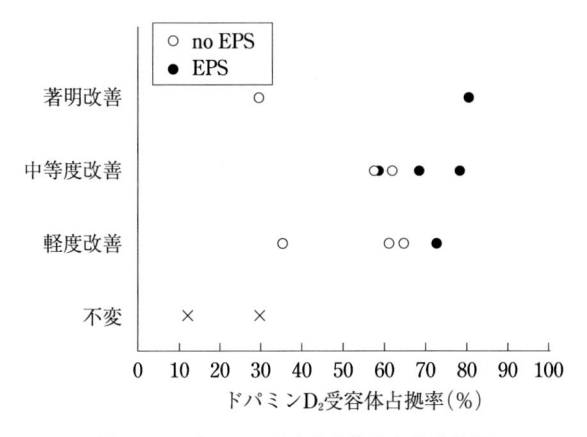

図43 ドパミンD_2受容体占拠率と臨床効果
EPS：錐体外路系副作用
この図は，EPSを伴わない改善例(○印)は受容体占拠率30〜60％の範囲内にあることを示す．
Nordström, A-L., et al.：Biol. Psychiatry, 33：227-235, 1993.

よれば，急性期の臨床効果は占拠率30−60％で達成され，70％以上ではEPSが頻発することが判明した(図43)。また haloperidol decanoate で維持されている分裂病者8名のD_2占拠率は，注射1週間後で平均73％, 4週後で平均52％であった (Nyberg, s. et al.：Am. J. Psychiatry, 152：173-178, 1995)。その後の研究では，D_2占拠率80％でEPSが頻発することは定説となっている。

次に抗精神病薬の投与量・血中濃度・D_2占拠率の関係を調べた研究では，haloperidol 2−5 mg/日で1−2 mg/ml の血中濃度と60−80％のD_2占拠率が得られる。したがって治療に最適と考えられる70％のD_2占拠率を達成するためには，2−5 mg/日の用量で充分であり，これまで一般に推賞されていた haloperidol の用量は多すぎるとされた (Kapur, et al.：Psychopharmacology, 131：148-152, 1997)。これは既述の神経遮断閾値を用いた平均投与量3.4±2.3 mg/日の報告 (McEvoy, 1991) とほとんど一致している。

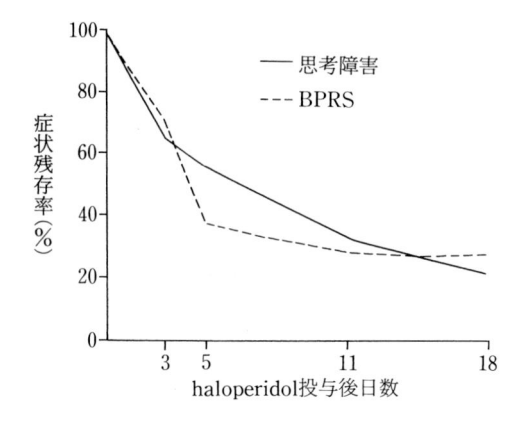

図 44　思考障害に対する抗精神病薬の効果
Davisら：Schizophr. Bull., 76：70-87, 1980 より引用

5.2.3　投与期間

5.2.3.1　投与期間と治療効果

　NLP による分裂病の治療過程において，投薬期間に対応した全般的および症状別の改善速度を知っておくことは，個々の NLP に対する非反応者を識別し，血中濃度の測定，用量の調節，薬物の種類や投与経路の変更などを検討する上で重要である。まず NLP の全般的な効果は，非経口投与の場合には投与開始数十分後には出現し（図 31），経口投与の場合には最初の 1 週間で最大となり（Schmidt, 1982；Szymanski, 1983；田上，1985[171]），4～12 週間で全般重症度を著明に低下させる場合が多い（図 6, 7）。しかも効果に対する耐性は 5～8 年間の連用後も生じない[140]。

　次に症状別にみると，2～3 週以内に興奮・刺激性・攻撃性・不眠などの arousal symptom が制御され，2～5 週間で不安，抑うつ，社会的引きこもりなどの affective symptom が反応し，6～8 週後に幻覚，妄想などの知覚・認知障害の消失がみられるという[101]。

　症状別の改善速度を実証的資料でみると，思考障害(Holzman の思考障害指数) は精神病症状の全般重症度 (BPRS) とともに，2～3 週間で急速な改善を示す(図 44)。ただし残遺症状としての軽度の思考障害は NLP に反応し

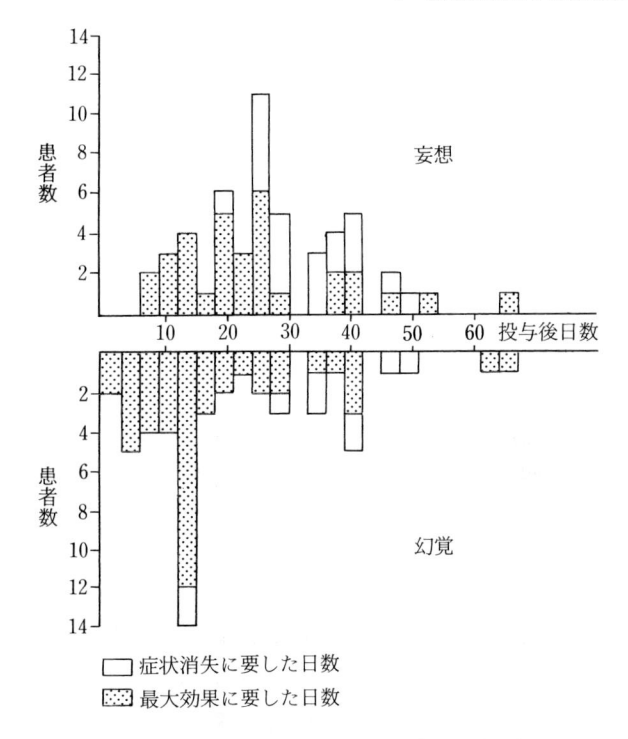

図 45 抗精神病薬投与後の幻覚・妄想消失過程
Axelssonら〔文献9〕より引用

にくい (Spohn, 1986)。幻覚と妄想を標的とした研究によると，2ヵ月間の幻覚の消失率は85％，妄想のそれは60％で，不眠・失見当識の消失が先行する(集中困難は幻覚に，食欲不振は妄想に先立って消失する)。幻覚の改善は妄想より早く(図45)，両者の改善速度は血中濃度の上昇速度と相関する[9]。ただし，社会的孤立に対する効果は4週後も1年後もプラセボと差がなく (Johnstone, 1979)，むしろ一時的に対人接触を減少させる (Spohn, 1981)。慢性例における陽性症状も陰性症状も類似の改善パターンを示すが，前者の有意な改善は2週後であるのに対して，後者のそれは4週後にみられる (図11)。

以上の知見から，急性例については投薬3週後にもまだ不穏・刺激性・不

眠が認められたり，5週後にもなお不安・引きこもりがある場合には，投与量を調節した方がよいかもしれない。血中濃度を測定して治療閾内にあるかどうかを点検することも意味があろう。逆に6週間を経過して患者が協力的になっていれば，幻覚・妄想・思考障害が残存していたとしても（これらの症状はなお数週間は全快しないかもしれないが），用量は適切と考えてよい（Lehmann, 1975)[101]。慢性例については，常用量を4〜8週間投与しても反応しない患者に対して血中濃度の測定と用量の調節を行い，この試みを各種のNLPについて反復する。このような操作に対しても反応しない難治例には，他の治療法を考慮すべきである (Pi, 1981)。

5.2.3.2 維持療法の必要期間と中断可能性

既述のようにNLPの再発防止・延長効果（図13）または再発軽症化・短縮効果（表14）は明らかであるが，一方では回復者の約20％が維持療法なしでも再発しないことが知られている。まず長期の維持療法が不必要と考えられるのは，①心理・社会的発達と病前の社会的機能が良好で，②急性に発症し，回復が急速かつ完全な場合である (Carpenter, 1981)。実際に，NLPなしで平均15年以上にわたって良好な転帰を示した23名の分裂病者 (DSM-III) をその他の分裂病者と比較した回顧的研究によって，次のような入院時の特徴が抽出された[50]。

1）病前の社会的・職業的適応が良い。
2）習得された心理・社会的能力と技術水準が高い。
3）破瓜病様症状が少ない。
4）感情（抑うつ気分）が保持されている。

私見によれば，これらに加えて次のような条件も必要であろう。

5）再発の初期徴候が自覚され，治療受容度が高いと予想される。
6）再発時に自他への破壊的行動の恐れがなく，迅速かつ適切な処置がとれる環境にある。

次に維持療法の必要期間については病相の回数を基準として，下記の基準が示された[101]。

1）初回病相後は2〜3年以上。

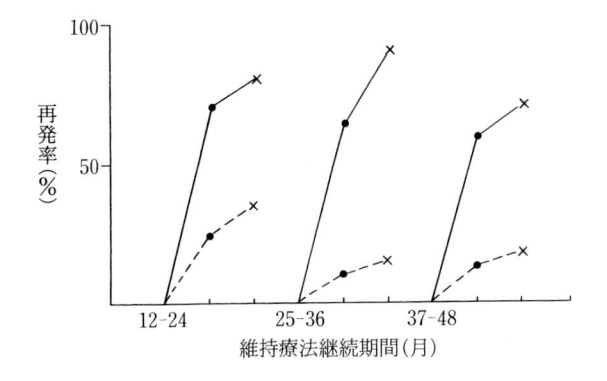

図46 維持療法の継続期間と中断後の再発率
実線は中断群,破線は非中断群
1年再発率(・),1.5年再発率(×)はいずれも有意
($P<0.001$).Johnsonら〔文献81〕より引用

2)再発1回後は5年。
3)再発2回後は永続的。

しかし,初発の急性状態から比較的短期間(平均4ヵ月)に回復した患者群も (Kane, 1982), 3〜5年間完全寛解にある維持療法中の患者群も (Cheung, 1981),NLP中断後の再発率は継続群より有意に高かった。また平均再発回数3〜5回の分裂病者を,維持療法の継続期間(1〜4年)で3群に分けた中断試験によると,4年継続群においても中断後の1〜1.5年再発率は非中断群より有意に高く(図46),この結果から5年以上は維持療法が必要と考えられた[81]。これらの結果は,急性状態からの回復の遅速や程度,寛解期間や維持療法の継続年数の長短は,NLPの中止基準とはなり得ないことを物語る。また最低限の継続必要期間を示してはいるが,継続の期間についてはなお不明のままである。

なお,休薬後の精神病症状の再発は,これに先行する非精神病的前駆症状(いわゆる神経衰弱様状態)によって予測可能であり,この段階でNLPを投与すれば再発防止は可能とする見解から,間欠投与法が提唱されている (Herz, 1980, 1982, 1985;Dencker, 1985)。通院慢性例に対してNLPを中

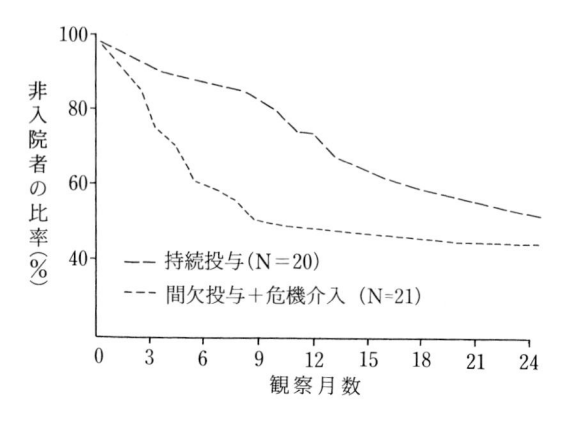

図47 通院慢性例に対する抗精神病薬の持続投与と間欠投与
Carpenterら〔文献31〕より引用

断し，前駆症状が出現した段階で再投薬と危機介入を行った患者群は，持続投薬群と比較して最初の6ヵ月間の入院率は有意に高いが，1～2年後の精神症状と社会的機能には有意差がなかったという(図47)。このような間欠維持療法の適応者として，以下の基準が挙げられている[31]。

 1) 再発回数が少なく，発症が緩慢で，NLPに良く反応する。
 2) 病識があって治療に協力的である。
 3) 再発の初期徴候を発見・対応できる支持システムがある。
 4) 患者側が持続投与にかわって間欠投与を希望する。
 5) 初期の短期中断試験が成功する。

入院慢性例に対する維持療法の必要性と中断可能性については，すでに60年代に多くの研究が行われ，二重盲検法を用いた中断試験の結果は，いずれもNLPの長期中断が大部分の患者で良い結果をもたらさないことを示した。しかし中断そのものに対して否定的な報告がある一方(Blackburn, 1961 ; Caffey, 1964)，1週間は安全とする意見 (Whittacker, 1963) や3ヵ月 (Good, 1959, 図12)，6ヵ月 (Freeman, 1962)，9ヵ月 (Letemendia, 1967) の中断可能性を示唆する報告があり，プラセボの使用 (Olson, 1962) や間欠投与 (Greenberg, 1966) の有用性が報告されている[119]。慢性例におけ

る画一的な中断は避けるべきであるが，病状が数ヵ月以上安定している場合には，1年に1回はまず休薬して経過を観察し，数日で悪化するような患者に対しては次に25％程度の減量を試みることが必要とされた[101]。

休薬が必要かつ可能と考えられるのは，高齢者とTD発症者であるが，これを裏づける資料もまだ乏しい。加齢とともに再発までの期間が延長し（Rassidakis, 1970），再発率が低下すること（Hershon, 1972）が指摘されたが，65歳以上の老年者の中断試験で6ヵ月再発率は50％であった[87]。また50歳以上（平均61～63歳）の入院TD患者21例の中断試験では3例は3ヵ月後に悪化したが，18例は7～18ヵ月間（平均13ヵ月間）休薬可能で，12例でTDが消褪した（Jeste, 1979）。しかし65歳以下（平均51歳）の入院TD患者21例の中断試験では3ヵ月間の減量中に1例が再発，中断後6ヵ月で15例が再発し，TDの症状は有意の改善を示さなかった（Branchey, 1981）。また平均年齢40歳代の通院TD患者12例の中断試験では，3～6ヵ月後に6例が再発し（入院2例，自殺1例），TDの変化は改善1例に対して悪化5例という悲惨な結果に終わった（Glazer, 1984）。

これらの資料は，数年以上にわたって安定状態が維持されているとしても，大部分の通院例と慢性例に対してNLPの数ヵ月以上の中断は危険であることを示している。回復例，慢性例，TD発症者，高齢者の極く一部には，維持療法は必要ないようにみえるが，そのような患者を識別する明確な基準はまだない。また休薬日（drug holiday）の設定や間欠維持療法が，慢性の副作用の予防に役立つという証拠もまだない。むしろ，TDの非可逆群を可逆群と比較すると，2ヵ月以上の休薬を反復した例が多いことが報告されている（Jeste, 1979）。これまでの知見の範囲では，再発の危険と慢性副作用発生の危険の双方を同時に軽減するには，間欠投与よりも最小有効量の持続投与を行う方がより現実的と考えられる。

5.3 併用薬の効果

5.3.1 2種の抗精神病薬と抗パーキンソン薬

近年の処方実態調査は，NLPの単剤投与が極めて少なく，2種のNLPと

抗パ薬の併用が圧倒的に多いことを示している(伊藤，1974，1979)。この3剤併用療法の原理と原型はCPZ・promethazine併用療法 (Flügel, 1958) に見出される。すなわち，この併用療法の背景には，治療効果増強への期待と，単独のNLPによる副作用，特にパーキンソニズム (Hewat, 1955) と騒乱期 (Barsa, 1955) を緩和しようとする意図があった。しかし3剤併用療法についてこのような希望的観測を裏づける対照試験の報告はない。ここでは2種のNLP併用の有用性と抗パ薬併用の問題に分けて論ずることにする。

5.3.1.1　2種の抗精神病薬の併用

2種のNLPの併用はCPZとRSPの組合せに始まり (Hewat, Lemere, Barsa, 1955)，その後英語圏ではCPZとprochlorperazine (Barsa, 1958)，trifluoperazine (Barsa, 1960) の併用が検討された。また仏語圏では，NLPの双極分類 (Lambert, 1959) で対置された鋭利型薬物 (prochlorperazine, thioproperazine, fluphenazine, HPD) と鎮静型薬物 (CPZ, levomepromazine, propericiazine, thioridazine) の併用が提唱され，複合的な治療効果の達成と運動亢進性EPSの緩和が期待された (Bonnet, 1960；Lambert, 1964；Colmart, 1969；Schnetzler と Kammerer, 1971)。日本ではprochlorperazineとlevomepromazineの併用効果が報告されている (尾野，1961)。

しかし，NLPの併用が単独投与に優ることを示した二重盲検対照試験は少ない。CPZとRSPの併用はCPZ単独よりも効果が劣り，EPS (特にアカシジアとパーキンソニズム) が多いと報告された (Hollister, 1955)。その後60年代中期までの報告が厳密に評価された結果，NLPの併用が単独に優るという仮説は支持されなかった[55]。ただ，CPZとtrifluoperazineの併用に関しては，CPZ単独と比べて効果は差がなく，EPSは多いとする報告(Casey, 1961) に対して，それぞれの単独投与に反応しなかった慢性例は，両剤の併用によって単独に優る効果を示したという報告 (Talbot, 1964) は注目される。また，各種のフェノチアジン誘導体とブチロフェノン誘導体の併用は前者の単独と差を示さなかったが(Lehmann, 1967)，HPDとCPZの併用による全般改善度はHPDの単独投与に有意に優ることが単盲検交叉法で確認され (表49)，この併用は睡眠障害のある場合に有用であることが示唆され

表49 Haloperidol単独とchlorpromazine併用の効果比較(N=35)

評価種別	HPD 単独	CPZ 併用	有意差
全般改善度			$P<0.008$
BPRS 改善度*			
総評点	$P<0.05$	$P<0.02$	
緊張	$P<0.01$	$P<0.01$	
誇大性	$P<0.05$	$P<0.05$	
幻覚	$P<0.05$	−	
衒奇症	−	$P<0.05$	
NOSIE(協調性・睡眠)			NS
脱落例数	5	4	NS

HPD：haloperidol, CPZ：chlorpromazine, NS：有意差なし,
NOSIE：看護者用入院患者評価尺度
*治療前との比較における有意差
Jones ら〔文献 83〕より作表

た[83]。

　日本で行われた併用に関する二重盲検試験としては，①CPZ＋carpipramine の併用を，②CPZ＋perphenazine，③CPZ＋プラセボと比較した研究がある[189]。①は②と比較して効果は（特に神経症様症状に対して）やや優り，副作用（特に EPS と不眠）はやや少ないが，有用度には差がなく，③と比較して効果（いわゆる賦活効果）はやや優り，副作用は同等かやや少なく，有用度で優ることが示された（②と③の間には有意差がない）。この結果からCPZ と carpipramine の併用は他の2治療に優るとみなされたが，この試験計画では CPZ の用量が固定されていたために，③は単独の NLP による標準的な対照治療とはいえず，したがってこの研究結果は NLP の併用が単独に優ることを示したことにはならなかった。

　なお，2種の NLP を併用した場合の血中濃度について，levomepromazine は HPD の血中濃度を上昇させることが報告されている（林，1983）。

5.3.1.2　抗パーキンソン薬の併用

　急性 EPS に対する抗パ薬の治療効果は，levodopa と bromocriptine を除

表50 抗精神病薬単独投与時と抗パーキンソン薬併用時における行動改善度と錐体外路症状重症度(N=26)

治療時期	錐体外路症状(平均点)	行動改善度(平均点)
trifluoperazine単独投与	1.4	+0.69
抗パ薬併用(1週後)	1.0	+0.61
抗パ薬併用(2週後)	0.8	+1.22

Brune〔文献27〕より引用

いて，benztropine (Barsa, 1955)，trihexyphenidyl (Letailleur, 1956)，biperiden (Freyhan, 1961) をはじめとする抗コリン薬，抗ヒスタミン薬のpromethazine (Flügel, 1958)，抗ウィルス薬として開発されたamantadine (DiMascio, 1976) について確認されている。また急性期の治療でこれをNLPに併用することによって，急性EPSの発症を予防できることも立証されている（第5巻参照）。ただ，精神症状に対する効果から，不安・運動不穏に有効な鎮静型（benztropineなど）と運動抑制・受動性に有効な刺激型（trihexyphenidylなど）が区別されているが，対照試験ではこのような症状別効果は確認されていない。副作用に関してamantadineで比較的少ないこと，抗コリン薬では口渇が，抗ヒスタミン薬では眠気が多いことを示す資料がある[137]。

抗パ薬の併用に関する第1の問題[190]は，これがNLPの治療効果を減弱せしめるのではないかということである(GrattonとDenham, 1960)。NLPの用量が適切で，粗大なEPSが出現していない場合には，抗パ薬によって治療効果に必要な微細運動症状が消失すると，抗精神病効果まで中和されてしまうという意見がある (Haase, 1965)。特に抗コリン薬の併用によって精神症状が悪化 (NLPの効果が逆転) するという報告がある (Singh, 1975〜1987；Johnstone, 1983)。しかし少なくともNLPの用量過剰による急性EPSが出現した場合には，抗パ薬はNLPの効果を減弱させないばかりでなく，EPSとともに精神症状を改善することが立証されている（表50)[27]。また少量のlevodopaの併用は慢性例の無為・自閉を有意に改善する（稲永, 1978）。

第2の問題は維持療法における抗パ薬の長期併用である。急性EPSは

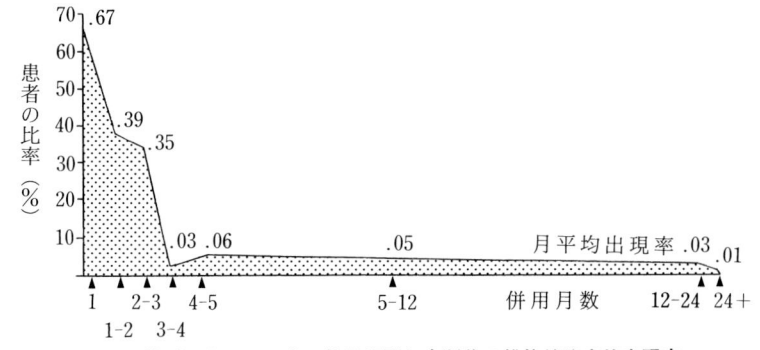

図 48　抗パーキンソン薬の併用期間と中断後の錐体外路症状出現率
DiMascio: Drug Therapy, 1: 23-29, 1971 より引用

　NLPの投与後3ヵ月を過ぎて新たに出現することは少ないので，理論的にはそれ以上長期にわたって併用する必要はない（図48）。より長期の併用例に関する中断試験によっても，大部分の患者（67〜90％）は再投与を必要とせず，抗パ薬の併用率は実際の必要度をはるかに上まわっていることが指摘された（DiMascio, 1970；Orlov, 1971；Klett, 1972）。安全性の面からみても抗パ薬はNLPの自律神経系副作用を増強し（Lehmann, 1975），麻痺性イレウスやせん妄の発生を助長する危険がある[92]。抗コリン薬（特にtrihexyphenidyl）には精神的依存が形成され得る（Bourgeois, 1976）。抗パ薬単独によるTDも知られており，TDを発症した患者群では抗パ薬併用率の高いことも報告されている（八木，1980）。即時記憶と短期記憶を障害するともいわれる（Fennig, 1986）。

　しかしいくつかの抗パ薬中断試験では，中止後にEPS（特にアキネジアとアカシジア）または精神症状（抑うつ，幻覚・妄想，自閉など）が悪化する場合が多く（54〜72％），精神症状の長期安定のために抗パ薬併用を必要とする患者は少なくないという意見もある（Caroli, 1975；Rifkin, 1978；JellinekとManos, 1981）。これらの知見は抗パ薬の長期併用を正当化するものではないが，画一的な中断は好ましくない結果をもたらす場合があることは注意すべきである。なお最近，抗コリン薬に対する精神的依存形成が分裂病慢性例

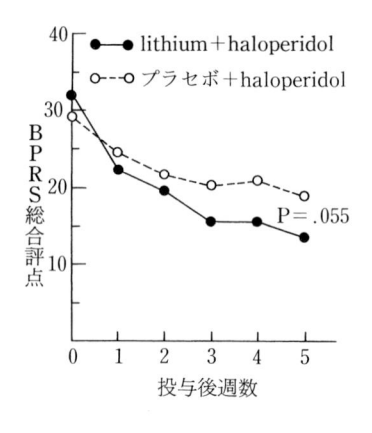

図49 分裂感情病に対するlithium併用の効果比較
Bindermanら：Arch. Gen. Psychiatry, 36：327-333, 1979 より引用

にも見出され，嗜癖者が活動性・社会性の改善を自覚していることから，治療的応用の可能性も考えられている[52]。また，抗パ薬がNLPの血中濃度に及ぼす影響について，低下(Rivera-Calimlim, 1976)，上昇(Kolakowska, 1976)などの報告もあるが，一般には有意な影響はないとされている．

5.3.2 Lithium

既述のように（2.1.1.6 a），Li単独の分裂病に対する効果はプラセボには優るがNLPには劣る．近年，一部の分裂病者に対してはNLPとLiの併用がNLP単独に優ることが，二重盲検試験で示された．まず，分裂感情病の急性興奮状態に対してHPDとLiの併用はHPD単独に優る傾向のあることが示された(Binderman, 1979，図49)．次に慢性例については2つの研究報告があり，第1の報告では精神病的興奮に対して(Growe, 1979)，第2の報告では総合判定とBPRS上の衒奇症・協調性・興奮に対して(Small, 1979)，プラセボの併用に有意に優っている．さらに，分裂感情病と分裂病慢性例の激越，躁病的行動，精神病症状，抑うつに対して，Li併用の有用性が支持された[30]．日本でも，NLPだけでは改善のみられない分裂病に対して，Li併用の問題が検討されるようになった（高宮, 1983；神保, 1985）．

なお，NLPとLiの併用効果は相乗的というよりは加算的であると考えられているが(Matot, 1983)，神経毒性(Cohen, 1974)については，細胞内Li濃度がNLPによって上昇し，DA経路に相乗的に作用するという知見から，

相互作用によるという見解もある[79]。また Li は NLP の血中濃度を低下させるといわれるが (Rivera-Calimlim, 1976)，NLP は Li の血中濃度を上昇させる可能性があるという（中根，1977）。

5.3.3 睡眠薬，抗不安薬，抗てんかん薬

不眠や不安，焦燥の強い分裂病者に対しては，NLP に睡眠薬または抗不安薬がしばしば併用される。かつて NLP とバルビツール酸誘導体の合剤が市販され，例えば英国では Amylozine (trifluoperazine+amobarbital)，日本では Vegetamin (CPZ+phenobarbital+promethazine，松岡，1958) が広く普及した。抗不安薬の meprobamate (Barsa, 1956)，抗てんかん薬の primidone (Monroe, 1965) の併用も試みられたが，これらの併用効果について盲検試験の報告は見当らない。Chlordiazepoxide 併用の試み (Dye, 1961) は，その後急性例と慢性例に対して CPZ，thioridazine, fluphenazine との組合せで系統的に検証されたが，むしろ NLP の抗精神病効果を減弱せしめるとされた (Kurland, 1964～1970；Holden, 1968)。この組合せの併用効果は chlordiazepoxide を大量 (150～300 mg/日) に併用した治験でのみ観察されている (Kellner, 1975)。

その他の BZD 誘導体の中で，lorazepam の併用に有用性は認められなかったが(Guz, 1972)，慢性例の精神症状に対して diazepam(Lingjaerde, 1979) と alprazolam (Wolkowitz, 1986) は，NLP との併用効果があると報告された。また一般に睡眠薬として用いられている estazolam の併用は，慢性例の幻覚・強迫思考に対して有効であることが報告され，この併用は不眠時だけでなく，NLP だけでは改善しない幻覚症状に対しても検討の余地があるとされた(Lingjaerde, 1982)。さらに etizolam の併用は，精神症状に対しては大きな影響を及ぼさないが，不眠に対しては levomepromazine の併用に有意に優っていた（小島，1983）。

最近注目されているのは一部の抗てんかん薬の併用効果である。BZD 誘導体の clonazepam の併用は，分裂病の急性増悪期において HPD の単独投与より全般効果の発現が早く，興奮を有意に軽減し，EPS の重症度は有意に低いことが報告された(図50)[5]。また carbamazepine と HPD の併用効果も報

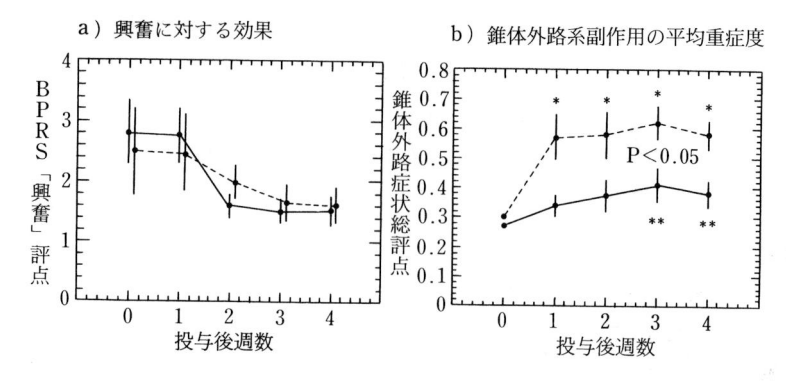

図50 急性増悪期におけるhaloperidolとclonazepamの併用効果
実線：haloperidol・clonazepam併用群（N＝12），点線haloperidol・プラセボ併用群（N＝12），＊P＜0.01　＊＊P＜0.05（投与開始時に対して）Altamuraら〔文献5〕より引用

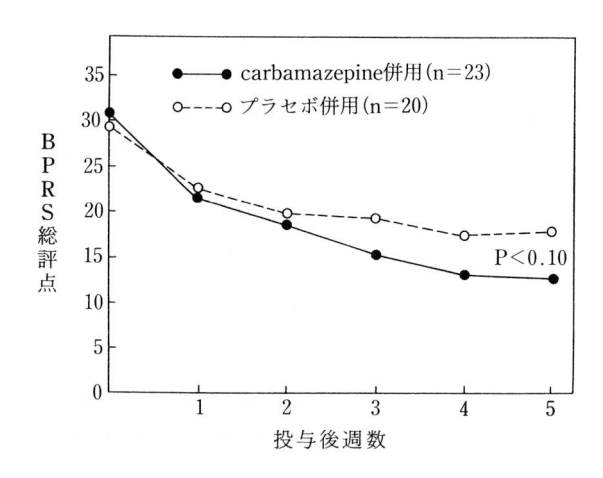

図51 急性精神病興奮に対するhaloperidolとcarbamazepineの併用効果
Kleinら〔文献94〕より引用

告されている。第1の研究では，急性の精神病性興奮状態（約半数が分裂病圏）に対して，併用群もHPD単独群も5週間で有意の改善を示したが，前者の改善速度は後者のそれより有意に速かった（図51）[94]。第2の研究では，分

裂病と分裂感情病の急性例に対して4週間の比較試験が行われ，併用群も単独群も有意の改善を示したが，前者は後者と比較してHPDの平均1日用量が有意に少なく(8.3 mg 対 11.3 mg)，副作用全体とEPSも軽度で，睡眠薬として用いられたchlorprothixeneの量（40.9 mg 対 11.29 mg）も抗パ薬のbiperidenの量(1.1 mg 対 3.9 mg)も有意に少なかった。しかもcarbamazepineの併用を中止すると，1週間後には有意の悪化がみられたという[44]。

このようにBZD系抗不安薬と睡眠薬，抗てんかん薬の一部は，併用によって急性例と慢性例に対するNLPの治療効果を増強するようである。しかしこれらの薬物の併用効果の機序はまだ不明である。また，慢性例では併用が長期化しやすいことに注意すべきである。慢性例に併用されていた睡眠薬の中断試験によると，70％は再投与を必要としなかったことが報告されている（Jus, 1979）。またnitrazepamなどのBZD系睡眠薬の連用は，急性増悪期の精神症状に悪影響を及ぼすことが警告されている(藤井，1982)。血中濃度について，バルビツール酸誘導体は酵素誘導作用によってNLPの血中濃度を低下させることが知られている（CurryとForrest, 1970）。BZD誘導体の影響は明らかでないが，carbamazepineがNLPの血中濃度を低下させることは明らかである（KindronとJann, 1985；Arana, 1986 [8]）。

5.3.4 抗うつ薬と中枢刺激薬

分裂病経過中の抑うつ状態の改善や慢性例に対する賦活効果を期待して，methylphenidate (Niswander, 1957)，ephedrine (Mead, 1958) などの中枢刺激薬，iproniazid (Gallagher, 1959)，imipramine (Keup, 1959) などの抗うつ薬を，NLP (CPZ, RSP, trifluoperazineなど) と併用する試みが行われた。しかし，これらの薬物の併用の有用性は初期の大規模な二重盲検試験では支持されなかった(Casey, 1961)。その後に広く試みられたTCAの併用（特にCPZ＋imipramine），MAO阻害薬の併用（特にtrifluoperazine＋tranylcipromine）にも有用性は認められなかったが，唯一の例外として，抑うつ的な分裂病者に対するperphenazineとamitriptylineの併用による改善率（64％）が，前者の単独投与による改善率（33％）を大きく凌駕していることが注目されていた[55]。

さらにその後10余年間の治験報告が検討され,抗うつ薬の併用が有用と考えられる分裂病の下位群が抽出された[163]。すなわち,抑うつ症状がなく,単に情意鈍麻や引きこもりを示す分裂病者に対しては抗うつ薬の併用は無効である。四環系の maprotiline も同様である(Waehrens, 1980)。これに対して,活動性低下の他にうつ病の特徴を示す分裂病,例えば分裂感情病の抑うつ型,postpsychotic depression,残遺分裂病に合併した抑うつ状態に対しては有用性が示唆される。このうち postpsychotic depression に対して,imipramine の併用はプラセボに優ることが最近立証された[164]。ただ NLP による akinetic depression が非薬原性の postpsychotic depression と混同され,抗うつ薬併用の対象となりやすいことは注意を要する。抗うつ薬がその抗 ACh 作用によって抗 EPS 効果を発揮すること (Butterworth, 1972) も問題を複雑にしている。病像から鑑別困難な場合には,NLP の用量調節や抗パ薬の併用をまず行って,無効の場合に抗うつ薬を併用すべきであろう。

なお NLP は TCA の血中濃度を上昇させること(Gram, 1972),また TCA は NLP の血中濃度を上昇させること (El-Yousef, 1974) が知られている。

5.3.5 その他の薬物

β遮断薬 propranolol の併用に関する研究が多く,慢性例に対してプラセボの併用に優るという報告があるが (Yorkstone, 1977 ; Lindström, 1980),否定的な報告もある (Gardos, 1973 ; van Zerssen, 1976)。血中濃度に及ぼす影響について,CPZ は propranolol の濃度を上昇させ (Vestal, 1977),propranolol は thioridazine の濃度を上昇させるという[159]。

チロシン水酸化酵素阻害薬メチロシン (DA・NA の合成阻害薬) の併用についても,NLP の効果を増強し,NLP の用量を削減できるという報告と (Walinder, 1976 ; Magelund, 1979),これを否定する報告がある (Nasrallah, 1977)。神経ペプチド TRH の併用は慢性例の情意鈍麻に有効であるとされている (Inanaga, 1978 ; Kobayashi, 1980)。Ca 拮抗剤 verapamil の併用効果は否定された (Grebb, 1986)。

5.3.6 抗精神病薬の多種大量療法と薬物相互作用

日本の精神病院における薬物療法の実態調査によれば,1970年代から1990

年代まで複数の抗精神病薬の併用が増加の一途をたどってきた。とくに4種以上の併用例が年を追って増加している傾向がある（風祭元：臨床精神薬理 1：31-38, 1998）。しかしこのような多種併用を有用とする科学的根拠はほとんどないのが現状である。最近，田辺は抗精神病薬の多種大量療法を受けている分裂病慢性例について，用量または種類の削減を試み，大部分の症例では病状に変化がないことを報告した（田辺英：慶応医学 77：231-239, 2000）。

他方では薬物代謝酵素の研究によって，向精神薬の代謝にかかわる主酵素はチトクローム P 450(CYP)であることが明らかになり，数種の抗精神病薬は CYP2D6 の阻害作用をもつことが判っている。このことから複数の抗精神病薬の併用，抗精神病薬とその他の向精神薬・抗パーキンソン薬・抗てんかん薬などとの併用における薬物動態学的相互作用が論じられるようになった（広兼元太他：臨床精神薬理 1：693−699, 1998）。この問題については他巻を参照されたい。

5.4 非薬物性治療手段の併用効果

5.4.1 電撃療法（Electro Shock Therapy 以下 ES）

NLP に充分反応しない慢性難治例に対する ES 併用の有用性は否定されたが（Lesse, 1959），急性例または亜急性例に対する NLP と ES（1週3回，2〜6週間）の併用効果は，NLP 単独による治療に即効性の点で優ることが報告されている（Alexander, 1962；Childers, 1964；Smith, 1967；Taylor, 1980；Abraham, 1987 [1]）。ただし顕著な併用効果は治療初期の1〜4週間にみられ，2〜12ヵ月後には不明瞭になる（図52）。

5.4.2 精神療法，環境療法

精神分析的に方向づけられた個人精神療法の併用は，急性例に対しても（May, 1964），慢性例に対しても（Grinspoon, 1967），NLP の単独効果に優るものではない（表10，図9）。集団療法の併用も急性例に対して有用性が認められなかった（Gorham, 1964, 図8）。現実の生活行動に焦点を合わせた環境療法の併用は，多くの慢性例に対して NLP とよい相互作用をもつことが報告されたが（Evangelakis と Cooper, 1961；Hamilton, 1963[70], Eearweth-

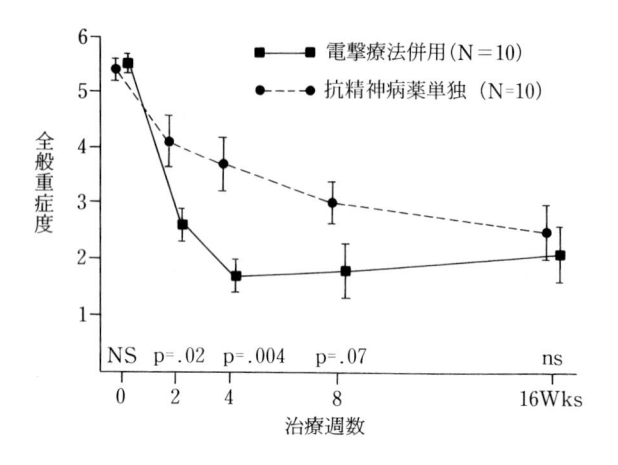

図52 亜急性例に対する抗精神病薬と電撃療法の併用効果
Taylorは: Lancet, 1380-1382, 1980 より引用

er, 1964；Greenblatt, 1965；Messier, 1969)，否定的な報告もある（Hamilton, 1960；Freedman, 1961；Letemendia, 1967；Grinspoon と Paul, 1972, 図10)。これらの知見に基づいて，NLPが奏効し，粗悪な環境がいったん改良されてしまえば，環境療法自体は分裂病の治療に多くを加え得ないと結論されている[178]。

この問題については著者にも経験がある。かつて著者[187]はでたらめな応答をする一人の破瓜病者が，生活指導の一環として行われた30回往復の廊下掃除の際に，往復回数について答えるでまかせ応答に注目した。まず，実際の往復回数と応答されたそれとの差をこの症状の重症度を表わす数値とみなし，この数値の30回分の合計を「でまかせ総数」と呼んだ。そしてこの数値の減少を指標にして，NLPと言語的矯正の単独効果と併用効果をみた（図53)。最初の1年間（I）は著者がNLPの種類と量を適宜変更し，2名の看護者が交代で言葉によってでまかせ応答の矯正を試みた。総数は漸減し，第41回目で消失した。

次の1年間（II）は計画的にNLPおよび矯正の両治療を中断する期間（IIa，IIc）を設け，矯正単独（IIb）とNLP単独（IId）の効果を観察し，最後

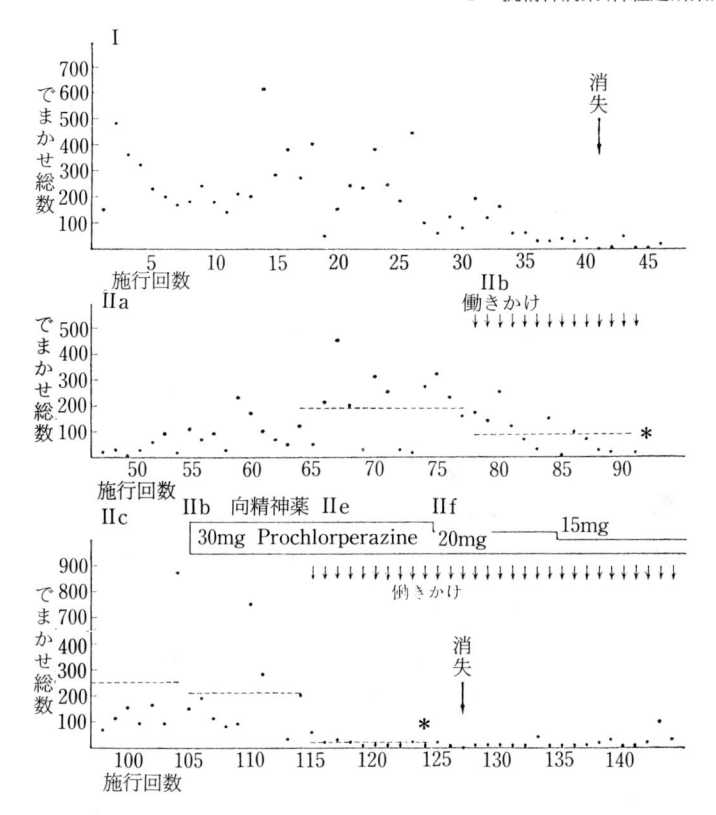

図53 慢性例の精神症状（でまかせ応答）に対する言語的矯正および薬物療法の単独効果と併用効果
点線は各治療期の平均値，＊P＜0.05（t検察）八木〔文献187〕より引用

　に両者を併用した(II ef)。でまかせ総数は矯正単独で有意に減少したのに対して，NLP単独では有意に減少しなかった。ただNLPの休薬期間(IIa, IIb, IIc)には，廊下掃除を拒否することが多く，日常生活面でも拒絶的で不活発になっており，NLPの再投与によって改善がみられた。そしてでまかせ応答の急速かつ大幅な減少と消失は両者の併用後に生じた。この経験から，NLPは分裂病者の活動性と対人反応性に作用して症状消失の準備状態を作り出し，環境療法が個々の症状または行動の改善を促進したようにみえる。

表51 抗精神病薬(NLP)・社会技能訓練
(SST)・家族療法(FT)の併用効果

治療種別(N)	1年再発率(%)
NLP(29)	41
NLP+SST(20)	20
NLP+FT(21)	19
NLP+SST+FT(20)	0

Hogarty ら〔文献73〕より引用

併用の効果は加算的というより相乗的であると考えられる。

5.4.3 家族療法,社会技能訓練

　近年,通院分裂病者の再発予防研究において,NLPと家族療法(FTと略)または社会技能訓練(SSTと略)との併用効果が注目されるようになった。FTは,退院患者の再入院率に及ぼす家庭環境の影響が認識され(Brown, 1958, 1962),表出感情の高い家族の識別を経て(Brown, 1972；Vaughn, 1976),このような家族と患者との接触時間の減少を目標とした介入の試みから始まった。そしてNLPの維持療法にFTを併用することによって,まず6ヵ月間の再発率を対照群より有意に低下させたことが報告され(Goldstein, 1978),ついで9ヵ月～2年間の再発率も対照群より有意に低いことが確認された[99]。FTの併用効果は支持的個人精神療法のそれに有意に優ることも報告されている(Falloon, 1985)。

　またSSTは,60年代後半から70年代を中心に研究された環境学習仮説と行動療法(Liberman, 1976)を背景として,70年代後半から試みられるようになった。初期のSSTについては,奏効する患者も行動領域も限られていたが[182],より強力な訓練(1日6時間を9週間施行)を導入することによって,患者の社会的機能が2年間にわたって対照群より良好に保たれることが報告された(Wallace, 1985；Liberman, 1986[102])。またFTとSSTを組み合わせてNLPの維持療法に併用した場合には,1年間の再発率はゼロとなり,NLP単独,NLP+FT,NLP+SSTの3群に有意に優るとされている(表51)[73]。

文 献

1) Abraham, K. R., Kulhara, P.: The efficacy of electro-convulsive therapy in the treatment of schizophrenia. Br. J. Psychiatry, 150: 152-155, 1987.
2) Achté, K. A., Apo, M.: Schizophrenic patients in 1950-1952 and 1957-1959. A comparative study. Psychiatr. Q., 41: 422-441, 1967.
3) Adelson, D., Epstein, L. J.: A study of phenothiazines with male and female chronically ill schizophrenic patient. J. Nerv. Ment. Dis., 134: 543-554, 1962.
4) Alfredsson, G., Bjerkenstedt, L., Edman, G. et al.: Relationships between drug concentrations in serum and CSF, clinical effects and monoaminergic variables in schizophrenic patients treated with sulpiride or chlorpromazine. Acta Psychiatr. Scand., 69 (suppl. 11): 49-74, 1984.
5) Altamura, A. C., Mauri, M. C., Mantero, M. et al.: Clonazepam/haloperidol combination therapy in schizophrenia: A double blind study. Acta Psychiatr. Scand., 76: 702-706, 1987.
6) Ananth, J.: Side effects in the neonate from psychotropic agents excreted through breast feeding. Am. J. Psychiatry, 135: 801-805, 1978.
7) 青葉安里：抗精神病薬TDMがもつ臨床的意義について―とくに治療効果と副作用に関して―. 神経精神薬理, 8: 445-452, 1986.
8) Arana, G. W., Goff, D. C., Friedman, H. et al.: Does carbamazepine-induced reduction of plasma haloperidol levels worsen psychotic symptom? Am. J. Psychiatry, 143: 650-651, 1986.
9) Axelsson, R., Öhman, R.: Patterns of response to neuroleptic treatment: Factors influencing the amelioration of individual symptoms in psychotic patients. Acta Psychiatr. Scand., 76: 707-714, 1987.
10) Bachmann, K. M., Modestin, J.: Neuroleptic-induced panic attacks in a patient with delusional depression. J. Nerv. Ment. Dis., 175: 373-375, 1987.
11) Bagdy, G., Perényi, A., Frecska, E. et al.: Decrease in dopamine, its metabolites and noradrenaline in cerebro-spinal fluid of schizophrenic patients after withdrawal of long-term neuroleptic treatment. Psychopharmacol., 85: 62-64, 1985.
12) Baker, A. A., Game, J. A., Thorpe, J. G.: Physical treatment for schizophrenia. J. Ment. Sci., 104: 860-864, 1958.
13) Baldessarini, R. J., Cohen, B. M., Teicher, M. H.: Significance of neuroleptic dose and plasma level in the pharmacological treatment of psychoses. Arch. Gen. Psychiatry, 45: 79-91, 1988.
14) Balon, R., Berchou, R.: Hematologic side effects of psychotropic drugs. Psychosomatics, 27: 119-127, 1986.
15) Ban, T. A. (風祭元, 訳): 精神分裂病と向精神薬療法. 国際医書出版, 東京, 1974.
16) Ban, T. A., Ceskova, E.: Long-acting antipsychotic drugs. Psychopharmacol. Bull., 16: 501-508, 1980.
17) Berman, K. F., Zec, R. F., Weinberger, D. R.: Physiologic dysfunction of dor-

solateral prefrontal cortex in schizophrenia. II. Role of neuroleptic treatment, attention, and mental effort. Arch. Gen. Psychiatry, 43 : 126-135, 1986.
18) Binder, R. L., Jonelis, F. J. : Seborrheic dermatitis : A newly reported side effect of neuroleptics. J. Clin. Psychiatry, 45 : 125-126, 1984.
19) Boardman, R. H., Lomas. J., Markowe, M. : Insulin and chlorpromazine in schizophrenia. A comparative study in previously untreated cases. Lancet, ii : 487 -490, 1956.
20) Bockoven, J. S., Solomon, H. C. : Comparison of two five-year follow-up studies : 1947 to 1952 and 1967 to 1972. Am. J. Psychiatry, 132 : 796-801, 1975.
21) Bodie, J. D., Christman. D. R., Corona, J. F. et al. : Patterns of metabolic activity in the treatment of schizophrenia. Ann. Neurol., 15 (Suppl. 1) : 166-169, 1984.
22) Bolot, F., Jaymes, M., Vaur, J. L. et al. : Syndromes occlusifs an traitements par neuroleptiques chez les malades de psychiatrie. Rev. Fr. Gastro enterology, 90 : 23-40, 1973.
23) Bowers, M. B., Swigar, M. E., Jatlow, P. I. et al. : Early neuroleptic response in psychotic men and women : Correlation with plasma HVA and MHPG. Compr. Psychiatry, 27 : 181-185, 1986.
24) Breier, A., Wolkowitz, O. M., Doran, A. R. et al. : Neuroleptic responsivity of negative and positive symptoms in schizophrenia. Am. J. Psychiatry, 144 : 1549-1555, 1987.
25) Brockington, I. F., Kendell, R. E., Kellett, J. M. et al. : Trials of lithium, chlorpromazine and amitriptyline in schizo-affective patient. Br. J. Psychiatry, 133 : 162-168, 1978.
26) Brown, W. A., Lauchren, T. P. : Differential effects of neuroleptic agents on the pituitary-gonadal axis in men. Arch. Gen. Psychiatry, 38 : 1270-1272, 1981.
27) Brune, G. G., Morpurga, C., Bielkus, A. et al. : Relevance of drug-induced extrapyramidal reactions to behavioral changes during neuroleptic treatment. Compr. Psychiatry, 3 : 227-234, 1962.
28) Buchsbaum, M. S., Wu, J. C., Delisi, L. E. et al. : Positron emission tomography studies of basal ganglia and somatosensory cortex neuroleptic effects : differences between normal controls and schizophrenic patients. Biol. Psychiatry, 22 : 479-494, 1987.
29) Cambon, H., Baron, J. C., Boulenger, J. P. et al. : In vivo assay for neuroleptic receptor binding in the striatum. Positron tomography in humans. Br. J. Psychiatry, 151 : 824-830, 1987.
30) Carmen, J. S., Bigelow, L. B., Wyatt, R. J. : Lithium combined with neuroleptics in chronic schizophrenic and schizoaffective patients. J. Clin. Psychiatry, 42 : 124 -128, 1981.
31) Carpenter, W. T., Heinrichs, D. W., Hanlon, Th. E. : A comparative trial of pharmacologic strategies in schizophrenia. Am. J. Psychiatry, 144 : 1466-1470, 1987.

32) Casey, J. F., Benett, I. F., Lindley, C. J. et al.: Drug therapy in schizophrenia. Arch. Gen. Psychiatry, 2: 210-220, 1960.
33) Casey, J. F., Lasky, J. J., Klett, C. J. et al.: Treatment of schizophrenic reactions with phenothiazine derivatives. A comparative study of chlorpromazine, triflupromazine, mepazine, prochlorperazine, perphenazine, and phenobarbital. Am. J. Psychiatry, 117: 97-105, 1960.
34) Charney, D. S., Kales, A., Soldatos, C. R. et al.: Somnambulistic-like episodes secondary to combined lithium-neuroleptic treatment. Br. J. Psychiatry, 135: 418-424, 1979.
35) Chouinard, G., Annable, L., Jones, B. D. et al.: Lack of tolerance to long-term neuroleptic treatment in dopamine tubero-infundibular system. Acta Psychiatr. Scand., 64: 353-362, 1981.
36) Chouinard, G., Jones, B.: Neuroleptic-induced supersensitivity psychosis: clinical and pharmacologic characteristics. Am. J. Psychiatry, 137: 16-21, 1980.
37) Cohen, B. M., Lipinski, Jr. J. F.: Treatment of acute psychosis with non-neuroleptic agents. Psychosomatics, 27: 7-16, 1986.
38) Cole, J. O., Davis, J. M.: Clinical Efficacy of the Phenothiazines as Antipsychotic Drugs. In: Psychopharmacology: A Review of Progress 1957-1967 (ed. by D. H. Efron). USPHS Publication, Washington DC, 1968.
39) Davis, J. M.: Dose equivalence of the antipsychotic drugs. J. Psychiatr. Res., 11: 65-69, 1974.
40) Davis, J. M.: Maintenance therapy and the natural course of schizophrenia. J. Clin. Psychiatry, 11 (sec. 2): 18-21, 1985.
41) Delay, J., Deniker, P. (秋元・栗原訳) : 臨床精神薬理学. 紀伊国屋書店, 東京, 1965.
42) Deniker, P. (栗原・他訳) : ヨーロッパにおける精神科薬物療法の現況. 臨床精神医学, 8 : 575-594, 1979.
43) Dilsaver, S. C., Alessi, N. E.: Antipsychotic withdrawal symptoms: Phenomenology and pathophysiology. Acta Psychiatr. Scand., 77: 241-246, 1988.
44) Dose, M., Apelt, S., Emrich, H. M.: Carbamazepine as an adjunct of antipsychotic therapy. Psychiatr. Res., 22: 303-310, 1987.
45) Dubois, E. L., Tallman, E., Wonka, R. A.: Chlorpromazine-induced systemic lupus erythematosus. Case report and review of the literature. JAMA, 221: 595-596, 1972.
46) Eikmeier, G.: Priapismus und Neuroleptikatherapie. Nervenarzt, 58: 771-772, 1987.
47) Elia, J., Katz, I. R., Simpson, G. M.: Teratogenicity of psychotherapeutic medications. Psychopharmacol. Bull., 23: 531-586, 1987.
48) Engelhardt, D. M., Freedman, N., Glick, B. S. et al.: Prevention of psychiatric hospitalization with use of psychopharmacological agents. JAMA, 173: 147-149, 1960.
49) Farde, L., Wiesel, F-A., Halldin, Ch. et al.: Central D_2-dopamine receptor

occupancy in schizophrenic patients with antipsychotic drugs. Arch. Gen. Psychiatry, 45 : 71-76, 1988.
50) Fenton, W. S., McGlashan, T. H. : Sustained remission in drug-free schizophrenic patients. Am. J. Psychiatry, 144 : 1306-1309, 1987.
51) Fink, M., Shaw, R., Gross, G. E. et al. : Comparative study of chlorpromazine and insulin coma in therapy of psychosis. JAMA, 166 : 1846-1850, 1958.
52) Fisch, R. Z. : Trihexyphenidyl abuse : Therapeutic implications for negative symptoms of schizophrenia? Acta Psychiatr. Scand., 75 : 91-94, 1987.
53) Flemenbaum, A. : Pavor nocturnus : A complication of single daily tricyclic or neuroleptic dosage. Am. J. Psychiatry, 133 : 570-572, 1976.
54) Forrest, F. M., Snow, H. L. : Prognosis of eye complications caused by phenothiazines. Dis. Nerv. Syst., 29 (suppl.) : 26-28, 1968.
55) Freeman, H. : The therapeutic value of combinations of psychotropic drugs : A review. Psychopharmacol. Bull., 4 : 1-27, 1967.
56) Fyrö, B., Wode-Helgodt, B., Burg, S. et al. : Homovanillic acid in cerebrospinal fluid of schizophrenic patients before and during chlorpromazine treatment. Acta Psychiatr. Scand., Suppl. 243 : 54, 1973.
57) Galdi, J., Rieder, R. O. : Genetic factors in the response to neuroleptics in schizophrenia : A psychopharmacogenetic study. Psychol. Med., 11 : 713-728, 1981.
58) Gattaz, W. F., Gramer, H., Bedemann, H. : Haloperidol increases the cerebrospinal fluid concentrations of cyclic GMP in schizophrenic patients. Biol. Psychiatry, 19 : 1229-1235, 1984.
59) Goldberg, S. C. : Negative and deficit symptoms in schizophrenia do respond to neuroleptics. Schizophr. Bull., 11 : 453-456, 1985.
60) Good, W. W., Sterling, M., Holtzman, W. H. : Termination of chlorpromazine with schizophrenic patients. Am. J. Psychiatry, 115 : 443-448, 1958.
61) Gorham, D. R., Pokorny, A. D. : Effects of a phenothiazine and/or group psychotherapy with schizophrenics. Dis. Nerv. Syst., 25 : 77-86, 1964.
62) Gowardman, M., Barrer, B., Brown, R. A. : Pimozide (R6238) in chronic schizophrenia : double blind trial. N. Z. Med. J., 78 : 487-491, 1973.
63) Greenberg, L. A., Rosenfeld, J. E. : Haloperidol in the treatment of acute alcoholism. Psychosomatics, 10 : 172-175, 1969.
64) Grinspoon, L., Ewalt, J. R., Shader, R. : Long-term treatment of chronic schizophrenia. A preliminary report. Int. J. Psychiatry, 4 : 116-128, 1967.
65) Grob, C. S. : Persistent supersensitivity vomiting following neuroleptic withdrawal in an adolescent. Biol. Psychiatry, 21 : 398-401, 1986.
66) Gruen, P. H., Sachar, E. J., Langer, G. et al. : Prolactin responses to neuroleptics in normal and schizophrenic subjects. Arch. Gen. Psychiatry, 35 : 108-116, 1978.
67) Gunderson, J. G. : A reevaluation of milieu therapy for nonchronic schizophrenic patients. Schizophr. Bull., 6 : 64-69, 1980.
68) Gur, R. E., Gur, R. C., Skolnick, B. E. et al. : Brain function in psychiatric

disorders. III. Regional cerebral blood flow in unmedicated schizophrenics. Arch. Gen. Psychiatry, 42: 329-334, 1985.
69) Haase, H. J., Janssen, P. A. J.: The Action of Neuroleptic Drugs. North-Holland Publishing Company, Amsterdam, 1965.
70) Hamilton, M., Hordern, A., Waldrop, F. N. et al.: A controlled trial on the value of prochlorperazine, trifluoperazine and intensive group treatment. Br. J. Psychiatry, 109: 510-522, 1963.
71) Harris, P. Q., Brown, S. J., Friedman, M. J. et al.: Plasma drug and homovanillic acid levels in psychotic patients receiving neuroleptics. Biol. Psychiatry, 19: 849-860, 1984.
72) Hogan, T. P. and Awad, A. G.: Pharmacotherapy and suicide risk in schizophrenia. Can. J. Psychiatry, 28: 277-281, 1983.
73) Hogarty, G. E., Anderson, C. M., Reiss, D. J. et al.: Family psychoeducation, social skills training and maintenance chemotherapy in the aftercare treatment of schizophrenia. Arch. Gen. Psychiatry, 43: 633-642, 1986.
74) Hogarty, G. E., Goldberg, S. C.: The Collaborative Study Group: Drug and sociotherapy in the aftercare of schizophrenic patients. One-year relapse rates. Arch. Gen. Psychiatry, 28: 54-64, 1973.
75) 井上寛, 小村文明, 松林実, 他: 各種抗精神病薬のプロラクチン分泌能. 精神医学, 24: 989-992, 1982.
76) Itil, T. M.: Electroencephalography and pharmacopsychiatry. Mod. Prob. Pharmacopsychiatry, 1: 16 3-194, 1968.
77) 伊藤斉, 三浦貞則(編): 向精神薬―その効用と副作用, 第2版. 医学図書出版, 東京, 1976.
78) 伊藤斉, 八木剛平: 精神分裂病と薬物療法. 精神経誌, 87: 708-717, 1985.
79) Jeffries, J., Remington, G., Wilkins, J.: The question of lithium/neuroleptic toxicity. Can. J. Psychiatry, 29: 601-604, 1984.
80) Johnson, D. A. W.: Antipsychotic medication: Clinical guidelines for maintenance therapy. J. Clin. Psychiatry, 46 [5, Sec. 2]: 6-15, 1985.
81) Johnson, D. A. W., Pasterski, G., Ludlow, J. M. et al.: The discontinuance of maintenance neuroleptic therapy in chronic schizophrenic patients: drug and social consequences. Acta Psychiatr. Scand., 67: 339-352, 1983.
82) Johnson, G., Gershon, S., Burdock, E. I. et al.: Comparative effects of lithium and chlorpromazine in the treatment of acute manic states. Br. J. Psychiatry, 119: 267-276, 1971.
83) Jones, B., Lehmann, H. E., Saxena, B. M. et al.: Treatment of chronic schizophrenic patients with haloperidol and chlorpromazine combined. Curr. Ther. Res., 10: 276-278, 1968.
84) 鎌田修, 岸本朗, 鎌田佳代子, 他: 精神分裂病者の陰性症状・陽性症状と事象関連電位(学会抄録). 精神経誌, 89: 560, 1987.
85) 上島国利, 津村哲彦, 大内美知枝, 他: 精神分裂病の自殺について――既遂96例の分

析から——. 精神医学, 23:893-902, 1981.
86) 上島国利:染色体に対する向精神薬の影響. 臨床精神医学, 9:171-177, 1980.
87) 神定守, 和木祐一, 中島誠一郎, 他:精神薬理学的観点からみた高齢分裂病者の特徴 (第2報). 精神薬療基金研究年報, 19:266-274, 1988.
88) Karoum, F., Karson, C., Bigelow, L. B. et al.: Preliminary evidence of reduced combined output of dopamine and its metabolites in chronic schizophrenia. Arch. Gen. Psychiatry, 44: 604-607, 1987.
89) 風祭元 (編):向精神薬療法ハンドブック. 南江堂, 東京, 1985.
90) Kellam, A. M. P.: The neuroleptic malignant syndrome, so-called: A survey of the world literature. Br. J. Psychiatry, 150: 752-759, 1987.
91) Kelly, D. H. W., Sargant, W.: Present treatment of schizophrenia -A controlled follow-up study. Br. Med. J., 1: 147-150, 1965.
92) 木下潤:抗精神薬療法における抗パーキンソン剤併用の諸問題. 吉富製薬株式会社, 大阪, 1975.
93) 切池信夫, 西脇新一, 川北幸男:摂食障害の薬物療法. 臨床精神医学, 16:1631-1637, 1987.
94) Klein, E., Bental, E., Lever, B. et al.: Carbamazepine and haloperidol vs placebo and haloperidol in excited psychoses. Arch. Gen. Psychiatry, 41: 165-170, 1984.
95) Kline, N. S.: Use of rauwolfia serpentina benth in neuropsychiatric conditions. Ann. N. Y. Acad. Sci., 59: 107-132, 1954.
96) 小沼杏坪:物質常用病の薬物療法. 臨床精神医学, 16:1649-1657, 1987.
97) Lambert, P. A. (荻田, 他訳):ランベールの精神科薬物療法. 国際医書出版, 東京, 1986.
98) Langsley, D. G., Enterline, J. D., Hickerson, G. X.: A comparison of chlorpromazine and EST in treatment of acute schizophrenic and manic reactions. Arch. Neurol. Psychiatry, 81: 384-391, 1959.
99) Leff, J., Kuipers, L., Berkowitz, R. et al.: Psychosocial relevance and benefit of neuroleptic maintenance: Experience in the United Kingdom. J. Clin. Psychiatry, 45 [5, sec. 2]: 43-49, 1984.
100) Lehmann, H. E., Ban, T. A.: Sex Differences in Long-Term Adverse Effects of Phenothiazines. In: The Phenothiazines and Structually Related Drugs (ed. by I. S. Forrest et al.), pp. 249-253, Raven Press, New York, 1974.
101) Lehmann, H. E.: Psychopharmacological treatment of schizophrenia. Schizophr. Bull., 13: 27-45, 1975.
102) Liberman, R. P., Mueser, K. T., Wallace, Ch. J.: Social skills training for schizophrenic individuals at risk for relapse. Am. J. Psychiatry, 143: 523-525, 1986.
103) Lilford, V. A., Lilford, R. J., Dacie, J. E. et al.: Long-term phenothiazine treatment does not cause pituitary tumors. Br. J. Psychiatry, 144: 421-424, 1984.
104) Lingjaerde, O., Ahlfors, U. G., Bech, P. et al.: The UKU side effect rating scale. Acta Psychiatr. Scand., 76 (Suppl. 334): 37-63, 1987.

105) 町山幸輝, 町山るり子: 精神分裂病治療薬剤に関する最近の動向. 臨床精神医学, 11: 1439-1450, 1982.
106) Maj, M.: Effectiveness of lithium prophylaxis in schizoaffective psychoses: application of a polydiagnostic approach. Acta Psychiatr. Scand., 70: 228-234, 1984.
107) Mann, S. C., Cohen, M. M., Boger, W. P.: The danger of laryngeal dystonia. Am. J. Psychiatry, 136: 1344-1345, 1979.
108) Marder, S. R., Van Putten, T., Mintz, J. et al.: Low-and conventional-dose maintenance therapy with fluphenazine decanoate: Two-year outcome. Arch. Gen. Psychiatry, 44: 518-521, 1987.
109) Markowe, M., Steinert, J., Heyworth-Davis, F.: Insulin and chlorpromazine in schizophrenia: A ten year survey. Br. J. Psychiatry, 113: 1101-1106, 1967.
110) Mathew, R. J., Duncan, G. C.: Regioral cerebral blood flow in schizophrenia. Arch. Gen. Psychiatry, 39: 1121-1124, 1982.
111) May, P. R. A., Tuma, A. H.: The effect of psychotherapy and stelazine on length of hospital stay, release rate and supplemental treatment of schizophrenic patients. J. Nerv. Ment. Dis., 139: 362-368, 1964.
112) May, P. R. A., Tuma, A. H.: Treatment of schizophrenia. An experimental study of five treatment methods. Br. J. Psychiatry, 111: 503-510, 1965.
113) May, P. R. A., Tuma, A. H., Dixon, W. J.: Schizophrenia—A follow-up study of results of treatment. Arch. Gen. Psychiatry, 33: 474-486, 1976.
114) May, P. R. A., Tuma, A. H., Dixon, W. J.: Schizophrenia: A follow-up study of the results of five forms of treatment. Ach. Gen. Psychiatry, 38: 776-784, 1981.
115) McNeil, D. L. M., Madgwick, J. R. A.: A comparison of results in schizophrenics treated with (1) insulin, (2) trifluoperazine (Sterazine). J. Ment. Sci., 107: 297-299, 1961.
116) Meltzer, H. Y., Duncauage, M. B.: Effect of neuroleptic drugs on patelet monoamine oxidase in psychiatric patients. Am. J. Psychiatry, 139: 1242-1248, 1982.
117) Merrin, E. L., Fein, G., Floyd, T. C. et al.: EEG asymmetry in schizophrenic patients before and during neuroleptic treatment. Biol. Psychiatry, 21: 455-464, 1986.
118) Mitchel, J. E. and Popkin, M. K.: Antipsychotic drug therapy and sexual dysfunction in men. Am. J. Psychiatry, 139: 633-637, 1982.
119) 三浦貞則, 鈴木透, 桜井俊介: 抗精神病薬の長期持続投与の再検討. 臨床精神医学, 3: 1313-1325, 1974.
120) Morisha, J. M.: Electrophysiological evidence implicating frontal lobe dysfunction in schizophrenia. Psychopharmacol. Bull., 22: 885-889, 1986.
121) Mortensen, P. B.: Neuroleptic treatment and other factors modifying cancer risk in schizophrenic patients. Acta Psychiatr. Scand., 75: 585-590, 1987.
122) Moss, H. B., Green, A.: Neuroleptic-associated dysphagia confirmed by eso-

phageal manometry. Am. J. Psychiatry, 139 : 515-516, 1982.
123) 本村博,豊嶋良一,一色俊行,他:分裂病治療での症状評価と脳波分析およびハロペリドール血中濃度.精神医学,28:757-769,1986.
124) Murray, T., Kelly, P., Campbell, L. et al.: Haloperidol in the treatment of stuttering. Br. J. Psychiatry, 130 : 370-373, 1977.
125) Nagel, S. J., Tegeler, J.: Serum-Konzentration des β-Endorphins bei Schizophrenen und depressiven Erkrankungen. Nervenarzt, 63 : 659-663, 1982.
126) 中島啓:心をいやす薬の歴史.ファルマシアレビューNo. 10,こころと薬,日本薬学会,1983.
127) Nestoros, J. N.: Benzodiazepines in schizophrenia : A need for reassessement. Int. Pharmacopsychiatry, 15 : 171-179, 1980.
128) 西井保行,洲脇寛,堀井茂男:Phenothiazineにより惹起されたと思われる再生不良性貧血の1例.精神医学,22:325-326,1980.
129) 西園昌久,福井敏:Thiepin系抗精神病薬剤Zotepineの作用の新しい側面—鎮静・抗躁効果と血清尿酸値低下作用について.精神医学,25:295-309,1983.
130) 荻田和宏,工藤行夫,大塚宣夫,他:精神病患者にみられる褥瘡様皮膚病変—向精神薬の自律神経作用と関連して.臨床精神医学,6:1641-1648,1977.
131) 大江康雄,荻田和宏,中野嘉樹,他:抗精神病薬長期服用者の下垂体前葉の組織病理所見.薬物・精神・行動,7:179-180,1987.
132) 小椋力:長期抗精神病薬療法の安全性.精神医学,88:960-967,1986。
133) 岡田文彦,浅野裕,加瀬学,他:向精神薬長期服用者の自律神経機能—第1報.その問題点と瞳孔機能.精神医学,19:943-951,1977.
134) 岡崎祐士,太田敏男,中安信夫:抗精神病薬の大量療法の検討.神経精神薬理,5:411-425,1983.
135) 大熊輝雄,稲永和豊,大月三郎,他:二重盲検法によるカルバマゼピンとクロルプロマジンの躁病に対する効果比較.Clin. Eval.,7:509-532,1979.
136) 太田昌孝,横田圭司,金生由紀子:小児期の精神障害の抗精神病薬.神経精神薬理,8:453-462,1986.
137) 大塚宣夫,八木剛平,小林暉佳,他:薬物性錐体外路症状に対するMethixene, Trihexyphenidylおよび Promethazine の二重盲検クロスオーバー法による効果比較.臨床評価,6:223-272,1978.
138) Owen, F., Bourne, R. C.: Platelet monoamine oxidase activity in acute schizophrenia : relationship to symptomatology and neuroleptic medication. Br. J. Psychiatry, 139 : 16-22, 1981.
139) 大山繁,舛井幸輔,古賀裕,他:神経遮断剤により急性腎不全を来した2例.精神医学,25:1189-1195,1983.
140) Palmstierna, T., Wisted, B.: Absence of acquired tolerance to neuroleptics. Am. J. Psychiatry, 144 : 1084-1085, 1987.
141) Perényi, A., Frecska, E., Bagdy, G. et al.: Changes in mental condition, hyperkinesias, and biochemical parameters after withdrawal of chronic neuroleptic treatment. Acta Psychiatr. Scand., 72 : 430-435, 1985.

142) Peroutka, S. J. and Snyder, S. H.: Relationship of neuroleptic drug effects at brain dopamine, serotonin, α-adrenergic, and histamine receptors to clinical potency. Am. J. Psychiatry, 137: 1518-1522, 1980.
143) Peyron, M., Gorceix, A.: Role possible des substances neuroleptiques dans les atteintes broncho-pulmonaires du sujet age. Eur. Toxicol., 5: 122-124, 1972.
144) Pöldinger, W., Sieberns, S.: Depression-inducing and antidepressive effects of neuroleptics. Neuropsychobiol., 10: 131-136, 1983.
145) Raskind, M. A., Courtney, N., Murburg, M. M. et al.: Antipsychotic drugs and plasma vasopressin in normals and acute schizophrenic patients. Biol. Psychiatry, 22: 453-462, 1987.
146) Raskind, M. A., Risse, S. C., Lampe, T. H.: Dementia and antipsychotic drugs. J. Clin. Psychiatry, 48 [5, Suppl]: 16-18, 1987.
147) Rickels, K.: Antineurotic Agents: Specific and Non-Specific Effects. In: Psychopharmacology: A Review of Progress. 1957-1967 (ed. by Efron, D. H.), pp. 231-247, Public Health Service Publication, No. 1836, 1968.
148) Richelson, E.: Neuroleptic affinities for human brain receptors and their use in predicting adverse effects. J. Clin. Psychiatry, 45: 331-336, 1984.
149) Robertson, M. M., Trimble, M. R.: Major tranquillizers used as antidepressants. A review. J. Affect. Disord., 4: 173-193, 1982.
150) Robie, T. R.: Pseudo-tabes syndrome as complication of tranquilizer drug therapy. Am. J. Psychiatry, 113: 463-464, 1956.
151) Robinson, G. E., Stewart, D. E. and Flak, E.: The rational use of psychotropic drugs in pregnancy and postpartum. Can. J. Psychiatry, 31: 183-190, 1986.
152) 斉藤正己：向精神薬による脳波変化—その臨床精神医学への寄与. 精神医学, 23：538-549, 1981.
153) 酒井正雄, 木下潤：向精神薬の副作用. I. Phenothiazine系薬物および類似の構造を持つ薬物, 改訂版, およびII. Butyrophenone系薬物および類似の構造を持つ薬物. 塩野義製薬, 大阪, 1978.
154) 佐藤田実, 大平常元, 長谷川敬司, 他：精神分裂病者に出現する発作性知覚変容体験について（学会抄録）. 精神経誌, 88：808-809, 1986.
155) Schmit, J.: Contribution a l'étude des colites necrosantes au cours des traitements neuroleptiques. Rev. Fr. Castro-Enterol., 113: 55-58, 1975.
156) Sen, G., Bose, K. Ch.: Rawolfia serpentina-A new indian drug for insanity and high blood pressure. Ind. Med. World, 2: 194-206, 1931.
157) Shalev, A., Hermesh, H., Munitz, H.: The hypouricemic effect of chlorprothixene. Clin. Pharmacol. Ther., 42: 562-566, 1987.
158) Shalev, A., Hermesh, H., Munitz, H.: The role of external heat load in triggering the neuroleptic malignant syndrome. Am. J. Psychiatry, 145: 110-111, 1988.
159) Silver, J. M., Yudofsky, S. C., Kogan, M. et al.: Elevation of thioridazine plasma levels by propranolol. Am. J. Psychiatry, 143: 1290-1292, 1986.
160) Simpson, G. M., Angus, J. W. S.: Drug-induced extrapyramidal disorders. Acta

Psychiatr. Scand., suppl. 212, 1970.
161) Simpson, G. M., Angus, J. W. S., Amin, M. et al.: Role of antidepressants and neuroleptics in the treatment of depression. Arch. Gen. Psychiatry, 27: 337-345, 1972.
162) Singh, M. M., Kay, S. R.: A longitudinal therapeutic comparison between two prototypic neuroleptics (haloperidol and chlorpromazine), in matched groups of schizophrenics. Psychopharmacologia, 43: 115-123, 1975.
163) Siris, S. G., van Kammen, D. P., Docherty, J. P.: Use of antidepressant drugs in schizophrenia. Arch. Gen. Psychiatry, 35: 1368-1377, 1978.
164) Siris, S. G., Morgan, V., Fagerstrom, R. et al.: Adjunctive imipramine in the treatment of post-psychotic depression. A controlled trial. Arch. Gen. Psychiatry, 44: 533-539, 1987.
165) Slone, D., Siskind, V., Heinonen, O. P. et al.: Antenatal exposure to the phenothiazines in relation to congenital malformations, perinatal mortality rate, birth weight, and intelligence quotient score. Am. J. Obstet. Gynecol., 128: 486-488, 1977.
166) Soloff, P. H.: Neuroleptic treatment in the borderline patient: Advantages and techniques. J. Clin. Psychiatry, 48 〔8, Suppl〕: 26-30, 1987.
167) Sunderland, T., Cohen, B. M.: Blood to brain distribution of neuroleptics. Psychiatr. Res., 20: 305, 1987.
168) 鈴木康夫：アルコール依存症の薬物療法．臨床精神医学，16：1639-1648，1987．
169) Tacke, U., Venalainen, E.: Heat stress and neuroleptic drugs. J. Neurol. Neurosurg. Psychiatry, 50: 937-938, 1987.
170) 武正建一：精神分裂病治療の変遷．日本医事新報，2343：136-137，1969．
171) 田上聡：精神分裂病者のプロラクチン分泌反応―抗精神病薬投与下における精神症状の変化との関係を中心とした臨床精神薬理学的研究．慶応医学，62：165-188，1985．
172) 富田邦義：抗精神病薬による精神分裂病治療の臨床脳波学的研究―特に脳波変化と病像経過との縦断面的検討．精神医学，23：245-258，1981．
173) 宇野正威，益子茂，土井永史，他：精神障害者の身体合併症治療―精神分裂病患者の内科疾患医療の問題点（学会抄録）．精神経誌，88：815，1986．
174) 牛島定信，兵藤和郎：境界患者の薬物療法．臨床精神医学，16：1625-1630，1987．
175) van Praag, H. M., Dols, L. C. W., Schut, T.: Biochemical versus psychopathological action profile of neuroleptics: A comparative study of chlorpromazine and oxypertine in acute psychotic disorders. Compr. Psychiatry, 16: 255-263, 1975.
176) van Putten, T.: Low-dose treatment strategies. J. Clin. Psychiatry, 47〔5, suppl〕: 12-16, 1986.
177) van Putten, T., May, P. R. A., Jenden, D. J.: Does a plasma level of chlorpromazine help? Psychol. Med., 11: 729-734, 1981.
178) van Puttern, T., May, P. R. A.：精神分裂病の環境療法．West, L. J. 他，編〔石井毅，訳〕精神分裂病の治療, 第5部第3章, 星和書店, 東京, 1978.

179) Vitorovic, M. and Kobalova, M.: Neuroleptische Medikamente und trophische Störungen. Nervenarzt, 55: 51-53, 1984.
180) Volkow, N. D., Brodie, J. D., Wolf, A. P. et al.: Brain metabolism in patients with schizophrenia before and after acute neuroleptic administration. J. Neurol. Neurosurg. Psychiatry, 49: 1199-1202, 1986.
181) von Lieven, Th., Dietz, V., Schulte, P. W.: Pharmakogen ausgelöste chronische Halluzinose. Nervenarzt, 47: 176-178, 1976.
182) Wallace, Ch. J., Nelson, C. J., Liberman, R. P. et al.: A review and critique of social skills training with schizophrenic patients. Schizophr. Bull., 6: 42-63, 1980.
183) Waller, D. G., Edwards, J. G., Ploak, A.: Neuroleptics, lithium and renal function. Br. J. Psychiatry, 146: 510-514, 1985.
184) Weizman, A., Maoz, B., Treves, I. et al.: Sulpiride-induced hyperprolactinemia and impotence in male psychiatric outpatients. Prog. Neuro-Psychopharmacol. & Biol. Psychiatry, 9: 193-198, 1985.
185) Wilson, L. G., Roberts, R. W., Gerber, C. J. et al.: Pimozide versus chlorpromazine in chronic schizophrenia: A 52 week double-bind study of maintenance therapy. J. Clin. Psychiatry, 43: 62-65, 1982.
186) Widstedt, B., Wiles, D. and Jørgensen, A.: A depot neuroleptic withdrawal study. Neurological effects. Psychopharmacol., 80: 101-105, 1983.
187) 八木剛平：分裂病者の的外れ応答の数量的評価と治療経過—とくに分裂病症状に対する向精神薬と働きかけの単独効果と併用効果について．精神医学, 14：911-917, 1972.
188) 八木剛平, 伊藤斉：向精神薬による非可逆性錐体外路症状の1例—発症の経過と成因の考察．精神医学, 15：727-734, 1973.
189) 八木剛平, 井上修, 伊藤耕三, 他：二重盲検法による carpipramine-chlorpromazine 併用療法の精神分裂病慢性例に対する薬効判定．臨床評価, 4：351-403, 1976.
190) 八木剛平：抗パーキンソン薬—特に抗精神病薬との併用におけるその精神効果について．治療学, 3：59-66, 1979.
191) 八木剛平, 伊藤斉：抗精神病薬(neuroleptics)による錐体外路症状—その治療学的意義の変遷について．その1～3．精神医学, 25：452-466, 570-582, 686-701, 1983.
192) 八木剛平：向精神薬の血中濃度—神経遮断剤(neuroleptics)の血中動態と精神分裂病治療におけるその臨床的意義．精神科 Mook No 9, 精神分裂病の治療と予後, pp.69-82, 金原出版, 東京, 1984.
193) 八木剛平：抗精神病薬の副作用—とくに用量との関係について．神経精神薬理, 8：435-443, 1986.
194) 八木剛平：薬物療法の最近の進歩。現代精神医学大系年刊版, 87-A, pp.259-297, 中山書店, 東京, 1987.
195) 湯浅修一：維持療法の実際と分裂病の予後．神経精神薬理, 5：391-401, 1983.
196) 湯浅修一：分裂病者の長期予後．臨床精神医学, 13：499-509, 1984.
197) Zengotita, H. E. and Holt, R. J.: Neuroleptic drug-induced coagulopathy: Mechanism of reaction and duration of effect. J. Clin. Psychiatry, 47: 35-37, 1986.

198) Zohar, J., Shemesh, Z., Belmaker, R. H. : Utility of neuroleptic blood levels in the treatment of acute psychosis. J. Clin. Psychiatry, 47 : 600-603, 1986.
199) 八木剛平:精神分裂病の薬物治療学―ネオヒポクラティズムの提唱. 金原出版, 東京, 1993.
200) 八木剛平, 田辺英:精神病治療の開発思想史―ネオヒポクラティズムの系譜. 星和書店, 東京, 1999.

II 持効性抗精神病薬

藤 井 康 男

II 持効性抗精神病薬

1. はじめに

　持効性抗精神病薬(long-acting neuroleptics)には，筋肉注射と経口投与の2つの投与法がある。前者には fluphenazine enanthate (FE), fluphenazine decanoate (FD), haloperidol decanoate (HPD-D) 等の油性のデポ剤と fluspirilene のような微細結晶の懸濁液があり，後者には penfluridol のように，経口1回投与で1週間ないしそれ以上効果が持続する薬物がある。本邦で現在あるいは数年以内に臨床利用可能な持効性抗精神病薬は，油性のデポ剤だけと思われるので，本章ではこれについてまとめる。

　デポ剤はアルコールとしての機能を有する抗精神病薬と，長鎖の脂肪酸(パルミチン酸，エナント酸，ウンデシレン酸，デカン酸)がエステル結合することによって作られる。このため脂溶性が高く，植物油に溶解する。これを筋肉内投与すると，ゆっくりと拡散し，組織中や血中のエステラーゼの働きにより加水分解され，抗精神病薬が徐々に遊離し，作用部位に到達する。このような吸収機構によりデポ剤の持効性が生じる。

　最初のデポ剤である FE は 1960 年代後半に臨床応用が開始され[19,62,64]，その後世界各国で次々と持効性抗精神病薬が開発，発売された。1974年におけるフランスの全抗精神病薬処方の11％は持効性薬物であり[32]，同じくスペインでは1981年の数字で15％が持効性薬物で占められている[15]。また1992年の抗精神病薬販売比率で検討すると，デポ剤の比率はイギリス35％，カナダ35％，オランダ26％，ドイツ18％，アメリカ11％，フランス10％等であるが，日本ではこれが3％にすぎない[114]。外来におけるデポ剤維持治療が，

地域精神医療の発展とそれに伴う慢性精神病者の在院日数，再入院回数の減少，精神科病床数の減少に大きく寄与したのは紛れもない事実であり，わが国の精神医療は残念ながらこの波に乗り遅れている。今後まさに本格的な病院外治療が展開されていく時期であり，困難を抱えた分裂病患者の支援の基礎としてデポ剤の意義は大きい。日本でも 1987 年に HPD-D が，1992 年に FD が市販された。これらよりマイルドで作用持続期間がより長い（3～4週間）デポ剤の出現は，病院外治療重視の方向性と結び付き，わが国のデポ剤の使用頻度をさらに高めるであろう。

2. デポ剤の適応

2.1 継続的投与

　デポ剤を連続的に投与し，主として外来での維持療法を行う場合である。まず対象となる症例が慢性精神病であるとの診断を確定しなければならない。すでに 2 回以上精神病症状の再発の病歴があることがこの証明となる。したがって，原則として初回のエピソードの場合は適応にならない[72]。これに加えてデポ剤を投与しようとする施設で，今後とも治療を継続するとの意思が，主治医と本人あるいは家族の間で確認されている必要がある。経口抗精神病薬による治療歴があることもまた重要である。この場合必ずしもこれから使用するデポ剤と同じ薬物（たとえば FE なら fluphenazine）である必要はない。しかしほとんどのデポ剤は neuroleptique incisif（切り込み効果のある抗精神病薬）としての特性を有しているので，このようなタイプの経口抗精神病薬に対する対象例の反応性を知っておくことが望ましい。neuroleptique incisif に過敏な反応を示す症例はデポ剤の適応になりにくい。比較的少量の neuroleptique incisif で十分改善する中等度の慢性精神病がもっとも良い適応となる[70]。

　コンプライアンス（服薬遵守）不良な症例がデポ剤による維持治療の主な適応になる。外来患者の 40～48 %，デイホスピタル患者の 37 %，入院患者の 11～19 %にノンコンプライアンスを認めると言われている[55]。どちらかというと社会階層が低い例にデポ剤はより多くの利益をもたらす[41]。社会階層

が高い例では周囲の人々の協力を得やすく，経口薬による治療が可能となる確率が比較的高い。単身者に対してはデポ剤による維持治療が効果的である[27,41,76]。

入院している重症の慢性精神病者に対してデポ剤を持続的に投与する方法もある。この目的はコンプライアンスの改善と，経口薬以上の効果への期待である。しかしこれはデポ剤の絶対的適応とは言い難い。このような方法は強制的治療に結びつきやすく，頻回，大量のデポ剤の投与によって，注射部位反応が生じることがある[20,98,118]。入院中の症例へのデポ剤の投与は，近い将来の外来維持治療を前提とした場合，非経口投与でなければ治療困難な症例に限られるべきである。

身体疾患を併発した慢性精神病者，高齢になった慢性精神病者，脳炎後遺症あるいは精神薄弱者の行動障害に対してデポ剤を投与することも可能である。しかしこれらの症例では副作用発生時のリスクが高いので，その投与開始は特に慎重に行い，必ず経口薬の前投与を行い，デポ剤も少量を用いるべきである。高齢者では遅発性ジスキネジア，脳炎後遺症あるいは精神薄弱者では悪性症候群の出現[10,42]に特に注意をしなければならない。

重症躁病に対して，外来維持治療として，lithium と併用してデポ剤を継続的投与する方法がとられることがある[117]。慢性アルコール中毒の維持療法[70,94,117]，精神不均衡者に対しても用いられることがある[29]。

2.2 一時的投与

分裂病の再燃に対して，入院予防のため外来で一過性にデポ剤を投与し，改善したら経口薬による維持治療に戻るという治療法が，FE を用いてよく行われた[119]。FD，HPD-D などよりマイルドなデポ剤の出現により，このような症例に対してはデポ剤の持続的投与をすることが多くなってきている[119]。躁状態の外来治療に FE の一過性投与がきわめて有効なことがある[117]。精神病急性期の入院薬物治療は，速効性注射や経口薬で行うのが基本であるが，これにデポ剤を併用する方法もある。特に重症躁病に対して，鎮静効果の強い FE を数日毎に数回繰り返す方法は効果がある[70]。しかし急性

期には大量の抗精神病薬を必要とすることがあり，薬物治療全部をデポ剤で行うと[11,37]重症の副作用が出現した時に治療を中止してもこれをすぐ軽減できないので，デポ剤はあくまで補助的に用いるのが望ましい[70,92]。

3. 投 与 方 法

3.1 デポ剤の開始方法

外来でのデポ剤の維持療法を目標とする場合でも，その初回投与は入院中に行うのが基本である。急性症状のため入院した精神病症例では，まずhaloperidol, levomepromazine などの速効性の注射や経口抗精神病薬で急性症状を安定化した後，経口薬を徐々に減量し，デポ剤によってこれを置換する。精神症状がなお不安定な時期に，急性期症状の改善も同時に期待してデポ剤を開始する場合と，完全に急性症状を改善させた後に退院を数週後にひかえてデポ剤に切り替える場合がある。いずれの方法にしろ，デポ剤の初回投与量は FE，FD で 5～12.5 mg，HPD-D で 25～50 mg に止めるべきである。この投与量に対する反応性，副作用を検討した後，徐々に投与量を調節する。最初は少量のデポ剤を 5～7 日おきに投与し，次第に間隔をあけ投与量を増やし，6～8 週間で規則的投与にもって行く方法もある[4]。したがって，デポ剤の投与初期は，不足分を補うため経口抗精神病薬を併用することが多い[117]。デポ剤の維持投与量は個体差が大きく，症例毎に決定する必要がある。デポ剤は投与毎に血中濃度が次第に上昇し，3～4 回の投与後に初めて定常状態になる[59]ことを忘れてはならない。急性期治療に引き続いてデポ剤による維持療法に入る際には，維持投与量は，急性期治療に必要な抗精神病薬量よりも，一般的にはるかに少なくてよいこと（約 1/3）にも注意しなければならない[55]。HPD-D の初回投与量は，経口 haloperidol 1 日用量の10～15 倍，維持投与量は 20 倍とされているが，これ以下の量でもしばしば有効である[59]。

経口薬治療中の症状再燃，経口薬のコンプライアンス不良などのため外来でデポ剤を導入することも不可能ではない[69,117]。このような場合は，慢性精神病であるとの診断の確定，経口抗精神病薬 (neuroleptique incisif) による

治療歴の存在,治療継続の可能性の確認,というデポ剤適応の三原則を特に厳密に守らなくてはならない。初回投与量はごく少量 (FE, FD で 10 mg 以下,HPD-D で 30 mg 以下) が望ましい。患者や家族には,生じる可能性のある副作用とそれに対する対応を説明し,病院側としても急性ジストニア反応を中心にした急性錐体外路症状に対する救急処置が可能でなければならない。経口抗パーキンソン薬も必ず処方しておいた方が良い。このような点に注意すれば,外来でのデポ剤導入は比較的容易であり,入院治療なしでデポ剤外来維持療法が開始できる。

3.2 維持療法中の投与量,投与間隔の調節

デポ剤による維持療法中に,しばしば患者は投与量の減少,投与間隔の延長を求める[79]。医師側も必要最低維持投与量を求めて,減量を試みる。個々の症例に対する注意深い経過観察によって適切な投与量を見出す以外に方法はない。デポ剤を減量して,それが症状再燃に結びついたかどうかは,数週から数ヵ月後になって初めて明らかになる[59]。投与量決定にはこのような長期的視点が不可欠である[117]。再燃時に司法医学的な問題を起こしたことのある症例などの,high-risk patients は特に減量に慎重でなければならない[60]。維持投与量に関して参考になる数字として,以下の報告がある。Johnson, D.A. W.は1年以上再発していない症例の 75 %は,FD 25 mg/ 3〜4 週で維持が可能であると述べている[55]。アメリカのある病院のFD投与量[3] は1/8cc (7.2 %),1/4 cc (29 %),1/2 cc (20.5),3/4 cc (8.4 %),1 cc (21.6 %),1 cc 以上 (13.3 %) であった (1 cc = 25 mg)。最高投与量は 2.5 cc であり,投与間隔は 1 週から 3 週である。またドイツの報告[41]によれば FD の投与間隔は 1 週間 27 %,2 週間 30.2 %,3 週間 23.3 %,4 週間 14.5 %,不規則 5 %であった。投与間隔については,Wistedt, B.らの血中濃度研究が参考になる。これによれば FD 25 mg/3 週の長期維持投与をしていた 9 症例で 0.4〜1.7 ng/ml の fluphenazine 血中濃度であった。FD中断後12週で,5 例になお 0.3〜1 ng/ml の濃度があり,24 週でも 3 例で血中濃度が測定可能であった[110]。これらのデータから FD の半減期は 2.5〜16 週間ときわめて差異が大きいと

述べている[110]。このようにFDに関しては，少なくとも一部の症例では長期投与で半減期が延長するため，かなり長い（6～8週）投与間隔が可能と思われる。

3.3 注射方法

デポ剤による維持療法は，長期間筋肉注射を繰り返すわけであるから注射部位反応についても注意を要する[118]。油性のデポ剤には局所刺激性が少なく，無痛化剤としてベンジルアルコールが添加されているので，速効性の抗精神病薬注射よりもはるかに問題は少ない。しかし同一部位に頻回，大量に注射すると，硬結，液漏れ[7,8]，膿瘍[98]などが問題になりうる。fluspirileneはこのような問題が多い傾向[7]にあり，薬物が筋肉まで到達せず，皮下組織に注射した場合，筋肉に注射したが皮下組織に逆流した場合などに局所の不耐性が生じることが報告されている[7]。Belangler, M.C.ら[7,8]はこれらを予防するために，Air-Bubble法，Z-Track法などの注射方法を推奨している。前者はデポ剤を注射器に吸引した後，さらに少量(0.1cc)の気泡を吸い，この状態で注射すると最後に気泡が入って，針を引いたときに皮下組織に薬物が入り込むのを防ぐという方法である。後者は注射部位の皮膚を指で一方向にひっぱり，そのまま指を離さずに皮膚に直角に注射し，注射後指を離すことによって薬物の漏れを防ぐ方法である。油性のデポ剤については21ゲージの注射針が適する。肥満者に対してはより長い注射針を使うと良い。注射部位は殿筋か三角筋であるが，三角筋ではradial nerve損傷の可能性があるので殿筋の上外1/4が最も適した注射部位である。三角筋の方が殿筋よりも薬物吸収率が有意に良いとの報告[7]があるが，HPD-Dについての薬物動態研究では血中濃度に両者に有意な差異はなかった[50]。注射後のマッサージは，するべきかどうか議論があるが[7,8,118]，HPD-Dに関しては血中濃度に有意な変化を及ぼさない[50]。

4. デポ剤の種類と選択方法

4.1 fluphenazine enanthate（FE）

最初に登場したfluphenazineのデポ剤である。その後発売されたfluphenazine decanoateと比較すると鎮静作用，錐体外路惹起作用がより強い[4,12,13,21,36,67,75]。したがってどちらかというと急性期症例，特に多動，興奮，強度の不安，衝動性に有効である。外来維持投与にも有用であるが，症例によっては投与1〜3日後に過鎮静，無力状態が生じるため使いにくいことがある[67]。しかし外来患者でもFD，HPD-DよりもFEが適切な症例も存在する[27]。薬物動態は25 mg筋注後に血中濃度5 ng/ml以下の明らかなピークが生じる[99]。半減期は4日間であり，持続投与をしている場合の2回の注射間の血中濃度の変動，すなわち最高血中濃度（C_{max}）／最低血中濃度（C_{min}）が5〜10と大きい[74]。このような山型の薬物動態が本剤投与数日後の鎮静効果に関係している[17]。本邦では1 ml入りのバイアルが市販されており，1 ml中にfluphenazine enanthateが25 mg（fluphenazine含量19.9 mg），benzylalcoholが15 mg含まれている。作用の持続は一般的に2週間とされているが，それ以上の投与間隔でも有効な場合がある[26]。

4.2 fluphenazine decanoate（FD）

FEに続いて登場し，現在では標準的なデポ剤として世界的に定評がある薬物である。FEに比べて耐性に優れ，作用持続期間が長く，外来で特に有用である。デポ剤の中でもっとも研究が進んでおり，デポ剤と経口薬の二重盲検比較研究の大部分で本剤が用いられている。我が国への本剤の導入は極めて遅れていたが，1992年に市販が開始された。血中濃度はFEと比較してより低く，安定しているが，血中濃度の変動（C_{max}/C_{min}）は投与4日後で6.5と比較的大きい[74]。投与数時間後に一過性の血中濃度上昇があり，次いで1.5日〜3日目に第2のピークが生じると報告されている[74]。投与直後の血中濃度上昇は製剤中に未変化のfluphenazineがあるためと推測されている[74]が，その臨床的意義は明らかでない。FEやFDなどのデポ剤は，fluphenazineに活

性代謝物が存在するためその薬物動態は複雑である[40]。前述したように長期投与で半減期が延長する現象が FD で認められる。作用の持続は 2〜4 週間とされているが，症例によってはこれ以上の投与間隔も可能である。

4.3 haloperidol decanoate (HPD-D)

現在精神病薬物治療の中核的役割を果たしている haloperidol のデポ剤である。1980年代前半から後半にかけて世界各地で臨床治験が行われ[14,50,74,112]，その有用性，安全性が認められている。我が国でも 1987 年 9 月に発売された。これには 1 アンプル 1 ml 中に haloperidol decanoate 70.25 mg (haloperidol として 50 mg) 含有する製剤と，1 ml 中に haloperidol decanoate 141.04 mg (haloperidol として 100 mg) 含有する製剤がある。血中濃度は投与 1〜7 日目にピークになり[50,74]，その後徐々に低下するパターンを示す。半減期は 21 日であり[74]，C_{max}/C_{min} は 2〜3 と小さく，血中濃度はきわめて安定した推移を示す[74]。最近本剤にも投与直後の一過性血中濃度上昇の報告があった[116]。血中プロラクチン濃度は投与直後に一過性の上昇が生じている[112]。本剤の作用継続期間は 4 週間とされている。初回投与量は経口 haloperidol の 1 日用量の 10〜15 倍を目安として，可能なかぎり少量より始め，100 mg を越えないようにすることが定められている。維持投薬量は経口 haloperidol 1 日量の約 20 倍が目安となるが，高齢の精神病患者に対してはさらに少ない投与量が望ましい[107]。投与量と血中濃度の相関は極めて良好である[50]。血中濃度の定常状態には 4 週間おきの投与で 3〜4 回目に達する[50,74]。

なお FE，FD，HPD-D などの化学構造式は図 1 に示してある。

4.4 その他のデポ剤

現在世界的に臨床応用されているデポ剤としては以下の製剤がある。

pipothiazine undecylenate　ピペリジン誘導体である pipothiazine のデポ剤であり，作用は 2 週間持続する。fluphenazine 製剤と比較すると鎮静効果が弱く，抗精神病効果は同程度であり，慢性精神病には脱抑制的に作用す

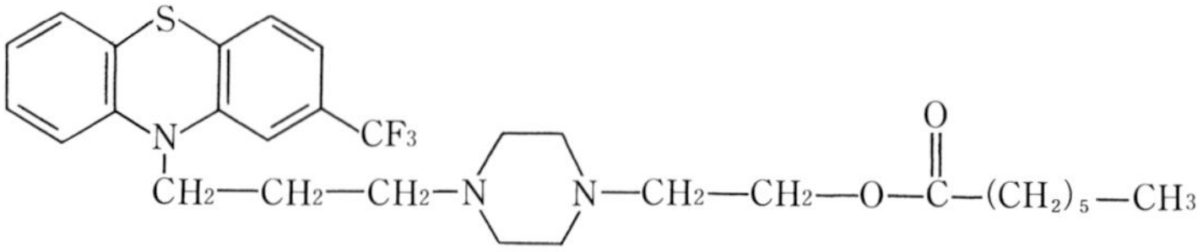

Fluphenazine enanthate

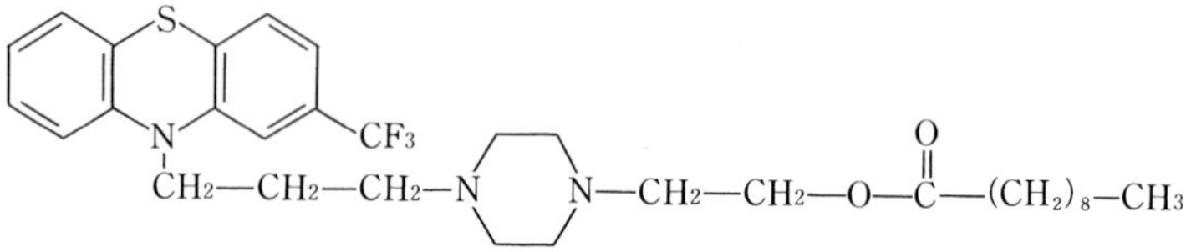

Fluphenazine decanoate

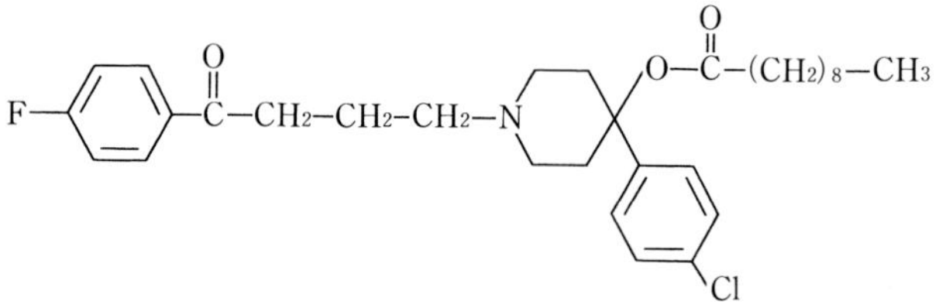

Haloperidol decanoate

図1　各種デポ剤の化学構造式

る[70]。

　pipothiazine palmitate　pipothiazine の 4 週間の持続期間をもつデポ剤である。

　flupenthixol decanoate　抗精神病作用はその他のデポ剤よりもやや劣るが，副作用が少なく，特にデポ剤で問題になることがある抑うつ惹起作用が弱い[52,65,70]。抗うつ作用や躁うつ病の再発予防効果[63]を認める報告もあるが確定はされていない。半減期は 17 日であり，C_{max}/C_{min} は 2〜3 と安定している[74]。持続期間は 2〜3 週間である。

　clopenthixol decanoate　デポ剤はすべてが切り込み効果のある抗精神病薬（neuroleptique incisif）としての特性をもっていたが，本剤は鎮静的抗精神

病薬(neuroleptique sédatif)のデポ剤である点が特徴的である。耐性に優れ，抑うつ惹起作用がない[101]。半減期は19日であり，C_{max}/C_{min} は2.8～3と安定している[74]。作用持続期間は2～4週間とされている。

これら以外にも perphenazine enanthate[66,98], perphenazine decanoate[66], bromperidol decanoate[71,88] などのデポ剤がある。

5. 経口薬とデポ剤の差異

5.1 薬物動態

経口抗精神病薬を服用すると，大循環系に入る前に，まず腸管壁で代謝され，次いで肝臓における初回通過効果（first-pass effect）を受ける。このためたとえば haloperidol を経口投与した場合の生物学的利用能は40～70％である[28]。すなわち経口投与の場合は投与量の半分以上は非活性化されることになる。もし薬物の吸収，代謝過程に問題があり，血中薬物濃度，ひいては脳内濃度が低いため抗精神病薬が奏効しない症例があるとすれば，投与によって薬物が直接大循環系に入るデポ剤が有効である可能性が高い。このような考えに基づき，Curry, S.H.らは chlorpromazine に反応しない97例の入院慢性分裂病患者で chlorpromazine 血中濃度が低い37例について FD の投与を行い，経口薬よりも有意に高い効果を得たと発表した[1,17]。臨床的に経口薬では奏効せず，デポ剤の方が有効である症例は存在する。しかしその中のどの程度の割合で薬物動態が関係しているのかは明らかでなく，むしろコンプライアンスの改善の方が大きな要素である可能性がある。抗精神病薬に反応しない症例では薬物血中濃度が低いとの仮説があったが，これにはその後否定的な報告が相次いでいる[28]。入院慢性精神病患者に対する二重盲検比較試験では，経口薬とデポ剤の間に効果の差異を認めないとする報告がほとんどである[5,97]。これらの点から考えると，薬物動態の違いという点からデポ剤に過大な期待をかけるのは誤りであろう。なお chlorpromazine を連用すると肝臓の薬物代謝酵素誘導が生じ，薬物濃度が低下する。FD 投与ではこのような現象は認められない[39]。これに臨床的意味があるかどうかは不明である。

経口投与では薬物血中濃度に日内変動が認められる。特にコンプライアンス改善を考えて1日1回投与法を行うとこの変動幅は大きくなる。デポ剤では血中濃度は日内変動に乏しく，数週間単位で変動することになる。デポ剤のように一定の薬物濃度が維持されるのが好ましいか，1日1回夕方に経口投与をした場合のように夜間高い濃度で推移し，日中は低い濃度であった方が副作用の点で有利であるか，なお議論がある[57]。

5.2 臨床比較試験，長期治療成績

経口薬とデポ剤の慢性精神病の外来維持に関するいくつかの二重盲検比較試験が行われた。このうち31例の外来分裂病患者を対象としたCrawford, R.らの研究[16]では，再入院率がFDの方が有意に低かった。しかしRifkin, A.ら[90]，Falloon, I.ら[23,24,96]の比較試験では再発率に有意差はなく，デポ剤の方にアキネジア，抑うつなどの副作用が多い，経口例の方が社会適応度，レジャーへの参加，家事や育児などの項目で有意に優れるなどの結果が得られた。このようなデポ剤と経口薬の二重盲検比較試験成績に関して，i)試験に参加する症例がセレクトされるため（対象例は経口薬と注射両方の治療を受け，どちらかが実薬となる）平均的な外来精神病患者とは異なった対象となってしまう，ii)研究期間が1年程度では分裂病の再発を研究するには短すぎる，iii)研究自体がスタッフと患者のつながりを強める方向に作用し，これは経口薬に有利に作用するなどの批判がある[55,60]。実際に2年間の比較試験を行ったHogarty, G.H.ら[46]の報告でも，デポ剤による再発率の低下がはっきりしてくるのは2年目であった。この報告では，デポ剤と強力な社会治療（ケースワーカーによる社会経済的支援，患者クラブなどのプログラム等）を組み合わせると試験開始8ヵ月以後は1例の再発も認められなくなった。

分裂病再発に関する経口薬とデポ剤の6つの二重盲検前向き比較研究のデータを検定すると，有意にデポ剤が再発予防に優れるという結果が得られている[115]。

まず一定期間経口薬で治療し，次いでデポ剤による治療が行われた症例について，経口薬期間とデポ剤期間の入院回数，入院日数等を比較した研究が

ある。筆者は経口薬で 2 年半以上，次いでデポ剤で 2 年半以上外来治療した症例について調査した。その結果デポ剤による治療は，入院回数よりも入院期間を減少させること，入院理由として精神症状再燃が減少し，抑うつ，身体疾患，社会経済的理由が増加することが明らかになった[29]。Tegeler, J. らが行った mirror-image design による比較研究[100]でもデポ剤による治療で入院回数，入院期間いずれも有意に減少している。Hiep, A. ら[43]の報告でもFD の導入で入院日数が有意に減少している。このようにデポ剤が慢性精神病の外来での長期治療成績を少なくとも入院という点からは改善させることに関しては多くの研究結果が一致している。

5.3 その他の違い

1 日 3 回の服薬を 2 週間続けるということは，薬を飲むという行為を 2 週間に 42 回行うことを意味する。これは簡単なことではない。2 週間に 1 回，さらには 4 週間に 1 回の注射だけで済むということは，患者自身および家族にとって大きな負担軽減となる。またデポ剤は経口薬のように，自殺目的などで大量に服用される危険性がない[15,57]。

経口薬の最大のメリットは処方の柔軟性にある。しかし一旦維持投与量が決定したら，デポ剤にした方がはるかにコンプライアンスが向上する。分裂病の外来治療では，経口薬では 50 ％が服薬中断をするが，デポ剤によってこれを 20 ％に減少させることができる[36]。Johnson, D.A.W. もデポ剤開始後 2 年間のノンコンプライアンスや治療拒否は 10〜15 ％であると述べている[55,57]。公的医療が精神科治療の主体となっている国では，デポ剤によって入院日数が減少することにより入院医療費を節約し，浮いた入院医療費分を外来機能向上に振り分けることが行われている。

イギリス，フランスのように公立精神病院の地域分担性を基本とした精神科医療体制の中では，デポ剤は慢性精神病患者の外来維持の基盤となっている。デポ剤の注射という目的があり，確実に抗精神病薬が投与されているという保証があるからこそ，地域精神科専門看護婦による定期的な訪問医療が可能となる。またデポ剤を注射するという行為は，看護者の治療者としての

自覚を促し，また患者と看護者の関係をより緊密化するように作用する。これに対して経口薬は処方する医師と患者を結びつける役割をもっている。

6. デポ剤の副作用とその対応

6.1 錐体外路症状（EPS）

Clopenthixol decanoate 以外のデポ剤は，切り込み効果のある抗精神病薬（neuroleptique incisif）としての特性を有しており，副作用として急性ジストニア，パーキンソニズム，アカシジアなどが出現しやすい。これらの EPS は，デポ剤開始後 3～5ヵ月までは 60～70 %の症例に生じる[55]。したがってこの時期には，経口抗パ薬を併用する方が良い。この時期の抗パーキンソン薬（以下抗パ薬）投与は EPS を予防することはできないが，その重症度を減少させる[48]。その後長期維持療法中に，投与量，投与間隔を適切に調節すればEPS の出現率は次第に低くなる。デポ剤開始 6ヵ月以降は EPS の出現率は 25 %以下となる[55]。現実には経口抗パ薬は，デポ剤による長期外来維持症例の 65～72 %に併用されている[29,49]。しかし不必要な併用を減らすことにより，このような場合の抗パ薬の併用率を 60 %から 30 %に減少させることができたとの報告がある[80]。経口抗パ薬自体にも口渇，便秘，眼筋調節障害，眠気，記憶障害等の副作用があることを忘れてはならない。経口抗パ薬の併用が必要であるからデポ剤には意義がないとする議論があるが，これは誤りである。抗精神病薬の錠剤は拒否されやすいが，デポ剤を投与されている症例は抗パ薬の錠剤を簡単に受け入れる[102]。何錠かの抗パ薬を処方しておき，必要に応じて随時（特に注射後数日）服用させる方法も可能である。

デポ剤注射と同時に抗パ薬の注射（たとえば FE に biperiden 注射）を併用する習慣[29,155]があるが，この有用性は確認されていない。むしろ抗パ薬注射の副作用がデポ剤の副作用と誤解され，患者がデポ剤を嫌う原因となることがある。抗パ薬注射の併用を止めても，全く変化の無い場合が多く，患者の訴える副作用がかえって減少することもある。原則としてデポ剤には抗パ薬注射の併用は必要ないと考えられる。FD などで投与直後に一過性の血中濃度上昇が知られているが，これがパーキンソニズムの一過性悪化を引き起こ

す[6]との報告があり，このような場合には抗パ薬注射の併用が有効な可能性がある。

入院初期に高頻度に FE を使用し（週3回の頻度で計 200 mg 投与），無動，発熱，脱水を伴う重症パーキンソニズムが出現したとの報告がある[108]。この症例は 12 時間毎に抗パ薬注射を繰り返し，6 日後に筋強剛が消失した。患者の抗精神病薬への反応性が不明なのにもかかわらず，大量のデポ剤を投与するとこのような重度の副作用に結びつくことがある。前述したように急性期の治療は経口薬，速効性注射が主体で，デポ剤は用いるとしてもあくまで補助的な役割に止めるべきである。

遅発性ジスキネジア（TD）は抗精神病薬長期維持治療における難しい問題である。デポ剤は，総投与量が少なくて良いこと[33]から TD が少ないとの考え[72]がある一方，薬物が非活性化されにくいから安全性が低くなるとの考え方[30,31]や，コンプライアンスが改善するので結局 TD の危険性は高まる[31]などの推測がある。現実的にはデポ剤投与中のＴＤの出現率は 10～15 ％[32]，22 ％[30]，50 ％[12]，57 ％[87]など報告によって様々である。多くの研究者は経口抗精神病薬とデポ剤の TD のリスクは同一であると考えている[32,55]。現在，TD を積極的に予防，治療する手段に乏しいので，risk/benefit ratio をよく考慮して適応を考えること，必要最低量の投与，抗パ薬の併用を減らすことなどを心掛けるしかない。Kane, J.M.らは通常の 1/10 しか fluphenazine が含まれていない（すなわち 10 倍薄い）FD と通常の FD を，外来精神病患者に二重盲検法によって投与し，低用量群の方が TD が減少すること，精神-社会的適応が良いことを見出した[58]。再発率は低用量群の方が高いが，大部分の例で，デポ投与量の一過性増量によって入院せずに切り抜けられた。デポ剤の処方量の決定には，単に再発の有無だけでなく，再発の程度，長期的副作用，行動毒性をも考慮した視点が必要である[77,104]。デポ剤少量維持投与については別にまとめたので参考とされたい[113,120]。

6.2 抑うつおよびアキネジア

抑うつは分裂病の経過中によく出現する症状である。急性期の分裂病者は

しばしば抑うつを伴っている。たとえば新入院分裂病患者の半数，慢性分裂病患者の再燃の1/3に抑うつが認められる[56]。また抑うつは精神病症状再燃の初期症状でもある。たとえばWistedt, B.は，二重盲検によるデポ剤の離脱試験で，プラセボ投与群（断薬群）ではデポ剤継続群と比べて，6週後で抑うつ増加の傾向が始まり，24週後には有意に抑うつの評点が増大することを確認している[111]。また幻覚妄想などの陽性症状の改善後，これに取り代わるように抑うつが生じるいわゆる精神病後抑うつ(postpsychotic depression)が知られている。一方，抗精神病薬の過剰投与や錐体外路症状が抑うつに関係することがある。Van Putten, T.は精神病後抑うつの一部は抗精神病薬の影響である可能性を指摘し，これを無動性抑うつ（akinetic depression）と呼んだ[103]。これらの症例の示す不安，心気，感情的引きこもり，感情鈍麻，運動遅延などの症状は，アキネジアの治療すなわちtrihexyphenidylによって改善した。

　デポ剤投与中に抑うつ症状が出現することは，Alarcon, R.らによって初めて発表された[2]。これは34歳の外来男性分裂病患者であり，一般医によってFE 25 mg/2週間の投与を受けていた。この症例はFE注射1日後から引きこもりがちになり，食欲が低下し，日中も横になっている状態となった。彼は手首を切って自殺企図し，入院となった。この症例の入院中にFEを試験的に投与してみたところ，数日間行動抑制，抑うつが出現した。現在考えてみると，本症例はFEの過鎮静症状あるいはアキネジアに抑うつが併発したものと思われる。Alarconはこの症例以外にもFE, FD投与に関係して抑うつが出現した16例を報告し，5例で自殺企図が認められたこと，10例中8例に電気ショック療法が有効であったことを述べた。Lambert, P.A.も経口薬よりもデポ剤投与の方が抑うつ状態の出現が多いことを指摘した[70]。経口薬あるいはデポ剤による外来維持治療中の入院理由を調べると，デポ剤による維持治療では抑うつによる入院が倍増し，精神症状再燃による入院が減少している[29]。これは薬物服用中の再発では不安，抑うつなどの情動的病像を呈し，服薬中断後の再発では精神病症状が出現するというMcEvoy, J.P.の報告[82]とも対応している。デポ剤投与中に抑うつの頻度は増す可能性があるが，自殺

企図や自殺は経口薬治療と比べて増加しないことが報告されている[29,45,85]。

デポ剤に，reserpineのような直接的に抑うつを生じさせる副作用があると考えるのは正しくない。たしかに外来の慢性精神病者に対しての，経口抗精神病薬とデポ剤の二重盲検比較試験のいくつかでは，デポ剤の方に抑うつ，アキネジアが有意に多いとの結果が得られている。ところが入院慢性分裂病患者についての経口薬とデポ剤の比較試験では抑うつに関して差異はない[97]。外来例は，ある程度の社会的活動性を要求されるが，このような症例が抑うつ，アキネジアを自覚しやすいとも言える。Johnson, D.A.W.は，i)もっとも抑うつの出現が少ないのは，中等度のデポ剤によって寛解状態が維持されている外来分裂病患者であること，ii)抑うつのかなりの部分は薬物と無関係であるが，デポ剤の大量投与例や錐体外路症状出現例に抑うつが多い傾向にあり，抑うつの一部には薬物が関係していること，iii)デポ剤投与中に認められる抑うつの10～15％は無動性抑うつであり，これらの症例には筋硬直が有意に多く，抗パ薬が有効である可能性があることを指摘している[55,56]。デポ剤投与中に認められる抑うつに対して，三環系抗うつ薬が有効であるとの意見[70]もあるが，これを否定する報告[56]もある。分裂病の経過中に生じる抑うつは前述したように様々な形があるが，多くの場合抗うつ薬は根本的な治療にならない。

経口薬治療の場合，患者自身が「薬の効き過ぎ」を感じた場合，自分で服薬量を調節することができる。デポ剤の場合は患者による調節はできないので，医師が精神症状の軽減，消失だけを目指し，投与量を増加させると副作用をまねき，これが患者の日常生活にマイナスとなり，抑うつにつながりやすい。デポ剤の投与量決定には精神病理学的(psychopathological)な所見よりも精神社会的(psychosociological)な所見を重要視すべきである。デポ剤による外来維持治療は分裂病患者が病院外で生活できるチャンスを増やすが，それだけ家族内の葛藤，職場の人間関係や経済的問題など，様々なストレスが患者にかかることになる[27]。適切な社会経済的援助，精神療法の関わりがデポ剤による維持療法と結びついた時，もっとも良好な治療成績が得られるのである[34,46,70,106,117]。

6.3 悪性症候群

悪性症候群の頻度は0.02～2.4％と言われているが，デポ剤がこの頻度を上げるとは言われていない。むしろlithiumの併用，抗精神病薬の増量，速効性注射の回数，精神運動興奮の程度などが悪性症候群の増加に関係ある[113]。悪性症候群による死亡率は1980年以前の27.7％から1984～87年では11.6％に減少しており，良質の入院治療を受けていれば悪性症候群は予後は悪くない。そしてデポ剤を用いると悪性症候群の死亡率が高いという報告もない[113]。しかしデポ剤は排泄が遅いので，悪性症候群がもし出現したとすればその重症度や期間を延長させることは十分考えられる。

デポ剤による悪性症候群を危惧するなら，急性期症例や拒薬症例にデポ剤を用いないことに尽きる。古典的な報告だがBourgeoisらの3例の記載[10]を見ると，被害妄想・幻聴・興奮がある重症精神遅滞患者や男性脳炎後遺症性痴呆症例（いずれも入院例）にfluphenazine enanthateを投与して悪性症候群が生じている。Meltzerらが発表した症例[83]でも分裂病急性期治療にデポ剤を投与し悪性症候群が出現している。患者の抗精神病薬への反応性が不明で，栄養状態が悪い場合の急性期治療にはデポ剤を用いるべきではない。精神遅滞，脳炎後遺症などもその適応から除外することが望ましい。

デポ剤による外来維持期間中に悪性症候群が発症するリスクは極めて小さい。したがって悪性症候群を恐れて外来維持にデポ剤を使用しないのは交通事故を恐れて車を利用しないことと同じである。むしろデポ剤による再発予防により，入院急性期治療を減らせれば，悪性症候群のリスクを減らすことも可能である。

6.4 その他の副作用

デポ剤は消化器系副作用，肝毒性は少ないと言われている[4,26,86]。これは前述したような薬物の吸収，代謝過程が経口薬と異なっているためと思われる。デポ投与中に白血球数の増加，減少が認められる例がある[4,20]。このような血液系への影響は経口薬でも認められる。水晶体，角膜への影響等の眼科的副作用に関しても経口抗精神病薬と同等である[49]。デポ剤の継続投与で血清ア

ルブミン,血清総蛋白,血清クレアチニンの減少傾向が報告されている[95]。注射部位反応は,大量のデポ剤を頻回(毎週あるいはそれ以上),大量(5〜10 ml)に投与する場合に,問題になる。注射後1〜2日間眠気,だるさなどの過鎮静症状がエナンテート型のデポ剤で出現することがあるが[25,67],投与量の減量,デカノエート型のデポ剤への変更[67],注射日を週末にする[70](週末に働かない症例に対して)などの対応で解決できる。

7. デポ剤と倫理

　デポ剤は慢性精神病の外来維持に用い,医師が多剤併用を避け,必要最低量を処方する努力を続ける限りでは,患者の負担減少に結びつく。症例によっては2〜4週間に1回の注射以外まったく服薬しないでよいこともある。また経口薬を規則的に服薬することはできないが,1ヵ月に1回の注射なら納得して行える症例もある。頻回,大量の抗精神病薬の経口的服用という束縛からの開放は,患者自身や家族にとって大いなる福音である。

　経口薬は患者自身が納得して服薬するのであるが,デポ剤はこの過程を省略してしまうような安易な解決法であるとの議論がある[93]。デポ剤には規則的な注射を納得させるための,経口薬とは異なった患者教育が必要となる[121]。患者に注射した薬物の種類,量を教え,次回の受診日を予約するような予約カードシステム(図2)はこのような目的に有用である。

　経口薬では服薬中断,再発を繰り返し,社会的レベルが低下し,結局長期在院へと結びつく例がある。デポ剤による維持療法の早期導入により,再燃を減少させ,病院外で社会生活ができる可能性を増すことは,結局患者の自由を高めることになる。また殺人,放火,強姦などの司法的問題を過去に引き起こしたことのある症例は,再発を恐れ,社会復帰をためらう場合が多い。しかし再発の恐れがあるからといって,寛解状態にある症例を一生病院に入院させておくのは人道的ではない[9]。再発が服薬中断によっておこることを心配するのならデポ剤による維持療法はこのような症例の社会復帰の可能性を高めるのである。

　外来では患者自身が治療を中断することができる。患者がデポ剤を中断し

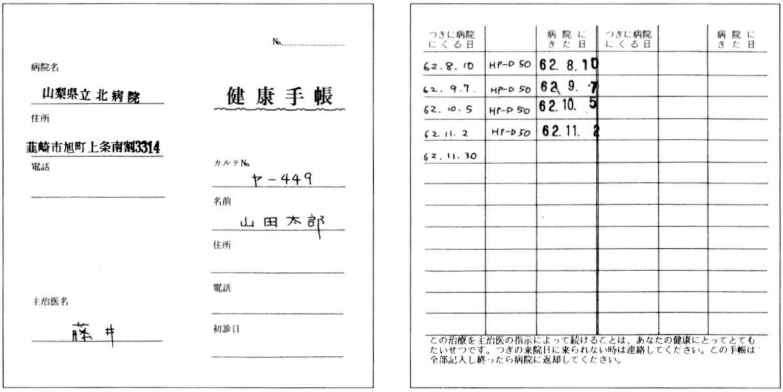

図2　健康手帳

たいと希望した場合，医師や治療スタッフは中断した場合の再発の危険性や今までの病歴をよく説明して，治療を継続するように説得しなければならないが，けっして治療を強制してはならない。患者が来院しなくなったときも，手紙を書いたり電話をしたりして受診をすすめ，場合により家庭を訪問することも必要であるが，治療の強要は避けなければならない[70]。もちろん，治療を中断してしまった症例に対しては，これを適切に把握し，再燃しないかどうか注意深く経過観察すべきである[54]。

　以上のように外来でのデポ剤による維持療法は，患者の自由，人権を高める方向に作用すると考えられる。これに対して入院中の患者に対するデポ剤の長期投与には問題が多い。長期入院中の症例には，しばしば大量で多種類の薬物が処方されている。デポ剤は多剤併用のさらなる上積みとなる可能性がある。入院患者は治療を拒否することは困難であるから，デポ剤には強制的治療という色彩が出てくる。またデポ剤は，面倒な経口投薬を簡単にするための省力化に用いられる恐れもある。

　結局，デポ剤がその真の有効性を発揮できるか否かは，処方する医師の良心にかかっているのである。

文 献

1) Adamson, L., Curry, S.H., Bridge, P.K. et al.: Fluphenazine decanoate trial in chronic in-patient schizophrenics failing to absorb oral chlorpromazine. Dis. Nerv. Syst., 34 : 181-191, 1973.
2) Alarcon, R. and Carney, M.W.P.: Severe depressive mood changes following slow-release intramuscular fluphenazine injection. Br. Med. J., 3 : 564-567, 1969.
3) Amdur, M.A.: Frequent questions about long-acting, injectable fluphenazine. IMJ, 153 : 193-196, 1978.
4) Ayd, Jr, F.J.: The depot fluphenazine: A reappraisal after 10 years' clinical experience. Am. J. Psychiatry, 132 : 491-500, 1975.
5) Bankier, R.G., Pettit, D.E. and Bergen, B.: A comparative study of fluphenazine enanthate and trifluoperazine in chronic schizophrenic patients. Dis. Nerv. Syst., 56-61, 1968.
6) Barnes, T.R.E. and Wiles, D.H.: Variation in oro-facial tardive dyskinesia during depot antipsychotic drug treatment. Psychopharmacology, 81 : 359-362, 1983.
7) Belanger, M.C., Chouinard, G.: Technique for injecting long-acting neuroleptics. Br. J. Psychiatry, 141 : 316, 1982.
8) Belanger-Annabl, M.C.: Long-acting neuroleptics: technique for intramuscular injection. Can. Nurse, 81 : 41-44, 1985.
9) Boissenin, J.M., Steal, P. et Poiré, R.: Est-il envisageable de traiter certaines états dangereux potentiels par une chimiothérapie d'action prolongée. Ann. Méd. Psychol., T.1, 128e année : 771-781, 1970.
10) Bourgeois, M., Tignol, J., Henry, P.: Syndromes malins et morts subites au cours des traitement par neuroleptiques simples et retard. Ann. Méd. Psychol., T.2, 129e année : 729-746, 1971.
11) Cassano, G.B. and Placidi, G.F.: The use of long-acting neuroleptics in the acute psychoses. Acta Psychiatr. Belg., 81 : 173-181, 1981.
12) Chouinard,G., Annable, L. and Ross-Chouinard, A.: Fluphenazine enanthate and fluphenazine decanoate in the treatment of schizophrenic outpatients: Extrapyramidal symptoms and therapeutic effect. Am. J. Psychiatry, 139 : 312-318, 1982.
13) Chouinard, G., Annable, L. and Ross-Chouinard, A.: Double-blind controlled study of fluphenazine decanoate and enanthate in the maintenance treatment of schizophrenic outpatients. In : Depot Fluphenazine Twelve Years of Experience, ed. dy Ayd, F.J. Jr. pp111-123. Ayd Medical Communications, Baltimore, 1978.
14) Chouinard, G., Annable, L., Campbell, W. et al.: A double-blind, controlled clinical trial of haloperidol decanoate and fluphenazine decanoate in the maintenance treatment of schizophrenia. Psychopharmacol. Bull., 20 : 108-109, 1984.
15) Conde-Lopez, V.J.: Psycho-social aspects of treatment with long-acting neuroleptics in Spain. Acta Psychiatr. Belg., 81 : 133-153, 1981.

16) Crawford, R. and Forrest, A.: Controlled trial of depot fluphenazine in outpatient schizophrenics. Br. J. Psychiatry, 124: 385-391, 1974.
17) Curry, S.H., Whelpton, R., de Schepper, P.J. et al.: Kinetics of fluphenazine after fluphenazine dihydrochloride, enanthate and decanoate administration to man. Br. J. Clin. Pharmacol., 7: 325-331, 1979.
18) Curson, D.A., Barnes, T.R.E., Bamber, R.W. et al.: Long-term depot maintenance of chronic schizophrenic out-patients: The seven year follow-up of the medical research council fluphenazine/placebo trial. Br. J. Psychiatry, 146: 464-480, 1985.
19) Delay, J., Deniker, P., Perier, M. et al.: Intérêt des composés d'activité prolongée pour la conduite des cures neuroleptiques. La Presse Médicale, 75, No24: 1243-1246, 1967.
20) Dencker, S.J., Enoksson, P., Johansson, R. et al.: Late (4-8 years) outcome of treatment with megadoses of fluphenazine enanthate in drug-refractory schizophrenics. Acta Psychiatr. Scand., 63: 1-12, 1981.
21) Donlon, P.T., Axelrod, A.D., Tupin, J.P. et al.: Comparison of depot fluphenazines: Duration of action and incidence of side effects. Compr. Psychiatry, 17: 369-376, 1976.
22) Donlon, P.T.: Long-acting injectable neuroleptics and community psychiatry. In: Depot Fluphenazines: Twelve Years of Experience. ed. by Ayd, F.J. Jr. pp. 1-12, Ayd Medical Communications, Baltimore, 1978.
23) Falloon, I., Watt, D.C. and Shepherd, W.: A comparative controlled trial of pimozide and fluphenazine decanoate in the continuation therapy of schizophrenia. Psychol. Med., 8: 59-70, 1978.
24) Falloon, I., Watt, D.C. and Shepherd, M.: The social outcome of patients in a trial of long-term continuation therapy in schizophrenia: pimozide vs. fluphenazine. Psychol. Med., 8: 265-274, 1978.
25) Fouks, L., Perivier, E. et Froge, E.: Indication et mode d'emploi des neuroleptiques-retards. Journal de Médecine de Poitiers, 3: 143-145, 1970.
26) Fouks, L.: Les effets secondaires du Moditen-retard. Psychopharmacol. suppl., 2: 14-18, 1970.
27) 藤井康男:持効性抗精神病薬(デポ剤)による分裂病外来患者の維持治療. 慶応医学, 62: 291-303, 1985.
28) 藤井康男:抗精神病薬のTDM. 神経精神薬理, 7: 649-659, 1985.
29) Fujii, Y. et Lambert, P.: Comparaisons des traitements extra-hospitaliers des psychoses chroniques par neuroleptiques oraux et retard. Résultats de vingt annees d'expériences clinique. Actualités Psychiatriques, No. 1: 72-76, 1987.
30) Gibson, A.C.: Depot injections and tardive dyskinesia. Br. J. Psychiatry, 133: 361-365, 1978.
31) Gibson, A.C.: Incidence of tardive dyskinesia in patients receiving depot neuroleptic injection. Acta Psychiatr. Scand. Suppl., 291: 111-116, 1981.

32) Ginestet, D., Peron-Magnan, P. and Deniker, P.: Critical study of the use of long acting neuroleptics. Pharmacopsychiatry, 9: 183-186, 1976.
33) Goldberg, S.C., Shenoy, R.S., Julius, D. et al.: Does long-acting injectable neuroleptic protect against tardive dyskinesia? Psychopharmacol. Bull., 18: 177-179, 1982.
34) Goldstein, M.J., Rondnick, E.H., Evans, J.R. et al.: Drug and family therapy in the aftercare treatment of schizophrenics. Arch. Gen. Psychiatry, 35: 1169-1177, 1978.
35) Gross, H., Kaltenback, E. and Pfolz, H.: Eleven years of experience with depot neuroleptics. Acta Psychiatr. Belg., 81: 128-132, 1981.
36) Groves, J.E. and Mandel, M.R.: The long-acting phenothiazines. Arch. Gen. Psychiatry, 32: 893-900, 1975.
37) Guarneri, M., Placidi, G.F. and Cassano, G.B.: Depot neuroleptics in the treatment of acute psychoses. L'Encéphale, V: 189-193, 1979.
38) Del Guidice, J.,Clark, W.G. and Gocka, E.F.: Prevention of recidivism of schizophrenics treated with fluphenazine enanthate. Psychosomatics, 16: 32-36, 1975.
39) Harman, A.W., Frewin, D.B. et al.: Comparative enzyme-inducing effects of chlorpromazine and fluphenazine therapies in psychotic patients. Psychopharmacology, 19: 35-37, 1980.
40) Harris, P.Q., Friedman, M.J., Cohen, B.M. et al.: Fluphenazine blood levels and clinical response. Biol. Psychiatry, 17: 1123-1130, 1982.
41) Heinrich, K.: The psychopathological and social dimentions of antischizophrenic therapy with depot neuroleptics in an outpatient unit. In: Depot Fluphenazines: Twelve Years of Experience, ed. by Ayd, F.J. Jr. pp88-99, Ayd Medical Communications, Baltimore, USA, 1978.
42) Henry, P., Barat, M., Bourgeois, M. et al.: Syndrome malin mortel succédant a une injection d'emblée d'oenanthate de fluphenazine. La Press Médicale, 12: 1350, 1971.
43) Hiep, A. and Marriott, P.: Long-acting neuroleptics—a fairy story? Nursing Times, 3: 863-866, 1976.
44) Hirsch, S.R., Gaind, R., Rohde, P.D. et al.: Outpatient maintenance of chronic schizophrenic patients with long-acting fluphenazine: Double-blind placebo trial. Br. Med. J., 1: 633-637, 1973.
45) Hogan, T.P. and Awad, A.G.: Pharmacotherapy and suicide risk in schizophrenia. Can. J. Psychiatry, 28: 277-281, 1983.
46) Hogarty, G.H., Schooler, N.R., Mussare, F. et al.: Fluphenazine and social therapy in the aftercare of schizophrenic patients. Arch. Gen. Psychiatry, 36: 1283-1294, 1979.
47) Hyrman, V.: Pipothiazine palmitate, a long acting drug, indeed: A case report. Can. J. Psychiatry, 30: 221-222, 1985.
48) Idzorek, S.: Antiparkinsonian agents and fluphenazine decanoate. Am. J. Psychi-

atry, 133: 80-82, 1976.
49) Imlah, N.W., Murphy, K.P. and Daniel, G.R.: The results of long-term treatment with fluphenazine decanoate. In: Depot Fluphenazines: Twelve Years of Experience, ed. by Ayd, F.J. Jr. pp23-32, Ayd Medical Communications, USA, 1978.
50) 伊藤斉, 八木剛平, 神定守 他: Haloperidol decanoate に関する臨床薬理学的研究—特に haloperidol の血中動態について. 神経精神薬理, 7: 855-865, 1985.
51) Johnson, D.A.W. and Freeman, H.: Drug defaulting by patients on long-acting phenothiazines. Psychol. Med., 3: 115-119, 1973.
52) Johnson, D.A.W. and Malik, N.A.: A double-blind comparison of fluphenazine decanoate and flupenthixol decanoate in the treatment of acute schizophrenia. Acta Psychiatr. Scand., 51: 257-267, 1975.
53) Johnson, D.A.W.: Further observations on the duration of depot neuroleptic maintenance therapy in schizophrenia. Br. J. Psychiatry, 135: 524-530, 1979.
54) Johnson, D.A.W., Pasterski, G., Ludlow, J.M. et al.: The discontinuation of maintenance neuroleptic therapy in chronic schizophrenic patients: drug and social consequences. Acta Psychiatr. Scand., 67: 339-352, 1983.
55) Johnson, D.A.W.: Observations on the use of long-acting depot neuroleptic injections in the maintenance therapy of schizophrenia. J. Clin. Psychiatry, 5: 13-21, 1984.
56) Johnson, D.A.W.: Studies of depressive symptoms in schizophrenia. Br. J. Psychiatry, 139: 89-101, 1981.
57) Johnson, D.A.W.: Oral versus depot medication in schizophrenia. Acta Psychiatr. Scand. Suppl., 291, 63, 56-64, 1981.
58) Kane, J.M., Rifkin, A., Woerner, M. et al.: Low-dose neuroleptic treatment of outpatient schizophrenics. Arch. Gen. Psychiatry, 40: 893-896, 1983.
59) Kane, J.M.: Dosage strategies with long-acting injectable neuroleptics, including haloperidol decanoate. J. Clin. Psychopharmacol., 6: 20s-23s, 1986.
60) Kane, J.M., Woerner, M. and Sarantakos, S.: Depot neuroleptics: A comparative review of standard, intermediate and low-dose regimens. J. Clin. Psychiatry, 47: 5 (Suppl.): 30-33, 1986.
61) 金子仁郎, 谷向弘, 他: 持続性強力安定剤の臨床的有用性に関する研究. 精神薬療基金研究年報, 4: 173-179, 1973.
62) Keskiner, A., Holden, J.M.C. and Itil, T.M.: Maintenance treatment of schizophrenic outpatients with a depot phenothiazine. Psychosomatics, IX: 166-171, 1968.
63) Kielholz, P., Terani, S. and Pöldinger, W.: The long-term treatment of periodical and cyclic depressions with flupenthixol decanoate. Int. Pharmacopsychiatry, 14: 305-309, 1979.
64) Kinross-Wright, J., Vogt, A.H. and Charalampous, K.D.: A new method of drug therapy. Am. J. Psychiatry, 119: 779-780, 1963.
65) Knights, A., Okasha, M.S. et al.: Depressive and extrapyramidal symptoms and

clinical effects. : A trial of fluphenazine versus flupenthixol in maintenance of schizophrenic out-patients. Br. J. Psychiatry, 135 : 515-523, 1979.
66) Knudsen, P., Hansen, L.B., Auken, G. et al. : Perphenazine decanoate vs. perphenazine enanthate : Efficacy and side effects in a 6 week double-blind, comparative study of 50 drug monitored psychotic patients. Acta Psychiatr. Scand., 72, suppl., 322 : 15-28, 1985.
67) 功刀弘 : Fluphenazine decanoateの外来使用経験—fluphenazine enanthateとの副作用の相違. 精神医学, 25 : 867-877, 1983.
68) 功刀弘, 井出さき子, 小泉隆徳 他 : 分裂病の外来治療におけるデポ(持効性抗精神病薬)の効果. 精神医学, 27 : 933-941, 1985.
69) Lambert, P.A., Guinot, G. and Chabannes, J.P. : Some aspects of the French contribution during the past ten years to the study and use of injectable long-acting neuroleptics. Acta Psychiatr. Belg., 81 : 103-114, 1981.
70) Lambert, P.A. : Psychopharmacologie Clinique. Privat, Toulouse, 1980. 荻田, 冨永, 中山, 藤井 訳 : ランベールの精神科薬物療法. 国際医書出版, 東京, 1986.
71) Lehmann, H.E., Wilson, W.H. and Deutsch, M. : Minimal maintenance medication : Effects of three dose schedules on relapse rates and symptoms in chronic schizophrenic outpatients. Compr. Psychiatry, 24 : 293-303, 1983.
72) Levine, J., Schooler, N.R. and Cassano, G. : Place des neuroleptiques à action prolongée dans le traitement de la schizophrénie. L'Encéphale, V : 285-290, 1979.
73) Levine, J., Schooler, N.R. Severe, J. et al. : Discontinuation of oral and depot fluphenazine in schizophrenic patients after one year of continuous medication : A controlled study. International Symposium on Long-Term Effects of neurleptics : Pharmacological Basis and Clinical Implications. Raven Press, New York, 1979.
74) Levron, J.C. et Ropert, R. : Pharmacocinétique clinique du décanoate d'halopéridol. Comparaison avec celles des autres neuroleptiques d'action prolongée. L'Encéphale, XIII : 83-87, 1987.
75) MacCrimmon, D.J., Saxena, B., Foley, P. et al. : Fluphenazine decanoate and fluphenazine enanthate in the out-patient management of chronic schizophrenia. Neuropsychobiology, 4 : 360-365, 1978.
76) Maillard, M. et Tholose, A. : Les indications actuelles des neuroleptiques d'action prolongée. Ann. Méd. Psychol., 138 : 370-375, 1980.
77) Marder, S.R., Van Putten, T., McKenzie, J. et al. : Costs and benefits of two doses of fluphenazine. Arch. Gen. Psychiatry, 41 : 1025-1029, 1984.
78) Marriot, R.F., Grigor, J.M. and Hiep, A. : Reducing hospital readmission rates among schizophrenics. Med. J. Aust., 2 : 897-898, 1976.
79) Marriott, P., Pansa, M. and Hiep, A. : Intervals between long acting neuroleptics : Outcome and re-admission variables. Prog. Neuro-Psychopharmacol. & Biol. Psychiatry, 8 : 109-114, 1983.
80) Marriott, P. : A five-year follow-up at a depot phenothiazine clinic : patterns

and problems. In: Depot Fluphenazines: Twelve Years of Experience. ed. by Ayd, F.J. Jr. pp46-71, Ayd Medical Communications, Baltimore, USA, 1978.
81) McClelland, H.A., Farquharson, R.G., Leyburn, P. et al.: Very high dose fluphenazine decanoate. Arch. Gen. Psychiatry, 33: 1435-1439, 1976.
82) McEvoy, J.P., Howe, A.C. and Hogarty, G.E.: Differences in the nature of relapse and subsequent inpatient course between medication-compliant and noncompliant schizophrenic patients. J. Nerv. Ment. Dis., 172: 412-416, 1984.
83) Meltzer, H.Y.: Rigidity, hyperpyrexia and coma following fluphenazine enanthate. Psychopharmacologia (Berl.), 29: 337-346, 1973.
84) Nasrallah, H.A., Rivera-Calimlim, L. Rogel, A.D. et al.: Fluphenazine decanoate: Plasma concentrations and clinical response. Psychopharmacol. Bull., 14: 47-48, 1978.
85) Niturad, A. and Nicholschi Oproiu, L.: Suicidal risk in the treatment of outpatient schizophrenics with long-acting neuroleptics. Agressologie, 19: 145-148, 1978.
86) Nolen, W.A. and Borger, J.: Disturbances of liver function by long acting neuroleptic drugs. Pharmacopsychiatry, 11: 199-204, 1978.
87) Oyewumi, L.K., Lapierre, R., Gray, R. et al.: Abnormal involuntary movelments in patients on long-acting neuroleptics. Prog. Neuro-Psychopharmacol. & Biol. Psychiatry, 7: 719-723, 1983.
88) Parent, M., Toussaint, C. and Gilson, H.: Long-term treatment of chronic psychotics with bromperidol decanoate: Clinical and pharmacokinetic evaluation. Cur. Ther. Res., 34: 1-6, 1983.
89) Pelc, I.: Long-acting neuroleptics and therapeutic relationship. Acta Psychiatr. Belg., 81: 154-160, 1981.
90) Rifkin, A., Quitkin, F., Rabiner, J. et al.: Fluphenazine decanoate, fluphenazine hydrochloride given orally and placebo in remitted schizophrenics. Arch. Gen. Psychiatry, 34: 43-47, 1977.
91) Rifkin, A., Quitkin, F. and Klein, D.F.: Akinesia. A poorly recognized drug-induced extrapyramidal behavioral disorder. Arch. Gen. Psychiatry, 32: 672-674, 1975.
92) Ropert, R., Lévy, L. et Ropert, M.: Problemes posés par les essais d'emploi des neuroleptiques à action prolongée (N.A.P.) dans les syndromes psychiatriques aigus. Ann. Méd. Psychol., 259-267, 1973.
93) Ropert, R.: A partir d'une enquête sur les neuroleptiques à action prolongée. Bordeaux Médical, 22: 2429-2438, 1975.
94) 佐藤邦衛, 中村潔, 林 裕 他：アルコール依存者に対する fluphenazine enanthate—そのcraving 抑制効果について. 日本医事新報, No.29991: 30-34, 1981.
95) Schneider, S.J., Kirby, E.J. and Itil, T.M.: Clinical blood chemistry values and long acting phenothiazines. Pharmacopsychiatry, 14: 107-114, 1981.
96) Schooler, N.R., Levine, J. and Severe, J.B et al.: Depot fluphenazine in the

prevention of relapse in schizophrenia : Evaluation of a treatment regimen. Psychopharmacol. Bull., 15 : 44-48, 1979.
97) Simon, P., Fermanian, J., Ginestet, D. et al. : Standard and long-acting depot neuroleptics in chronic schizophrenics. Arch. Gen. Psychiatry, 25 : 893-897, 1978.
98) Starmark, J.E., Forsama, A. and Wahlstrom, J. : Abscesses following prolonged intramuscular administration of perphenazine enanthate. Acta Psychiatr. Scand., 62 : 154-157, 1980.
99) 立山萬里，田上聡，他：フルフェナジンデポ剤の血中濃度（Ⅰ）―エナンテート筋注とデカノエート筋注の比較．臨床精神医学，12 : 771-781, 1983.
100) Tegeler, J. and Lehmann, E. : A follow-up study of schizophrenic outpatients treated with depot-neuroleptics. Prog. Neuro-Psychopharmacol., 5 : 79-90, 1981.
101) Thomas, B. : Depot drugs in community psychiatry. Nurs. Times, 80 : 43-46, 1984.
102) Vallade, L. : Advantages et indications du Moditen-retard. Psychopharmacol. suppl., 2 : 10-13, 1970.
103) Van Putten, T. and May, R.A. : Akinetic depression in schizophrenia. Arch. Gen. Psychiatry, 35 : 1101-1107, 1978.
104) Van Putten, T. and Marder, S.R. : Low-dose treatment strategies. J. Clin. Psychiatry, 47[5, Supple] : 12-16, 1986.
105) Verhaegen, J.J. : The long-term use of high doses of fluphenazine enanthate and fluphenazine decanoate. Compr. Psychiatry, 16 : 357-362, 1975.
106) Villeneuve, A. et Simon, P. : Les neuroleptiques à action prolongée. Le Journal de Therapeutique, II : 3-16, 1971.
107) Viukari, M., Salo, H., Lamminsivu, U. et al. : Tolerance and serum levels of haloperidol during parenteral and oral haloperidol treatment in geriatric patients. Acta Psychiatr. Scand., 65 : 301-308, 1982.
108) Warner, A.M. and Wyman, S.M. : Delayed severe extrapyramidal disturbance following frequent depot phenothiazine administration. Am. J. Psychiatry, 132 : 743-745, 1975.
109) Wiles, D.H. and Gelder, M.G. : Plasma fluphenazine levels by radioimmunoassay in schizophrenic patients treated with depot injections of fluphenazine decanoate. In : Long-Term Effects of Neuroleptics, ed. by Cattabeni, F. et al., Raven Press, New York 1980.
110) Wistedt, B., Wiles, D. and Kolakowska : Slow decline of plasma drug and prolactin levels after discontinuation of chronic treatment with depot neuroleptics. Lancet, 1 : 1163, 1981.
111) Wistedt, B. and Palmntierna, T. : Depressive symptoms in chronic schizophrenic patients after withdrawal of long-acting neuroleptics. J. Clin. Psychiatry, 44 : 369-370, 1983.
112) 山角駿，三浦貞則：精神分裂病における Haloperidol decanoate の作用の持続性．神経精神薬理，7 : 867-879, 1985.

113) 藤井康男：分裂病治療における haloperidol decanoate の位置づけ．精神科治療学，8：11-25, 1993.
114) 藤井康男：かけだし精神科医のためのデポ剤18のQ＆A．大日本製薬株式会社，大阪，1994.
115) Glazer, W.M. and Kane, J.K.: Depot neuroleptic therapy: An underutilized treatment option. J. Clin. Psychiatry, 53: 426-433, 1992.
116) Wiles, D.H., McCreadie, R.G. and Whitehead, A.: Pharmacokinetics of haloperidol and fluphenazine decanoates in chronic schizophrenia. Psychopharmacology, 101: 274-281, 1990.
117) 藤井康男：デポ剤による治療技法．藤井康男，功刀弘編：デポ剤による精神科治療技法のすべて．pp41-92, 星和書店，東京，1995.
118) 稲垣中：注射部位反応とその対策．藤井康男，功刀弘編：デポ剤による精神科治療技法のすべて．pp107-125, 星和書店，東京，1995.
119) 功刀弘，藤井康男：日本におけるデポ剤臨床25年の展開．藤井康男，功刀弘編：デポ剤による精神科治療技法のすべて．pp3-38, 星和書店，東京，1995.
120) 藤井康男：抗精神病薬の維持投与量の最小化戦略とデポ剤．藤井康男，功刀弘編：デポ剤による精神科治療技法のすべて．pp127-146, 星和書店，東京，1995.
121) 藤井康男：患者・家族へのデポ剤治療教育の実際．藤井康男，功刀弘編：デポ剤による精神科治療技法のすべて．pp221-236, 星和書店，東京，1995.

III 適用上の諸問題

老年者と向精神薬……………………大谷義夫

小児と向精神薬………………………古賀良彦

思春期青春期と向精神薬……………守屋直樹

一般臨床における向精神薬投与……石郷岡純

向精神薬の併用に関する諸問題……藤井康男

他の精神科治療法との関連…………立山萬里

| III | 適用上の諸問題 |

老年者と向精神薬

1. 老年精神薬理学

　老年者においては，薬物に対する反応性が若年者のそれと異なることが多い。その主たる理由は，老年者に独特の生理学的変化を基礎にした薬物動態学的変化と薬力学的変化である。薬物動態や薬力学に及ぼす加齢の影響についてはまだ十分に明らかにされていないが，老年者において治療効果を最大とし副作用を最少にとどめる合理的薬物療法を行うためには，まず，老年薬理学の知識が不可欠である。

1.1 薬物動態学

　薬物動態とは，薬物がその作用部位にどのくらい長く止まるかを意味する用語であり，薬物濃度が代表的な測度である[25]。薬物動態学的変化には，薬物の吸収(absorption)，分布(distribution)，代謝(metabolism)，排出(excretion)が関与する。老年者では腎機能と薬物代謝能の低下が関与している場合が多いといわれている[43]。

1.1.1 吸　収

　薬物の吸収に影響する加齢変化としては，胃酸分泌能の低下（胃酸 pH の上昇），胃内容排出速度の低下，胃腸管血流量の減少，吸収表面積の減少などが挙げられる（表1）。

　薬物の消化管吸収は，ほとんどが上部小腸で行われ，胃からの吸収はきわめて遅い[37]。このため，胃の内容物が十二指腸に排出される速度が薬物吸収の律速段階といわれている。加齢老人では，生理的な消化管運動や抗コリン剤

表1 薬物動態に影響を及ぼす生理学的加齢変化

過程	変化
吸収	胃酸分泌能の低下
	胃内容排泄速度の低下
	胃腸管運動の減少
	胃腸管血流量の減少
	吸収表面積の減少
分布	総体組織量の減少
	体脂肪の割合の増加
	体液成分の割合の減少
	血漿アルブミンの減少
	α_1 acid glycoprotein の増加
代謝	肝容積の減少
	肝血流量の減少
	肝代謝能の低下
排泄	糸球体濾過率の低下
	腎尿細管機能の低下

Dawling (1989)

投与による胃蠕動の抑制により，この胃内容排出速度 gastric emptying rate (GER) が低下し，小腸における吸収が遅れるなどの可能性がある．また，加齢に伴う心拍出量の低下により，高齢者における小腸血流量は若年者と比較して約40%低下すると考えられている[17]．

さらに，形態学的な胃腸管粘膜萎縮により，高齢者の吸収表面積は若年者より30%減少しているといわれるが[17]，これに伴う胃液分泌機能の低下（胃液pHの上昇）や消化管の血流量の減少などの老年性変化のために，錠剤の分解やカプセルの溶解吸収速度が遅れる恐れがある．

しかしながら，老年性変化が薬物の吸収に及ぼす影響についてはまだ十分にわかっていない．ある種のビタミンやミネラル，炭水化物は吸収が悪くなり，能動輸送される薬物の吸収は，年齢と共に減少する可能性があるが，ほとんどの向精神薬は受動的な吸収によるので，基本的には老化による吸収面の変化はないというものもある[6,8,36,50]．

1.1.2 体内分布

加齢と共に,脂肪なし体重(lean body mass)と体内全水分量(total body water)の比率の増大,血漿アルブミン濃度の低下および α_1-acid glycoprotein(α_1-AGP)の増加が起こることで,向精神薬の体内分布は著明に変化する[13,36,37]。

高齢者は若年者と比較して,体脂肪率が20〜40％増加し,細胞内液の減少によって総体液量は10〜15％減少する[17,48]。脂肪組織と総体液を除いた脂肪なし体重も減少する。

脂肪組織の増加があると薬物の体内分布も変化するが,薬物の分布容積に及ぼす加齢の影響は薬物により異なる(表2)。脂溶性向精神薬(lithiumを除いてほとんどの向精神薬は脂溶性である)は,脂肪組織に蓄積する割合が大となり,血中濃度は低下し,利用率も低下する。逆に,lithiumやアルコー

表2 加齢による分布容積の変化

分布容積	薬 物
増 加	amikacin, capharothin, cefoxitin, amitriptyline, clobazam, diazepam, chlordiazepoxide, thiopental, nitrazepam, サルチル酸, theophylline
不 変	サルチル酸, theophylline, oxazepam
減 少	diphenhydramine, furosemide, digoxin, cimetidine, propicillin, gentamicin, tobramycin, antipyrine

Roberts, J. and Tumer, N. (1988)

表3 薬物の蛋白結合におよぼす加齢の影響

蛋白結合	薬 物
減 少	meperizine, phenylbutazone, carbenoxolone, tolbutamide, phenytoin
不 変	brotizolam, furosemide, haloperidol, サルチル酸
増 加	diazepam, バルプロ酸

Roberts, J. and Tumer, N. (1988)

ルなどの親水性薬物では，体内分布容積が減少して遊離型薬物濃度が高くなり，薬物の効果は強く現れやすくなる。

　向精神薬は蛋白結合能の強い薬物であるが，加齢と共に血漿アルブミン濃度が低下すると，血中では遊離型が増加し，身体組織中の薬物濃度が上がって薬効の増大が生じる可能性が出てくる[14,28,64]。腎疾患，肝疾患は，血清アルブミンを減少させるので，老年者でこれらの疾患が合併すると，遊離型がさらに増加することになる。

　しかし，蛋白結合に及ぼす加齢の影響は薬物により異なり，例えば，haloperidol や brotizolam などの場合変化はないが，diazepam, valproate は蛋白結合率が高くなる（表3）。蛋白結合率の高い薬物は，結合蛋白量がわずかに減少するだけでも血中遊離薬物濃度が増加し，薬理作用が強く出現すると考えられる。遊離型薬物は代謝排泄を受けるため薬理作用にはあまり変化がないとされている[15]。

　α_1-AGP は，chlorpromazine や thioridazine などの抗精神病薬，imipramine や maprotiline などの抗うつ薬をはじめとする弱塩基性向精神薬の主結合蛋白である。加齢に伴う α_1-AGP の増加によって遊離型薬物濃度が低下し，薬理作用は減弱する可能性がある。また，α_1-AGP は加齢以外にもストレス負荷で急激に増加し，急性心筋梗塞，ショックなどの急性重症疾患や悪性腫瘍などの慢性消耗性疾患でも鋭敏な変動がみられるので注意する必要がある。

1.1.3　代　謝

　薬物が肝で代謝，排泄される速度（肝クリアランス）は，薬物の性質，肝血流量，肝酵素活性などの要因により決定されるが（表1），主として肝血流量の規制を受けるものと薬物代謝活性の規制を受けるものに2大別される。

　老化に伴う心拍出量の減少は肝血流量の減少を引き起こし，肝血流量の減少は経口投与した薬物の初回通過効果（first pass effect）を低下させ，代謝されない薬物の全身血液系への移行を増大させ，排泄を遅延させる。代表的な肝血流量依存性薬物は nortriptyline, triazolam である。

　一方，向精神薬の大部分は主に肝臓のミクロゾーム内の酵素によって代謝

表4 薬物代謝に関わるチトクロム p-450 分子種 (CYP) と加齢の影響(*in vivo*)

CYP	代表的基質	加齢の影響
1A2	caffeine theophylline	↓
2A	warfarin	→(probably)
2C9 &10	tolbutamide hexobarbital	↓
2C18 &19	mephenytoin diazepam omeprazole	↓
2D6	β-brockers tricyclic antidepressants codeine	→
3A3/4	nifedipine erythromycin	↓

Mark, T. K, et al. (1997) より抜粋

され,その反応は第1相反応である酸化・還元,第2相反応である抱合の2段階に大別される。

　老化による影響を受けるのは第1相反応,すなわち肝ミクロゾームの混合機能オキシダーゼ(mixed-function oxidase)による過程である。一方,第2相反応であるグルクロン酸や硫酸などとの抱合過程は,老化の影響をほとんど受けないとされている[7,52]。

　第1相反応に関しては,滑面小胞体に存在する酸化関連酵素の集合体であるチトクロム P-450(CYP)の酵素分画の中で,CYP-2C19, 3A4, 1A2 は加齢に伴い活性が低下するが[26],2D6 は変化しないとされている[51](表4)。加齢に伴う CYP-2C19, 3A4, 1A2 の活性低下は基質薬物の排泄を遅延させることになる。しかし近年,*in vitro* では高齢者においても肝 CYP の量・活性の低下は認められないという報告[49]や,薬物の肝クリアランスに影響する要因として加齢そのものはむしろ潜在的要因であり,低栄養,急性感染症,慢性消耗性疾患などによって肝の薬物代謝能の低下が顕在化する可能性を示唆す

表5 肝臓で除去される薬物の肝クリアランスにおける加齢変化

低 下	antipyrine, diazepam, chlordiazepoxide, desmethyldiazepam, desarchylflurazepam, clobazam, alprazolam, quinidine, theophylline, propranolol, nortriptyline
不 変	oxazepam, lorazepam, temazepam, nitrazepam, flunitrazepam, warfarin, lidocaine, isoniazid, ethanol, metoprolol, digitoxin, prazosin
不 明	meperizine, phenylbutazone, phenytoin, imipramine, amitriptyline, acetaminophen, amobarbital

Gleenblatt, D. J. et al. (1982)

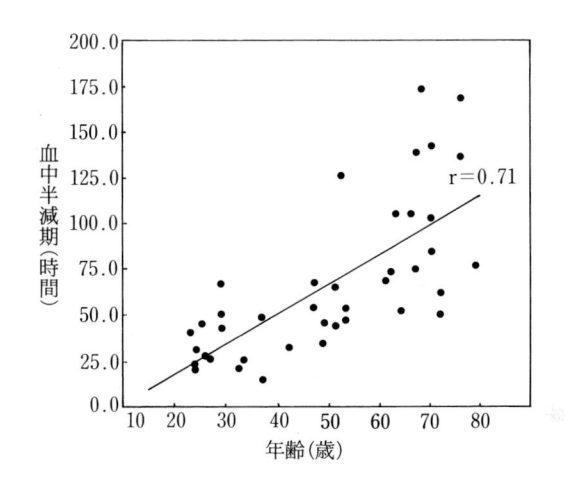

図1 Diazepamの血中半減期と年齢の関係

対象は健常男子40名．Greenblatt, D. J. (1983)，文献12より引用

る報告[22]もある。

　これまでのところ，加齢に伴いクリアランスの低下する薬物として挙げられているのは，diazepam, chlordiazepoxide, alprazolam, nortriptylineなどであり，変化しない薬物として挙げられているのは，lorazepam, nitrazepam, fulnitrazepamなどである(表5)。また，老人ではdiazepamやchlordiazepoxideの半減期が延長し(図1)，imipramineやamitriptylineの定常状

態の血中濃度が高くなることが知られている。

　この他，高齢者における肝代謝能に関連する因子として代謝誘導がある。喫煙のミクロゾーム酵素系への影響は老年者においては若年者より少なく[62]，アルコールの長期飲用はミクロゾーム系酵素誘導を起こし薬物代謝率を増加させる。しかし，アルコールが血中にある時は，この酵素系は抑制される[35]。

　結局のところ，近年肝CYPに関する知見などが集積されてきているものの，薬物の肝クリアランスの年齢による変化には多くの因子が関与しており，また，肝クリアランス自体が年齢よりも疾病，喫煙，併用薬物等の環境因子の影響が大きいために，老年者において肝クリアランスを実際に予測するのはまだまだ困難である[32]。

1.1.4 排泄

　加齢に伴う薬物動態の変化に最も大きな変化を与える因子は腎機能の低下である。薬物は，腎，胆汁，呼気などから排泄されるが，大部分は腎から行われる。薬物の腎からの排泄には糸球体濾過，尿細管分泌，尿細管再吸収などの過程がある(表1)。薬物の腎クリアランスは，内因性クレアチニンのクリアランスと相関しており，クレアチニンの腎排泄の大部分は糸球体からの濾過であるので，臨床上クレアチニン・クリアランスは糸球体濾過率(glomerular filtration rate, GFR)と一致すると考えてよい。

　老化による腎血流量の低下，糸球体濾過率の低下，尿細管の分泌能や再吸収能の低下などのため，腎機能は確実に低下し，薬物のクリアランスも低下する。加齢に伴い腎血流量は1年に1％低下し，糸球体濾過率は70歳代の場合，20歳代の35％にも低下している。血清クレアチニンは主として筋肉由来であるが，老年者では筋肉量が少ないので腎機能が低下していても血清クレアチニン濃度はさほど上昇していないことが多い。したがって，老年者では，血清クレアチニン濃度が低くても腎機能が正常とは言い切れないので，血清クレアチニン濃度だけでなくクレアチニン・クリアランスを測定しておいたほうがよい。クレアチニン・クリアランスは直接的には糸球体濾過能の指標であるが，間接的には尿細管分泌能を反映しており，腎排泄型薬物の投与計

画の際の指標として用いることができる。

クリアランスが主として腎でなされる薬物は，cimetidine(ヒスタミン H_2 受容体遮断薬)，lithium 塩，procainamide(β 遮断薬)，chlorpropamide(糖尿病治療薬)，抗生物質類などである。

向精神薬の大部分は脂溶性で腎からそのまま排泄される割合が少なく，クレアチニンクリアランスが低下しても体内動態に大きな変化はない。しかし例外的に，lithium, barbital, amantadine, sulpiride, tiapride などの薬物は腎から未変化体のまま排泄される。また尿細管で能動輸送により分泌される割合が大きいので，クリアランスの低下と共に尿中排泄も低下する。したがって，これらの薬物では血中濃度のモニターや腎機能への注意がとくに必要であり，腎機能の低下した高齢者に投与する場合は，半減期延長による体内蓄積を避けるために投与量を減らしたほうがよい。

1.2 薬力学

薬力学とは，薬物がその作用部位にどの程度強く作用するかを表す用語であり，受容体占有率（薬物感受性）がその代表的な測度である[25]。

動物の脳では，加齢に伴いドパミン受容体，β アドレナリン受容体，アセチルコリン受容体の数が減少し，またカテコールアミンのアデニレートシクラーゼに対する活性化作用が低下することが明らかにされ[19]，一般には組織の薬物に対する反応性は老化に伴って低下すると考えられる。実際に，β 効果薬（isoproterenol）や β 遮断薬（propranolol など）に対する感受性は加齢と共に低下する。

ヒトを対象とした場合，加齢に伴う脳内の薬物感受性を定量化する方法論が確立されていないので情報が少ないが，現在までに報告されている加齢に伴う各種神経伝達物質系の薬力学的変化を表 6 に示した[25]。

ドパミン系については，高齢者では 10 歳ごとに脳内 D_2 受容体数は 4～8 ％ずつ減少するといわれている[62]。定型的抗精神病薬では線状体 D_2 受容体占有率が 70% 以上で臨床効果が発現し，80% 以上で錐体外路症状が出現するという報告[10]や，risperidone では占有率が 80% を越えると錐体外路症状が出

表6 加齢に伴う神経伝達系の薬力学的変化

ドーパミン系
　　線条体における D_2 受容体数減少
アセチルコリン系
　　コリンアセチルトランスフェラーゼ活性低下
　　コリン作動系神経細胞数減少
アドレナリン系
　　β 遮断薬投与後の cAMP 生成減少
　　β 受容体数減少
　　β 受容体への親和性低下
　　α_2 受容体刺激後の生体内反応低下
γ-アミノ酪酸系
　　ベンゾジアゼピン与薬後の精神運動機能低下
　　シナプス後膜における GABA 受容体機能低下(?)

Mark, L. C, et al. (1997)

現したという報告[18]があることから，高齢者ではドパミンアンタゴニストは通常成人よりも少量で投与すべきである。

　アセチルコリン(ACh)系に関しては，加齢に伴う ACh 系細胞の脱落と ACh 合成酵素であるコリンアセチル・トランスフェラーゼ (CAT) の活性低下が報告[55]されている。また，高齢者では若年者の半量の ACh アンタゴニストの投与で若年者と同等の記憶学習障害や運動障害が出現したという報告[59]や三環系抗うつ薬によるせん妄の出現閾値が低いという報告[40]があり，アルツハイマー型痴呆 (ATD) 患者では CAT 活性と共にアセチルコリン・エステラーゼ活性の高度低下や ACh 受容体数の著明な減少が起こることが知られている。したがって，高齢者や ATD 患者に抗コリン作用薬を投与する際には，中枢性抗コリン性副作用の発現頻度が高いことに留意しなければならない。

　中枢ノルアドレナリン(NA)系については，加齢により前シナプスからの NA 放出は増加(加齢による前シナプスの α_2 自己受容体の機能低下が関与していると考えられる)し，一方で NA 再取込みと受容体数は減少するといわれている。また，60歳以降では橋青斑核神経細胞数は有意に減少することが

報告[57]されている。

　アドレナリン系に関しては，ヒト白血球β受容体数が加齢により減少すること，脂溶性非選択的β遮断薬であるpropranorolの降圧効果が高齢者では減弱することなどから，高齢者ではアドレナリン受容体の感受性が低下すると考えられる。

　GABA系との関連では，ヒト老年者でdiazepamやnitrazepamの中枢作用に対する感受性が高いことも報告[42]されており，これらの薬物では過鎮静などの中枢抑制効果が老年者で強く現れる[5]。また，高齢者ではベンゾジアゼピン系睡眠薬の長期投与により依存形成が起こりやすいとする報告[53]もあるが，高齢者ではもともと不眠の原因となる慢性の精神身体疾患を有する割合が高く，結果的に睡眠薬を長期連用する場合も多いので，この点についてはなお結論は出ていない。

　セロトニン系については，年齢依存的に$5-HT_2$受容体数が減少するという報告[27]がある一方で，加齢は受容体数に有意な影響を及ぼさないとする報告[53]があり，結論は今後の研究を待たねばならない。

　なお，A型モノアミン酸化酵素(MAO-A)活性は加齢の影響を受けないことが知られている[46]。

　このように同じ濃度の薬物に対する反応性が老年者と若年者で異なる理由については，おそらく，受容体の数，親和性および受容体以後の細胞内過程など複数の機構の変化が関係しているのであろうが，まだ情報が不足している。

2. 各 論

2.1 抗精神病薬

2.1.1 定型的抗精神病薬

　老年期における抗精神病薬の適応は，諸種の疾患における幻覚妄想状態(初老期～老年期パラフレニー，遅発分裂病を含む)，器質性精神病ないし痴呆に伴うせん妄や種々の行動異常，躁病性興奮，激越型うつ病などである。老年者では意識レベルにとくに注意し，意識障害が疑われる場合は抗コリン作用

のある鎮静作用の強い薬物の使用は避ける。また，先行処方の抗不安薬や抗うつ薬がせん妄状態を惹起ないし悪化させていることもあるので使用薬剤の有無や内容を聴取しておかねばならない。

　用量については個人差が大きいが，成人用量の 1/3～1/2 から始めて適宜増減する。Chlorpromazine はいくつかの活性代謝物を生成し血中濃度レベルは老年者で高くなる。Haloperidol の代謝物はすべて活性のないグルクロン酸抱合体である。血中半減期はだいたい 10～20 時間と比較的長いので 1 日 1～2 回投与でよいことが多い。投与期間は，とくに器質精神病や痴呆の症例では必要最少限を心がける。

　副作用：抗精神病薬の薬理作用に基づく副作用として老年者でとくに注意を要するものは，錐体外路症状，自律神経症状，催眠鎮静症状である。

　錐体外路症状は老年者でとくに起こり易く，ジストニーやアカシジアよりもパーキンソン症状がよくみられる。これに対処するには抗コリン性抗パーキンソン薬を追加するよりも，患者の精神症状が悪化しない限りにおいてまず抗精神病薬の量を減らす方がよい。

　遅発性ジスキネジアも老人において出現しやすいが（抗精神病薬の服用歴のない老人においても 1～2％みられる），現在のところ確実な治療法はなく薬物の減量や中止，他剤への変更 (oxypertine や risperidone など) を試みていくほかはない。

　自律神経症状は，心循環系の副作用として，まず α アドレナリン受容体遮断作用による起立性低血圧が老年者では重症になりやすいので重要である。他に，心電図変化 (QT 間隔の延長，T 波の平坦化，ST の低下など) が軽度かつ一過性に出現することがあるが，これらは通常大きな問題とはならない。ただし，thioridazine のようなピペリジン系フェノチアジンは，大量で心室の再分極を延長させ心室性期外収縮を起こしやすくする。過鎮静による眠気や行動の緩徐化も老人にとっては問題になることが多い。昼間の鎮静が夜間の不眠，錯乱，せん妄を引き起こすこともあり，このような場合，鎮静作用の強い抗精神病薬を増量するとかえって症状は悪化する。

　抗コリン作用による副作用は，末梢では口渇，霧視，眼圧上昇，便秘，排

尿困難などであり，中枢性のものとしては記憶障害，見当識障害，幻視，不安焦燥などが挙げられているが，老人ではこれらの症状が本来の精神病症状と見誤られる危険性が高い．

2.1.2 非定型抗精神病薬

非定型抗精神病薬は，その効果と共に神経学的副作用の危険が少ないことで有用性の高い薬物といえるが，老年期の精神障害に対する非定型抗精神病薬の臨床使用についてのデータはまだ十分ではない．

非定型抗精神病薬の適応は，定型抗精神病薬の場合ととくに変わらない．老年期の慢性精神分裂病においても陰性症状の改善効果が認められることや痴呆や気分障害に伴う精神病症状や行動障害に有効であることが報告[3,24,41]されている．同時に，MMSE（Mini Mental State Examination）などの認知機能検査における改善効果が認められ，これが非定型抗精神病薬の本質的な薬理効果であるかどうかが注目されている[3,24]．

副作用と用量について，risperidone では高齢者で錐体外路症状や遅発性ジスキネジアの出現率が減少し，錐体外路症状や遅発性ジスキネジアの既往のある患者でもその重症度が軽減あるいは症状消失に至ったという報告がある．この他の副作用として鎮静，低血圧，唾液分泌，軽度頭重が5～10％の範囲でみられたと報告[24]されている．用量は高齢者の精神分裂病では2～6 mg/日[3]，痴呆あるいは気分障害に伴う精神病症状や問題行動に対しては0.5 mg～2.0 mg/日程度で十分な効果が得られる．

2.2 抗うつ薬

初老期・老年期はうつ病（とくに単極型うつ病）の好発時期であり，また身体疾患の苦痛や種々の損失体験からもうつ状態に陥りやすい．したがって抗うつ薬は老年者診療においては抗不安薬に次いで処方頻度の高い薬となっている．

使用される抗うつ薬の種類としてとくに若年者の場合と変わることはないが，imipramine や amitriptyline を中心とする古典的三環系抗うつ薬，第二世代抗うつ薬（amoxapine, lofepramine, dosulepin の新しい三環系抗うつ

薬と maprotiline, mianserin, setiptiline の四環系抗うつ薬），さらにセロトニンの再取り込み阻害作用も有するがシナプス後膜 5-HT$_2$ 受容体遮断作用の強い trazodone があり，SARI(Serotonin-2 Antagonist/Reuptake Inhibitor) と呼ばれる。Trazodone は，抗うつ効果と共に睡眠障害の改善作用(5-HT$_2$ 受容体遮断作用により深睡眠を増加させる[66]）があるので，アメリカでは高齢者の不眠に対して安全性の面からベンゾジアゼピン系睡眠薬よりも trazodone が多用されている[65]。

また，第三世代抗うつ薬として最近ようやく本邦でも市場に登場してきた選択的セロトニン再取り込み阻害薬（selective serotonin reuptake inhibitor：SSRI) があり，現在本邦では fluvoxamine と paroxetine が発売されており，sertraline も発売が予定されている。さらにセロトニン・ノルアドレナリン再取込み阻害薬(serotonin norepinephrin reuptake inhibitor：SNRI; 本邦では現在 milnacipran のみ）も登場している。古典的三環系抗うつ薬の多くは抗コリン作用や心毒性が強いので，第二世代，第三世代抗うつ薬の使用頻度が次第に高くなっており，高齢者では SSRI を中心とした治療が推奨されている[34]。

用量は，重症でなければ成人の 1/3～1/2 量から開始し適宜増減する。三環系抗うつ薬の場合，老年者では 30～75 mg/日で十分なことが多い。

抗うつ薬はいずれも血中半減期が比較的長いので，1日1～2回投与が可能である。不眠，不安の著しい患者などで，鎮静作用の強い抗うつ薬 (amitriptyline, trimipramine, maprotiline, mianserin, setiptiline など) や trazodone を夕方ないし就寝前に1回投与してもよい。四環系抗うつ薬の mianserin については，就寝前1回投与と食後3回投与では定常状態における血漿中濃度が同等であり，副作用出現率や症状改善率に差がなく臨床的有用性も同等であることが確認されている[33]。

SSRI は安全性の高い薬物であるが，fluvoxamine では 65 歳以上の高齢者で血清中濃度が増加する傾向が認められているので[58]，やはり低用量からの開始を心がけるべきであろう。

心循環系副作用：抗精神病薬の場合と同様，まず起立性低血圧が重要であ

る。三級アミン(amitriptyline, clomipramine, imipramine など)にこの作用が強いようである。重症の場合は低血圧治療薬（norepinephrine や dihydroergotamine, midodrine hydrochloride, amedinium metilsulfate などがある）を投与する。

　心臓に対する作用としては，心拍数の増加や可逆性の心電図変化(QT の延長，T 波の平低～逆転）がよく出現するが，ときに心房細動，上室性頻拍，心室性期外収縮，脚ブロックを起こすことがある。刺激伝導系に対しては quinidine や procainamide と類似した作用を示すとされている。うっ血性心不全や死亡例の報告もあるので，老年者では三環系抗うつ薬の処方の際は心電図検査が必須であり，とくに心疾患及びその既往のある患者では注意する。心毒性については，maprotiline や setiptiline, mianserine, trazodone が比較的安全であるといわれている。

　抗コリン作用による副作用：三環系抗うつ薬の副作用としてはもっとも頻度が高く，口渇，視調節障害，便秘，尿閉，発汗などがよくみられる。これらの副作用の出現は一般に用量依存的であるが，個人差も著しい。

　尿閉は前立腺肥大のある老人で起こりやすく，腸管運動の減少が便秘に止まらず，ときに麻痺性イレウスを引き起こすこともある。また，きわめて稀ではあるが，狭隅角緑内障の急激な発作を起こすこともある。抗コリン性の不快な副作用は，服薬の不履行・拒否につながりやすいが，コリン製剤の bethanecol がある程度有効である。

　老年者では中枢性の抗コリン性副作用として，atropine 中毒に類似する精神症状，すなわち，記銘力障害，見当識障害，幻覚や激しいせん妄・錯乱，ミオクローヌスやけいれん発作などを起こすことがある。このような場合，薬物は全て中止するが，physostigmine の筋注が奏効することもある。

　その他の副作用：三級アミン型の三環系抗うつ薬は一般に眠気などの過鎮静，二級アミン型は不眠を起こしやすい。

　SSRI は抗コリン性副作用が明らかに少なく循環系への影響も弱いが，吐気・食欲不振・下痢などの消化器系障害と不眠の頻度が高い[21]。Amoxapine は，抗コリン作用は比較的弱いが抗ドパミン作用を有するため老年者では錐

体外路症状を惹起しやすい。

過敏反応としてアレルギー性皮膚炎，皮膚の光線過敏症，顆粒球減少症（老人でとくに重要）や白血球減少などの血液障害，胆汁うっ滞型黄疸などが稀に出現する。

薬物相互作用：fluvoxamine は極めて強力な CYP1A2 の阻害作用を有し[3]，CYP2 C19, 2C9, 3A4 に対しても阻害効果を持っている。現在 thioridazine との併用は禁忌となっているが，amitriptyline, imipramine, clomipramine などの三環系抗うつ薬や caffeine, theophylline, propranolol, warfarin, さらに diazepam, bromazpam, alprazolam, triazolam などの血中濃度を上げる可能性があり，それぞれ注意が必要である[11,39,60]。一方，paroxetine と sertaline は CYP2D6 の阻害作用を有しており，抗精神病薬や二級アミン型三環系抗うつ薬の血中濃度を上昇させる可能性がある。

これらの肝の CYP に関連する薬物相互作用に関する情報は，高齢者においては現在まだまだ少ないので，他章で述べられている一般成人における知見を念頭に入れて処方すべきであろう。

2.3 気分安定薬あるいは抗躁病薬

現在，この種の薬物として認められているのは炭酸 lithium と carbamazepine であり，他に valproate や clonazepam などが注目されている。

老年者との関係では炭酸 lithium については一定の効果が認められている[12,23]。
炭酸 lithium 以外の薬物についての情報は少ないが，carbamazepine や valproate は肝代謝性薬物でありながら肝代謝を受けにくく，高齢者にも比較的使用しやすいと考えられる[1]。しかし，眠気や失調には注意が必要である。

一般に，老年者における炭酸 lithium の適応は若年者の場合と変わらないが，安全性について特別の配慮が必要である。老年者の場合，炭酸 lithium に対する重篤な反応が極めて急速に現れることがある（初回投予後 15 分で出現したとの報告もある）。

腎の糸球体濾過率は，30 歳から 80 歳までに 30％直線的に減少するといわ

れ,老年者における炭酸 lithium の半減期は 36〜48 時間で,若年者の 24 時間に比べて長い。したがって,炭酸 lithium は老年者では 250〜400 mg の低用量から開始し,漸増する。50〜75 mg をテスト投与し,3 時間以内に有害反応が現れなければさらに 4 時間間隔で同量を 2〜3 回投与し,300 mg を越えない範囲で初日量とするという慎重な方法をとるものもある[14]。血中濃度では 0.4〜0.6 mEq/l の範囲で使用し,少なくとも 0.7 mEq/l を越えないようにすべきである。病相の再発予防を目的とする場合はこれより低濃度でもよい。

副作用の内容は若年者におけるものとほぼ同様である。すなわち,lithium 中毒の初期症状として食欲低下,嘔吐,下痢,振戦などがあげられ,多飲多尿もよくみる副作用である。さらに老人では,記憶障害や意識障害が出現して仮性痴呆を呈したり,副甲状腺機能低下によって粘液水腫を引き起こすこともある。0.5〜0.8 mEq/l の濃度で神経毒性が出現したという報告もある[47]。

電解質バランスの不均衡も lithium 中毒の一因となるので,炭酸 lithium 投与中の利尿剤使用はとくに注意が必要である。また,急性ないし潜在性の腎機能障害も lithium 中毒を招くことがある。

2.4 抗不安薬

抗不安薬は,ベンゾジアゼピン(BZ)系薬剤が開発されてから適応対象が広がり,老年者診療を含め臨床各科で最も広く処方される向精神薬となっており,かつまた,向精神薬以外の全薬剤を含めても最も広く処方されているものである。過去にはバルビツール酸系薬剤が抗不安薬として多く使用されていたが,BZ 系薬剤のほうが耐性,依存形成,薬物相互作用,致死毒性などの点でより安全であり,繁用されるようになった。しかし,後述のように副作用の問題も無視できず,とくに老年者への処方に当たっては細心の注意が必要となる。従来の BZ 系薬物に共通する有害反応を克服しうる薬物として BZ 受容体の部分作動薬(partial agonist)が期待されていたが,現在のところ開発に成功していない。

一方,非 BZ 系抗不安薬として tandospirone が登場した。本薬は 5-HT_{1A}

受容体アゴニストであり BZ/GABA 複合受容体に作用しないので,眠気やふらつき,依存形成などを示すことなく高齢者にも使いやすい薬物といえる。

適応:抗不安薬の適応は,一般に,神経症や心身症に於ける不安,緊張,身体疾患に伴う情緒障害,手術や麻酔時の前投薬などが主なものであるが,老年者においてもとくに変わらない。老年患者は,様々な損失体験,身体疾患,環境の問題などから不安症状を起こしやすいが,症状は状況に依存し,一過性,浮動的であることが多い。したがって,環境調整や生活指導に心がけ,薬物治療が必要かどうか十分に検討する態度が常に必要である。

用法・用量:薬物の選択は症状の強さ,年齢,身体状況などを考慮にいれて決定するが,老人では薬物の中枢作用や筋弛緩作用による副作用が問題となりやすく,その基礎には薬物の体内動態や感受性変化が考えられる。

BZ 系薬剤の代謝経路は多様であるが,大きくは 2 群に分けられる。

1) chlordiazepoxide, diazepam, medazepam, prazepam などは活性のある代謝産物をもち,酸化と脱メチル化の代謝経路がある。

2) lorazepam, lormetazepam などは,活性代謝産物を生成せず,グルクロン酸抱合により不活化される。一般に,老人では,グルクロン酸抱合の能力は保たれるが,酸化と脱メチル化の能力は低下する。

したがって,体内半減期は 2) 群の薬剤の場合は老化によってあまり変化しないので,老年者におけるベンゾジアゼピンの第一選択としてはこれらの薬剤が適切ともいえる。しかし,この場合でも老人はベンゾジアゼピン薬剤に対する感受性が若年者よりも高いので,投与量は控え目にすべきである。また,lorazepam の誘導体である lormatazepam(睡眠薬)では,80 歳を越える高齢者では代謝が遅延するという報告[2]もあり,グルクロン酸抱合を受ける薬物も超高齢者では注意が必要である。

用法としては,一般に成人用量の 1/2 程度から開始し適宜増減する。また,lofrazepate のように作用持続の長い薬物は 1 日 1〜2 回投与にする(作用持続についてはその項参照)。

抗不安薬は抗うつ薬などと比べて速効性であるので,1〜2 週間しても効果がみられない場合は薬物の用量や種類を変更する。不安症状が改善したら,

漫然とした長期投与にならないように常に注意し，漸減しながら治療終結か不安時の頓用服薬の方向へもっていく。

副作用：BZ系抗不安薬はバルビツール酸系薬物に比べると安全性ははるかに高いが，一般に老年者では副作用が出現しやすい。その主たるものは中枢抑制作用と筋弛緩作用である。

中枢抑制作用は，具体的には眠気，ボンヤリする，ふらつき，めまい，運動減退，反射運動機能の低下，作業能率の低下，注意集中力の低下，記憶の減退，意欲の減退，構語障害，頭痛頭重，尿失禁などであり，これらの症状はアルコールや他の鎮静作用のある薬物との併用で増強する。

また逆に，BZ系抗不安薬によって興奮，多動，錯乱などを来すことがあり，これは奇異反応 paradoxical reaction とよばれるが，老年者でしかも脳器質障害，精神病，痴呆を伴っている患者で出現しやすい。BZ系抗不安薬による記憶減退作用については，痴呆やうつ病の患者に使用する場合，本来の記憶減退症状に悪影響を及ぼしていないかどうかとくに注意してみる必要がある。

筋弛緩作用は，脱力，歩行障害，疲労，倦怠などで現れ，老年者では転倒による大腿骨頚部骨折がしばしば問題になる。

薬物依存の問題は若年者の場合に準ずるが，老年者では通常の投与量でも身体依存を形成することがあり，薬物の中断によりバルビツール酸型の離脱症状を起こす。

薬物相互作用：老年者の肝CYPを介する薬物相互作用については情報が少ないが，CYP3A4は多くのBZ系抗不安薬の代謝に関与する酵素と考えられており，若年者と同様に carbamazepine や valproate との併用などは注意を要する（その項参照）。

2.5 睡眠薬

老化に伴い，一般に睡眠時間は減少し，入眠に要する時間は長くなり，中途覚醒の回数は増え，深睡眠（徐波睡眠）も減少する。また，1日の睡眠リズムも変化し，朝の目覚めが早く，日中は昼寝をするといった多相性睡眠型

となる。

したがって，不眠は老年者でよく訴えられる症状であり，睡眠薬使用の約40％は60歳以上の老年者であるといわれ，長期間にわたって連用するものもしばしばみかけられる。しかし，不眠は睡眠薬の長期使用によっても起こるし，また逆に睡眠薬の投与中止や減量によって出現することもある。したがって，老人に対する睡眠薬の使用は慎重であらねばならないし，また最少限にとどめるべきである。

用法・用量：実際の処方では，老年者の場合，BZ系のrilmazafone, lormetazepam, チエノジアゼピン系のbrotizolam, etizolam, シクロピロロン系のzopicroneなどを第一選択とし，不眠のタイプ，身体状態に応じて個々の薬剤を決定する。入眠障害には短時間型睡眠薬，熟眠障害や早朝覚醒には長時間型睡眠薬が適切である。最近発売されたquazepamはREM睡眠への影響が少なく，半減期が39時間以上と長いことから反跳性不眠が少ないといわれている。また，zolpidemは，BZ受容体のω_1サブタイプに強い親和性があり，半減期が2時間と短いため入眠効果に優れ翌朝の持ち越し効果が少なく，さらにNon-REM睡眠の増加をもたらすがREM睡眠には影響しないといわれている。これらの睡眠薬の効果が不十分の重症の不眠には，バルビツール酸剤やその他の睡眠薬，フェノチアジン系薬物を使用する。

用量は低用量から開始するのが原則であり，とくに高力価の薬物（triazolam, flunitrazepamなど）は，成人の1/2が厚生省の認可用量となっている。

老年期に多いうつ病や痴呆疾患に伴う不眠の場合は，原疾患に対する治療が重要であり，抗うつ薬や抗痴呆薬，抗精神病薬などによって不眠の改善を図ることも大切である。

3. 老年者に対する向精神薬処方の原則

これまでに述べてきたことを踏まえて，老年者に対する向精神薬処方の原則あるいは指針は以下のようになるであろう。

1）確かな診断のうえで処方する。

よく言われるように，老人の精神障害は発生因が多様であり，診断に苦慮することが多い。精神症状の出現に心理的環境的要因の影響が大きくないかどうかを確かめ，安易に向精神薬を処方しない心構えがあってよい。

2）薬歴を詳しく調べ，薬原性精神障害の存在に注意する。

老人では複数の薬の使用が通常のことであり，他医より同種の薬物が処方されていることも多い。薬原性精神障害としては，抗コリン薬によるせん妄などの意識障害や記憶障害，仮性痴呆にとくに注意すべきである。

3）身体状態をよく把握し，処方する疾患の先行順を決める。

老人は加齢によって臓器機能が低下し疾患が潜在していたり，実際に複数の疾患を保有していることも多い。多数の疾患に対して同時に処方すると，薬種が多くなり副作用の発生率も高くなるので，疾患の処方先行順位を次のような基準で決めて処方する[20]。

 ⅰ）急性の病態を先行する。
 ⅱ）心，肺，腎，脳は他臓器よりも優先する。
 ⅲ）重症疾患を優先する。
 ⅳ）可能な限り，先行疾患には経口より経皮治療を優先する。

4）薬用量に対して十分配慮する。

通常，成人の1/3から1/2の低用量から開始すること。また，炭酸lithiumなど血中濃度測定が可能な薬物については，若年者よりも頻回にチェックし用量を調整する。

5）処方は多剤併用を避け，できるだけ単純にして有害な薬物相互作用を避ける。やむを得ず併用する場合，とくに肝CYPに関する情報に注意する必要がある。

6）処方する薬物の薬理作用，薬物動態の特徴をよく知っておく。

7）服薬が指示どおり行われているか（drug compliance）に注意する。

文 献

1) 青葉安里：老年期感情病の薬物療法. 神経精神薬理, 12：477-484, 1990.
2) 青葉安里：老人における向精神薬の薬物動態学的特徴. 精神科治療学, 10：765-770, 1995.

3) Berman, I., Merson, A., Rachov-Pavlov, J., et al.: Risperidone in elderly schizophrenic patients. Am. J. Geriatr. Psychiatry, 4: 173-179, 1996.
4) Brøsen, K., Skjelbo, E.: Fluvoxamine and norfluoxetine are potent inhibitors of P 450 2 D 6-the source of the sparteine debrisoquine oxidation polymorphism. Br. J. Clin. Pharmacol., 32: 136-137, 1991.
5) Castelden, C.M., George, C.F., Marcer, D. et al: Increased sensitivity to nitrazepam in old age. Br. Med. J., 1: 10-12, 1977.
6) Crooks, J., O'Malley, K. and Stevenson, I.H.: Pharmacokinetics in the elderly. Clin. Pharmacokinet., 1: 280-296, 1976.
7) Crooks, J., Stephenson, I.: Drugs and the Elderly. Macmillan, London, 1979.
8) Cusack, B., Kelly, J., O'Malley, K. et al: Digoxin in the elderly: pharmacokinetic consequences of old age. Clin. Pharmacol. Ther., 25: 772-776, 1979.
9) Dawling, S. and Crome, P.: Clinical pharmacokinetic considerations in the elderly. An update. Clin. Pharmacokinet., 17: 236-263, 1989.
10) Farde, L. Wiesel, F.A., Halldin, C. et al.: Central D_2-dopamine receptor occupancy in schizophrenic patients treated with antipsychotic drugs. Arch. Gen. Psychiatry, 44: 71-76, 1988.
11) Fleishaker, J.L., Hulst, L.K.: Effect of fluvoxamine on the pharmacokinetics and pharmacodynamics of alpraolam in healthy volunteers. Pharm. Res., 9 Suppl.: S 292, 1992.
12) Flint, A.J., Rifat, S.L.: A prospective study of lithium augmentation in antidepressant-resistant geriatric depression. J. Clin. Psychopharmacol., 14: 353-356, 1994.
13) Forbes, G.B. and Reina, A.J.C.: Adult lean body mass declines with age: some longitudinal observations. Metabolism, 19: 653-663, 1970.
14) Foster, J.R., Gershell, W.J. and Goldfarb, A.I.: Lithium treatment in the elderly J. Gerontol., 32: 299-302, 1977.
15) Greenblatt, D.J., Sellers, E.M. and Shader, R.I.: Drug therapy: drug disposition in old age. New Engl. J. Med., 306: 1081-1088.
16) Hayes, M.J., Langman, M.J.S. and Short, A.H.: Changes in drug metabolism with increasing age: 1. Warfarin binding and plasma proteins. Br. J. Clin. Pharmacol., 3: 69-72, 1975.
17) Hollister, L.: General principles of treating the elderly with drugs. Clinical Pharmacology and the Aged Patients. Jarvic, L. (ed), pp. 1-9, Raven Press, New York, 1981.
18) Kapur, S., Remington, G., Zipursky, R. et al.: The D_2-dopamine receptor occupancy of risperidone and its relationship to extrapyramidal symptoms ; A PET study. Life Sci., 57: 103-107, 1995.
19) 加藤隆一：老年薬物療法の注意点（大友英一，加藤隆一編）, pp. 1-6, 中外医薬社, 東京, 1981.
20) 勝沼英宇：老年者の薬物療法の注意点. 日本医師会雑誌, 102: 605-610, 1989.

21) 上島国利: 最近のセロトニン系抗うつ薬の現状. 老年精神医学雑誌, 4: 1446-1456, 1993.
22) Kitani, K.: Drugs and aging liver. Life Chem. Rep., 6: 143-230, 1988.
23) Kushnir, S.L.: Lihtium-antidepressant combinations in the treatment of depressed, physically ill geriatric patients. Am. J. Psychiatry, 143: 378-379, 1986.
24) Lacro, J.P., Eastham, J.H., Gilbert, P., et al.: Risperidone treatment in older patients with psychosis. Psychopharmacol. Bull., 32: 471, 1996.
25) Mark, L.C., Sheldon, H.P., Ronald, L.M.: Pharmcodynamic and pharmacikinetic consideration in geriatric psychopharmaology. Geriatric Psychiatry, 20: 205-218, 1997.
26) Mark, T.K., Peter, C.: Clinical pharmacokinetic considerations in the elderly. Clin. Pharmacokinet., 33: 302-312, 1997.
27) McBride, P.A., Brown, R.P., DeMeo, M., et al: The relationship of $5-HT_2$ receptor indices to major depressive disorder, personality traits, and suicidal behavior. Biol. Psychiatr., 35: 295-308, 1994.
28) Misra, D.P., Loudon, J.M. and Staddon, G.E.: Albumin metabolism in elderly patients. J. Gerontol., 30: 304-306, 1975.
29) 三浦貞則: 老年向精神薬療法の基礎知識. 医学の歩み, 135: 7-13, 1985.
30) 三浦貞則: 老年期精神障害に用いる向精神薬－抗不安薬, 睡眠薬－. 医学の歩み, 135: 14-20, 1985.
31) 三浦貞則: 老年期精神障害に用いる向精神薬－抗うつ薬, 抗精神病薬－. 医学の歩み, 135: 21-29, 1985.
32) 村木篁, 加藤隆一: 高齢者における薬物動態の特徴. 臨床と研究, 67: 1-7, 1990.
33) 村崎光邦, 稲見允昭, 大谷義夫他: GB 94-30 (mianserin hydrochloride 30 mg 錠) の1日1回投与時の臨床的有用性の検討と分割投与時との血漿中濃度比較. 臨床精神医学, 17: 553-564, 1988.
34) 村崎光邦: 老年期うつ病の薬物療法. 老年精神医学雑誌, 11: 323-332, 2000.
35) Nies, A.S.: Drug interactions. Med. Clin. North Am., 58: 965-975, 1974.
36) Norris, A.H., Lundy, T. and Shock, N.W.: Trends in selected indices of body composition in men betweenthe age of 30 and 80 years. Ann. NY. Acad. Sci., 110: 623-639, 1963.
37) Novak, L.P.: Aging, total body potassium, fat-free mass and cell mass in males and females between ages 18 and 85 years. J. Gerontol., 27: 438-443, 1972.
38) 大橋京一, 海老原昭夫: 老年者における臨床薬物動態学. 臨床老年医学大系 19. 臨床薬理 (中野重行編), pp. 75-93, 情報開発研究所, 東京, 1984.
39) Perucca, E., Spina, E., Gatti, G.: Clinical pharmacokinetics of fluvoxamine. Cli. Pharmacokinet., 27: 175-190, 1994.
40) Preskorn, S.H., Jerkovich, G.S.: Central nervous system toxicity of tricyclic antidepressants; Phenomenology, course, risk factors, and role of therapeutic drug monitoring. J. Clin. Psychopharmacol., 10: 88-95, 1990.
41) Raheja, R.K., Bhatwani, I., Penetrante, A.E.: Efficacy of risperidone for behavior-

al disorders in the elderly : A clinical observation. J. Geriatr. Psychiatr. Neurol., 8 : 159-161, 1995.
42) Reidenberg, M.M., Levy, M., Wamer, H. et al : Relationship between diazepam dose, plasma level, age, and central nervous system depression. Clin. Pharmacol. Ther., 23 : 371-374, 1978.
43) Richey, O.A. and Bender, A.D. : Pharmacokinetic consequences of aging. Ann. Rev. Pharmacol. Toxicol., 17 : 49-65, 1977.
44) Robberts, J. and Tumer, N. : Age and diet effects on drug action. Pharmac. Ther., 37 : 111-140, 1988.
45) 定利勝, 竹内馬左也 : 向精神薬の心, 循環系に及ぼす作用. 神経精神薬理, 6 : 529-535, 1984.
46) Saura, J., Andrés, N., Andrade, C. et al. : Biphasic and region-specific MAO-B response in normal human brain. Neurobiol. Aging, 18 : 497-507, 1997
47) Schaffer, C.B., Garvey, M.L. : Use of lithium in acutely manic elderly patients. Clinical Gerontologist, 3 : 58-69, 1984.
48) Schmucker, D. : Aging and drug disposition. In : Reviews of Biological Research in Aging(ed. by Rothstein, M.), pp. 381-403, A.L. Liss, New York, 1983.
49) Schmucker, D.L., Woodhouse, K.W., Wang, R.K. et al. : Effects of age and gender on in vitro properties of human liver microsomal monooxygenases. Clin. Pharmacol. Ther., 48 : 365-374, 1990.
50) Shader, R.I., Greenblatt, D.J., Harmatz, J.S. et al. : Absrption and disposition of chlordiazepoxide of young and elderly male volunteers. J. Clin. Pharmacol., 17 : 709-718, 1977.
51) Shimada, T., Yamazaki, H., Miura, M. et al. : Interindividual variations in human liver cytochrome P-450 enzymes involved in the oxidation of drugs, carcinogens and toxic chemicals ; Studies with liver microsomes of 30 Japanese and 30 Caucasians. J. Pharmacol. Exp. Ther., 270 : 414-423, 1994.
52) Sotaniemi, E.A., Arranto, A.J., Pelkonen, O. et al. : Age and cytochrome P 450-linked drug metabolism in humans ; An analysis of 226 subjects with equal histopathologic conditions. Clin. Pharmacol. Ther., 61 : 331-339, 1996.
53) Spigset, O., Mjorndal, T. : Serotonin in 5-HT 2_A receptor binding in platelets from healthy subjects as studied by [^{3}H] -lysergic acid diethylamide([^{3}H] -LSD) ; Intra -and interindividual variability. Neuropsycho. Pharmacology, 16 : 285-293, 1997.
54) Swift, C.G., Swift, M.R., Hamley, J., et al. : Side-effect 'tolerance' in elderly long -term recipients of benzodiazepine hypnotics. Age Ageing, 13 : 335-343, 1987.
55) Swift, C.G. : Pharmacodynamics ; Changes in homeostatic mechanisms, receptor and target organ sensitivity in the elderly. B.M. Bull., 46 : 36-52, 1990.
56) Thompson, T.L., Moran, M.G., Nies, A.S. : Drug therapy : psychotropic drug use in the elderly. New Engl. J. Med., 308 : 134-139, 1983.
57) 朝永正徳 : 老年期における青斑核の変化について. 日老医誌, 16 : 545-549, 1979.
58) 筒井末春, 坪井康次, 奥瀬哲他 : 選択的セロトニン再取り込み阻害薬

SME 3110(fluvoxamine maleate)の高齢者うつ病, うつ状態に対する臨床試験. 臨床医薬, 12 : 261-275, 1996.
59) Tumer, N., Scarpace, P.J., Lowenthal, D.T. : Geriatric pharmacology ; Basic and clinical considerations. Ann. Rev. Pharmacol. Toxicol., 32 : 271-302, 1992.
60) van Harten, J. : Clinical pharmacokinetic of selective serotonin reuptake inhibitors. Clin. Pharmacokinet., 24 : 203-220, 1993.
61) Veith, R.C. : Depression in the elderly : pharmacologic consideration in treat-ment. J. Am. Geriat. Soc., 30 : 581-586, 1982.
62) Vestal, R.E. and Wood A.J.J. : Influence of age and smoking on drug kinetics in man : studies using model compounds. Clin. Pharmacokinet., 5 : 309-319, 1980.
63) Volkow, N.D., Wang, G.J., Joanna, S. et al. : Measuring age-related changes in dopamine D_2 receptors with ^{11}C-raclopride and ^{18}F-N-methylspiroperidol. Psychiatr. Res. Neuroimaging, 67 : 11-16, 1966.
64) Wallace, S., Whiting, B. and Runcie, J. : Factors affecting in plasma of elderly patients. Br. J. Clin. Pharmacol., 3 : 327-330, 1976.
65) Walsh, J.K., Schweitzer, P.K. : Ten-year trends in the pharmacological treatment of insomnia. Sleep, 22 : 371-375, 1992.
66) Ware, J.C., Pittard, J.T. : Increased deep sleep after trazodone use ; A double-blind pracebo-controlled study in healthy young adults. J. Clin. Psychiatry, 51(Suppl. 9) : 18-22, 1990.

| III | 適用上の諸問題 |

小児と向精神薬

1. 小児の精神疾患と治療の特徴

　子どもの心理状態は動揺しやすく，精神症状もその心性を反映して短期間に次々と変化する。長期的にみると，同じ個体でも精神発達の進展に応じて症状は大きく変遷していく。

　成人では，本人の問診は診断にとって非常に有用だが，年齢の低い子どもや精神遅滞のあるものでは，自分の症状や心理的葛藤を言葉で十分に表現することができない。また，発達段階が低く心身の分化が進んでいないものでは，精神疾患であっても，症状が身体的に表出されたり行動面の障害として現れることが多く，精神症状を把握しにくい。状態像を把握できても，診断基準が整備されていないために適切な診断名をつけることができない場合もある。このような理由から，子どもの精神疾患は正しい診断を導き出すことが成人にも増して難しいことが少なくない。

　治療については，小児では遊戯療法，行動療法，治療教育，精神療法，カウンセリングなどが主体となり，向精神薬は中心的な役割を果たさないことが多い。また，薬物療法を選択しても，服薬遵守や薬物の管理などが困難な場合がある。向精神薬療法そのものが小児では未発達の領域（van Praag）[26]とされ，用法も成人のようには確立されていない。その基礎となる薬物動態についてもよく知られていない。

　このように，小児を対象とする向精神薬療法には，診断から治療にいたるまで，今後の研究にまたねばならない点が多く残されている。本章では，現在までに知られていることの中で，実際の治療に必要と考えられる基本的な

事柄について記しておく。

2. 小児の薬物動態の特徴

　向精神薬も，他の薬物と同様に，小児では成人と比較して腸管での吸収が速い。血漿蛋白との結合は小児期以後は成人と差がみられないが，肝臓で代謝される速度は成人よりも速く，腎糸球体濾過率も高い。Jatlow, P.I.[9]は，向精神薬を小児に用いる際に，考慮すべきこととして次の2点をあげている。

　1）成人と同等の血中濃度と治療効果を得るには，成人よりも高い体重当たり投与量が必要である。

　2）生体内で薬物が処理される速さが年齢によって大きく異なる。

　これは一般的原則を示したものなので，それが必ずしも当てはまらない薬物も少なくない。例えば，小児ではD1およびD2受容体の密度が高いので，むしろ抗精神病薬に対する感受性が高いとする見解や，diazepamの半減期は成人よりも長いという報告もみられる[15,20]。また，小児では中枢神経系の形態や機能が十分に発達していないので，向精神薬に対して成人とは異なる反応を示すことがある。薬物動態を規定する吸収，蛋白との結合，脳内分布，代謝，排泄などの機能の個体差は成人よりも大きいので，体重や年齢を指標として投与量を決めても，予期していた血中濃度と相違する結果を生じることも稀ではない。処方にあたっては，原則を踏まえた上で，個々の症例に応じた柔軟な配慮が必要である。

3. 向精神薬による治療計画の策定

3.1 的確な診断

　治療の開始には的確な診断が行われていることが前提となる。小児では精神疾患が身体的表現をとったり行動面の障害が前景に立つことがあることを念頭に置き，その背景となる精神障害を見出すことができるように心がける。先に述べたように，小児の精神疾患については診断基準が十分に整備されているとはいえないので，ICD-10のように一般によく用いられる基準に従って診断するのとは別に，状態像を具体的に記載してしておくとよい。

3.2 向精神薬療法開始の決定と標的症状の設定

小児の場合，向精神薬を投与すべきか否かの判断が難しいことが少なくないが，向精神薬の使用を躊躇しているうちに治療の時期を逸し，経過を長びかせてしまうこともある。Fish, B. は，環境調整や精神療法などにすみやかに反応しない場合には，診断の如何を問わずに，目標とする症状を選択して向精神薬を投与すべきであるとしている[4]。

うつ病や精神分裂病などの内因性精神病であるということが確定されれば，迷わず薬物療法を開始してよい。White, J.H. は向精神薬が最も有効な症状は多動，攻撃性，衝動性であるとしているが[29]，幻覚や妄想などの異常体験，強迫，チック，不安，不眠なども有効な標的症状として加えてよいと思われる。以上の症状に対しては，向精神薬の適応として積極的な使用を考えてよい。

通常は，ひとつの疾患であっても，複数の症状を有していることが多いが，最も基本的あるいは重い症状を目標として設定し，まずその症状に対する治療を開始する。

3.3 他の治療法との併用

向精神薬療法とそれ以外の治療法とは，たがいに排除し合うものではない。疾患を包括的にとらえてその中で薬物療法がどのような位置を占めているのかということを見きわめることが大切である。

向精神薬の多剤併用は避けるべきだが，どうしても併用する必要がある時には，薬物間の相互作用による副作用が出現しないように十分に配慮する。向精神薬と抗てんかん薬が同時に投与されることがあるが，例えば chlor-promazine, diazepam, methylphenidate などの向精神薬が phenytoin の血中濃度を上昇させて中毒症状を引き起こすことがあるように[1,11]，相互作用によって思わぬ症状が生じることもあるので注意を要する。抗てんかん薬を服用している子どもに向精神薬を追加投与する際には，必ず抗てんかん薬の血中濃度を検査しておく。

3.4 身体所見の検索

初診の時点で循環器，呼吸器疾患，てんかん，神経学的疾患，薬物アレルギーその他の身体的既往症および合併症の有無について詳細な情報を得ておく。精神疾患が疑われる場合，特に小児では本人の抵抗が強いために身体的検索がおろそかになることがあるが，薬物療法を行うために必要な検査は本人，家族によく説明して実施する。バイタルサインのチェック，理学的所見の検索のほかに，既往がなくても，心電図，胸部X線撮影，脳波，末梢血や電解質検査，肝機能および腎機能の検査などは可能なかぎり実施しておく。三環系抗うつ薬や炭酸リチウムを使用する場合には，甲状腺機能検査も行っておくとよい。

3.5 説明と同意

White[29]は小児の向精神薬療法の指針として14の項目をあげ，その中で特に本人，家族とのラポールの形成が重要なことを強調している。疾患とその治療について両親に十分に説明し同意を得ることは，服薬を遵守してもらう上からも欠かすことができない。本人への説明は，言葉が発達していない場合には困難だが，言葉を理解できる子どもには，子ども自身が気にしている症状を例に引き，それに対して服薬が必要なことをわかりやすく話す。薬の服用法，効果，起こりうる副作用についてもよく説明する。それでも，服薬や検査は治療者に対する抵抗を生じさせることが多く，学齢期に達していない小児では薬を飲むのがいやで，受診を拒否することもある。場合によっては，医師は薬物療法のみを行い，精神療法や行動療法などは別の治療者が行うようにする。

十分な説明を行っても，薬物療法に対して本人や両親が消極的であったり，父と母の間で意見が一致しない場合には向精神薬を投与してはならない。

4. 治療の開始および効果の継時的観察

4.1 初回投与

小児の薬物動態は個人差が大きく不明な点が多く，向精神薬によって予期

せぬ身体的，心理的反応が引き起こされる可能性がある。また，副作用が身体に与える影響も強く，中毒症状を起こしやすい。子どもは，最初に好ましくない作用に見舞われると，その後の服薬を忌避し極端なコンプライアンスの低下を招くことにつながる。このような理由で，初回は年齢，症状，身体の状態などを検討した上で最少と思われる量を投与する。投与手段としては，注射はラポール形成の妨げになるばかりでなく，抗精神病薬では悪性症候群発症の契機となるおそれもあるので，できるだけ経口的に投与する。向精神薬には小児用の剤型のものはないので，散剤を飲みにくい子どもには錠剤にしたり，大きな錠剤を嫌う子どもには打錠したりして，薬を飲むことに対する抵抗が少しでも減るように努力する。薬物の管理は必ず両親が行い，本人が手の届かない場所に保管し，場合によっては施錠するように指示する。

4.2 初回以後の投与量および投与法

初回に最少量を投与して効果が得られない場合は投与量を漸増する。三環系抗うつ薬をはじめとして，臨床効果の発現は成人より速いものが多い。成人では，場合によっては1ヵ月以上も初回投与量を維持することがあるが，小児では，2,3週間しても症状に改善がみられなければ投与量を増加する。増量後2,3週間観察し，その後再び投与量を検討する。

血中濃度は可能なかぎり継時的にモニターを続ける。血中濃度と臨床効果との間には，ある程度の関連が認められる薬物(haloperidol, imipramine など) と，あまりみられないもの（methylphenidate）とがあり[6,18]，個々の至適用量を血中濃度によって決定することは必ずしも妥当でない。しかし，抗精神病薬による過鎮静や，炭酸リチウム，三環系抗うつ薬による心機能の障害などの副作用の発見のためにも，血中濃度の測定は行うべきである。向精神薬は有効濃度以下であっても，臨床的にみて満足すべき効果が得られれば，その時点の用量を維持して経過をみるようにする。

初回投与前に行った検査も血中濃度の検査と同じくモニターを続ける。上記の心機能に影響を与えやすい薬を投与していれば，心電図はかならず定期的にチェックする。バイタルサインの測定は成人よりも頻回に行う。外来の

場合は，体温や脈拍が変化したら主治医に連絡するように，親に指示しておく。

4.3 1日の服用回数

小児では薬物が代謝される速度が速いものが多いので，薬物によっては1日に2～3回に分けて等量を服用させることにこだわらず，個々の薬物の半減期を考慮して安定した血中濃度が得られるように処方を行う。Methylphenidate のように半減期の短いものでは，1日の分服回数が少なく服用する間隔があくと，服薬を遵守していても退薬症状が出現することがある。一方，不登校や選択性緘黙のように限定された場所や状況でのみ症状が出現するものには，定期的な服薬を行わせずに，必要な場合のみ服用するように指示してもよい。

4.4 効果と副作用の評価

小児の精神症状は変動しやすいので，症状をとらえるには綿密かつ頻回に臨床症状の観察を続けることが大切である。症状および向精神薬の効果を評価するのに，きちんとした評価尺度を用いれば症状や副作用の見落としが少なくなるので利用するとよい。ただし，評価尺度に従って患児を観察する時に，羅列された項目にそって症状をみていくと，すべての症状に同等の重みづけをしてしまい，その結果，優先して治療すべき標的症状や副作用を誤ってしまうことがあるので気をつけないといけない。

子どもは副作用としての身体的症状が出現する前に，精神面や行動面に症状を表して，不機嫌になったり不活発になったりすることがあり，それが本来の精神症状の悪化と誤解されることがある。症状や薬物の影響を言葉で正確に伝えられない患児の場合は，感情や行動の変化にはとりわけ注意が必要である。また，成人ではさほど気にしない副作用でも小児はひどく気にすることがあるので，それに対するきめ細かな対応が求められる。

4.5 向精神薬の長期維持量投与

　小児では，身体疾患と同様に，精神疾患の場合も症状の経過が早いので，長期にわたって向精神薬の維持投与が続けられることは成人と比べて少ない。しかし，精神分裂病のように慢性の経過をとるものでは，やはり長期投与を余儀なくされる。服薬期間が長くなると，身体発達に伴う体重の増加や症状の変化にしたがって投与量を増やさねばならないこともあるが，その際には薬物を増量しすぎないように注意する。過量投与によって過鎮静やアキネジアの状態が続けば運動能力が制約されるばかりでなく，認知機能や情意面の発達も影響されるので，投与量は症状の再燃がみられない最低のレベルに維持する。Chlorpromazine が成長ホルモンの分泌を低下させることや[22]，小児でも抗精神病薬によって遅発性ジスキネジアが生じることは知られているが[8]，向精神薬が発達の途上にある内分泌機能や中枢神経系など身体諸器官の機能に与える影響については不明の点が少なくない。向精神薬で治療を行っている過程で新たな身体症状や精神症状が生じた場合には，向精神薬による影響を念頭に置いて対処し，必要に応じて薬物の減量，置換，中止を検討する。いわゆる長期漫然投与は行ってはならない。

　副作用のチェックや血中濃度のモニタリングを定期的に続けることも，維持投与を行う際の原則である。患児の服薬状況については家族との面接のつど確認する。抗不安薬や睡眠導入薬は依存を形成するおそれがあるので，薬を服用しすぎる傾向の有無についても質問しておく。

　長期維持投与を行う場合，服用量を減らす1つの方法として，定期的な休薬日（drug holiday）の設定が試みられることがある。半減期が短い薬物では，1回だけの休薬でも退薬症状が出現することがあるので，休薬の実施にあたっては，あらかじめ退薬症状についてよく説明しておかないと，本人も親も不安にさせてしまうことがある。

　抗精神病薬では，服用中止により約10％のものに退薬症状がみられる。消化器症状や行動面での異常などが多いが，この他に，小児ではジスキネジアが退薬症状としてみられることが少なくない。抗精神病薬の用量の変化によって悪性症候群が誘発されることがあるので[31,32]，処方の変更，中止を行う場

合にはバイタルサインや錐体外路症状，自律神経症状などを，特に注意して観察する．

退薬症状は抗精神病薬ばかりでなく，小児の精神疾患によく用いられるベンゾジアゼピン系の抗不安薬や睡眠導入薬，三環系抗うつ薬，中枢刺激薬など，向精神薬には広くみられる現象である．退薬症状の出現を防ぐためには，血中濃度の急激な変化が起こらないように，ゆっくりと投与量を減らしていくようにする．薬を服用しなくなることで不安を示すものには，不安がとれるまで偽薬を与えてもよい．

5. 小児の精神疾患の向精神薬療法

いくつかの疾患を選んで向精神薬による治療法について述べる．

5.1 多動性障害

精神刺激薬は多動性障害に対して約70％のものに有効であるとされる[7]．精神刺激薬の中で，dextroamphetamine は米国では使用が許可されているが，わが国では用いられず，ほとんどの場合 methylphenidate が処方される．

Methylphenidate は血漿中の成長ホルモンやプロラクチン値を変化させることから中枢のドパミン作動系を介して作用すると考えられているが，その機序は明らかではない．投与法としては5 mg を朝に服用させることから開始し漸増する．幼稚園や学校での多動が問題となる子どもには，朝，昼に各 10 mg 程度を投与する．帰宅後も多動が目立つものには夕食後にも服用させるが，それによって不眠が生じた場合には，夕食後に methylphenidate ではなく抗うつ薬を与えるようにする．効果は必ずしも用量依存的ではないが，40 mg/日までは増量してもよい．この薬は吸収が速く効果が速かに発現する反面（服用後30分以内），半減期が短い（2.5時間）ので[20]，投与間隔をあけすぎると退薬症状ないし反跳効果として著しい多動を示して症状の悪化と誤解されることがある．副作用としては不眠，食欲低下，収縮期血圧上昇，頭痛などがある．稀だが，精神分裂病様の症状を呈した例（methylphenidate 精

神病)も報告されている[14]。けいれん閾値を低下させるといわれるが，これには否定的な見解もある[6]。

精神刺激薬としては，methylphenidate よりも半減期が長い（12時間）pemoline もあるが(用量は 30～60 mg/日)，不眠や choreoathetoid 様の運動および運動チックなどの出現率が methylphenidate より高いこともあって[6,21]，あまり使用されていない。

精神刺激薬以外には，ベンゾジアゼピン系の抗不安薬が処方されることが多いが，多動に伴う不安や焦燥にはある程度の効果はあるものの，多動そのものに対しては methylphenidate ほどの抑制効果はない。抗ヒスタミン薬（hydroxyzine）も同様である。抗ヒスタミン薬は，一般に副作用が少なく比較的安全な薬と考えられているが，過敏症を示すものもあるので注意が必要である。

Clomipramine, desipramine などの三環系抗うつ薬や，carbamazepine, clonazepam などの気分安定薬が効果を示すことがある。あとにも述べるように，チックを合併するものについては methylphenidate は使わず，これらの薬物を用いる。MAOI が著効を示す例もあるが[33]，多動児では食事の制限が困難なことが多く，tyramine が豊富な食べ物を摂取し血圧の急激な上昇を招く危険もあるので，食事をコントロールできない子どもには使用しない。

5.2 小児自閉症

小児自閉症（以下自閉症）にみられる広汎な症状，すなわち情緒やコミュニケーション行動の発達障害，それに付随するさまざまな行為や行動障害，そして精神病様症状やてんかん発作などに対して，さまざまな薬物療法が用いられてきた。多くは対症療法の域を出るものではないが，精神分裂病と同じように，臨床効果や薬理作用から遡って病因を明らかにしようとする研究も進められている。また，仮定されたモノアミン代謝系の障害に応じた薬物を治療に試みる研究もある[24]。

自閉症児の示すさまざまな症状に対して，それぞれを標的として薬物を用いていると，結果として，複数の抗精神病薬や抗不安薬のみならず，抗てん

かん薬や脳代謝賦活薬，中枢刺激薬など，多くの薬物が同時に投与されてしまうことがある。これら多種の薬物間の相互作用に関してはほとんど明らかにされておらず，予期せぬ血中濃度や臨床症状の変化が生じる可能性もある。各薬物の臨床効果のスペクトルを考慮して，多剤併用はできるだけ避けるようにつとめるべきである。

5.2.1 精神症状の治療

多動に対しては，methylphenidate を用いる。興奮や不安に対しては，最初は抗不安薬や抗ヒスタミン薬を使用するが，興奮が強ければ，抗精神病薬を使ってもよい。その際にフェノチアジン系の薬物が用いられることが少なくないが，chlorpromazine や levomepromazine は少量でも過度の鎮静を生じさせることがあり，かえって引きこもりの傾向を助長することがある。haloperidol については，比較的少量 (0.5〜4.0 mg/日) で引きこもりや常同的行動に対して効果がみられたという報告がある。強迫症状も haloperidol によって改善されることがある。さらに，模倣言語の獲得を促進するのにも有用との報告もみられる[25]。このように，haloperidol は興奮や攻撃性ばかりでなく，他の自閉症の症状に対しても効果を期待できるが，錐体外路症状が出現する率がフェノチアジン系の薬物よりも高く，長期投与すれば遅発性ジスキネジアが起きる可能性もあり，神経学的症状の注意深い観察が必要である。

妄想や神経症的症状があれば，それぞれ抗精神病薬，抗不安薬で対処するが，自閉症の妄想は関係念慮から発展したものが多く，環境調整や精神療法などが治療の基本であることを承知しておく。後者についても，薬物療法は精神療法や行動療法などの補助として用いるのが原則である。

5.2.2 抗てんかん薬

自閉症には脳波異常がしばしばみられ，てんかん発作を合併することも少なくない。抗精神病薬はてんかん発作の閾値を下げるので，それまで発作はみられなかったものでも，抗精神病薬の投与により発作が顕在化することがある。向精神薬と同じく，抗てんかん薬は代謝される速度が小児では速いので，体重当たり投与量を成人より多くしないと同等の血中濃度を得ることは

期待できない。

　複数の抗てんかん薬間の相互作用については比較的よく知られているが，抗てんかん薬がそれ以外の薬物に与える影響については，あまり考慮されることなく処方計画が立てられることがある。抗てんかん薬と向精神薬との関係についてみると，抗精神病薬の中で，chlorpromazine や thioridazine のように腸管のスルフォキシダーゼで最初に代謝されるものは抗てんかん薬によって影響を受けない。一方，肝臓のチトクローム系で代謝される haloperidol は，抗てんかん薬との併用によって代謝が促進されるので，単剤で投与する場合より用量を増さねばならないことがある[1]。Phenobarbital が三環系抗うつ薬の desipramine の血中濃度を低下させることもある。反対に，chlorpromazine や chlordiazepoxide のような向精神薬が phenytoin の血中濃度を上昇させることがある。このようなことから，定期的なモニタリングに加えて，抗てんかん薬以外の併用薬の変更時にも，抗てんかん薬血中濃度の測定を行うことが薦められる。

5.2.3　その他

　自閉症児の一部にフェニルアラニンあるいはトリプトファン代謝の障害が存在するという知見から，自閉症児では正常児よりも脳内カテコールアミンやセロトニンの値が低いことが推測されている。それらを補う目的で，前駆物質の L-dopa や 5-HTP などが投与されることもあるが，十分な効果は得られていない。

　R-tetrahydrobiopterin（以下 R-THBP）は脳内アミン合成の律速酵素である芳香族アミノ酸モノオキシゲナーゼの補酵素であるが，先の仮説に立てば，これを自閉症児に与えることによりアミン合成が促進され症状が改善することが期待される。成瀬らは，R-THBP の塩酸塩（一般名：sopropterin hydrochloride）を 1～3 mg/kg 経口投与することにより半数以上のものに症状の改善がみられ，とくに言語や対人関係の異常などの自閉的行動や異常行動に対して有効であったと報告している[16]。

5.3 内因性精神病

5.3.1 精神分裂病

　精神症状の治療には抗精神病薬が用いられる。Green, H.G. は[6]経口投与を行う際の基準として，chlorpromazine は 0.25 mg/kg を 4〜6 時間ごとに投与し，最高用量は 200 mg/日を上限とすること，haloperidol では 1 日量の上限を 0.15 mg/kg とし，血中レベルを 6〜10 ng/ml とすることを薦めている。これらの値を目安として治療を進めていけばよい。これら両薬を含めて，現在市販されている抗精神病薬は，成人の場合と同じく，陽性症状に対してはかなりよい効果を示すが，陰性症状に対する効果は十分ではない。

　小児期に発病した精神分裂病の中には，一見すると精神遅滞ではないかと誤解を与えるような鈍い反応しか示さないものがあるが，その印象が抗精神病薬による過鎮静によって助長されることがある。また不眠に対して投与したベンゾジアゼピン系の睡眠導入薬の持ち越し効果が，認知機能および運動能力に影響して学業成績の低下をきたすこともある。

5.3.2 気分（感情）障害

　気分障害の中には，精神分裂病と比べると頻度は少ないものの，前思春期に発症するものがあることが知られている。また，最近は思春期の始期が早くなったことも関連して，12 歳以下の気分障害の例がみられることが以前ほど稀ではなくなってきており，抗うつ薬が使用される機会が今後は多くなるものと考えられる。これからは，いわゆる第二世代以降の抗うつ薬が広く使われる可能性があるが，現在のところは第一世代の三環系抗うつ薬が主に用いられている。FDA では 12 歳以下の小児に対する三環系抗うつ薬の使用を正式には認可していないので，わが国でもそれ以下の年齢の患者への投与は慎重に処方を行わねばならない。このことは，気分障害だけでなく他の疾患に三環系抗うつ薬を用いる場合にも考慮しておくべきである。

　三環系抗うつ薬の使用法は，imipramine を例にとると，1〜2 mg/kg/日（経口投与）から開始して治療効果が得られるまで増量する。最高量として，Weller, E. らは 5 mg/kg/日まで投与してよいとしている[28]。1 日量としては，思春期以前の例に対しては，100 mg 程度を上限としておく。前思春期患

者についての研究で，imipramine の responder は nonresponder よりも血中レベルが有意に高く，150 ng/ml が両者を区別するレベルとしている報告があるので，血中濃度を測定できる場合には，この数値を指標として投与するのもひとつの方法と考えられる[19]。

　三環系抗うつ薬は，小児では再発を防ぐ効果があまり期待できないので，うつ相が寛解したら漸減中止することを原則とする。

　三環系抗うつ薬の副作用には抗コリン作用，けいれん発作閾値の低下，他の向精神薬の鎮静作用の増強などが知られているが，最も危険なのは心血管系への影響である。その中でもよくみられるのは起立性低血圧と頻脈であり，前者のために失神することもある。うっ血性心不全を増悪させ致命的な結果を招くおそれもあるので，心電図は必ず測定し，その変化（QRS 延長，T 波平坦化など）には常に注意を払っておく。

　双極性感情障害（躁うつ病）に対しては炭酸リチウム（以下 Li）が用いられる。この薬物も 12 歳以下のものへの投与は，FDA は認可していない[6]。毒性あるいは起こりうる副作用のことを考えれば，それ以下の年齢のものには，他の治療法がすべて無効の場合を除いては，Li をあえて用いない方がよいと思われる。小児に対する Li の用法について，Weller らは前思春期の学童を対象とした簡便な体重別の指針を提案している。これは欧米の文献にはよく引用されているものだが，1 日当たり投与量を体重 25～40 kg のものでは 900 mg，40～50 kg は 1200 mg，50～60 kg では 1,500 mg と比較的高い値に設定している[27]。わが国で用いる場合には，その半量をめどとして投与し，血清中濃度をモニターしながら（治療レベル：0.6～1.2 mEq/liter），症状にあわせて用量を増減すればよいであろう。

　Li は，成人にならって小児でも双極性感情障害の再発予防効果を期待して長期間投与される可能性があるが，副作用の防止および早期発見のためには血清中濃度に加えて，血清電解質および心，腎，甲状腺などの機能を定期的に検査する必要がある。Li は骨に蓄積することが知られているが，成長に与える影響については明らかでない。Li を抗精神病薬と併用することにより悪性症候群の発現が助長されることもあり，たとえ維持量投与時であってもバ

イタルサインをきちんと測定しておくことを忘れてはならない。Li は，双極性感情障害以外にも，強い攻撃性や自傷行為などの行為障害に効果を示すことがあるが[2]，年齢の低いものに対しては，やはり慎重に投与するべきである。

Carbamazepine は，てんかんばかりでなく，気分安定作用を期待されて多動性障害，自閉症，行為障害，不安障害さらに遺尿，夜驚などさまざまな分野で使用が試みられている。躁病エピソードにも有効なので，抗精神病薬や Li の効果がみられないときには用いてみるとよい。Li と同時に投与されることが少なくないが，carbamazepine は Li の腎クリアランスを低下させるので，併用時には Li レベルの変化に注意する。また顆粒球減少症や皮膚症状などの身体的な副作用ばかりでなく，焦燥や易刺激性を増強させることもあるので，投与中に躁状態の悪化がみられた時は，精神症状の変化と carbamazepine 投与との時間的関係にも注意しておく。

5.4 情緒障害

情緒障害の子どもが最初から医師の治療を受けることは少なく，医療機関を受診したときには発症後かなり時間が経過しているものがほとんどであり，症状が複雑化したり固定化していることが多い。それでも，不安や緊張，焦燥感がみられるものには，抗不安薬や抗うつ薬が効果を示すことがある。例えば，分離不安による不登校の治療に alprazolam や imipramine がよい効果を示すことがある[12]。

日本では，不安障害に対して抗うつ薬よりも抗不安薬が好んで用いられ，なかでも睡眠導入薬を含めてベンゾジアゼピン系の薬物の使用頻度が高い[5]。ベンゾジアゼピン系薬物は，成人については安全性がほぼ確立されていることから，小児についても使いやすい薬として受けとられているが，小児における安全性についての研究は十分には進められていない。成人では依存の形成や認知機能，とりわけ記憶に及ぼす影響が問題にされており，小児についても，それらの点についての検討が進められるべきであろう。

抗不安薬は，不安障害のみならず行為障害や社会的機能の障害に対しても

用いられることがあるが，これら障害における不安，焦燥，多動や攻撃性をおさめる目的で抗不安薬を投与したにもかかわらず，反対にそれらの症状が増強されることがある。この抗不安薬に対する逆説的な反応を精神症状の悪化と誤解して抗不安薬を増量し，ますます患児を混乱に陥れることがある。そのような誤りを防ぐには，薬効に対する知識を備えるとともに，薬物に対する反応の個体差をしっかりと観察しておくことが大切である。

抗精神病薬や精神刺激薬の不安障害に対する効果については，否定的な結果を報告するものがほとんどである。研究者の中には，学校恐怖が抗精神病薬によって助長されることを例に引いて，「神経遮断薬による分離不安障害」という概念を提出するものすらある[13]。

抗ヒスタミン薬も不安障害に対しては有効だが，眠気を生じさせ学業の妨げになることがある。β遮断薬（propranolol）を不安障害や攻撃，爆発などを示す行為障害に試みて有効であったとする報告もある[30]。不安障害ばかりでなく，情緒障害を示す子どもには喘息が合併していることがあるので，β遮断薬や自律神経遮断作用のある向精神薬を投与する際には，病歴に注意することが必要である。

5.5 強迫性障害

強迫症状には，成人と同じく，セロトニン再取り込み遮断作用のあるclomipramineが効果を示す。用量は，思春期以前のものには30〜75 mg/日とする。

精神分裂病の初発症状として強迫症状がみられることがあるが，その場合は，はじめから抗精神病薬を投与する。

5.6 チック障害

チック障害に対しては抗不安薬を投与し，それで効果がみられなければ，haloperidol（1〜3 mg/日）あるいはpimozide（1〜3 mg/日）を錐体外路症状に注意しながら用いる。

多発性の運動性チックおよび音声チックと汚言を示すド・ラ・トゥーレット

症候群に対しては haloperidol などのドパミン D 2 受容体遮断薬が有効である。反対に levodopa などのドパミン作動性の薬物はチックを増悪させる。以上の知見に加えて，髄液中の HVA のレベルが低値なことから，この症候群では中枢ドパミン系機能の障害が存在すると考えられている[10,17]。その意味で，ドパミン遮断作用がより特異的な sulpiride や spiroperidol の使用を薦めるものもある。ドパミン説以外にも，α2 アドレナリン受容体遮断作用をもつ clonidine がチック症状を改善することから，ノルアドレナリン系が関与していることを推測するものもある。Clonidine はド・ラ・トゥーレット症候群児の約 70 ％に有効との報告もあるが[3]，効果発現までには数週間を要し，かつ耐性の形成が速いのが欠点である。本来が降圧薬であることから，低血圧をきたすことが問題になることもある。本症候群の治療には，この他に clonazepam, β遮断薬, desipramine などが効果を示すことがある。チック障害にはしばしば多動が伴うが，その場合，methylphenidate を投与すると，前述のようにチック症状を悪化させることがあるので，多動に対しては抗うつ薬を用いるようにする。

5.7 遺 尿 症

学齢期に達した子どもで，器質因がないにもかかわらず夜尿がみられるものは，薬物療法の適応と考えてよい。ベンゾジアゼピン系の抗不安薬や carbamazepine でも効果がみられることがあるが，三環系抗うつ薬は有効率が高く，効果発現も速いので最もよく用いられている。通常は 10〜25 mg を就寝前に投与する。日中の緊張が強いものには抗不安薬を併用してもよい。

最近，合成抗利尿ホルモン製剤である desmopressin：DDAVP（1 - diamino- d -arginine-vasopressin）の点鼻療法が用いられ著効例が報告されている[23]。DDAVP は投与後 7〜10 時間は尿産生を抑制するが，内因性の抗利尿ホルモンの抑制作用はないとされている。発疹，嘔気，頭痛以外には見るべき副作用が報告されていないことから，少なくとも年長の難治例には試みる価値があると思われる。

5.8 選択性緘黙

　発症して間もない時期には，緘黙に伴う不安，緊張に対して抗不安薬や抗うつ薬が有効なことがあるが，年余にわたる例では，向精神薬の効果はさほど期待できない。

5.9 吃　音

　選択性緘黙と同様に，緊張をほぐす目的で抗不安薬や抗うつ薬が用いられる。吃音が出現する場面が限られるものでは，抗不安薬を頓用として与えてもよい。

5.10 睡眠障害

　不眠に対しては，原因疾患にもよるが，一般にはベンゾジアゼピン系の睡眠導入薬が用いられることが多い。長時間作用型のものを使用する際は，持ち越し効果に留意して投与する。

　睡眠時驚愕症（夜驚）には，抗ヒスタミン薬が以前はよく使用されたが，最近は，やはり diazepam や alprazolam などのベンゾジアゼピン系の薬物が多く使われている。carbamazepine や抗うつ薬 (imipramine) が非常に高い改善率を示したとの報告もみられる[6]。睡眠時遊行症（夢中遊行症）についても同様の治療を行うが，てんかん発作でも類似の症状がみられることがあるので，慎重に鑑別診断を行ってから投与を開始する。

　以上，小児に対する向精神薬療法を疾患別に概観した。表1には薬物からみた適応について記し，用量，副作用についても簡単に示しておく。

表1 小児に対する向精神薬の用法

分類	薬物名	適応	用量(1日量)	副作用
中枢刺激薬	methylphenidate	多動性障害	5〜40 mg	退薬症状,反跳効果,不眠,食欲低下,収縮期血圧上昇,頻脈,頭痛,精神分裂病様症状,けいれん閾値低下
	pemoline	同上	30〜60 mg	不眠,choreoathetoid様運動,運動チック,肝機能障害
抗精神病薬	chlorpromazine	精神分裂病 自閉症	25〜200 mg	錐体外路症状,自律神経症状,悪性症候群,アキネジア,遅発性ジスキネジア,肥満,過鎮静
	haloperidol	精神分裂病 自閉症 強迫性障害 チック障害 ド・ラ・トゥーレット症候群	1.5〜6 mg	錐体外路症状,自律神経症状,悪性症候群,アキネジア,遅発性ジスキネジア,肥満,過鎮静
抗うつ薬	clomipramine	気分障害 多動性障害 強迫性障害 不安障害 吃音	30〜100 mg	口渇,便秘,眼調節機能障害,けいれん発作閾値低下,頻脈,起立性低血圧,うっ血性心不全,退薬症状
	imipramine	気分障害 多動性障害 不安障害 遺尿症 吃音	30〜100 mg	同上
気分安定薬	lithium carbonate	気分障害 行為障害	200〜600 mg	消化器症状,多尿,腎障害,心機能障害,甲状腺機能障害,振戦
	carbamazepine	てんかん 気分障害 多動性障害	100〜600 mg	顆粒球減少症,発疹,ふらつき,眠気,焦燥,易刺激性

			行為障害		
			自閉症		
			不安障害		
			遺尿症		
			夜驚		
	clonazepam		てんかん	0.5〜2 mg	眠気, ふらつき, 過鎮静, 逆説的反応(脱抑制, 不安焦燥), 依存形成
			不安障害		
			多動性障害		
			チック障害		
抗不安薬	alprazolam		不安障害	0.4〜0.8 mg	眠気, ふらつき, 過鎮静, 逆説的反応(脱抑制, 不安, 焦燥), 退薬症状
			多動性障害		
			行為障害		
			自閉症		
			強迫性障害		
			遺尿症		
			選択性緘黙		
			吃音		
			夜驚		
			不眠		
抗ヒスタミン薬	hydroxyzine		不安障害	10〜50 mg	眠気, 口渇
			多動性障害		
			自閉症		
			睡眠時驚愕症		
			不眠		

(注：適応は厚生省が認可したものとは異なる．用量は年齢，症状を考慮して投与のこと）

文　献

1) Ban, T. A. and Hollender, M. C.：日常臨床における向精神薬の使い方（伊藤斉監訳）．医学書院，東京，1984．
2) Campbell, M., Small, A. M., Green, W. H. et al.: Behavioral efficacy of haloperidol and lithium carbonate : A comparison in hospitalized aggresive children with conduct disorder. Arch. Gen. Psychiatry, 41 : 650-656, 1984.
3) Cohen, D. J., Detlor, J., Young, J. G. et al.: Clonidine ameliorates Gilles de la Tourett syndrome. Arch. Gen. Psychiatry, 37 : 1350-1357, 1980.
4) Fish, B.: Drug use in psychiatric disorders of children. In : Chess & Thomas

(Eds.) : Annual Progress in Child Psychiatry and Child Development. pp. 641-650, Brunner/Mazel, New York, 1969.
5) 藤田憲一, 古賀良彦, 武正建一:英国と日本の不安障害の治療の比較—質問紙による予備的研究. 精神医学, 35:1167-1177, 1993.
6) Green, H. G.: Child and Adolescent Clinical Psychopharmacology. Williams & Wilkins, Baltimore, 1991.
7) Greenhill, L. L.: Attention-deficit hyperactivity disorder. In: Wiener (Ed.): Textbook of Child and Adolescent Psychiatry. pp. 261-275, American Psychiatric Press, Washington, D. C., 1991.
8) Gualtieri, C. T., Quade, D., Hicks, R. E. et al.: Tardive dyskinesia and other clinical consequences of neuroleptic treatment in children and adolescents. Am. J. Psychiatry, 141: 20-23, 1984.
9) Jatlow, P. I.: Psychotropic drug disposition during development. In: Popper, C. (Ed.): Psychiatric Pharmacosciences of Children and Adolescents. pp. 29-44, American Psychiatric Press, Washington, D. C., 1987.
10) King, R. A., Leckman, J. F. and Cohen, D. J.: Tic, stereotypy, and habit disorders. In: Wiener (Ed.): Textbook of Child and Adolescent Psychiatry. pp. 391-401, American Psychiatric Press, Washington, D. C., 1991.
11) Kutt, H.: Phenytoin interaction with other drugs. In: Woodbury, Penry, Pippenger (Eds.): Antiepileptic Drugs. pp. 227-240, Raven Press, New York, 1982.
12) Leonard, H. L. and Rapoport, J. L.: Separation anxiety, overanxious, and avoidant disorders. In: Wiener (Ed.): Textbook of Child and Adolescent Psychiatry. pp. 311-322, American Psychiatric Press, Washington, D. C., 1991.
13) Linet, L. S.: Tourette syndrome, pimozide, and school phobia: the neuroleptic separation anxiety syndrome. Am. J. Psychiatry, 142: 613-615, 1985.
14) 三野善央, 永松郁子, 永松清明他:メチルフェニデート精神病——分裂病様状態に陥った注意集中障害の青春例. 児精神医誌, 27:44-53, 1986.
15) Morselli, P. L., Cuche, H. and Zarifan, E.: Pharmacokinetics in the pediatric patient. In: Mendelwicz & van Praag (Eds.): Childhood Psychopharmacology: Current Concepts. Adv. Biol. Psychiat. 2, pp. 70-86, Karger, Basel, 1978.
16) 成瀬浩, 武貞昌志, 大橋靖雄:小児自閉症に対する R-テトラヒドロビオプテリン (SUN 0588) の臨床評価—小児異常行動評価表を用いたプラセボを対照とした二重盲検試験. 臨床医薬, 6:1343-1368, 1990.
17) 野本文幸, 町山幸輝:ジル・ドゥ・ラ・トゥーレット症状群に関する最近の臨床薬理学的および生化学的知見. 精神医学, 27:746-759, 1985.
18) Patrick, K. S., Mueller, R. A., Guartieri, C. T. et al.: Pharmacokinetics and actions of methylphenidate. In: Meltzer (Ed.): The Third Generation of Progress. pp. 1387-1395, Raven Press, New York, 1987.
19) Puig-Antich, J., Perel, J. M., Lupatkin, W. et al.: Imipramine in prepubertal major depressive disorders. Arch. Gen. Psychiatry, 44: 81-89, 1987.
20) Riddle, M. A.: Pharmacokinetics in children and adolescents. In: Lewis (Ed.):

Child and Adolescent Psychiatry—A Comprehensive Textbook of Psychiatry. pp. 767-770, Williams & Wilkins, Baltimore, 1991.
21) Sallee, F. R., Stiller, R. L., Perel, J. M. et al.: Pemolin-induced abnormal involuntary movements. J. Clin. Psychopharmacol., 9: 125-129, 1989.
22) Sherman, L., Kim, S., Benjamin, F. et al.: Effect of chlorpromazine on serum growth hormone in man. New Engl. J. Med., 284: 72-74, 1971.
23) 竹内政夫：DDAVP (1-diamino-d-arginine-vasopressin) の点鼻療法. 小児泌尿器科系心身症. 小児の精神と神経, 31: 87-96, 1991.
24) 武貞昌志：薬物治療はどこまですすんだか. (中根晃編) こころの科学―自閉症―. pp. 78-94, 日本評論社, 東京, 1991.
25) Tsai, L. Y.: Autistic disorder. In: Wiener (Ed.): Textbook of Child and Adolescent Psychiatry. pp. 169-191, American Psychiatric Press, Washington, D. C., 1991.
26) van Praag, H. M. (加藤信訳)：プラーク向精神薬. 星和書店, 東京, 1979.
27) Weller, E. B., Weller, R. A. and Fristad, M. A.: Lithium dosage guide for prepubertal children: A preliminary report. J. Am. Acad. Child Psychiatry, 25: 92-95, 1986.
28) Weller, E. and Weller, R. A.: Mood disorders in children. In: Wiener (Ed.): Textbook of Child and Adolescent Psychiatry. pp. 240-247, American Psychiatric Press, Washington, D. C., 1991.
29) White, J. H. (上島国利監訳)：小児の向精神薬療法. 星和書店, 東京, 1979.
30) Williams, D. T., Mehl, R., Yudofsky, S. et al.: The effect of propranolol on uncontrolled rage outburst in children and adolescent with organic brain dysfunction. J. Am. Acad. Child Psychiatry, 21: 129-135, 1982.
31) 八木剛平, 黄野博勝：悪性症候群―その歴史と症候学―. 臨床精神医学, 18: 453-464, 1989.
32) 山脇成人：悪性症候群の発生機序と病態生理. 臨床精神医学, 18: 473-478, 1989.
33) Zematokin, A. J. and Ropoport, J. L.: Neurobiology of attention deficit disorder with hyperactivity: where have we come in 50 years ? J. Am. Acad. Child. Adolesc. Psychiatry, 26: 676-686, 1987.

| III | 適用上の諸問題 |

思春期青年期と向精神薬

はじめに

　思春期 puberty，あるいは青年期 adolescence[注] は，おとなと子どもの中間というだけではなく，身体的にも精神的にも，極めて大きく変化する時期である。精神医学においても，近年，特に先進国において，社会の変化に伴って，思春期青年期の問題が大きくクローズアップされてきた。そして，思春期青年期精神医学 adolescent psychiatry という名称で，成人，あるいは小児の精神医学とは異なった側面について研究され始めた[7]。このように，思春期青年期精神医学はまだ歴史の浅い領域であり，さらに向精神薬療法に関する研究となると，後で述べるいくつかの難しい問題もあり，世界的にみても，現在までのところ，方法論的に優れた研究は非常に少ない[12]。わが国では，思春期青年期のみを対象とした向精神薬療法の研究は，現在までのところほとんどない。そのため，成人の精神分裂病や躁うつ病などのように，蓄積された多くのデータから，臨床の薬物療法に対する有用な指針を得る，ということが難しい。それにもかかわらず，実際の臨床では，この年代の多くの患者に，向精神薬が投与されているように思われる。
　そこで，ここではまず，思春期青年期患者の薬物療法をめぐる特徴と問題点について述べる。そして，思春期青年期の精神疾患に対する，向精神薬療法の研究について概観する。そしてその結果から，筆者の立場よりみた，臨

(注) ここでは，思春期は，身体的，生物学的な変化を軸にしたものを指し，青年期は，それに伴う心理的，精神的な変化を指す。具体的には，思春期は第二次性徴の発現から，長骨骨端線の閉鎖までをいい，個人差はあるものの概ね中学，高校生にあたる年代を指す。青年期はさらに，社会，文化的な条件にも大きく左右されるが，中学から20代前半くらいの年代を指す。

床上の指針について簡単に述べることにする。さらに，思春期青年期固有の症候群ではないが，この年代で特に問題となることの多い，摂食障害，および境界例に対する向精神薬療法についてふれたいと思う。

なお，精神遅滞，自閉症，注意欠陥障害(多動症候群)，てんかんなど，主に乳幼児期から小児期に顕在化する疾患に対しての薬物療法に関しては，前章，およびいくつかの論文[6,10]に述べられており，ここでは省略する。

この小論の前半部分（第Ⅰ部）は，1987年に著したものである。その後，わが国では1991年に思春期青年期精神医学会の学会誌「思春期青年期精神医学」が創刊され，海外では小児期，思春期の精神薬理の専門誌 J.Child Adolesc. Psychopharmacol.が1990年に創刊された。このように，この分野は大きく注目を集めているが，しかし実証的研究の蓄積は，依然としてきわめて少ないのが現状である。第Ⅱ部では1987年〜1993年のあいだに新たに報告された，思春期青年期の精神障害に対する薬物療法における知見について報告する。

第 Ⅰ 部

1. 思春期青年期患者の薬物療法をめぐる問題

発達の側面からみると，思春期青年期のあいだは，身体的な面では，急速な発育，および第二次性徴の発現と，それに並行するホルモンバランスの変化が特徴である。また，精神的な面では，情緒的な親離れと，新しい社会的役割の獲得，といった大きな変化をとげる。このような観点から，思春期青年期の薬物療法を考えると，いくつかの特徴と問題が浮かびあがってくる。

小児医学のいくつかの苦い経験にも示唆されるように，発達途上の個体に対する薬物の使用が，長期的な発達に及ぼす影響は，10年，20年後にならないとわからないことが多い。向精神薬が思春期青年期患者に使われるようになってから，長いものでもまだ2，30年であり，発達期の向精神薬の使用が，身体的，神経内分泌的，心理的にどのような影響を及ぼすかについて，われわれはまだほとんど知らないと言ってよい。また，長期使用による不可逆的

な副作用で，現時点で注意を要するものとして，抗精神病薬による遅発性ジスキネジア，精神刺激薬による身長の伸びの抑制などがある．それゆえ，思春期青年期患者に対する向精神薬の使用，特に長期使用は，それによる利益が，既知の副作用，あるいは未知の危険を上回ると考えられる場合のみにするべきであろう．

　思春期青年期における薬物の体内動態や，常用量の変化についても，現在までのところ，十分なデータは得られていない．ある研究によれば，思春期の始まる数カ月前に，急激に増加する血中の性ホルモンとの競合で，同じ量の薬物を投与していても，薬物の血中濃度が，一過性に上昇する時期があるという．その後，思春期のあいだは，肝臓での代謝が速いため，例えば haloperidol の血中濃度は，経口で同じ体重比量を投与しても，11～16歳の間では，17～21歳の3分の2にしかならないと報告されている[9]．

　パーソナリティの発達の側面からみると，思春期青年期の最大の発達課題として，親から情緒的に離れ，自立してゆくことがあげられる．そのため，思春期青年期の患者は，一般に治療を受けたがらないし，薬物も服用したがらないことが多い．これは，この年代の子どもたちにとって，医師の処方する薬を飲むことは，自分の独立性がおびやかされ，大人に支配され，服従させられると感じるからである．極論すれば，この年代で最初からなんのこだわりもなく，投薬された向精神薬を従順に服用するとすれば，むしろパーソナリティの発達上，大きな問題があるともいえるほどである．

　また，薬物使用に関して，思春期青年期に問題になることとして，薬物の非治療的，実験的使用と，薬物依存の問題がある．この目的で使用される薬物は，社会文化的背景などによりさまざまある．わが国では，アルコール，シンナー，覚醒剤など，現在医療で使われていない薬物が，その主な対象となっている．しかし，このような観点からみると，抗不安薬，睡眠薬の思春期青年期患者への投与は，医原性に薬物依存を作りだしたり，仲間同士の，遊びでの使用に使われたりする危険性がある．それゆえ，これらの依存性の高い薬物の投与は，この年代に対しては原則として禁忌であると言っても過言ではない．さらに，発達的にみると，思春期青年期のあいだは，スポーツ

などによって，不安を解消することを身につけてゆく時期であり，実際に11～17歳の間には，筋肉量が倍に増加する。このような観点からも，この時期における抗不安薬の投与は，原則として慎むべきであろう。

2. 思春期青年期精神疾患の向精神薬療法

2.1 精神分裂病

精神分裂病の多くは青年期に発病するが，思春期青年期の精神分裂病のみを対象とした向精神薬療法の研究はきわめて少なく，さらに二重盲検を用いた研究は，現在までほとんどない。

Pool, D. らは，精神分裂病と思われる，13～18歳の75名の入院患者を対象に，haloperidol と loxapine，プラセボを使用して，二重盲検法を用い検討した。その結果，二剤とも幻覚，興奮などの症状は有意に減少したものの，全般的改善度では，プラセボとの差はみられなかった。しかし，重症の患者のみを対象にすれば，全般的改善度にも，有意差がみられたという[11]。

今後さらに研究が必要ではあるが，成人における多くの研究結果と，この年代の患者に対する臨床経験から，思春期青年期においても，精神分裂病に対しては，抗精神病薬はある程度有効だと考えられる。年齢を考えると，遅発性ジスキネジアには特別の注意が必要であり，また思春期青年期では，抗精神病薬による過剰鎮静が出現しやすいとの報告もあり，薬物の選択や用量には注意を要する。

2.2 躁うつ病およびうつ病

遡及的にみると，躁うつ病の3分の1弱は思春期青年期に発病するという報告もある。しかしながら，臨床上この年代の躁うつ病はさほど多くなく，また診断的にも，特に精神分裂病や，思春期青年期の行動障害との鑑別がむずかしい。そのため，思春期青年期の躁うつ病のみを対象とした向精神薬療法についての研究は少ない。臨床上，あきらかに躁うつ病だと診断されれば，成人に準じた，lithium などによる治療が勧められる。

思春期青年期の単極性うつ病については，その診断基準，あるいはその診

断そのものに対してもさまざまな論議があり，現在までのところ，一貫した見解は得られていない。

　思春期青年期のうつ病，あるいはうつ状態を対象とし，amitriptyline および imipramine を用いた2つの研究の結果では，両薬とも，有意な効果はみられなかった[6,13]。前者の研究では，プラセボ投与群にもかなりの改善がみられたという。また，抗うつ薬が，思春期青年期のうつ状態に有効だという結果が出た研究は，現在まで存在しない。

　これらの結果を考えると，現在のところ，思春期青年期のうつ状態に対して，第一選択としての抗うつ薬の使用は，原則としては勧められない。精神療法などの心理社会的治療を，第一選択に行うべきであろう。思春期青年期のうつ状態の患者のなかで，抗うつ薬の治療によく反応する患者群があるかどうか，あるとすればどのような臨床的特徴を持つ患者か，などの点に関しては，今後の研究を待つ必要がある。臨床的には，精神療法などになかなか反応しない，反復する重症の抑うつ状態や，明らかな感情障害の家族歴のある患者の抑うつ状態は，抗うつ薬の適応を考えるべきであろう。

2.3　登校拒否

　「登校拒否」というのは，何らかの心理的な理由で学校にいけないという状態像をさし，その病像はさまざまであって，独立した疾患単位，あるいは症候群とは考えにくい。

　登校拒否に関連した病像の患者を対象とした向精神薬療法の研究は，わずかしかない。Gittelman-Klein, R. ら（1971）は，主に児童期の学校恐怖の患者を対象に，imipramine とプラセボを用いて，二重盲検法で研究を行った。その結果，恐怖症状，身体的訴え，出席日数などに関して，有意に改善がみられたという[4]。しかしながら，その後現在までの間，上記の結果を裏付ける研究は，ひとつも出ていない。

　英国の Berney, T. ら(1981)は，学校恐怖の患者（うち約3分の2が12歳以上）に，clomipramine，およびプラセボを用いて，二重盲検法により研究を行った。両群とも，家族に対するカウンセリング，および患者に対する個

人精神療法を併用したが,その結果,両群とも改善がみられ,全般的適応と,抑うつや,分離不安などの症状とも,両群のあいだに差はみられなかったという。さらに,当初抑うつ気分が顕著な患者のみを対象に検定を行っても,有意差は認められなかった[1]。

以上の結果からは,少なくとも思春期青年期の登校拒否に対して,抗うつ薬の有効性は証明されておらず,また抗不安薬など,他の向精神薬についても,有効性を示唆する報告は出ていない。

前述したような思春期青年期の発達を考慮するならば,いわゆる登校拒否に対しては,個人精神療法や,家族療法といった心理社会的治療を第一に選択し,抗うつ薬などの向精神薬は,原則として投与しないことが望ましいであろう。さらに,前述したように,登校拒否というのは,診断名というよりも,さまざまな病態のものを含んだ状態像である。このなかには,精神分裂病の初期であったり,てんかんや脳器質性疾患によりひきおこされているものもある。もし,それらの診断が確定できれば,それに応じた向精神薬療法を行うことを考慮する。

3. 摂食障害と向精神薬

近年,思春期青年期,および初期成人期にみられる摂食障害は,やせと,正常体重を維持することへの著しい恐れ,身体イメージの障害,無月経などを主徴とする,神経性食欲不振症 anorexia nervosa と,衝動的な過食と嘔吐,下剤等の使用を主徴とする,過食症 bulimia nervosa の2つのタイプに分けて考えられるようになった。両者の合併も多いが,ここでは便宜上この2つのタイプを,別個に論じることにする。

3.1 神経性食欲不振症

神経性食欲不振症の治療については,1960年代英国の研究者(Dally, P., Crisp, A. ら)が,入院での安静の強制と chlorpromazine の投与が,体重増加に有用であったという経験から,chlorpromazine の使用を提唱した。そのため,臨床的な有効性が証明されないまま,未だに一部の臨床家は,神経性食

欲不振症に対して，抗精神病薬を投与していると言われている。しかしながら，Crisp自身は，その後の臨床経験から，10年後にはchlorpromazineの使用を放棄し，以後神経性食欲不振症に対しては，ほとんど薬物療法を使用しなくなったという[2]。神経性食欲不振症に対するchlorpromazineの投与は，その有効性を証明するデータが全くないこと，および，これらの患者にはやせによる身体的問題が多く存在し，低血圧，イレウスなどのさまざまな副作用が起きる危険性があること，などから禁忌と言ってよい。

その他の向精神薬等についても，現在までに，pimozide, haloperidol, sulpirideといった抗精神病薬，抗うつ薬 (imipramine, amitriptyline, isocarboxazid, trazodoneなど)，lithium, cyproheptadineなどの投与が提唱され，一部のものは二重盲検法による臨床試験がなされた。しかしながら，いくつかのものは初期の体重増加作用があるという結果が出てはいるものの，これらの効果は持続せず，臨床的有用性が示された薬物は現在まで存在しない[3]。

これらのことから，神経性食欲不振症の治療においては，原則として向精神薬療法は使用しないのが妥当だと考えられる。

3.2 過食症

過食症は，しだいに神経性食欲不振症と分けて考えられるようになってきた。もちろん，神経性食欲不振症と合併するものも多く見られるが，ここでは正常体重範囲内の過食症に対する向精神薬療法の研究について述べる。

1974年，過食症をてんかんの一部と考えた研究者が，10名の患者にphenytoinを投与したところ，9名が改善したと報告した。うち6名は，脳波上，14&6 Hz陽性棘波がみられたという。しかしながら，その後の研究では，過食症に対して，phenytoin, carbamazepineはあまり有効ではないことが報告されている[3]。

過食症に対する抗うつ薬の有効性が，近年報告されてきている。1982年，三環系抗うつ薬，モノアミン酸化酵素抑制薬が有効だとの報告がそれぞれ出され，現在まで二重盲検法による研究もいくつかなされている。モノアミン酸化酵素抑制薬であるphenelzine, isocarboxazid (いずれも本邦では使用で

きない)は,それぞれひとつの研究で有効であるとされた。しかし,副作用などによる脱落が多かったこと,決定的な副作用(チラミンを多くふくむ食物の摂取による高血圧反応)があることを考えると,臨床的に過食症患者への使用は難しいと思われる。三環系(あるいは四環系)抗うつ薬に関しては,現在まで統計的に有効な結果と,無効な結果の両方が報告されている。これらの結果では,過食症にうつ病が合併する群のほうが効果が乏しい,プラセボ群の有効性が極めて幅がある(0％から52％)などの,解釈の難しい結果も出ており,さらに今後の研究が必要だと思われる[3]。

さらに,上記の研究は,いずれも短期の効果のみについてのものであり,長期的に見ると,抗うつ薬を続けていても,再発することが多いことが示唆されている。また,過食症患者の一部に,過食症状が,境界パーソナリティ障害の部分症状と考えられるものがある。前記の臨床試験でも,こうした患者を,研究対象から除いているものもある。

4. 境界例と向精神薬

最近ではいわゆる境界例は,対人関係性の障害と,奇妙な観念や行動などを特徴とし,精神分裂病との鑑別や遺伝的関係が問題となる,分裂病型パーソナリティ障害,および気分,対人関係,自己イメージが不安定で,自己破壊的な衝動行為などを特徴とする,境界パーソナリティ障害の2つのタイプに分けて考えられてきている。

これらのパーソナリティ障害に対して,薬物療法を考慮する標的症状としては,一過性の精神病症状,被害・関係念慮などの精神病様症状,および不安,抑うつなどであろう。これらの患者は,その症状の多彩さと重篤さから,以前より,特に入院治療においては,さまざまな向精神薬が試されていた。それにもかかわらず,これらの患者群に対して,対照群を用いた向精神薬療法の研究は,つい最近まで報告されなかった。この理由のひとつには,以前は境界例の診断があいまいだったことがあげられる。これは,境界例診断面接(DIB),DSM-Ⅲなどの発表により改善された[8]。もうひとつの理由は,境界例の病理そのものに由来する。すなわち,大量服薬による自殺企図や,薬

物依存の可能性が高く，薬物コンプライアンスの点で最も難しい患者群である。さらに，処方する医師が，患者の不安定な対人関係の病理に巻き込まれ，治療関係がさらに複雑になる危険がある。

ごく最近になり，境界例に対して，二重盲検法を用いた向精神薬療法の研究が始められるようになった。現在までの研究結果では，境界例患者の精神病様症状や，強迫，恐怖，不安，抑うつなど症状に対して，小量の抗精神病薬（thiothixene, haloperidol）が有効であるものの，全般的改善度からみると，プラセボとの差は少ない。また境界パーソナリティ障害にうつ病が合併する患者に対しても，抗うつ薬よりも，抗精神病薬のほうが有効であり，また抗うつ薬投与群の半数に，衝動行為の悪化がみられたという。また，抗不安薬(alprazolam)でも，衝動行為の悪化がみられたという報告がある[8,14]。今後さらに研究が必要ではあるが，現在までの研究と，筆者の臨床経験から，境界例患者の薬物療法について，筆者なりのガイドラインを以下に述べる。

薬物療法の開始を検討するのは，境界例患者が別離などのストレスを誘因として，抑うつ，不安，被害，関係念慮などの反応性症状を呈した時である。前述した境界例の対人関係の病理を考慮するならば，投薬は入院で，あるいは主治医との治療同盟がある程度できてからにしたほうが良いと思われる。まず，精神療法などと並行して，少量の抗精神病薬を考慮する。抑うつ状態が重症で，以上のような治療に反応しない場合には，入院で抗うつ薬を数週間試してみる可能性もある。しかし，衝動行為の悪化には注意を要するし，境界例患者の慢性の空虚感，アンヘドニアなどの抑うつ症状に対しては，抗うつ薬は無効なことが多い。境界例に対する薬物療法の目標は，反応性症状の軽減であり，これらの症状がある程度おさまった時点で，なるべく早く投薬を中止することが望ましい。境界例患者では，投薬の中止を，治療者からの見捨てられと感じて，症状の悪化などで反応することがあり，これを薬物の作用と区別することが難しいことがある。薬物療法の開始や，減量，中止などに際しては，それによる心理的な変化を，精神療法のなかでよく話し合う必要がある。境界例患者では，薬物依存の傾向を持つ者が多く，抗不安薬，睡眠薬の使用は注意を要する。また，大量服薬の危険もあり，抗うつ薬や炭

酸リチウムなどの，有効量と致死量の差が少ない薬物は，外来では投与しないほうが賢明であろう．

第 II 部

1. 思春期の感情障害

思春期のうつ病に対する抗うつ薬の効果は，第I部で述べたオープン試験に加えて，二重盲検試験が報告された[17]が，やはり有効性が否定される結果に終わっている．さらに，抗うつ薬抵抗性の思春期うつ病に対する炭酸リチウム併用療法も，有効性は見いだされなかった[25]．この事実は，成人のうつ病に対しての抗うつ薬の有効性が当然のこととされているのとは対照的で，驚くべきことともいえる．この理由は未だ明らかにされていないが，思春期青年期の大うつ病の診断基準に合致する患者が，境界パーソナリティ障害[22]，摂食障害，行為障害などを併存していることも一因と考えられる．

2. 強迫性障害と clomipramine

成人の強迫性障害に対する clomipramine の効果については，確立されたものになりつつあるが，思春期の強迫性障害に対する二重盲検試験も報告されるようになってきた．報告された3つの二重盲検試験[15,16,20]（2つはプラセボ対照，1つは desipramine 対照）では，いずれも clomipramine が対照薬に比べ有効であった．DeVeaugh-Geissら(1992)[15]は，二重盲検後1年間のオープン試験を試みたが，半数以上が1年継続し服用を続け強迫症状に対する有効性も保たれていたという．また，副作用も通常の三環系抗うつ薬にみられるものとかわりなかった．これらの結果から，思春期の強迫性障害に対して，clomipramine は成人と同じように有効であると考えられる．他のセロトニン再取り込み阻害薬の思春期強迫性障害に対する効果も，今後の研究が待たれるところである．

3. 他の不安障害

　成人の不安障害などに対する抗不安薬の有効性については，古くから数多くの報告がなされており，また近年，恐慌性障害に対するalprazolamの有効性などから改めて脚光をあびている。しかし，これらの薬剤の児童，思春期患者に対する臨床試験は最近までなされていなかった。それにもかかわらず，実際の臨床増面では思春期の患者に対しても抗不安薬が投与されており，第I部で述べたような医原性の薬物依存，さらには睡眠薬遊びなどの問題も生じている。そのため，思春期患者に対するこれらの薬物の有効性と副作用，依存性などについてのしっかりした情報を集めることは急務であろう。

　1992年にこの領域での最初の二重盲検試験が報告された。Simeonら[24]は，児童，思春期の過剰不安障害に対してalprazolamとプラセボを用いて効果を比較した。その結果，いくつかの症状でプラセボが上回ったほかは有意差は認められなかった。

　以上の結果と，第I部で述べた問題とを踏まえるならば思春期の不安障害に抗不安薬は投与しないことが賢明だと考えられる。

4. 過食症と抗うつ薬

　1987年以降，過食症に対する抗うつ薬の二重盲検試験が数多く報告され，生田[18]によれば，1992年までに報告された三環系抗うつ薬，モノアミン酸化酵素抑制薬などによる13の二重盲検試験のうち，12の研究で抗うつ薬は過食症状に有効であったという。また，過食症患者の自己誘発性嘔吐に対しても有効であることが報告されている。これらの結果から，少なくとも18歳以上の正常体重過食症に対しては，過食，嘔吐に対する抗うつ薬の短期効果はほぼ確立されたものと言えよう。

　しかしながら，生田[18]は過食症に対する抗うつ薬療法に関して次の3つの問題点を指摘している。第一点は，抗うつ効果と抗過食効果の関係についてである。過食症患者の抑うつに対して，半数の研究では抗うつ薬は無効であったこと，過食症に合併する大うつ病の有無と，抗うつ薬の過食に対する有

効性とが相関がないこと，などから，抗うつ薬の抗過食効果は，抗うつ効果とは異なった機序であると推定されている．第二点は，過食症患者における不食，節食などのカロリー制限行動に対しては抗うつ薬は無効であることである．第三点としては，長期の治療効果に関する報告は少なく，そうした報告でも集団精神療法などと比較して再発予防効果が乏しいことである．さらに，思春期患者を対象とした研究も未だ乏しいようである．

このように，過食症に対する抗うつ薬の効果は，徐々に確立されつつあり，現在，わが国においても，セロトニン再取り込み阻害薬である sertraline, fluvoxamine の過食症に対する臨床試験が行われている．

おわりに

以上展望したように，中学，高校頃にあたる，思春期の向精神薬療法の研究は非常に少なく，またその有効性も，成人に比べて限られているようである．このことが何に由来するかはわかっていないが，例えばうつ病に対して，抗うつ薬の有効性が何歳頃から高くなるか，といった研究が今後期待される．また，精神分裂病など，薬物療法の適応となる場合も，思春期の発達を考慮するならば，精神療法や家族カウンセリングなどの心理社会的治療を併用することが望ましいであろう．

境界例，摂食障害に対する向精神薬療法は，近年話題となっている分野である．これらの患者のなかで，総合的な治療計画の一部として，薬物療法が有用なものも存在すると思われる．しかしながら，これらの患者に対して，向精神薬療法がある程度有効な場合でも，単独では，あまり効果は期待できないと思われる．今後，精神療法や家族療法など，他の治療法といかに組み合わせるか，といった研究が発展することが期待される．

第Ⅰ部文献

1) Berney,T., Kolvin, I., Kay, B. et al.: School phobia: A therapeutic trial with clomipramine and short-term outcome. Br. J. Psychiatry, 138: 110-118, 1981.
2) Crisp, A.: Treatment of anorexia nervosa: What can be the role of psychopharmacological agents? In: The Psychobiology of Anorexia Nervosa. (ed. by Pirke,

K., Ploog, D.), pp.148-160, Springer-Verlag, Berlin-New York, 1984.
3) Garfinkel, P. Garner, D. eds.: The Role of Drug Treatments for Eating Disorders. Brunner/Mazel, New York, 1987.
4) Gittelman-Klein, R., Klein, D.: Controlled imipramine treatment of school phobia. Arch. Gen. Psychiatry, 25: 204-207, 1971.
5) 開原久代, 風祭元：精神遅滞に対する薬物療法. 臨床精神医学, 13：277-283, 1984.
6) Kramer, A., Feiguine, R.: Clinical effects of amitryptyline in adolescent major depression; A pilot study. J. Am. Acad. Child Psychiatry, 20: 636-644, 1981.
7) 皆川邦直：臨床精神医学と精神分析学. 臨床精神医学, 16：435-441, 1987.
8) 守屋直樹：境界パーソナリティ障害と抑うつ. 精神科治療学, 2：389-400, 1987.
9) Morselli, P. L.: Drug Disposition during Development. Spectrum, New York, 1977.
10) 太田昌孝, 横田圭司, 金生由紀子：小児期の精神障害の抗精神病薬. 神経精神薬理, 8：453-462, 1986.
11) Pool, D., Bloom, W., Mielke, D. et al.: A controlled evaluation of loxapine in seventy-five adolescent schizophrenic patients. Curr. Ther. Res., 19: 99-104, 1976.
12) Rifkin, A., Wortman, R., Reardon, G. et al.: Psychotropic medication in adolescents: A review. J. Clin. Psychiatry, 47: 400-408, 1986.
13) Ryan, N., Puig-Antich, J., Cooper, T.: Imipramine in adolescent major depression; Plasma level and clinical response. Acta. Psychiatr. Scand., 73: 275-288, 1986.
14) Soloff, P.: A pharmacologic approach to the borderline patient. Psychiatric Annals, 17: 201-205, 1987.

第II部文献

15) DeVeaugh-Geiss, J., Moroz, G., Biederman, J. et al.: Clomipramine hydrochloride in childhood and adolescent obsessive-compulsive disorder—a multicenter trial. J. Am. Acad. Child Adolesc. Psychiatry, 31: 45-49, 1992.
16) Flament, M., Rapoport, J. L., Berg, C. et al.: Clomipramine treatment of childhood obsessive-compulsive disorder. Arch. Gen. Psychiatry, 42: 977-988, 1985.
17) Geller, B., Cooper, T. B., Graham, D. L. et al.: Double-blind placebo-controlled study of nortriptyline in depressed adolescents using a fixed plasma level design. Psychopharmacol. Bull., 26: 85-90, 1990
18) 生田憲正：摂食障害と感情障害. 精神科治療学, 7：949-960, 1992.
19) 木下徳久, 神庭重信：思春期における向精神薬の薬物動態学. 思春期青年期精神医学, 1：85-91, 1991.
20) Leonard, H. L., Swedo, S. E., Rapoport, J. L. et al.: Treatment of obsessie-compulsive disorder with clomipramine and desimipramine in children and adolescents: double-blind crossover comparison. Arch. Gen. Psychiatry, 46: 108-1092, 1989.
21) 守屋直樹, 小木曽洋三：境界パーソナリティ障害の薬物療法. pp.136-147, 皆川邦直, 三宅由子編. 境界例, 医学書院, 東京, 1993.
22) 守屋直樹, 皆川邦直, 三宅由子, 西園マーハ文, 生田憲正：青年期の感情障害と境界パ

ーソナリティ障害. 精神科治療学, 7: 975-981, 1992.
23) Ryle, R. L., Mitchell. J. E., Eckert, E. D. et al.: Maintenance treatment and 6-month outcome for bulimic patients who respond to initial treatment. Am. J. Psychiatry, 147: 871-875,1990.
24) Simeon, J. G., Ferguson, B., Knott, D. et al.: Clinical, cognitive, and neurophysiological effects of alprazolam in children and adolescent with overanxious and avoidant disorders. J. Am. Acad. Child Adolrsc. Psychiatry, 31: 29-33, 1992.
25) Strober, M., Freeman, R., Rigali, J. et al.: The pharmacotherapy of depressed illness in adolescence: 2. Effects of lithium augmentation in nonresponders to imipramine. J. Am. Acad. Child Adolesc. Psychiatry, 31: 16-20, 1992.

III 適用上の諸問題

一般臨床における向精神薬投与
―― 身体疾患に対する向精神薬投与 ――

1. はじめに

　治療学の進歩，およびプライマリ・ケア，リエゾン精神医学の認識の高まりとあいまって，身体疾患に対する向精神薬の投与，向精神薬投与中の精神科患者に対する他科治療の機会が増大してきている。向精神薬は，もはや精神科領域のみで使用される特殊な薬物ではなくなり，日常診療の中で，広汎に用いられるようになっている。

　向精神薬を身体疾患のある患者に投与する場合，その選択，使用法には一定の配慮が必要となってくる。そこでは，精神科医であっても身体疾患，およびその治療法にある程度の知識が要求されている。本稿では，このような場合の主要な留意点をまとめた。ただし，個々の薬物の適応と選択，作用については別に詳細に記述されるので，ここでは主として，薬物動態の変化，他科で使用される薬物との相互作用についてまとめた。

2. 総論的事項

2.1 向精神薬投与が必要となるとき

　身体疾患をもっている患者に向精神薬を投与する必要が生じるのは，次のような場合がある（表1）。

　1) 身体に基礎づけうる精神病 (körperlich begründbare Psychose; Schneider, K.)：身体疾患や手術侵襲，薬物その他の化学物質の摂取を基礎にして起こってくる可逆性，非可逆性の精神症状で，せん妄，もうろう，アメンチアなどの意識変容に伴う幻覚妄想状態，精神運動興奮，精神分裂病様

表1 身体疾患者に向精神薬投与が必要となる場合

1. 身体に基礎づけうる精神病
2. 心因反応
3. 精神病患者に生じた身体合併症
4. 向精神薬の身体疾患への応用
5. 心身症

の幻覚妄想状態,躁うつ病様の躁状態あるいはうつ状態などの感情障害,過敏情動,衰弱状態などの神経症様状態,種々の反社会的,非社会的異常行動,不眠などが治療の対象となる。また,原疾患の種々の段階でおこってくる,けいれんを主とした発作も対象であろう。一般に,これらの場合,まず看護を含めた原疾患の治療(薬物中毒の場合はその減量,中止)が優先されるが,精神症状の経過内容,管理上の問題によって,向精神薬の投与が決定されることになる。

2) 心因反応:身体疾患,とくに慢性疾患では,疾病に対する不安,悲観などから反応性に精神症状を呈してくる場合がある。

3) 精神病患者に生じた身体合併症。

4) 向精神薬の身体疾患への応用:ハンチントン舞踏病に対するhaloperidolの投与,消化器疾患に対して,制吐薬としての抗精神病薬の投与など,本来の薬理作用が身体疾患の治療目的に合致する場合。

5) 心身症:心理的な要因が,身体疾患の発症,経過に大きな影響がある場合,向精神薬の併用が必要となる。

このうち,とくに1),2),3)の場合に,通常の薬物の選択,使用法とは異なった留意点が生じてくることが多いと考えられる。

2.2 身体疾患への向精神薬投与時の留意点

身体疾患があるとき,向精神薬を投与する際には以下の観点からの考慮が必要である(表2)。

1) 投与する薬物の一般的特徴:身体疾患の有無にかかわらず,投与しようとする向精神薬の主作用,副作用,作用機序,薬物動態に関する知識が当然

表2 身体疾患患者への向精神薬投与時の留意点

1. 投与する薬物の一般的特徴
2. 生じうる薬物動態，薬物力学的変化
   - 病態生理に基づくもの
   - 薬物相互作用に基づくもの
3. 向精神薬の原疾患への影響
4. 向精神薬の原疾患治療薬への影響
5. 投薬方法
   - 投薬ルート
   - 剤型

表3 薬物相互作用の分類[82]

1. 作用の類似した薬物の組合わせ
2. 作用の反する薬物の組合わせ
3. 吸収における相互作用
4. 置換型相互作用
5. 代謝における相互作用
6. 排泄における相互作用

ながら必要である。

2) 生じうる薬物動態，薬物力学的変化：これは，併存する身体疾患自体の病態生理に由来するものと，使用されている身体疾患の治療薬との相互作用に分けられる。

3) 向精神薬の原疾患への影響：向精神薬の作用（とくに副作用）が原疾患を悪化させたり，その経過を複雑にさせたりする場合がありうる。

4) 向精神薬の原疾患治療薬への影響：薬物相互作用により，原疾患治療薬の効果が減弱，または増強されたり，予期せぬ副作用を生じる場合がある。

5) 投薬方法：原疾患や精神症状の状態，患者の管理状態により，投薬ルートや剤型の変更に工夫が必要な場合がある。

個々の病態，疾患の際の具体的問題点，薬物相互作用は後述するが，薬物相互作用のタイプは一般的に表3のように分類される[82]。この分類にしたが

表4 身体疾患患者に対する向精神薬使用上の原則

1. よく知られている薬物の選択
2. 処方の単純化
3. 少量よりの投与
4. 投与期間の短縮

って，これから使用しようとする向精神薬とすでに使用されている身体疾患治療薬との関係を整理しておくことが重要である。

2.3 向精神薬使用時の原則

標的となる状態像に応じて薬物を選択することになるが，以下のような点を原則にすべきであろう[45]（表4）。

1) よく知られている薬物の選択：古くから広く使用され，作用，副作用についての情報が行き渡っている薬物を原則的に使用すべきである。歴史の浅い薬物では，予想しえない副作用に遭遇することがある。

2) 処方の単純化：薬物相互作用の可能性を減らし，また副作用発現時の対応のためにも，とくに身体疾患の際には多剤併用は避けるべきである。

3) 少量よりの投与：薬物動態などへの影響が少ないと判断される場合でも，可及的に少量より慎重に投与開始した方がよいことが経験上指摘されている。やはり不測の事態を引きおこす可能性を最小限に留めておくべきであろう。

4) 投与期間の短縮：向精神薬による身体疾患の病態，治療効果への悪影響を避けるために必要である。また，病態の変化があるので，実際に投与期間がそれほど長期間を要さない場合も多い。

3. 身体疾患における向精神薬投与

3.1 肝疾患

3.1.1 病態による薬物動態に対する影響

肝臓は重要な代謝，排泄臓器なので，その障害時には薬物動態に変化が生

表5 肝疾患による病態生理学的変化[13]

疾　　病	肝血流量	肝細胞量	細胞機能
肝硬変			
中等度	↓	↔または↑	↔
重度	↓↓	↓	↓
急性炎症			
ウイルス性	↔または↑	↔または↓	↓
アルコール性	↔または↓	↑または↔または↓	↓

じる可能性がある。Blaschke, T. F.[13]によれば，疾病の種類，程度と，薬物の特徴の2つの観点から整理し，考えるべきといわれている。肝疾患により病態生理学的変化は表5のようにまとめられる[13]。しかし，種々の肝機能を指標として薬物のクリアランスを表わそうとする試みは，これまでのところ成功していない[95]。ガラクトース，インドシアニングリーン，アンチピリンなどをモデル物質として推測する方法も試みられているが実用化されてはいない。

　一方，薬物の特徴の観点からみると，肝除去率の大きな薬物と小さな薬物に大別される。前者は，1回の肝を通過するときの除去率が高く（通常0.7以上），除去の速度は肝臓に存在する薬物の量に依存し，したがって肝血流量に比例することになる[13]。向精神薬の中では，nortriptylineやimipramineの初回通過効果が大きく，このクラスの薬物に近い性状をもっていると考えられる。後者は肝除去率が0.2以下の薬物で，その肝クリアランスは肝に存在する薬物量には依存せず，除去速度は肝臓の酵素部位における薬物濃度に依存しており，したがって血中の遊離薬物濃度に比例する[13]。このクラスの薬物は，さらに，蛋白結合率が高く（85％以上）その影響を受けやすい薬物と，結合率が低く（30％以下），その変化があまりクリアランスに影響しない薬物に分けられる[13]。向精神薬には，この，肝除去率が低く，蛋白結合の変化に影響を受けやすい薬物に属するものが多いが，バルビツール酸系薬物は蛋白結合率が低い。以上のような薬物の肝クリアランスの特徴を図式化したのが図1[13]である。

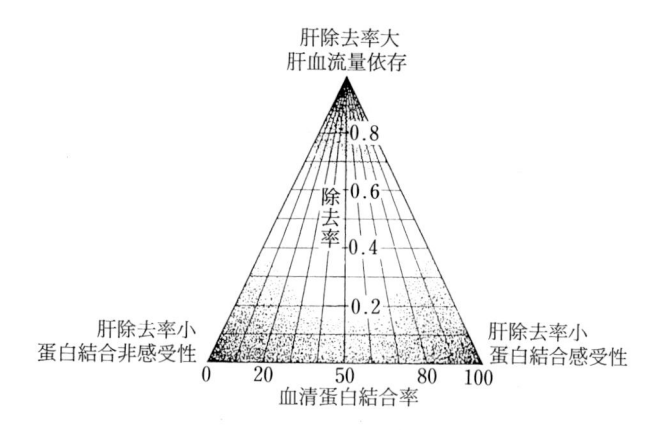

図1 薬物の肝クリアランスの特徴[13]

肝が主たる排泄臓器である薬物に適用。
各隅に近づくほど（陰で示す部分），薬物は本文中にある特徴を典型的に表わす。

多くの向精神薬が属する，肝除去率が小さく，蛋白結合率が大きい薬物は，肝障害時の予測がむずかしいといわれる[13]が，散発的な報告はみられる。

まず，薬物動態だけでなく，肝疾患の存在で薬理作用そのものが変化することを示唆する報告があり，chlorpromazine[56,71]，tranylcypromineとamitriptyline[60]の投与で脳波上徐波が増加すると報告されている。また，diazepamを静注すると，肝硬変患者では平均周波数が低下し，slow wave index が増加するが，正常者では変化がないという[19]。

吸収に関する報告も少ないが，肝硬変患者では，筋注時の筋肉からの吸収速度が1/3になっているという[75]。また，alprazolam の吸収速度もアルコール性肝障害では遅れ，最高血中濃度時間も 1.5 時間から 3.3 時間へと延長していた[45]。ただし，最高血中濃度は不変で半減期が延長し，分布容量が不変なため濃度曲線下面積は約 2 倍になっていたものの，遊離型薬物は 29.0 % から 23.2 % に減少していたので，臨床的にはあまり重要な問題とはならないと考えられた。

代謝，排泄に関してはいくつかの報告がある。前述したように，imipramineは肝血流量にそのクリアランスが依存する部分が大きいので，筋注されると

心拍出量を減量させ肝血流量が下がるので，半減期が延長するという[57]。

　肝除去率の低い薬物群の中では，ベンゾジアゼピン系薬物が比較的よく検討されている。ベンゾジアゼピン系薬物の代謝経路（上巻182ページ；図8）をみるとわかるように，グルクロン酸抱合を受け直接排泄される（Phase II）lorazepam, oxazepamと，その前に種々の代謝を受け活性の変化する（Phase I）diazepam, chlordiazepoxideなどの薬物に分けられる。肝疾患では，前者の代謝にはほとんど影響を与えることがなく，したがって薬物動態も大きく変化しないが，後者の代謝は障害されるので，一般的に消失が遅れる[96]。肝硬変患者にdiazepam 10mg/日，22日間の経口投与したときの定常血中濃度は，diazepamが165ng/ml（対照の約1.7倍），desmethyldiazepamが399 ng/ml（対照の1.9倍）であったので，投与量を1/2程度にするのが望ましいという報告がある[62]。しかし，chlordiazepoxide 0.6mg/kgを肝硬変患者に静注したときの活性代謝物N-desmethylchlordiazepoxideのピークレベルは，正常者の56％程度と低く，生成も遅れるので[74]，あまり単純化して考えることはできないと思われる。このほか，chlorpromazineの肝硬変における血中半減期は対照と差がなかったという報告[56]，phenytoinの急性肝炎における動態は正常であったという報告[14]，肝疾患ではphenytoin血中濃度が上昇し，中毒が発生しやすいという報告[53]が散見される。

　肝硬変に合併する低蛋白血症では，薬物の総血中濃度が不変でも，遊離型が増加している可能性が考えられる。この結果，相対的にクリアランスが低下し，半減期が延長することが報告されている[19,47,68]。臨床的にもアルブミン濃度が低いほど，diazepam中毒の発現率が高くなるという[40]。最近では薬物結合蛋白として，α_1-酸性糖蛋白の役割が注目されているが，肝硬変患者でchlorpromazineの結合をみた研究[64]では，結合率，α_1-酸性糖蛋白量のいずれも対照と差がなかったと報告されている。

　一般に，肝障害時の薬物投与が，臨床的にcriticalな問題となることはそれほど多いことではなく，抗てんかん薬（とくに有効血中濃度と中毒量が接近しているphenytoin）の場合にやや注意を要する程度で，忍容性の高い抗精神

病薬，ベンゾジアゼピン系薬物などでは，用量を低用量から始めていけば安全性は高い。Williams, R. L.[96]も，蛋白結合が50％以上変化した時に減量が必要となる程度であると述べている。しかし，肝性脳症の際には内因性のベンゾジアゼピン様物質が増加し，病態に関与していることを示唆する報告もあるので[61]，ベンゾジアゼピンの投与は控えた方がよいと思われる。

3.1.2 向精神薬による肝障害，薬物相互作用

向精神薬による肝障害については，下巻「副作用とその対策」を参照していただきたい。

向精神薬と肝疾患治療薬との相互作用も，重大なものは知られていない。

3.2 腎疾患，血液透析
3.2.1 腎不全における薬物動態

尿毒症，血液透析，腎移植に際して，様々な精神医学的問題が生じることはよく知られており，向精神薬を投与する機会も多い。腎臓は肝臓とならんで主要な排泄臓器なので，その障害時には薬物の蓄積がおこる可能性があるし，ほかに，蛋白結合の変化や，循環動態の変化による吸収，分布容量の変化もおきうる。

腎クリアランスの低下による蓄積を，最も考慮しなければならないのは，向精神薬の中では lithium である。lithium は 95％以上が腎から排泄され，これが消失過程そのものなので，腎不全時には容易に蓄積し，中毒の発生の危険性が高い。腎不全患者に lithium を投与することは絶対禁忌ではないとする意見もあるが[44]，lithium の投与が他の抗精神病薬に大きく優る有用性があることは少ないと考えられるので，やはり禁忌と考えた方がよい。

向精神薬の中で，ほかに腎からの排泄が大きいとされている薬物として，barbital（他のバルビツール酸系薬物の不純物として含まれていることもある），phenobarbital があげられており[73]，primidone もここに含まれるであろう。他の抗精神病薬，抗うつ薬，ベンゾジアゼピン系薬物では，主たる排泄経路は肝臓であるので，肝障害を合併していない限り，あまり大きな影響はないと考えられる。ただし，ベンゾジアゼピン系薬物の活性代謝物の蓄積が

疑われる脳症の報告もあるので[84]，oxazepam, lorazepam のように，直接グルクロン酸抱合される，代謝の単純な薬物を選択すれば，このような問題を避けることが原理的には可能である。しかし，この場合でも，グルクロン酸抱合体の蓄積が体内動態に影響を及ぼす場合があることがわかっているので[90]，あまり単純化して考えない方がよい。総じて，代謝物蓄積の意義はまだ不明の点が多い[90]。

　腎不全時には，薬物の蛋白結合も変化する。結合型薬物の比率の低下，遊離型の増加がみられるが，その原因として，低蛋白血症以外に，アルブミンのアミノ酸組成の変化による構造変化[17]，内在性アルブミン結合物質の生成[58]が考えられている。最近，α_1-酸性糖蛋白の意義が注目され，mianserinなどでは親和性が高いことが報告されているが[80]，diazepam は尿毒症やネフローゼの患者群で遊離型濃度が高くなっているものの，これはアルブミン濃度に相関し，α_1-酸性糖蛋白濃度とは相関しなかったという[41]。

　薬物側の特性からみると，蛋白結合の低下をきたしやすいのは，向精神薬では phenobarbital, phenytoin, valproic acid などの酸性薬物で，アルブミンへの結合部位が1ヵ所であるためと考えられている[72]。また，これらの薬物は分布容量が小さく（0.20l/kg 以下だと臨床的意義が大きいといわれる[81]），蛋白結合の変動の影響を受けやすい。他の大部分の向精神薬は塩基性で，蛋白結合が変化しない例が多いが，上述の diazepam や，desmethyldiazepam を生じる clorazepate は例外で，アルブミン結合部位が1ヵ所であるため変化しやすい[72]。しかし，diazepam は分布容量が大きく，腎不全時には，遊離型薬物濃度に基づく分布容量は減少するので，結果的に遊離型のクリアランスは不変で，臨床的にあまり大きな意義をもたないと予想できる。ただし，前述のように diazepam の中枢抑制作用は，アルブミンの血中濃度が低い群に有意に多く発生するという報告もあるので[40]，一応の注意は怠らない方がよい。

　Phenytoin は，腎不全時に蛋白結合が減少し，遊離型が増加することがよく知られた薬物である。これは，パラヒドロオキシ体が結合を阻害するため[15]とも，内因性結合物質の存在[90]のためともいわれる。図2[72]に示すように，

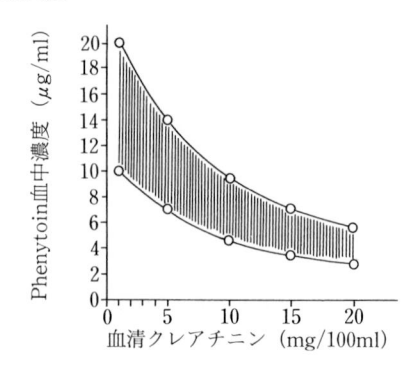

図2 血清クレアチニン濃度とphenytoin
有効血中濃度の関係[72]

　腎不全の進行とともに遊離型が増加するため，有効血中濃度が低下してくる。ただし，代謝も同時に亢進し，総クリアランスは上昇するので，同一用量では総血中濃度は低下し，実際の用量はむしろ，腎機能正常者より大量を要することもある[72]。

　腎不全時に薬物代謝が変わることがあるが，向精神薬の中で，臨床的にも重要な意義があることが明確になっているのは上述したphenytoin酸化反応の亢進である[73]。他の薬物代謝異常については詳細は不明なことが多いが，最近では水酸化体の蓄積が注目されている。水酸化体およびその抱合体の蓄積によるproduct inhibitionにより，その前駆物質や他の水酸化過程に変化を与える可能性が考えられているものにphenytoin[18]，desipramine[91]，nor-triptyline[24]などがある。Amitriptylineでは，水酸化物の抱合体は増加するが，薬理活性のある未抱合体は減少し，効果が減ずるという[78]。

　このほか，oxazepamでは，分布容量増大のためと考えられる，半減期の遅延がみられる[65]。ただし，総クリアランスは不変で，定常血中濃度に変化はない[5]。Lorazepamでは，反復投与をすることにより半減期が3～4倍に遅延し，定常血中濃度も，正常者の約2倍になるという報告がある[90]。Phenytoinも2倍程度分布容量が増加するが[64]，蛋白結合率の変化によるものと考えられる。一部麻酔薬では，血液脳関門の性質の変化により，中枢神

経系への移行量が増大し,その作用が増強する可能性が示唆されている[34]。また,抱水クロラール, nitrazepam, flurazepam, chlorpromazine 投与患者のうち,その副作用の発現した群の血中尿素窒素が有意に高かったという調査がある[46]。

3.2.2 血液透析

血液透析による透析性の高いものには,ブロム剤, phenobarbital, primidone, glutethimide, meprobamate, phenytoin, 炭酸 lithium などがある[79]。他のベンゾジアゼピン系薬物,フェノチアジン系薬物,三環系抗うつ薬などの向精神薬は脂溶性が高く,蛋白結合率も高く,分布容量が大きいなどの理由で透析性は低く[10], haloperidol にも無効である[92]。三環系抗うつ薬では,腹膜灌流がやや有効である[10]。

透析患者に透析性の高い薬物を投与する場合は,投与時期の工夫や,頻回に血中濃度を測定する必要があり,透析性の低い類似の薬理効果をもつ薬物に変更できれば,臨床的な管理が容易となる。

3.2.3 向精神薬の腎毒性,薬物相互作用

向精神薬の腎毒性はあまり知られていない。最も注意しておくべきなのは, lithium による腎機能障害で[32],それ自身が腎から排泄,不活化されることを考えると,やはり腎機能障害者への投与は禁忌と考えるべきであろう。

薬物相互作用として,利尿薬,降圧薬などに重要なものがあるが,次項に一括して述べる。

3.3 循環器疾患

3.3.1 循環動態と向精神薬

薬物の排泄臓器におけるクリアランスを決定する要因には,①臓器の血流量,②薬物の血液成分への結合状態,③臓器による,血流からの薬物の除去能,の3点があげられるが,心疾患ではこのいずれも障害される可能性があり,とくにうっ血性心不全では顕著と考えられる[97]。しかし,これを実地の臨床で使用できる形の,簡便でかつ理論的,定量的な表現法は,まだ成功していない。したがって,実際には,個々の薬物の体内動態の特徴,個々の患者

のその時々の循環動態の評価から，経験的に推論していくしかないと考えられる。

心疾患に対する向精神薬の使用は，古くは心筋梗塞の急性期に chlorpromazine を用いる方法[33] なども提唱されたが，現在では phenytoin の抗不整脈療法[12] が一般的となっている以外は，有用性の高いものはない。例外的に，恐慌性障害との関連で注目される mitral valve prolapse syndrome[83] では，三環系抗うつ薬が一義的な効果をもち，治療例[67] も報告されている。

向精神薬の心循環系に対する副作用については，下巻「副作用とその対策」を参照されたい。

3.3.2 循環器用剤との薬物相互作用

3.3.2.1 抗精神病薬

フェノチアジン系あるいはブチロフェノン系薬物使用の際，最も注意すべきなのは，adrenaline との併用である。昇圧目的で adrenaline を使用しても，抗精神病薬の α 遮断効果のため，adrenaline の β 作用のみ顕在化し[23]，かえって低血圧をおこす可能性がある。このほか，交感神経遮断作用のある血圧降下薬との併用では，その作用を増強させるので注意が必要だが，作用機序が複雑な clonidine の場合は血圧降下作用が減弱する。また，フェノチアジン系薬物はキニジン様作用があるため，類似の抗不整脈薬（Ⅰ型：quinidine, procainamide, dysopyramide など）との併用では心筋抑制作用が強く現われるので避けるべきである。サイアザイド系利尿薬や α-methyldopa との併用でも，その血圧下降作用を増強させるので，一応の注意が必要である。抗凝固薬は，抗精神病薬との併用で，酵素阻害のため代謝が抑制され作用が増強したり，逆に酵素誘導で代謝が促進され，効果が減弱する場合がある[37]。

Reserpine と noradrenaline, adrenaline などを併用すると，reserpine により denervation hypersensitivity が生じ，予期せぬ強い血圧上昇がおこることがあるので[20]，併用禁忌と考えた方がよい。逆に，tyramine のように間接的な作用機序で昇圧作用を示す薬物の場合は，その作用が減弱ないし消失する。ジギタリスとの併用で，種々の不整脈を生じることがあるので[29]，とくに reserpine の有用性が認められない限り，使用は避けた方がよい。

3.3.2.2 抗うつ薬

三環系抗うつ薬との併用で，まず注意すべきなのは，adrenaline などの直接的作用で昇圧作用をもたらす薬物で，著明な高血圧をきたすことがあり危険である[16,69]。また，抗精神病薬と同様の理由で，Ⅰ型抗不整脈剤の併用には注意が必要で，とくに三環系抗うつ薬の中毒で生じた心室性不整脈では禁忌である[11]。β 遮断薬の併用も心筋抑制と思われる死亡例の報告があるので[35]，注意が必要である。Clonidine などの降圧剤も，その作用の一部である nor-adrenaline 再吸収が阻害されるので効果が減弱する[89]。この場合，抗うつ薬の中断で急激な血圧低下をおこすことがあり，やはり注意が必要である。したがって，降圧剤としては，相互作用が少ないと考えられるサイアザイド系が推奨されている。Digoxin も相互作用はないと考えられている。抗凝固薬は，代謝が抑制され，作用が増強されることがあり，併用の開始時，中止時には注意する必要がある。このように，抗うつ薬はそれ自体の心毒性がある上に，循環器用剤と多くの重篤な相互作用があるので，併用に際してはとくに慎重な態度が必要である。

モノアミン酸化酵素阻害薬(MAOI)は，循環器疾患への使用，循環器用剤との併用はするべきでない。種々の薬物，とくに間接型の交感神経作動薬との併用による高血圧クリーゼの報告は多い。Lithium も同様に，循環器疾患患者への投与にはかなり慎重にならざるをえない。とくに，サイアザイド系利尿薬は K^+ 排泄を促し，lithium 血中濃度を上昇させるので併用禁忌である。Furosemide, spironolactone[55] も同様に禁忌である。

3.3.2.3 抗不安薬

現在最も広く用いられているベンゾジアゼピン系薬物は循環器系への影響も少なく，比較的安心して使用できる。むしろ，急性期の心筋梗塞などでは苦痛をやわらげ，合併症を減らす目的で積極的に用いられることもある。薬物相互作用も少なく，lidocaine の抗不整脈作用を増強するという報告[30] はあるが，概ね安全に使用できる。

3.3.2.4 抗てんかん薬

Phenytoin は，propranolol などの β 遮断薬の心機能抑制作用を増強する

ので，とくに静脈内投与をするときには注意を要する。また，quinidine 代謝
も酵素誘導により促進されるので，半減期が短縮し作用が減弱する。この場
合は，とくに phenytoin 中止後の quinidine 濃度上昇に留意する必要がある。
同様に phenobarbital による digitoxin, digoxin の血中濃度低下作用の報告
も多く，phenobarbital 中止時の危険性を考慮しておく必要があろう。抗凝固
薬もバルビツール酸系薬物により半減期の短縮，prothrombin 時間の短縮が
おこる[83]。中止後に致命的な出血がおこることがあり，その影響も数週間続く
といわれており，注意すべきである。

3.4 肥満，代謝障害[1,8]

向精神薬が肥満を惹起する可能性が指摘されている[59]。また，味覚に与える
影響も考慮されており，これには亜鉛代謝との関連が示唆されている。

肥満患者の薬物吸収の異常は知られていない。水分，筋肉量の比率が小さ
く，体脂肪が多いことが，薬物の分布を変化させている可能性が考えられる。
薬物代謝も，高率に合併する肝疾患や肥満者の食習慣のちがいから異なって
いる可能性がある。とくに，肥満者では体血流量，肝血流量が異なることが
知られており，肝血流量依存性の代謝が行われる薬物（前述）ではクリアラ
ンスに変化がおこってくると思われる。腎排泄も，体血流量や心拍出量の増
加による腎血流量，糸球体濾過率の変化から正常体重の人とは異なってくる
ことが考えられる。胆汁排泄も，胆石，膵炎など胆道系の合併疾患があれば
変化するであろう。薬物の蛋白結合率も変化する可能性があり，その結果，
結合率の高い薬物では遊離型の薬物量が変わり，肝除去率，肝代謝，糸球体
濾過，分泌が変わる可能性がある。肥満者に高率におこる高リポプロテイン
血症が薬物の蛋白結合率に影響することが知られている。

向精神薬を用いた具体的な研究は少ないが，diazepam 静注時，クリアラン
スも増加するが分布容量の増大がはるかに大きく，血中消失半減期が延長す
る[2]。このため，くり返し投与では定常血中濃度が得られるまでの日数が延長
する[4]。Desmethyldiazepam でも同様の結果が報告されている[3]。

食物が薬物動態，薬理作用に影響する例のうち重要なものとして，ナトリ

ウム制限食や脱水状態が lithium の蓄積,中毒を引きおこす可能性があげられる。また,一部の食物(チーズ,ビール,赤ワイン,レバーなど)に含まれる tyramine は,通常腸管内のモノアミン酸化酵素(MAO)で脱アミノ化され,直接体循環に入ることは少ないが,その阻害薬(MAOI)が投与されると血中 noradrenaline が上昇し,高血圧クリーゼをおこすことも知られている[43]。このほか,コーヒーを大量に摂取する分裂病患者では,カフェインにより肝の酵素誘導がおこり,薬物代謝が亢進し,血中薬物濃度が低下するため,症状が悪化するという報告がある[58]。コーヒーや茶は,fluphenazine や haloperidol と沈降物を形成し,その作用を減弱させる可能性があるという[51]。

薬物の栄養への影響としては,phenytoin による葉酸の吸収障害,代謝酵素活性亢進による血中濃度の低下と,葉酸からその活性型である 5-methyltetrahydrofolate への変換阻害による巨赤芽球性貧血の発生がよく知られている。葉酸は,phenytoin を不活化する酵素の活性化に必須なので,その血中濃度低下は phenytoin の代謝を鈍化させ,phenytoin の血中濃度上昇,中毒の発生がおこり,さらに葉酸濃度を低下させるという悪循環が生じる。同様の作用は,多くの他の抗てんかん薬でもみられる。Phenytoin, phenobarbital は骨軟化症を引きおこすことも知られている[26]。このほか,chlorpromazine[44], lithium[44], amoxapine[86] が血糖値に影響を与える可能性が指摘されている。

3.5 疼痛

悪性腫瘍に伴う疼痛,あるいは慢性疼痛に向精神薬がしばしば用いられる。疼痛は生理学的,心理学的に多元な要因からなる現象なので,向精神薬の使用に必ずしも合理的な根拠が与えられているわけではないが,とくに癌患者には実践的な投与が行われている[27,28,40,50]。三環系抗うつ薬や神経遮断薬が推奨されているが,三叉神経痛に有効な carbamazepine もしばしば有効である。慢性疼痛にも三環系抗うつ薬,phenytoin, carbamazepine などの抗てんかん薬,フェノチアジン系薬物,ベンゾジアゼピン系薬物などあらゆる向精

神薬が使われており,とくに三環系抗うつ薬に有効性を認めることが多い[76]。しかし,疼痛に対する直接的な作用を肯定的に考える立場[93]と,評価の困難さをあげ,急性疼痛にはある程度の効果を認めるが,慢性疼痛に対しては鎮痛作用と区別して考える立場[7]がある。

薬物相互作用としては,抗精神病薬を併用することにより疼痛に対する不関性を高め,鎮痛効果をあげることができるので,古くから麻酔科領域で用いられてきた。しかし,呼吸抑制を増強させることもあるので注意を要する。

鎮痛薬 acetaminophen, phenacetin 使用時に phenobarbital を併用すると,酵素誘導により血中濃度半減期が短縮し,さらに methemoglobin 形成の可能性があるという[24]。

3.6 呼吸器疾患

呼吸器疾患では向精神薬は,一般に安全に使用できる。しかし,diazepam 静注時の場合などは一応呼吸抑制に注意が必要であり,とくに脳器質性の障害がある場合はそれが強く現われることもあるが,人工呼吸器使用時にはむしろ有用でもある[44]。喘息患者で adrenaline を使用しているときの三環系抗うつ薬,フェノチアジン系薬物の使用は前述の理由で危険であり,死亡例[50]も報告されている。喘息でステロイドが用いられているとき phenobarbital を併用するとその作用が減弱することが知られており[22],その結果低酸素血症が引きおこされるとさらに酵素誘導が進み,一層ステロイドが減少するという悪循環がおこる。

このほか比較的まれなものとして,神経遮断薬による呼吸ジスキネジアがある。これは遅発性ジスキネジアと関連があると考えられている呼吸リズムの障害で,呼吸器疾患の患者に長期に投与をつづけるときは念頭におく必要がある。また,広く薬剤に用いられている tartrazine という黄色の染料によって,気道に過敏性のある人は気管支けいれんをおこすことがある[85]。

3.7 その他の疾患

救命救急センターは,身体的に重篤な患者が集まるため精神障害の発生率

も高い。また，ICU症候群のように，その治療環境と密接に関連した精神障害も知られている。薬物療法は上述してきたことに留意して行われるが[52]，かなり実践的，経験的に対処せざるをえないことが多い。とくに経口投与が困難なことが多く，薬剤の選択，投与法に工夫が必要なことが少なくない。このため，啓蒙的な意味を含めた，系統だった薬物療法のあり方が提唱されてきている[66]。

消化器疾患では，薬物の吸収が悪くなっている可能性を考慮しておく以外には，大きな問題はないことが多い。三環系抗うつ薬が，アカシジアや裂孔ヘルニアを引きおこす危険性を指摘するものもある[9]。

眼科領域では，多くの向精神薬のもつ抗コリン作用が眼圧を亢進させることがよく知られており，狭隅角性緑内障には禁忌である。また，lithium が老人性白内障を悪化させる危険性があるという。

皮膚科領域には心身症に属する疾患が多く，向精神薬がよく使用される[42]。瘙痒症には抗うつ薬が有効であり，このことから中枢神経系における疼痛の回路と瘙痒のそれは共通なのではないかと考えられている。

心臓手術後は，抗コリン薬の血中レベルが高いと抗コリン性せん妄がおきやすく，死亡率も高くなるといわれているので[87]，配慮する必要がある。

Chlorpromazine や lithium は，重症筋無力症を顕在化させたり，増悪させたりする可能性があるという[6]。

甲状腺疾患に対しても，向精神薬使用上の注意点がいくつかあげられている[44]。甲状腺機能亢進症では，ベンゾジアゼピン系薬物の投与により症状が一部被われてしまう可能性がある。また，三環系抗うつ薬の中毒に対して患者の反応性が高まっているので，使用には慎重であらねばならない。抗精神病薬も，その頻脈を増悪せしめることがある。甲状腺機能低下症が高度である患者に抗精神病薬を使用すると，低体温性昏睡を惹起する可能性がある。Lithium も，それ自身が6.4～30％の頻度で機能低下を，またまれには機能亢進を引き起こすので，甲状腺疾患のある患者への使用は避けた方がよい。

向精神薬の薬物動態，薬物力学的特性に関する性差の検討も行われてきているが，多くの因子が関与するので一定の結果は得られていない。ただし，

女性で，とくに経口避妊薬を服用した場合血中濃度が高い傾向があり，抗精神病薬による有効性や副作用（とくに遅発性ジスキネジア）の率がやはり女性で高いといわれている[98]。

妊娠中には薬物動態の変化がおきることが指適されている[49]。その主な原因は，血清アルブミンの減少による蛋白結合率の低下，腎血流量の増加による腎クリアランスの増加があげられる。また代謝酵素活性も変化するが，P-450による酸化反応は抑制，グルクロン酸抱合は亢進というように異なっている。この結果，phenobarbital, phenytoin, lithium などの血中濃度の低下，diazepam における半減期の延長，oxazepam における半減期の短縮などがおこる。これらの変化が臨床的に大きな問題となることは少ないと思われるが，抗てんかん薬では妊娠中の血中濃度測定を非妊娠時より頻回にするなどの対処が必要となろう。催奇形性の問題も重要であるが，下巻「副作用とその対策」を参照されたい。

3.8 その他の薬物相互作用

H_2 受容体の選択的遮断薬で抗潰瘍薬である cimetidine はミクロソームの広汎な酵素抑制作用があり，とくにチトクローム P 450 (CYP 3 A 4, CYP 2 D 6)に対する阻害作用が diazepam, chlorpromazine など多くの薬物の代謝を阻害し，血中半減期の延長，血中濃度の上昇を引きおこすことが知られている。また，アゾール系抗真菌薬(ketoconazol など)も P 450 の阻害により，薬物相互作用を引きおこす薬物として重要である。

抗腫瘍薬である procarbazine はモノアミン酸化抑制作用があり，三環系抗うつ薬などとの併用で高血圧クリーゼや，けいれんを引きおこすことがあるので禁忌である。麻薬の meperidine はモノアミン酸化酵素阻害薬との併用で，高血圧クリーゼと似た症状をおこすことが知られ[31]，これは脳内セロトニンの増加と関連していると考えられている。

Indomethacin などの非麻薬性鎮痛薬は，lithium の尿細管再吸収を増加させ，血中濃度を上昇させるので[36]，長期併用の場合は血中濃度のチェックが重要である。

向精神薬に関する薬物相互作用については,別に詳細な著書[94],総説[22,38]がある。

4. おわりに

身体疾患に対する向精神薬投与の際に留意すべき点をまとめた。しかし,個々の患者によってそれぞれ異なる問題点が存在するのが臨床であり,原則を踏まえた上で,患者ひとりひとりにあたるのが臨床家の努めであることはいうまでもない。今後,治療学がさらに進歩することで,これまで知られていない向精神薬の適応が生まれてくることもあろう。また,次々と世に出てくる新薬についても,確実な知識をもって予測を立てつつ使用する必要があろう。精神科医もこのような動向に関心を忘れず,臨床医学の一端を任っていく必要がある。

文 献

1) Abernethy, D.R. and Greenblatt, D.J.: Pharmacokinetics of drugs in obesity. Clin. Pharmacokinet., 7: 108-124, 1982.
2) Abernethy, D.R., Greenblatt, D.J., Divoll, M. et al: Alterations in drug distribution and clearance due to obesity. J. Pharmacol. Exp. Ther., 217: 681-685, 1981.
3) Abernethy, D.R., Greenblatt, D.J., Divoll, M. et al.: Prolongation of drug half-life due to obesity: Studies of desmethyldiazepam (clorazepate). J. Pharm. Sci., 71: 942-944, 1982.
4) Abernethy, D.R., Greenblatt, D.J., Divoll, M. et al.: Prolonged accumulation of diazepam in obesity. J. Clin. Pharm., 23: 369-376, 1983.
5) Alván, G. and Odar-Cederlöf, I.: The Pharmacokinetic profile of oxazepam. Acta Psychiatr. Scand., 274: 47-55, 1978.
6) Argov, Z. and Mastaglia, F.L.: Disorders of neuromuscular transmission caused by drugs. N. Engl. J. Med., 301: 409-413, 1979.
7) Atkinson, Jr., J.H., Kremer, E.F. and Garfin, S.F.: Psychopharmacological agents in the treatment of pain. J.Bone Joint Surgery, 67-A: 337-342, 1985.
8) Awad, A.G.: Diet and drug interactions in the treatment of mental illness—a review. Can. J. Psychiatry, 29: 609-613, 1984.
9) Ban, T.A. and Hollender, M.H.: Psychopharmacology for Everyday Practice. Karger, New York, 1981.
10) Bennet, W.M., Singer, I. and Coggins, C.J.: A guide to drug therapy in renal failure. JAMA, 230: 1544-1553, 1974.
11) Bigger, Jr., J.T., Kantor, S.J., Glassman, A.H. et al.: Cardiovascular effects of

tricyclic antidepressant drugs. In : Psychopharmacology : A Generation of Progress (ed. by Lipton, M.A., DiMascio, A. and Killan, K.F.), pp. 1033-1046, Raven Press, New York, 1978.
12) Bigger, Jr., J.T., Schmidt, P.H. and Kutt, H.: Relationship between the plasma level of diphenylhydantoin sodium and its cardiac antiarrythimic effects. Circulation, 38 : 363-374, 1965.
13) Blaschke, T.F.: Protein binding and kinetics of drugs in liver disease. Clin. Pharmacokinet., 2 : 32-44, 1977.
14) Blaschke, T.F., Meffin, P.J., Melmon, K.L. et al.: Influence of acute viral hepatitis on phenytoin kinetics and protein binding Clin. Pharmacol. Ther., 17 : 685-691, 1975.
15) Blum, M.R., Riegelman, S. and Becker, C.E.: Altered protein binding of diphenylhydantoin in uremic plasma. N.Engl. J.Med., 286 : 109, 1972.
16) Boakes, A.J., Lanrence, D.R., Tesh, P.C. et al.: Interactions between sympathomimetic amines and antidepressant agents in man. Br. Med. J., 1 : 311-315, 1973.
17) Boobis, S.W.: Alteration of plasma albumin in relation to decreased drug binding in uremia. Clin. Pharmacol. Ther., 22 : 147-153, 1977.
18) Borondy, P., Chang, T. and Glazko, A.J. : Inhibition of diphenylhydantoin (DPH) hydroxylation by 5- (p-hydroxyphenyl) -5-phenylhydantoin (p-HPPH). Fed. Proc., 31 : 582, 1972.
19) Branch, R.A., Morgan, M.H., James, J. et al.: Intravenous administration of diazepam in patients with chronic liver disease. Gut, 17 : 975-983, 1976.
20) Braunwald, E., Clidsey, C.A., Harrison, D.C. et al.: Studies on the functions of the adrenergic nerve endings in the heart. Circulation, 28 : 958-969, 1963.
21) Brooks, S.M., Werk, E.E., Ackerman, S.J. et al.: Adverse effects of phenobarbital on corticosteroid metabolism in patients with bronchial asthma. N. Engl. J. Med., 286 : 1125-1128, 1972.
22) Callahan, A.M., Fava, M. and Rosenbaum, J.F.: Drug interactions in psychopharmacology. Psychiat. Clin. North Am., 16 : 647-671, 1993.
23) Cancro, R. and Wilder, R.: A mechanism of sudden death in chlorpromazine therapy. Am. J. Psychiatry, 127 : 368-371, 1970.
24) Conney, A.H.: Pharmacological implications of microsomal enzyme induction. Pharmacol. Rev., 19 : 317-366, 1967.
25) Dawling S., Lynn, K., Rosser, R. et al.: Nortriptyline metabolism in chronic renal failure : metabolite elimination. Clin. Pharmacol. Ther., 32 : 322-329, 1982.
26) Dent, C.E., Richens, A., Rowe, D.J.F. et al.: Osteomalacia with long-term anticonvulsant therapy in epilepsy. Br. Med. J., 4 : 69-73, 1970.
27) Derogatis, L.R. : Psychopharmacologic applications to cancer. Cancer, 50 : 1962-1967, 1982.
28) Derogatis, L.R. and MacDonald, R.N.: Workshop report, Psychopharmacologic applications to cancer. Cancer, 50 : 1968-1983, 1982.

29) Dick, H.: Reserpine-digitalis toxicity. Arch. Intern. Med., 109 : 503-506, 1962.
30) Dunbar, R.W., Boettner, R.B., Haley, J.V. et al.: The effect of diazepam on the antiarrythmic response to lidocaine. Anesth. Analg., 50 : 685-692, 1971.
31) Eade, N.R. and Penton, K.W.: The effect of phenelzine and tranylcypromine on the degradation of meperidine. J. Pharmacol. Exp. Ther., 173 : 31-36, 1970.
32) 江原嵩, 渡辺昌祐, 大月三郎：リウマチの副作用・中毒——腎機能——. 精神医学, 24 : 167-176, 1982.
33) Elkayam, U., Rotmensch, H.H., Terdiman, R. et al.: Hemodynamic effects of chlorpromazine in patients with acute myocardial infarction and pump failure. Chest, 72 : 623-627, 1977.
34) Fabre, J. and Balant, L.: Renal failure, drug pharmacokinetics and drug action. Clin. Pharmacokinet., 1 : 99-120, 1976.
35) Freeman, J.W., Mundy, G.R., Beattie, R.R. et al.: Cardiac abnormalities in poisoning with tricyclic antidepressants. Br. Med. J., 2 : 610-611, 1969.
36) Frölich, J.C., Leftwich, R., Magheb, M. et al.: Indomethacin increases plasma lithium. Br. Med. J., 1 : 1115-1116, 1979.
37) Gaultieri, C.T. and Powell, S.F.: Psychoactive drug interactions. J. Clin. Psychiatry, 39 : 720-729, 1978.
38) Goff, D.C. and Baldessarini, R.J.: Drug interactions with antipsychotic agents. J. Clin. Psychopharmacol., 13 : 57-67, 1993.
39) Goldberg, R.J. and Cullen, L.: Use of psychotropics in cancer patients. Psychosomatics, 27 : 687-700, 1986.
40) Greenblatt, D.J. and Koch-Weser, J.: Clinical toxicity of chlordiazepoxide and diazepam in relation to serum albumin concentration : a report from the Boston collaborative drug surveillance program. Eur. J. Clin. Pharmacol., 7 : 259-262, 1974.
41) Grossman, S.H., Davis, D., Kitchell, B.B. et al.: Diazepamn and lidocaine plasma protein binding in renal disease. Clin. Pharmacol. Ther., 31 : 350-357, 1982.
42) Gupta, M.A., Gupta, A.K., Haberman, H.F. et al.: Psychotropic drugs in dermatology. A review and guidelines for use. J. Am. Acad. Dermatol., 14 : 633-645, 1986.
43) Hartshorn, E.A.: Handbook of Drug Interactions. 2nd ed. Drug Intelligence Publications, Hamilton, Ill., 1973.
44) Hershey, S.C. and Hales, R.E.: Psychopharmacologic approach to the medically ill patient. Psychiatr. Clin. North Am., 7 : 803-816, 1984.
45) 石郷岡純, 三浦貞則：催眠鎮静剤, 向精神薬. 肝障害患者への投薬（清水直容監修）, pp. 55-64, ミクス, 東京, 1989.
46) Jick, H.: Adverse drug effects in relation to renal function. Am. J. Med., 62 : 514-517, 1977.
47) Jockersen, R., Van Beusekom, B.R., Spoelstra, P. et al.: Effects of age and liver cirrhosis on the pharmacokinetics of nitrazepam. Br. J. Clin. Pharmacol., 15 : 295-302, 1983.

48) Juhl, R.P., Van Thiel, D.H., Dittert, L.W. et al.: Alprazolam pharmacokinetics in alcoholic liver disease. J. Clin. Pharmacol., 24: 113-119, 1984.
49) 加藤隆一：臨床薬物動態学―臨床薬理学, 薬物療法の基礎として―. 南江堂, 東京, 1992.
50) Kocher, R.: The use of psychotropic drugs in the treatment of cancer pain. Recent Results in Cancer Research, 89: 118-126, 1984.
51) Kulhanek, F., Linde, O.K. and Meisenberg, G.: Precipitation of antipsychotic drugs in interaction with coffee or tea. Lancet, II : 1130, 1979.
52) 黒澤尚, 矢埜正実, 子島潤：救命救急センターにおける向精神薬療法. 神経精神薬理, 6: 553-560, 1984.
53) Kutt, H., Winters, W., Sherman, R. et al.: Diphenylhydantoin and phenobarbital toxicity. Arch. Neurol., 11: 649-656, 1964.
54) Legge, D.A., Tiede, J.J., Peters, G.A. et al.: Death from tension pneumothorax and chlorpromazine cardiorespiratory collapse as separate complications of asthma. Ann. Allerg., 27: 23-29, 1969.
55) Lutz, E.G.: Lithium toxicity precipitated by diuretics. J. Med. Soc. N.J., 72: 439-440, 1975.
56) Maxwell, J.D., Carrella, M., Parkes, J.D. et al.: Plasma disapperance and cerebral effects of chlorpromazine in cirrhosis. Clin. Sci., 43: 143-151, 1972.
57) McConnell, J.B., Curny, S.H., Davis, M. et al.: Clinical effects and metabolism of diazepam in patients with chronic liver disease. Clin. Sci., 63: 75-80, 1983.
58) Mikkelsen, E.J.: Caffeine and schizophrenia. J. Clin. Psychiatry, 39: 732-735, 1978.
59) 三浦貞則：向精神薬療法と肥満. 臨床精神医学, 15: 319-324, 1986.
60) Morgan, M.H. and Read, A.E.: Antidepressants and liver disease. Gut, 13: 697-701, 1972.
61) Mullen, K.D., Szanter, K.M. and Kaminsky-Russ, K.: "Endogenous" benzodiazepine activity in body fluids of patients with hepatic encephalopathy. Lancet, 366: 81-83, 1990.
62) Ochs, H.R., Greenblatt, D.J., Eckardt, B. et al.: Repeated diazepam dosing in cirrhotic patients: cumulation and sedation. Clin. Pharmacol., Ther., 33: 471-476, 1983.
63) Odar-Cederlöf, I.: Plasma protein binding of phenytoin and warfarin in patients undergoing renal transplantation. Clin. Pharmacokinet., 2: 47-53, 1977.
64) Odar-Cederlöf, I. and Borgå, O.: Kinetics of diphenylhydantoin in uremic patients: consequences of decreased plasma protein binding. Eur. J. Clin. Pharmacol., 7: 31-37, 1974.
65) Odar-Cederlöf, I., Vessman, J., Alvan, G. et al.: Oxazepam disposition in uremic patients. Acta Pharmacol. Toxicol., 40(Suppl. 1) : 52-62, 1977.
66) O'Shanick, G.J.: Emergency psychopharmacology. Am. J. Emerg. Med., 2: 164-170, 1984.
67) Pariser, S.F., Reynolds, J.C., Falko, J.M. et al.: Arrythmia induced by tricyclic

antidepressants in a patient with undiagnosed mitral valve prolapse. Am. J. Psychiatry, 38: 522-523, 1981.
68) Parker, G. and Roberts, C.J.C.: Plasma concentrations and central nervous system effects of the new hypnotic agent zopiclone in patients with chronic liver disease. Br. J. Clin. Pharmacol., 16: 259-265, 1983.
69) Piafsky, K.M., Borgå, O., Odar-Cederlöf, I. et al.: Increased plasma protein binding of propranolol and chlorpromazine mediated bo disease-induced elevations of plasma α_1-acid glycoprotein. N. Eng. J. Med., 299: 1435-1439, 1978.
70) Prange, A.J., McCurdy, R.L. and Cochrane, C.M.: The systolic blood pressure response of depressed patients to infused norepinephrine. J. Psychiatr. Res., 5: 1-13, 1967.
71) Read, A.E., Laidlaw, J. and McCarthy, C.F.: Effects of chlorpromazine in patients with hepatic disease. Br. Med J., 3: 497-499, 1969.
72) Reidenberg, M.M.: The binding of drugs to plasma proteins and the interpretation of measurements of plasma concentrations of drugs in patients with poor renal function. Am. J. Med., 62: 466-470, 1977.
73) Reidenberg, M.M.: The biotransformation of drug in renal failure. Am. J. Med., 62: 482-485, 1977.
74) Roberts, R.K., Wilkinson, G.R. Branch, R.A. et al.: Effect of age and parenchymal liver disease on the disposition and elimination of chlordiazepoxide (Librium). Gastroenterology, 75: 479-485, 1978.
75) Robinson, J.D., Whitney, H.A.K., Guisti, D.L. et al.: The absorption of intramuscular chlordiazepoxide (Librium) in patients with severe alcoholic liver disease. Intern. J. Clin. Pharmacol. Ther. Toxicol., 21: 433-438, 1983.
76) Rye, L.A. and Terezhalmy, G.T.: Clinical notes in therapeutics: psychotropic drugs for the management of chronic pain. J. Oral Med., 40 (3): 160-161, 1985.
77) 酒井正雄：向精神薬の相互作用. 塩野義製薬, 大阪, 1984.
78) Sandoz, M., Vandel, S., Vandel, B. et al.: Metabolism of amitriptyline in patients with chronic renal failure. Eur. J. Clin. Pharmacol., 26: 227-232, 1984.
79) 佐藤喜一郎, 山角駿：腎不全・透析患者の向精神薬療法. 神経精神薬理, 6: 507-515, 1984.
80) Shami, M.R., Shellern, G.G. and Whitting, B.: Binding of (^{3}H) mianserine to bovine serum albumin, human serum albumin, and α_1-acid glycoprotein. J. Pharmacol. Pharm., 36: 16-20, 1984.
81) Shand, D.G., Mitchell, J.R. and Oates, J.A.: Phamacokinetics drug interactions. In: Concepts in Biochemical Pharmacology (ed. by Gillete, J.R. and Mitchell, J.R.), pp. 272-314, Springer-Verlag, Berlin, 1975.
82) Stockley, I.M.: Drug Interactions (Second Edition). Blackwell Scientific Publications, London, 1991.
83) Szmuliowicz, J. and Flannery, J.G.: Mitral valve prolapse syndrome and psychological disturbance. Psychosomatics, 21: 419-421, 1980.

84) Taclob, L. and Needle, M.: Drug-induced encephalopathy in patients on maintenance hemodialysis. Lancet, II : 704-705, 1976.
85) Thompson, W.L. and Thompson, II., T.L.: Use of medications with chronic pulmonary disease. Adv. Psychosom. Med., 14 : 136-148, 1985.
86) Tollefson, G. and Losar, T.: Nonketotic hyperglycemia associated with loxapine and amoxapine. J. Clin. Psychiatry, 44 : 347-348, 1983.
87) Tune, L.E., Damlouji, N.F., Holland, A. et al.: Association of postoperative delirium with raised serum anticholinergic drugs. Lancet, II : 651-652, 1981.
88) Udall, J.A.: Clinical implications of warfarin interactions with five sedatives. Am. J. Cardiol., 35 : 67-71, 1975.
89) Van Zwietan, P.A.: Reduction of the hypotensive effect of clonidine and α-methyldopa by various psychotropic drugs. Clin. Sci. Mol. Med., 51 : 411s-413s, 1976.
90) Verbeek, R.K., Branch, R.A. and Wilkinson, G.R.: Drug metabolites in renal failure: pharmacokinetic and clinical implications. Clin. Pharmacokinet., 6 : 329-345, 1981.
91) Von Bahr, C.: Binding to cytochrome P-450 and metabolism of desmethylimipramine and metabolites in rat liver microsomes. Acta Pharmacol. Toxicol., 28 (Suppl. 1) : 13, 1970.
92) 若田部博文, 石郷岡純, 大谷義夫他：血液透析におけるハロペリドール血中濃度について. 神奈川精神薬理, 1 : 10-13, 1987.
93) Warfield, C.A.: Psychotropic agents for pain control: clinical guidelines. Hosp. Pract., 20 (5) : 141-143, 1985.
94) 渡辺雅幸：向精神薬の代謝と相互作用, 臨床精神医学講座 14　精神科薬物療法（村崎光邦, 青葉安里責任編集）, pp. 546-564, 中山書店, 東京, 1999.
95) Wilkinson, G.R. and Schenker, S.: Effects of liver disease on drug disposition in man. Biochem. Pharmacol., 25 : 2675-2681, 1976.
96) Williams, R.L. and Benet, L.Z.: Drug administration in hepatic disease. N. Engl. J. Med., 309 : 1616-1622, 1983.
97) Williams, R.L. and Benet, L.Z.: Drug pharmacokinetics in cardiac and hepatic disease. Ann. Rev. Pharmacol. Toxicol., 20 : 389-413, 1980.
98) Yonkers, K.A., Kando, J.C., Cole, J.O. et al.: Gender differences in pharmacokinetics and pharmacodynamics of psychotropic medication. Am. J. Psychiatry, 149 : 587-595, 1992.

| III | 適用上の諸問題 |

向精神薬の併用に関する諸問題

1. 抗精神病薬とベンゾジアゼピン系薬物の併用

1.1 ベンゾジアゼピンの薬理作用

　抗精神病薬とベンゾジアゼピンの併用という複雑な問題を検討する前に，ベンゾジアゼピンの基本的薬理作用について簡単にまとめる。

　動物実験でベンゾジアゼピンのヒトでの抗不安効果によく相関するものとして，葛藤状況にあるラットのレバー押し試験がある。この実験ではレバー押しで餌が得られると同時に電撃が加えられるため，ラットは葛藤状況に追い込まれ，レバー押し回数は減少する。ベンゾジアゼピン投与により，ラットは電撃を加えてもなお餌を取るようになり，その結果レバー押し回数は増加する。すなわち生体に強い嫌悪感を生じさせるような刺激による行動抑制を解除させる作用（脱抑制作用）がベンゾジアゼピンの抗不安効果に強く関係している[27,48]。また動物の探索行動はベンゾジアゼピンによって増加することも知られている。これは新しい環境に対する恐怖などの情動性昂進による行動抑制がベンゾジアゼピンによって解除されるためと考えられる[27,48]。これらの脱抑制作用や自発運動増加作用は，ベンゾジアゼピンの多幸化，気分高揚，多動化作用に関連しており，ベンゾジアゼピンによる「奇異反応」[11,37,50,51]や「躁状態」[1,5,43]の原因と考えられる。

　ベンゾジアゼピンはその短期的投与では動物の攻撃行動を抑制する作用を有する。しかし少量のベンゾジアゼピンを混入した餌で雄のマウスを長期間集団飼育すると，攻撃性が増強し，死亡率が増加する[12,13,18]。これはベンゾジアゼピンの鎮静効果には耐性が生じやすいが脱抑制作用はそうでなく，長期

投与でむしろ増大することに関係がある[27,48]。ヒトに関しては，正常成人に対してベンゾジアゼピンは攻撃性を増強させるとの報告[16,45]や神経症者の攻撃性には影響がない[9]との報告がある。Salzman, C.ら[45]は小グループで検討するとベンゾジアゼピン投与で対人関係に関する敵意が増大することを明らかにした。このような敵意は pentobarbital よりも diazepam で引き起こされやすい[17]。敵意の増強はベンゾジアゼピンの paradoxical effect というよりも regular effect であり，このような攻撃性の放出が適切に行われれば，大部分の症例では治療的に意義があるとの意見もある。攻撃性や破壊行動の衝動をうまくコントロールできない症例ではベンゾジアゼピンで rage reaction が生じるのであろう。Brown はアメリカのユタ州刑務所の服役者にベンゾジアゼピンを処方した結果，paradoxical rage reaction が頻発したり，敵意や攻撃傾向が増大したことを報告した[6]。そして敵意反応や攻撃的，反社会的行動を伴っている対象にはベンゾジアゼピンを投与すべきでないと述べている。

Apomorphine，methamphetamine はラットに常同運動を引き起こす。抗精神病薬はこれを減少させるが，ベンゾジアゼピンはこの常同運動を増強させる[3,27,41,48]。一方ベンゾジアゼピンは抗精神病薬による catalepsy を増強させるとの報告もある[32]。ベンゾジアゼピンによってラットの尾状核，大脳皮質で DOPAC，HVA の減少とドパミン代謝率の抑制が認められる[41]。ベンゾジアゼピンは GABA 系を介してドパミン伝達に影響を与えることが想定されているが，抑制的作用なのか[32]，ドパミン受容体の活性昂進が生じるのか[41]は明らかでない。抗精神病薬とベンゾジアゼピンの併用に関してはこの点の検討が今後重要であろう。

薬物動態学的には臨床用量のベンゾジアゼピンは他の向精神薬の血中濃度に有意な影響を与えないと考えられている[46]。また他の薬物がベンゾジアゼピン濃度にどのような影響を与えるかに関しては十分検討されていない。

1.2 精神病へのベンゾジアゼピン単独治療

Tobin, J.M.は 1960 年の報告で神経症圏（147 例），感情障害（31 例），分

裂病圏（34例）に対してchlordiazepoxide 10～150 mg/日を投与し，80％に有効であったと述べている[47]。この報告で注目すべきは，投与中にdissociative reaction（3例），acute rage reaction（3例）などの反応を示したのは1例を除いてすべて分裂病圏の症例であったことである。

　Feldman, P. E.は1962年の報告で，①予備的研究ではdiazepamはanergicな症例では50％で改善が認められるが，hyperergicな例では13％しか改善しないこと，②抑うつ反応(17例)，抑うつ傾向がある無気力な分裂病(70例)に3ヵ月間，20～30 mg/日を投与すると改善率はそれぞれ66％，58％で，接触性，情緒，作業療法などへの参加，周囲への興味，衣服や衛生などでは半数で改善が認められたが幻覚妄想への効果はなかったこと，③diazepamには刺激効果があり，多数例で嫌悪や憎しみの感情が増加し，自発性出現後暴行を働いた症例も何例かあったことなどを述べている[10]。またdiazepam投与中に不眠が出現した例もあった。これらの結果からFeldmanはdiazepamをenergizer-type drugであると位置づけているが，このような視点は彼によって初めて導入された。このFeldmanの見解と次に述べる近年の分裂病へのdiazepam大量投与の結果とはいくつかの共通点がある。

　Beckmann, H.とHaas, S.[4]はベンゾジアゼピンが十分な抗分裂病効果を示さないのはその投与量が少なすぎるためではないかと考え，15例の入院分裂病患者（幻覚妄想型9例，分裂情動型6例）に対して最大量400 mg/日のdiazepamを21日間単独投与した。15例中10例（幻覚妄想型全例と分裂情動型1例）ではBPRSで評価された精神症状が有意に減少し，幻覚妄想が改善した症例があった。しかし残りの5例（すべて分裂情動型）では制御することができない過活動，興奮，睡眠障害が生じ，試験から脱落した。この試験中に目立った点はdiazepamの鎮静効果の欠如と多幸感の出現で，3例に性的，社会的行動の著明な抑制欠如が認められたことであった。副作用としての過剰な鎮静は50 mg投与時に一過性に出現しただけで，以後増量しても1例以外鎮静症状は認められず，患者は体操，チェス，読書もできた。

　分裂病へのdiazepam単独大量投与の最初の二重盲検試験はJimerson, D. C.ら[29]によって行われた。対象は6例（分裂病5例，分裂情動病1例）で最

低2週間のプラセボ投与後にdiazepamが投与され，最大量300 mgまで増量された。分裂情動病の1例(29歳，女性)には，diazepamはきわめて有効であり攻撃的行動や妄想が減少した。19歳の女性分裂病例では精神症状が全般的に軽度改善した。残りの4例中2例ではdiazepam治療でも精神症状は変化せず，2例では悪化傾向が認められた。Diazepam投与中には精神症状が変化なかったのに，diazepam退薬時に精神症状の著明な再燃が認められた症例があった。またdiazepamは50 mg以上の投与で鎮静，失調，構音障害が認められ，これらの副作用は投与中に減少する傾向があったが試験期間中持続した。Jimersonは分裂病の一部にベンゾジアゼピンは効果があるかもしれないこと，副作用や退薬症候が評価を難しくしていること，diazepamなどのGABA agonistはきわめて有効な抗精神病薬とは言えないことなどを述べている。

　Diazepamの外来患者に対する影響については，Gundlach, R.の研究が重要である[19]。彼は分裂病を中心とした100名の通院患者(分裂病63例，退行期精神病9例，不安反応18例，性格障害8例，その他2例)にdiazepam 40 mg/日あるいはプラセボを二重盲検で6週間投与した。その結果diazepamを投与した33例の分裂病，4例の退行期精神病で12例に自殺念慮，新たな妄想の出現が認められた。3例が自殺の危険性のため脱落したがいずれもdiazepam群であった。このように外来精神病患者へのベンゾジアゼピン単独投与では，自殺衝動の顕在化[20,44]が特に問題になる。

　以上の分裂病へのベンゾジアゼピン単独投与の結果を総合すると次の点が重要と考えられる。

　ⅰ）ベンゾジアゼピンの脱抑制作用は分裂病に特に生じやすく，多幸感や攻撃的，色情的行動，自殺衝動などが出現する症例がある。

　ⅱ）ベンゾジアゼピン単独投与で一部の症例では精神症状の改善が認められる。

　ⅲ）ベンゾジアゼピンの退薬時に精神症状悪化が認められる症例がある。

1.3 分裂病への抗精神病薬とベンゾジアゼピンの併用
1.3.1 肯定的報告

　難治性の幻覚が抗精神病薬とベンゾジアゼピンの組み合わせで改善する症例があることが1960年代後半に報告された[23,33]。たとえばKramer, J.C.[33] はフェノチアジン投与にもかかわらず持続していた慢性精神病患者の幻聴が，diazepam 15～20 mg/日の併用により軽快したことを述べている。

　このような難治性精神病者へのベンゾジアゼピン併用に関しては，1980年前後にLingjaerde, O.らがいくつかの二重盲検試験を行った。1979年の報告[35]では抗精神病薬によっても改善しない慢性精神病長期入院患者（主として男性分裂病患者）に対してdiazepam 15 mg/日をcross-over法で3週間併用した。BPRSの総スコアの平均はdiazepam群が有意に低く，項目別では「猜疑心」「奇妙な思考内容」でdiazepam群が有意に優れていた。1982年にも同様の報告[36]が行われ，抗精神病薬に十分反応しない幻聴をもつ58例（ほとんどが分裂病患者）にestazolam 6 mg/日が併用され，estazolam投与中の精神症状の有意な改善と中止後の有意な悪化が認められた。幻聴に関しても有意な改善があり，特に幻聴の頻度と幻聴に対する態度が改善したが幻聴の異常性への洞察には影響を与えないと述べられている。またNestoros, J.N.[42]はドパミン伝達の過剰とGABA伝達の低下が分裂病の成因であるとの仮説を基にして，ベンゾジアゼピンがGABA伝達を促進させることから分裂病治療に有用であるはずであり，従来の精神科教科書にベンゾジアゼピンが分裂病に無効あるいは有害であると記載されているのは，その投与量が少なすぎたためであると述べている。

　ベンゾジアゼピン併用によって抗精神病薬投与量を減少させられるとの考え方がある。Arana, G.W.ら[2] は入院治療した急性精神病30例についてlorazepam併用群（8例）と抗精神病薬単独治療群（22例）を比較した。抗精神病薬単独治療ではchlorpromazine換算で平均560±85 mgが必要であったが，lorazepam併用群では265±50 mgと有意に低い投与量であった。ベンゾジアゼピンが抗精神病薬の効果を増大させ，その必要投与量を減少させるかどうかについては後述するように異なった見解があり，今後の検討が必要

であろう。

　近年 alprazolam が市販されてから，特にこの薬物を中心にしてベンゾジアゼピンの適応を拡大しようとする動きがある。そして分裂病への抗精神病薬と alprazolam 併用に関してのいくつかの二重盲検比較試験[8,49]が行われている。Wolkowitz, O.M.ら[49]は fluphenazine 投与でも症状が残存している慢性入院分裂病患者 12 例に対して，alprazolam 平均 2.88 mg (1.5〜5.0 mg/日) を二重盲検で投与した。精神症状全体では軽度だが有意な減少があり，「陰性症状」と「陽性症状」という観点でみると前者は後者と平行して改善する傾向があったが，「陰性症状」自体では有意な変化は認められなかった。alprazolam で改善する症例は①治療前により精神病的症状や，不安が強く，年齢が高い，② alprazolam 投与によって血中ホモバニリン酸が減少する，③ CT スキャンで前頭皮質前部の萎縮がより顕著である，などの特徴があった。これらの結果から Wolkowitz は，通常の抗精神病薬治療に部分的にしか反応しない分裂病例の一部が alprazolam のような triazolobenzodiazepine の追加で改善するかもしれないと述べている。

　以上の報告を総合すると次のような点が重要と思える。

　ⅰ) ベンゾジアゼピンの併用は，抗精神病薬だけでは改善しない難治性分裂病を中心に試みられている。

　ⅱ) 難治性幻聴が改善したり，精神症状が全般的に改善する症例が存在する。

　ⅲ) このような治療法に反応する症例を選択する方法はなお明らかでない。

1.3.2　否定的報告

　抗精神病薬とベンゾジアゼピン併用による精神症状への影響についてはわが国でも早期に注目されていた。松本ら[39]は 30 例の陳旧性分裂病入院患者に対し，それまで使用していた抗精神病薬に加えて diazepam を 1 日量最高 40 mg まで併用し，衝動行為，攻撃性，色情行為，空笑などが出現したことを報告している。これらの行動変化は患者の陳旧性（人格荒廃，欠陥症状）が進行している例に多い傾向があり，diazepam 投与量が多いと衝動，暴力行為が出現しやすかった。また異常体験は増強する傾向にあり，これに伴って問

題行動が認められた。また diazepam 併用直後よりも併用して1～2ヵ月後に影響が目立つことも記されている。

新入院精神病患者に対するベンゾジアゼピン併用に関しては，Spring Grove State Hospital における一連の二重盲検比較試験がある[21,22,40]。これらの報告では chlorpromazine＋chlordiazepoxide[40], thioridazine＋chlordiazepoxide[21], fluphenazine＋chlordiazepoxide[22] などの組み合わせは，抗精神病薬単独治療よりも効果が劣るとの結果が得られている。

Clonazepam はベンゾジアゼピン受容体や GABA 受容体のもっとも強い agonist のひとつである。Karson, C.N. ら[31] はこの clonazepam を13例の慢性分裂病に対して二重盲検法で1ヵ月併用した。投与されていた抗精神病薬は haloperidol（20～60 mg/日）が10例，mesoridazine（600 mg/日）1例，fluphenazine（40 mg，80 mg/日）2例であった。抗精神病薬に併用して clonazepam が 1 mg/日から開始され，5日毎に副作用が出現するまで増量された。そして副作用が認められない最大量で28日間投与された。9例がこの試験を終了したがこれらの症例の精神症状に有意な変化は認められなかった。4例には clonazepam 投与に関係して暴力行為（3例）や自殺企図（1例）が出現した。暴力行為出現例は，clonazepam 投与前はプラセボ期間も含めて暴力的ではなかった症例である。また暴力行為出現3例中2例は clonazepam 離脱時にこれらの行動が生じた。これらの結果から Karson は慢性分裂病に clonazepam は無効であり，攻撃行動を悪化させる危険性があることを指摘している[31]。

Csernansky, J.G. らは alprazolam や diazepam の分裂病陰性症状の影響について二重盲検試験を行った[8]。対象は55例の陰性症状を伴った分裂病外来患者である。これらの症例は抗精神病薬に加えて alprazolam（平均 4.2 mg/日），diazepam（平均 40.4 mg/日）あるいはプラセボが6週間投与された。しかし BPRS の評価ではベンゾジアゼピン併用によっても陰性症状・陽性症状も有意な変化は認められなかった。

以上の否定的報告をまとめると次のようになる。

ⅰ）抗精神病薬との併用においてもベンゾジアゼピンは攻撃的，色情的行

動，自殺企図などを誘発する危険性がある。
　ⅱ）精神病急性期におけるベンゾジアゼピン併用は意義が乏しい。
　ⅲ）分裂病の陰性症状に対する効果は明らかでない。
　ⅳ）ベンゾジアゼピン離脱に関係して精神症状が増悪する症例がある。

1.4　分裂病に対する睡眠薬としてのベンゾジアゼピン併用

　わが国における分裂病者へのベンゾジアゼピン併用の多くは睡眠導入剤としての使用であり，たとえば慢性分裂病入院患者を対象とした調査ではベンゾジアゼピン併用例の2／3以上がこのような処方である[24,25,26]。分裂病に生じる不眠の中で，分裂病症状増悪に伴う不眠は鎮静系抗精神病薬で治療するのが原則である。しかしわが国ではこのような急性期の不眠に対してもベンゾジアゼピン系睡眠薬が処方され，その後慢性期治療まで長期間ベンゾジアゼピンが連用されることが多い。nitrazepam に関しては 20 mg/日の連用を急性期分裂病患者に行うと急性期症状が遷延し，多動，色情行為，自傷行為などの問題行動が出現する症例があることが報告されている[14]。このような影響は nitrazepam を処方して 2 週間から 2 ヵ月後に明らかになっている。これらはベンゾジアゼピンの脱抑制作用が分裂病急性期症状の鎮静化に悪影響を及ぼしたためと考えられる。また分裂病患者は終夜睡眠脳波で急性期には深睡眠(stage 3，4)が減少していることが知られている[34]が，ベンゾジアゼピンはこの深睡眠を減少させる作用を有するので，このような見地からも急性期には併用が好ましくない。分裂病慢性期の不眠に対しては etizolam (3 mg)，nitrazepam (10 mg)，levomepromazine (25 mg) いずれかを 4 週間投与する二重盲検比較試験が行われ，ベンゾジアゼピンは分裂病症状に好ましくない影響は与えないとの結論が得られた[26]。しかし Jus, K.ら[30]は 25 例の慢性分裂病入院患者に長期間連用されているベンゾジアゼピンを中心とした睡眠薬を徐々に減量，中止したところ 16 例で完全な中止が可能で，精神症状は有意に改善し社会的接触や活動性増加，抑うつ傾向の減少が認められたと報告している。慢性分裂病患者の不眠に対するベンゾジアゼピン系睡眠薬の投与については今後さらに長期間の比較試験による検討を要すると思われ

る。現状ではこのような処方が必要と考えられる症例に対しては，①少量を投与し，なるべく頓用とする。②脱抑制作用に注意する。③連用の場合は数週～2ヵ月後の影響に注目する，などの点に留意すべきであろう。

1.5 おわりに

抗精神病薬とベンゾジアゼピン併用の是非という古くて新しい問題は，なお結論が得られていない。ベンゾジアゼピンは脱抑制作用がその効果の本態であるから，精神病急性期，特に自傷他害の恐れがある症例への使用は好ましくない。ベンゾジアゼピンが難治性分裂病や分裂病の陰性症状を改善させるかどうかは今後の検討課題である。ベンゾジアゼピンには依存の問題もあり，精神病への長期連用には十分な配慮が必要と考えられる。

文献（抗精神病薬とベンゾジアゼピン系薬物の併用に関して）

1) Arana, G. W., Pealman, C. and Shader, R. I. : Alprazolam-induced mania : Two clinical cases. Am. J. Psychiatry, 142 : 368-369, 1985.
2) Arana, G. W., Ornsteen, M. L., Kanter, F. et al. : The use of benzodiazepines for psychotic disorders : A literature review and preliminary clinical findings. Psychopharmacol. Bull., 22 : 77-87, 1986.
3) Babbini, M., Montanaro, N., Strocchi, P. et al. : Enhancement of amphetamine-induced stereotyped behavior by benzodiazepines. Eur. J. Pharmacol., 13 : 330-340, 1971.
4) Beckmann, H. and Haas, S. : High dose diazepam in schizophrenia. Psychopharmacol., 71 : 79-82, 1980.
5) Bourgeois, M., Goumilloux, R., Peyre, F. et al. : Virage maniaque sous clorazepate. Ann. Méd. Psychol., 855-860, 1987.
6) Brown, C. R. : The use of benzodiazepines in prison populations. J. Clin. Psychiatry, 39 : 219-222, 1978.
7) Browne, T. R. : Clonazepam. A review of a new anticonvulsant drug. Arch. Neurol., 33 : 326-332, 1976.
8) Csernansky, J. G., Riney, S. J., Lombrozo, L. et al. : Double-blind comparison of alprazolam, diazepam, and placebo for the treatment of negative schizophrenic symptoms. Arch. Gen. Psychiatry, 45 : 655-659, 1988.
9) Downing, R. W. and Rickels, K. : Hostility conflict and the effect of chlordiazepoxide on change in hostility level. Compr. Psychiatry, 22 : 362-367, 1981.
10) Feldman, P. E. : An analysis of the efficacy of diazepam. J. Neuropsychiatry, 3 : 62-67, 1962.

11) Fouilladieu, J. L., d'Enfert, J., Zerbif, M. et al. : Troubles comportmentaux secondaires à la prise de benzodiazépines. La Presse Médicale, 14 : 1009-1012, 1985.
12) Fox, K. A., Tuckosh, J. R. and Wilcox, A. : Increased aggression among grouped male mice fed chlordiazepoxide. Eur. J. Pharmacol., 11 : 119-121, 1970.
13) Fox, K. A., Webster, J. C. and Guerriero, F. J.: Increased aggression among grouped male mice fed nitrazepam and flurazepam. Pharmacol. Res. Commun., 4 : 157-162, 1972.
14) 藤井康男：Nitrazepamを分裂病者に連用するのは適当か. 精神経誌, 84 : 162-183, 1982.
15) 藤井省三：ヒトの夜間睡眠にたいする各種向精神薬および睡眠薬の影響. 精神経誌, 75 : 545-573, 1973.
16) Gardos, G., DiMascio, A. et al.: Differential action of chlordiazepoxide and oxazepam on hostility. Arch. Gen. Psychiatry, 18 : 757-760, 1968.
17) Griffiths, R. R., Bigelow, G. E., Liebson, I.: Differential effects of diazepam and pentobarbital on mood behavior. Arch. Gen. Psychiatry, 40 : 865-873, 1983.
18) Guaitani, A., Marcucci, F. and Garattini, S.: Increased aggression and toxicity in grouped male mice treated with tranqilizing benzodiazepines. Psychopharmacologia, 19 : 241-245, 1971.
19) Gundlach, R., Engelhardt, D. M. et al.: Double-blind outpatient study of diazepam (Valium) and placebo. Psychopharmacologia (Berl.), 9 : 81-92, 1966.
20) Hall, R. C. W. and Joffe, J. R.: Aberrant responce to diazepam : A new syndrome. Am. J. Psychiatry, 129 : 738-742, 1972.
21) Hanlon, T. E., Ota, K. Y., Agallianos, D. D. et al.: Combined drug treatment of newly hospitalized, acutely ill psychotic patients. Dis. Nerv. Syst., 30 : 104-116, 1969.
22) Hanlon, T. E., Ota, K. Y. and Kurland, A.: Comparative effects of fluphenazine, fluphenazine-chlordiazepoxide and fluphenazine-imipramine. Dis. Nerv. Syst., 31 : 171-176, 1970.
23) Irvine, B. M.: Valium in the treatment of schizophrenia. Med. J. Aust., 1 : 1387, 1969.
24) 伊藤斉, 開沢茂雄, 大塚敏男他：慢性分裂病に対する薬物療法の実態調査に関する研究. 精神薬療基金研究年報, 6 : 187-195, 1974.
25) 伊藤斉, 藤井康男, 開沢茂雄他：薬歴調査システムによる向精神療法の実態調査に関する研究. 精神薬療基金研究年報, 11 : 236-244, 1979.
26) 伊藤斉, 藤井康男：向精神薬の併用—Polypharmacyの実態とメリット・デメリットの論議をめぐって—. 神経精神薬理, 5 : 149-184, 1983.
27) 伊藤斉, 藤井康男：ベンゾジアゼピン系薬剤の作用機序. 日本臨牀, 42 : 815-820, 1984.
28) 伊藤斉, 藤井康男：ベンゾジアゼピン系薬物の奇異反応. 精神科Q&A, 金原出版, 東京, 1986.
29) Jimerson, D. C., Van Kammen, D. P., Post, R. M. et al.: Diazepam in schizophrenia : A preliminary double-blind trial. Am. J. Psychiatry, 139 : 489-490, 1982.

30) Jus, K., Jus, A. et al.: The utilization of hypnotics in chronic schizophrenics: some critical remarks. Biol. Psychiatry, 14: 955-960, 1979.
31) Karson, C. N., Weinberger, D. R., Bigelow, L. et al.: Clonazepam treatment of chronic schizophrenia: Negative results in a double-blind, placebo-controlled trial. Am. J. Psychiatry, 139: 1627-1628, 1982.
32) Keller, H. H., Schaffner, R. and Haefely, W.: Interaction of benzodiazepines with neuroleptics at central dopamine neurons. Naunyn-Schmiedeberg's Arch. Pharmacol., 294: 1-7, 1976.
33) Kramer, J. C.: Treatment of chronic hallucinations with diazepam and phenothiazines. Dis. Nerv. Syst., 28: 593-594, 1967.
34) 功刀弘：精神分裂病の終夜睡眠脳波による研究. 精神経誌, 72: 202-211, 1970.
35) Lingjaerde, O., Engstrand, E., Ellingsen, P. et al.: Antipsychotic effect of diazepam when given in addition to neuroleptics in chronic psychotic patients: A double blind clinical trial. Curr. Therap. Res., 26: 505-514, 1979.
36) Lingjaerde, O.: Effect of benzodiazepine derivative estazolam in patients with auditory hallucinations. Acta Psychiatr. Scand., 65: 339-354, 1982.
37) Lion, J. R., Azcarte, C. L. and Koepke, H. H.: "Paradoxical rage reaction" during psychotropic medication. Dis. Nerv. Syst., 36: 557-558, 1975.
38) Maguire, G. P., Aitken, R. C. B. and Zealley, A. K.: Hyperkinetics due to chlordiazepoxide. J. Int. Med. Res., 1: 15, 1972.
39) 松本胖，柳田昭二，中島顕他：陳旧分裂病に対する diazepam (Horizon) の「ゆさぶり」の効果について. 精神医学, 7: 443-457, 1965.
40) Michaux, M. H., Kurland, A. A. and Agallianos, D. D.: Chlorpromazine-chlordiazepoxide and chlorpromazine-imipramine treatment of newly hospitalized, acutely ill psychiatric patient. Curr. Ther. Res., 8: 117-152, 1966.
41) 中村和雄，下川好子他：Benzodiazepine 系薬物 Clonazepam のラット中枢 dopamine 代謝におよぼす影響について. 日薬理誌, 74: 251-265, 1978.
42) Nestoros, J. N.: Benzodiazepines in schizophrenia: A need for reassessment. Int. Pharmacopsychiatry, 15: 171-179, 1980.
43) Papert, P., Ansseau, M., Cerfontaine, J-L. et al.: Adinazolam-induced mania. Am. J. Psychiatry, 143: 684-685, 1986.
44) Ryan, H. F., Merril, F. B., Scott, G. E. et al.: Increase in suicidal thoughts and tendencies association with diazepam therapy. JAMA, 203: 1137-1139, 1968.
45) Salzman, C., Kochansky, G. E. et al.: Chlordiazepoxide-induced hostility in a small group setting. Arch. Gen. Psychiatry, 34: 401-405, 1974.
46) 清水宏俊：ベンゾジアゼピン系薬物の血中濃度と臨床. 臨床精神医学, 8: 799-807, 1979.
47) Tobin, J. M., Lewis, N. D. C., Princeton, N. J.: New psychotherapeutic agent, chlordiazepoxide use in treatment of anxiety state and related symptoms. JAMA, 174: 1242-1249, 1960.
48) 植木昭和：動物の行動とベンゾジアゼピン誘導体. ベンゾジアゼピン誘導体の現状と

将来, Roche, 1980.
49) Wolkowitz, O. M., Breier, A., Doran, A. et al.: Alprazolam augmentation of the antipsyhotic effects of fluphenazine in schizophrenic patients. Arch. Gen. Psychiatry, 45 : 664-671, 1988.
50) Zisook, S. and DeVaul, R. A.: Adverse behavioral effects of benzodiazepines. J. Family Practice, 5 : 963-966, 1977.
51) Zucker, H. S.: Strange behavior with oxazepam. NY State J. Med., 72 : 974, 1972.

2. 抗精神病薬と抗うつ薬の併用

抗精神病薬と抗うつ薬(MAO阻害薬は除く)の併用は,分裂病のうつ状態や陰性症状に試みられたり,妄想を伴ったうつ病などに対して処方される。しかしこのような処方の是非に関しては様々な見解[4,5,21,31]がある。本章では両薬物の相互作用,併用の意義や問題点,副作用等についてまとめる。

2.1 薬物相互作用

2.1.1 脳内伝達物質に対する影響

抗精神病薬は脳内ドパミン伝達の阻害が主要な作用機序である。また抗セロトニン作用や抗ノルアドレナリン系作用の関与も認められる。全体として抗精神病薬はモノアミン系伝達を抑制する。一方抗うつ薬はセロトニンやノルアドレナリンの再取り込みを抑制することによりモノアミン系伝達を促進させる。したがってモノアミン系に関しては抗精神病薬と抗うつ薬は拮抗的に作用すると考えられる[5]。これらから考えると急性期精神病への抗精神病薬と抗うつ薬の併用は抗精神病作用を減弱させる可能性がある。また抗うつ薬は抗コリン作用を有するので,これは抗精神病薬による錐体外路症状に拮抗するかもしれず,またフェノチアジンなどの抗精神病薬との併用では抗コリン作用が増加し,副作用に結びつく可能性がある。Amoxapineは弱い抗ドパミン作用を有している[13]という点で特異的であり,ジスキネジアが出現したとの報告もある。

2.1.2 薬物動態学的相互作用

抗精神病薬による抗うつ薬代謝への影響を初めて報告したのは Gram, L. F.ら[16] である。彼は imipramine の尿への排泄が perphenazine, haloperidol, chlorpromazine 併用によって減少すること，nortriptyline の尿中排泄も perphenazine 投与によって減少し，血中では未変化 nortriptyline が増加し，その代謝物が減少することを明らかにした。Gram は抗精神病薬が三環系抗うつ薬の代謝を抑制すると考えた。また Cooper, S.F.ら[11] は perphenazine と amitriptyline の併用によって血中 amitriptyline 濃度は上昇しないが，amitriptyline が脱メチル化されて生じる nortriptyline 濃度が平均55％増加することを明らかにした。そして perphenazine は nortriptyline の水酸化を抑制することによって nortriptyline 濃度を増加させていると推測した。このような報告は数多くある。例えば Hirschowitz, J.[19] は desipramine 200 mg/日投与中のうつ病患者に thioridazine 100 mg を併用すると desipramine 血中濃度は有意に増加することを報告し，thioridazine は肝臓の薬物代謝系である cytochrome P-450 での競合によって desipramine 血中濃度を上昇させると考察している。Linnoila, M.ら[24] は amitriptyline, nortriptyline 単独投与と perphenazine 併用を比較し，併用の場合は抗うつ薬の血中濃度が70％上昇することを指摘した。さらに Siris, S. G.ら[33] は imipramine と fluphenazine decanoate を併用すると imipramine とその代謝産物である desipramine の濃度が数倍高まることを発表した。その他にも Geller, B.ら[14] は nortriptyline と chlorpromazine に関して，Vandel, S.ら[36] は amitriptyline といくつかのフェノチアジンに関して同様の報告をしている。これらの報告を総合して考えると，抗精神病薬が三環系抗うつ薬の肝臓における代謝（特に水酸化）を抑制し，抗うつ薬やその活性代謝産物の濃度を上昇させることはほぼ確実と考えられる。しかしこの濃度上昇にどのような臨床的意味があるかはなお明らかでない。Hirschowitz[19] や Siris らの報告[33] では併用により極めて高い血中濃度が生じても副作用は特に増加しなかった。だが血中濃度高値と抗コリン性副作用やけいれん発作誘発との関係はさらに検討を要する問題であろう。また抗うつ薬血中濃度が高すぎると効

果がかえって減少する可能性があるので，併用による血中濃度上昇が抗うつ薬効果の増大と結びつくかどうか明らかでない。臨床的には併用による抗うつ薬血中濃度上昇を考慮して抗うつ薬の投与量を決定することが望ましい。例えばGeller, B.ら[14]はnortriptylineを75〜150 mg/日単独投与した時に得られるnortriptyline血中濃度と，20〜35 mg/日のnortriptylineをchlorpromazineと併用した場合のnortriptyline濃度がほぼ同一であると報告している。したがってchlorpromazine併用時のnortriptyline投与量はかなり減量できることになる。

逆に抗うつ薬が抗精神病薬血中濃度を上昇させるという報告がある。El-Yousef, M.K.ら[12]はbutaperazineにdesipramineを150 mg/日以上併用すると有意にbutaperazine濃度が上昇すると報告した。またLoga, S.[25]は急性分裂病患者に対してnortriptylineを併用して①chlorpromazine血中濃度が有意に上昇すること，②chlorpromazine濃度が上昇したにもかかわらず，その臨床効果は有意に低下し特に興奮や緊張が増大したこと，③nortriptyline併用中にantipyrineの半減期が増加したことから，肝臓のミクロゾーム酵素抑制がchlorpromazine濃度増加の原因であることなどを述べている。一方Gellerの報告[14]ではnortriptylineはchlorpromazine血中濃度に影響を与えていない。このように抗うつ薬は抗精神病薬濃度を上昇させる可能性はあるが，報告数が少なくさらに検討が必要である。

2.2 分裂病に対する抗うつ薬単独治療

抗精神病薬と抗うつ薬併用療法について検討する前に，分裂病患者への抗うつ薬単独投与について簡単にまとめる。

Klein, D.F.[22]は分裂病（102例），感情障害（67例），その他（11例）に対して75〜300 mgのimipramineを投与した。対象例は感情高揚（67例），明らかな言語的拒絶（22例），躁的変化（10例），周期的不安の減少（14例），興奮した混乱（19例），無快感性社会化（8例）などの変化が生じた。ここで注目すべきなのは興奮した混乱状態が出現したのはすべて分裂病例であるという点である。またGershon, S.ら[15]も30例に対してimipramine 75 mg程

度を投与した。このうち分裂病例（15例）では9例に精神症状の再燃が認められ幻覚妄想，異常行動が増加した。また梅毒，アルコール中毒，てんかんなどに伴う慢性脳器質症状群7例では精神症状が悪化し，攻撃的となり，敵意の出現，多弁多動が認められた。これに対して精神病でない8症例では変化が認められなかった。

このように imipramine 単独投与によって，特に分裂病患者に興奮や混乱状態，精神症状（特に陽性症状）の活発化などが生じやすいことがわかる。これには抗うつ薬によるモノアミン系伝達の促進に関係があるだろう。

また外来通院分裂病患者に二重盲検で amitriptyline 125 mg/日を投与して再発予防効果を検討した研究では，amitriptyline にはプラセボと同等の効果しか認められず，再発予防効果は認められない[9]。

2.3 精神病急性期への抗精神病薬と抗うつ薬併用

精神病急性期への抗精神病作用を検討する目的で，1970年前後に二重盲検法による抗精神病薬と他剤の組み合わせに関する比較研究が行われた。Michaux, M. H.[27] は131例の新入院精神病患者（主として分裂病）に対して chlorpromazine と imipramine 併用の効果を28日間検討したが，併用群の効果は chlorpromazine 単独投与と比べて有意差がなかった。Hanlon, T. E. は2回の比較試験を行った[17,18]。まず167例の新入院精神病患者に対して行われた検討では，thioridazine, imipramine 併用群は thioridazine 単独群と比べて有意な効果は認められなかった。また211例の新入院精神病患者を対象にした研究でも fluphenazine, imipramine 併用群は fluphenazine 単独投与群に比べて有意差はなかった。また open trial であるが，Hollister の75例の新入院分裂病患者についての検討[20]でも，perphenazine, amitriptyline 併用療法の効果は perphenazine 単独療法とほぼ同等であった。一方 nortriptyline の併用で chlorpromazine の抗精神病効果が減弱したとの報告[25]がある。

このように精神病急性期に抗精神病効果の増大を目的として抗精神病薬，抗うつ薬併用をしても抗精神病薬単独と同等の効果しか得られず，かえって

表1 分裂病陰性症状に対する抗精神病薬，抗うつ薬併用（二重盲検比較試験）

研究者	対象例	併用療法	対照群	併用の効果
Casey (1961)	withdrawn and apathic schizophrenia (520例)	CPZ+imipramine	CPZ	有意差なし
Collins (1967)	chronic withdrawn schizophrenia (87例)	PPZ+amitriptyline	PPZ	併用群が有意に優れる
Simpson (1970)	withdrawn and apathic schizophrenia (24例)	PPZ+amitriptyline	PPZ	有意差なし EPSは併用群が少ない
Becker (1970)	chronic schizophrenia (58例)	PPZ+amitriptyline	PPZ	有意差なし
Waehrens (1980)	anergic schizophrenia (20例)	maprotiline+neuroleptics (NL)	NL	有意差なし

CPZ：chlorpromazine，PPZ：perphenazine，EPS：錐体外路症状
NL：neuroleptics

抗精神病効果が減少する可能性もある．

2.4 慢性分裂病の陰性症状に対する抗うつ薬併用

これについては表1に示したように5つの二重盲検比較試験があり，併用療法が有意に優れるとの結論が得られたのは Collins, A.D. らの報告[10]だけである．山上[38]は open trial で maprotiline 併用で慢性分裂病の陰性症状が改善したと報告しているが，Waehrens, J. らの二重盲検試験[37]ではこのような効果は否定されており，副作用として maprotiline 併用により2例にてんかん発作，4例に起立性低血圧が出現した．このように効果は明らかでなく，副作用が増加する可能性があるので，分裂病陰性症状に対する抗うつ薬併用の意義は乏しいと考えられる．

2.5 分裂病の抑うつ状態への抗うつ薬併用

2.5.1 急性症状に伴う抑うつ

分裂病急性期に抑うつが併発する頻度は比較的高く，未治療分裂病急性期例の20％に抑うつが存在するとの報告[21]もある．このような例への抗うつ薬併用の意義が問題になる．

Michaux, M.H.らの検討[27]では，chlorpromazine, imipramine併用群は「抑うつ，精神運動遅延が目立ち，興奮のスコアが低い」症例に対してはchlorpromazine単独よりも有効な傾向があるが有意ではなかった。またHanlonらの研究[18]では治療前に抑うつを示していた症例に対してはfluphenazine, imipramine併用治療が，抗精神病薬単独療法と比べて改善が優れる傾向があった。このように分裂病急性期の抑うつに対して抗うつ薬併用は軽度の効果があるかもしれないが，併用による複雑な相互作用や副作用の問題を考慮すると一般的な治療ではない。現在ではこのような症例には抗精神病薬単独治療で十分な効果が得られると考えられている[23]。またこのような例を抗精神病薬単独で治療する場合，chlorpromazineよりもsulpirideの方が効果が早く副作用が少ないとの報告[1]がある。

2.5.2 Postpsychotic depressionや分裂病慢性期の抑うつに対する抗うつ薬併用

急性期症状を抗精神病薬で治療すると，幻覚妄想などの陽性症状の改善後，これらにとって代わるように抑うつが出現する症例がある。このようなpostpsychotic depressionは約25〜40％の症例に出現すると言われている[26,32]。また入院中あるいは外来通院中の慢性分裂病患者に抑うつ症状を認めることも少なくない。このような抑うつは分裂病症状の一部である可能性もあり，また困難な状況に対する反応として生じることもある。これらの症例に対する抗うつ薬併用については賛否両論があるが，二重盲検比較試験はきわめて少なく次の2つしかない。

Becker, R. E.[3]は52例にthiothixeneあるいはchlorpromazine＋imipramineの治療を二重盲検で行ったが，効果には有意差はなく，副作用（心血管系，鎮静系）はchlorpromazine＋imipramine群に多かった。またJohnson, D.A.W.[21]はデポ剤で外来維持治療中の50例にnortriptylineを二重盲検で5週間投与したが抑うつへの有意な効果はなく，副作用はnortriptyline併用群に有意に多かった。このようにcontrolled studyでは抗うつ薬併用の効果は乏しく，副作用が増加するとの結果が得られている。postpsychotic depressionや慢性分裂病に生じた抑うつに対しては，適量の抗精神病薬の継続と心

理社会的治療（精神療法，社会経済的援助）との組み合わせが基本的治療であり，抗うつ薬の併用は副次的な意味しかないと思われる。

2.6 妄想を伴ったうつ病に対する抗精神病薬，抗うつ薬併用

妄想を伴ったうつ病は delusional depression, psychotic depression などと呼ばれる。これらの症例は妄想を伴わない症例と薬物治療への反応が異なり，抗うつ薬単独治療では十分改善せず，抗精神病薬と抗うつ薬の併用や電撃療法が有効であるとの報告がいくつかある[8,28]。Spiker, D. G.ら[35]は delusional depression の 58 症例に対し二重盲検法で amitriptyline, perphenazine, amitriptyline＋perphenazine いずれかの治療を 35 日間行った。その結果 amitriptyline＋perphenazine 併用群では 18 例中 14 例 (78 %) で改善が認められたが，amitriptyline 単独群では 17 例中 7 例 (41 %)，perphenazine 単独群では 16 例中 3 例 (19 %) しか改善せず抗精神病薬と抗うつ薬併用が有意に優れていることが明らかになった。このように妄想を伴ったうつ病は，抗精神病薬と抗うつ薬併用が正当化される例外的な疾病と言える。抗精神病薬と抗うつ薬の併用と電撃療法の効果の比較については後者の方がより優れるとの報告[29]がある。sulpiride のような抗うつ作用と抗精神病作用を合わせ持つ抗精神病薬もこのような症例に有効と推測されるが，amitriptyline＋perphenazine 併用との比較についてはまだ報告がない。

2.7 抗精神病薬と抗うつ薬併用による副作用の変化

両薬物併用による副作用について記載のある 11 の論文を調べると，副作用増加が 5，変化なしが 5，副作用減少が 1 であった。増加する副作用としては，脈拍数増加[25]，血圧低下[25]，起立性低血圧[37]，瞳孔収縮[25]，口渇[21]，便秘[21]，体重増加[7]，てんかん発作の誘発[37]などが主なものである。副作用減少は Simpson, G. M.ら[30]によって発表されているだけであり，perphenazine, amitriptyline 併用による錐体外路症状減少が報告されている。しかしこの報告は例外的で，併用によっても錐体外路症状は変化しないとする報告が多い。

抗精神病薬，抗うつ薬併用による副作用は，組み合わされる薬物の種類や

投与量によって異なるが，両薬物の複雑な相互作用の関与が推測される。

文献(抗精神病薬と抗うつ薬の併用に関して)

1) Alfredsson, G., Harnryd, C. and Wiesel, F-A.: Effects of sulpiride and chlorpromazine on depressive symptoms in schizophrenic patients-relationship to drug concentrations. Psychopharmacol., 84 : 237-241, 1984.
2) Becker, R. E.: Evaluation of amitriptyline-perphenazine combination in chronic schizophrenia. Am. J. Psychiatry, 127 : 827-831, 1970.
3) Becker, R. E.: Implication of efficacy of thiothixene and a chlorpromazine-imipramine combination for depression in schizophrenia. Am. J. Psychiatry, 140 : 208-211, 1983.
4) Becker, R. E., Singh, M. M., Meisler, N. et al.: Clinical significance, evaluation, and management of secondary depression in schizophrenia. J. Clin. Psychiatry., 46 : 26-32, 1985.
5) Boulanger, J. Ph., Zarifian, E.: L'association neuroleptique-antidépresseur tricyclique. Aspects pharmacologiques et intérêt thérapeutique. L'Encéphale, VII : 5-28, 1981.
6) Bowers, M. and Astrachan, B. M.: Depression in acute schizophrenic psychosis. Am. J. Psychiatry, 123 : 976-979, 1967.
7) Casey, J. F., Hollister, L. E., Klett, C. J. et al.: Controlled evaluation of placebo, dextro-amphetamine, imipramine, isocarboxazid and trifluoperazine added to maintenance doses of chlorpromazine. Am. J. Psychiatry, 117 : 997-1003, 1961.
8) Charney, D. S. and Nelson, J. C.: Delusional and nondelusional depression: further evidence for distinct subtypes. Am. J. Psychiatry, 138 : 328-333, 1981.
9) Chouinard, G., Annable, L., Serrano, M. et al.: Amitriptyline-perphenazine interaction in ambulatory schizophrenic patients. A controlled study of drug interaction. Arch. Gen. Psychiatry, 32 : 1295-1307, 1975.
10) Collins, A. D. and Dundas, J.: A double-blind trial of amitriptyline/perphenazine, perphenazine and placebo in chronic withdrawn inert schizophrenics. Br. J. Psychiatry, 113 : 1425-1429, 1967.
11) Cooper, S. F., Dugal, R. et al.: Metabolic interaction between amitriptyline and perphenazine in psychiatric patients. Prog. Neuro-Psychopharmacol., 3 : 369-376, 1979.
12) El-Yousef, M. K. and Manier, D. H.: Tricyclic antidepressants and phenothiazines. JAMA, 229 : 1419, 1974.
13) Gaffney, G. R., Tune, L. E.: Serum neuroleptic levels and extrapyramidal side effects in patients treated with amoxapine. J. Clin. Psychiatry, 46 : 428-429, 1985.
14) Geller, B., Cooper, T. B., Farooki, Z. Q. et al.: Dose and plasma levels of nortriptyline and chlorpromazine in delusionally depressed adolescents and of nortriptyline in nondelusionally depressed adolescents. Am. J. Psychiatry, 142 : 336-

338, 1985.
15) Gershon, S., Holmberg, G., Mattsson, E. et al.: Imipramine hydrochloride. Its effects on clinical, autonomic, and psychological functions. Arch. Gen. Psychiatry, 6 : 96-101, 1962.
16) Gram, L. F., Overo, K. F.: Drug interaction : Inhibitory effect of neuroleptics on metabolism of tricyclic antidepressants in man. Br. Med. J., 19 : 463-465, 1972.
17) Hanlon, T. E., Ota, K. Y., Agallianos, D. D. et al.: Combined drug treatment of newly hospitalized, acutely ill psychiatric patients. Dis. Nerv. Syst., 30 : 104-116, 1969.
18) Hanlon, T. E., Ota, K. Y., Kurland, A. A. et al.: Comparative effects of fluphenazine, fluphenazine-chlordiazepoxide and fluphenazine-imipramine. Dis. Nerv. Syst., 31 : 171-176, 1970.
19) Hirschowitz, J., Bennett, J. A., Zemlan, F. P. et al.: Thioridazine effect on desipramine plasma levels. J. Clin. Psychopharmacol., 3 : 376-378, 1983.
20) Hollister, L. E., Overall, J. E., Meyer, F. et al.: Perphenazine combined with amitriptyline in newly admitted schizophrenics. Am. J. Psychiatry, 120 : 591-592, 1963.
21) Johnson, D. A. W.: Studies of depressive symptoms in schizophrenia. Br. J. Psychiatry, 139 : 89-101, 1981.
22) Klein, D. F. and Fink, K. M.: Psychiatric reaction pattern to imipramine. Am. J. Psychiatry, 119 : 432-438, 1962.
23) Knights, A. and Hirsch, S. R.: 'Revealed' depression and drug treatment for schizophrenia. Arch. Gen. Psychiatry, 38 : 806-811, 1981.
24) Linnoila, M., George, L. and Guthrie, S.: Interaction between antidepressants and perphenazine in psychiatric inpatients. Am. J. Psychiatry, 139 : 1329-1331, 1982.
25) Loga, S., Curry, S. and Lader, M.: Interaction of chlorpromazine and nortriptyline in patients with schizophrenia. Clin. Pharmacokinetics, 6 : 454-462, 1981.
26) Mandel, M. R., Severe, J. B., Schooler, N. R. et al.: Development and prediction of postpsychotic depression in neuroleptic-treated schizophrenics. Arch. Gen. Psychiatry, 39 : 197-203, 1982.
27) Michaux, M. H., Kurland, A. A. and Agallianos, D. D.: Chlorpromazine-chlordiazepoxide and chlorpromazine-imipramine treatment of newly hospitalized, acutely ill psychiatric patients. Curr. Ther. Res., 8 : 117-152, 1966.
28) Minter, R. E. and Mandel, M. R.: A prospective study of the treatment of psychotic depression. Am. J. Psychiatry, 136 : 1470-1473, 1979.
29) Perry, P. J., Morgan, D. E., Smith, R. E. et al.: Treatment of unipolar depression accompanied by delusions. J. Affect. Disord., 4 : 195-200, 1982.
30) Simpson, G. M., Krakov, C. B. L. and Kunz-Bartholini, E.: A controlled trial of combined medications on behavioral and extrapyramidal effects. Acta. Psychiatr. Scand., 212 : 20-27, 1970.
31) Siris, S. G., Van Kammen, D. P. and Docherty, J. P.: Use of antidepressant drugs

in schizophrenia. Arch. Gen. Psychiatry, 35: 1368-1377, 1978.
32) Siris, S. G., Harmon, G. K. and Endicott, J.: Postpsychotic depressive symptoms in hospitalized schizophrenic patients. Arch. Gen. Psychiatry, 38: 1122-1123, 1981.
33) Siris, S. G., Cooper, T. B., Rifkin, A. E. et al.: Plasma imipramine concentration in patients receiving concomitant fluphenazine decanoate. Am. J. Psychiatry, 139: 104-106, 1982.
34) Spiker, D. G., Hanin, I., Perel, J. M. et al.: Pharmacological treatment of delusional depressives. Psychopharmacol. Bul., 18: 184-186, 1982.
35) Spiker, D. G., Weiss, J. C., Dealy, R. S. et al.: The pharmacological treatment of delusional depression. Am. J. Psychiatry, 142: 430-436, 1985.
36) Vandel, S., Sandoz, M., Vandel, B. et al.: Biotransformation of amitriptyline in man: Interaction with phenothiazines. Neuropsychobiol., 15: 15-19, 1986.
37) Waehrens, J. and Gerlach, J.: Antidepressant drugs in anergic schizophrenia. Acta Psychiatr. Scand., 61: 438-444, 1980.
38) 山上栄：慢性精神分裂病の陰性症状に対する Maprotiline と抗精神病薬の併用療法. 薬理と治療, 14: 485-494, 1986.

3. 炭酸 lithium とその他の向精神薬の併用

3.1 炭酸 lithium と抗精神病薬

炭酸 lithium（以下 lithium と略す）は躁病，躁うつ病の維持療法が主要な適応であり，そのような場合しばしば lithium に少量の抗精神病薬が併用される。また躁病急性期は lithium 単独で治療されることは少なく，lithium が投与される時にはほとんど大量の抗精神病薬の併用が行われる。しかしこのような急性期治療への lithium－抗精神病薬併用療法に関しては後述するように問題点が指摘されている。一方，lithium の適応が近年拡大される傾向にあり，抗精神病薬に反応しない慢性分裂病患者等に対して抗精神病薬と lithium の併用療法を推奨する報告もある[6]。したがって lithium が臨床的に投与される場合，抗精神病薬との併用療法が行われる頻度はかなり高いと思われる。

Lithium と抗精神病薬併用の問題点を初めて指摘したのは1974年の Cohen, W.J.らの報告[9]で，haloperidol との併用が問題になった。この報告には躁病の急性期に対して lithium と大量の haloperidol 併用療法を行った結

果，重症の脳炎様症状が出現し，神経系後遺症が残った4例が記載されている。この4例はいずれも女性例であり，躁状態で入院し，その急性期治療に比較的大量の haloperidol（6〜70 mg/日）と lithium（600〜1800 mg/日）が用いられた症例である。lithium の血中濃度は 1.5 mEq/l 前後の比較的高い値を示していて，1例では 2.45 mEq/l と中毒レベルに達していた。これらの症例は haloperidol と lithium 併用の数日から10数日後から振戦，筋強剛，ジスキネジアなどの錐体外路症状，38〜39℃の発熱，小脳性失調や眼振，意識混濁，失見当識などが生じた。投薬中止により症状の一部は改善したが，痴呆，不随意運動，ジスキネジア，小脳性失調などが後遺症として残った。

この Cohen の報告に対して，Ayd, F.J.[2] は lithium と haloperidol の相乗作用が生じ，中毒症状が出現するのでなく，それぞれの薬物を大量に使用した結果，それぞれの副作用が併発しただけであると考え，lithium と haloperidol は少量から中等量を注意深く使用すれば両者の併用はきわめて安全であり，有用であると述べている。また Baastrup, P. C.ら[3] は lithium と haloperidol を併用している425例の病歴を retrospective に検討して，これら併用療法を行っている症例の副作用の頻度は，lithium あるいは haloperidol 単独治療の場合と同等で，報告されたような併用による重篤な副作用は生じていないと発表した。

しかしその後も lithium と抗精神病薬の併用の問題点は繰り返して報告された[4,5,10,15,20,24,27]。Spring, G.K.は lithium と thioridazine 併用中にせん妄，けいれん発作，脳症，脳波異常（徐波化，スパイク，局所的てんかん性所見）が出現した4症例を報告した[24]。これらの症例には錐体外路症状や発熱が認められなかった。これらの神経症状は lithium 単独による中毒症状と同一であり，lithium と haloperidol 併用による中毒症状とは異なっていた。

Lithium との併用による神経毒性が報告された抗精神病薬は，haloperidol, thioridazine 以外に perphenazine, thiothixene, fluphanazine, chlorpromazine などがある[20,27]。

Spring は lithium と抗精神病薬の併用の問題点について以下のようにまとめている[25]。

1．Lithium と抗精神病薬の併用はそれぞれの薬物の単独投与よりも危険である可能性がある

2．強いドパミン遮断作用を持つ抗精神病薬（例えば haloperidol）を lithium に併用すると悪性症候群が引き起こされることがある。抗精神病薬単独投与で錐体外路症状の既往がある例はこのような危険性が高いと思われる。

3．フェノチアジン系薬物（特に thioridazine）の併用は lithium の神経毒性を増強する。

4．併用による中毒の危険性は躁病急性期がもっとも高い。

すなわち Spring は lithium と抗精神病薬の併用による神経毒性に 2 つのタイプがあることを想定している。

その 1 つは強いドパミン遮断作用を持つ抗精神病薬（例えば haloperidol）を lithium に併用する場合である。Spring は lithium がなんらかのメカニズムで抗精神病薬のドパミン遮断作用を増強すると考えた。実際に lithium が抗精神病薬の錐体外路症状を増加させるか否かには一定した結論は得られていない。Addonizio, G.[1)] は抗精神病薬を連用して錐体外路症状がなかった症例に lithium を併用してパーキンソン症状が出現した 2 例を報告している。Braccini, T.ら[5)] なども併用により神経症状が増大するとしている。一方 Perényi, A.[19)] は lithium と抗精神病薬併用ではパーキンソン症状は増大しないと述べている。さらに lithium 単独投与中に歯車現象が出現する例や lithium 単独の中毒症状で悪性症候群様症状が認められたとの報告もある[13)]。

Spring が述べたもう一つの要因は抗精神病薬の細胞内 lithium 濃度への影響である。Pandey, G.N.ら[18)] は *in vitro* で，フェノチアジンは lithium の細胞内からの拡散を減少させることによって細胞内 lithium 濃度を上昇させること，特に thioridazine にこのような作用が強く，lithium 細胞内濃度がもっとも高くなること，haloperidol や三環系抗うつ薬にはこのような作用が認められないことを明らかにした。また Knorring, L.ら[16)] は lithium 単独療法と lithium と抗精神病薬併用療法を受けている計 59 例の症例について lithium 比（赤血球中 lithium 濃度/血漿中 lithium 濃度）を調べ，lithium 比はフェノチアジン併用群で有意に高く，haloperidol 併用群では lithium 単独投与

群と有意差がないと述べている。このようにいくつかの報告でフェノチアジン併用で細胞内 lithium 濃度が上昇するとの結果が得られている。しかし Schaffer, C.B. ら[22]は lithium と haloperidol 併用例では lithium 単独投与例よりも lithium 血清濃度が有意に高くなると発表している。このように lithium と抗精神病薬の薬物相互作用は複雑であり今後さらに検討を要すると思われる。

また lithium と抗精神病薬併用初期に夢中遊行様状態が多発することが指摘されている[7]。夢中遊行は徐波睡眠期に生じる現象であり，lithium や抗精神病薬が徐波睡眠期を増加させることによって引き起こされると推測されている。

それでは lithium−抗精神病薬併用療法はどのような対象に対して問題が多いのであろうか。West, A. P.[26]は精神分裂病や分裂情動病の治療に lithium を使用した 13 の文献を調査した。そして急性期の新入院患者は慢性期患者よりも有意に副作用としての錯乱状態が多いと述べている。また江原ら[10]は lithium 中毒および lithium 療法中の抗精神病薬による悪性症候群として本邦で発表された 23 例について調査した。そして「純粋な lithium 中毒」は 11 例，「悪性症候群を伴う lithium 中毒」は 8 例であり，悪性症候群を伴う lithium 中毒 8 例中 6 例では精神運動興奮の増悪時に haloperidol（ 4 例），fluphenazine（ 1 例），chlorpromazine（ 1 例）の筋肉内投与が行われ，その処置と相前後して悪性症候群の発症，および lithium 中毒の増悪が起こっていた。江原は lithium 療法中に発症するせん妄状態に対して抗精神病薬の注射投与を避けなければならないと述べている。急性期症例，特に重症の躁状態や非定型精神病の興奮に対しては大量の薬物が使用され，ときには電撃療法が行われることがある。このような治療中に lithium が併用されると悪性症状群，錯乱状態，lithium 中毒の誘発などが生じるリスクが増加すると思われる。一方 lithium の鎮静効果は緩徐であり，その発現までに 8 〜 10 日かかる。Garfinkel, P.G. ら[11]によれば重症躁病に対しての haloperidol 単独治療と lithium−haloperidol 併用治療はその効果に有意差はない。したがって急性期治療に lithium を導入するメリットは多くない。これらを総合して考え

ると重症の躁状態は抗精神病薬で治療し，症状が安定した後に lithium を導入して維持療法に入る方法が賢明と思われる。躁うつ病や非定型精神病の維持治療では lithium と少量の抗精神病薬の併用療法は1つの選択肢となりうる。しかし Yassa, R.[27] は chlorpromazine と lithium 併用による維持療法を開始して2年後に神経毒性が生じた1例を発表している。したがって維持療法でも両者の相互作用に注意して使用しなければならない。そして lithium による維持治療は，その効果だけでなく，患者が自殺目的にこれを用いた場合の危険性も同時に考慮し，そのメリット，デメリットを総合的に判断し適応を決めるのが大切である。

3.2 炭酸 lithium と抗うつ薬，carbamazepine の併用

Heninger, G.R.ら[12] は抗うつ薬による長期的治療に反応しない15例のうつ病患者で，抗うつ薬に lithium を併用した後改善する例があることを二重盲検比較試験で明らかにした。また妄想性うつ病に対して抗うつ薬−抗精神病薬併用療法に反応が認められない場合，lithium をさらに追加すると改善する例があることも報告されている。このような抗うつ薬と lithium の相互作用はなお十分な検討がなされていない。副作用については lithium と抗うつ薬の併用で振戦の出現率が高いことが Perényi ら[19] によって述べられている。

Lithium で抗躁効果が十分でないとき carbamazepine が併用されることがある。このような lithium−carbamazepine 併用の効果，副作用については報告は少ない[8,14,23]。Shukla, S.[23] は lithium 療法にもかかわらず躁状態が悪化した5名の躁病患者に carbamazepine を併用したところ両者は有効濃度範囲内であったが眠気，錯乱，失調，失見当識，腱反射昂進，小脳症状などが出現し，carbamazepine 中止3〜7日後にこれらの神経症状は消失したと発表した。そして中枢神経障害の既往歴（脳波異常，小児期の重篤な頭部外傷，幼児期の微細脳機能障害による多動の治療歴）や甲状腺機能低下症が carbamazepine 併用の危険因子であると述べている。

文献(炭酸 lithium とその他の向精神薬の併用に関して)

1) Addonizio, G.: Rapid induction of extrapyramidal side effects with combined use of lithium and neuroleptics. J. Clin. Psychopharmacol., 5: 296-298, 1985.
2) Ayd, F. J.: Lithium-haloperidol for mania: is it safe or hazardous? In: Ayd F. J., ed. Haloperidol update: 1958-1980. Ayd Medical Communications, Baltimore, 1980.
3) Baastrup, P. C., Hollnagel, P., Sørensen, Rudulf, R. et al.: Adverse reactions in treatment with lithium carbonate and haloperidol. JAMA, 236: 2645-2646, 1976.
4) Boudouresques, G., Poncet, M., Cherif, A. A. et al.: Encéphalophathie aiguë au cours d'un traitement associant phenothiazine et lithium. La Nouvelle Presse Médicale, 35: 2580, 1980.
5) Braccini, T., Coat, C. Lavagna, J. et al.: Tolérance neuroleptique de l'association lithium-psychotropes. L'Encéphale VII, 29-43, 1981.
6) Carman, J. S., Bigelow, L. B. and Wyatt, R. J.: Lithium combined with neuroleptics in chronic schizophrenic and schizoaffective patients. J. Clin. Psychiatry, 42 42: 124-128, 1981.
7) Charney, D. S., Kales, A., Soldatos, C. R. et al.: Somnambulistic-like episodes secondary to combined lithium-neuroleptic treatment. Br. J. Psychiatry, 135: 418 -424, 1979.
8) Chardhry, R. P., Walters, B. G. H.: Lithium and carbamazepine interaction: possible neurotoxicity. J. Clin. Psychiatry, 44: 30-31, 1983.
9) Cohen, W. J. and Cohen, N. H.: Lithium carbonate, haloperidol and irreversible brain damage. JAMA, 230: 1283-1287, 1974.
10) 江原嵩, 渡辺昌祐, 福田賢司 他: リチウム中毒と悪性症候群. 臨床精神医学, 12: 1045 -1051, 1983.
11) Garfinkel, P. G., Stancer, H. C. and Persad, E.: A comparison of haloperidol, lithium carbonate and their combination in the treatment of mania. J. Affect. Disord., 2: 279-288, 1980.
12) Heninger, G. R., Charney, D. S. and Sternberg, D. E.: Lithium carbonate augmentation of antidepressant treatment. Arch. Gen. Psychiatry, 40: 1335-1342, 1983.
13) 井上雄一, 日笠親績, 山根巨州 他: 急性期に悪性症候群様症状を呈し, 著明な小脳症状が遷延したリチウム中毒の一例. 臨床精神医学, 17: 111-118, 1988.
14) Inoue, K., Arima, S., Tanaka, K. et al.: A lithium and carbamazepine combination in the treatment of bipolar disorder— a preliminary report. Folia Psychiatr. Neurol. Jpn., 35: 465-476, 1981.
15) Jeffries, J., Remington, G. and Wilkins, J.: The question of lithium/neuroleptic toxicity. Can. J. Psychiatry, 29: 601-604, 1984.
16) Knorring, L., Smigan, L., Perris, C. et al.: Lithium and neuroleptic drugs in combination-effect on lithium RBC/plasma ratio. Int. Pharmacopsychiatry, 17: 287-292, 1982.

17) Lassen, E., Vestergaard, P. and Thomsen, K.: Renal function of patients in long-term treatment with lithium citrate alone or in combination with neuroleptics and antidepressant drugs. Arch. Gen. Psychiatry, 43 : 481-482, 1986.
18) Pandey, G. N., Goel, I. and Davis, J. M.: Effect of neuroleptic drugs on lithium uptake by the human erythrocyte. Clin. Pharmacol. Ther., 26 : 96-102, 1979.
19) Perényi, A., Rihmer, Z. and Banki, C. M.: Parkinsonian symptoms with lithium, lithium-neuroleptic, and lithium-antidepressant treatment. J. Affect. Disord., 5 : 171-177, 1983.
20) Prakash, R., Kelwala, S. and Ban, T. A.: Neurotoxicity with combined administration of lithium and a neuroleptic. Compr. Psychiatry, 23 : 567-571, 1982.
21) Price, L. H., Conwell, Y. and Nelson, L. C.: Lithium augmentation of combined neuroleptic-tricyclic treatment in delusional depression. Am. J. Psychiatry, 140 : 318-322, 1983.
22) Schaffer, C. B., Bata, K., Garvey, M. J. et al.: The effect of haloperidol on serum levels of lithium in adult manic patients. Biol. Psychiatry, 19 : 1495-1499, 1984.
23) Shukla, S., Godwin, C., Long, L. E. B. et al.: Lithium-carbamazepine neurotoxicity and risk factors. Am. J. Psychiatry, 141 : 1604-1606, 1984.
24) Spring, G. K.: Neurotoxicity with combined use of lithium and thioridazine. J. Clin. Psychiatry, 40 : 135-138, 1979.
25) Spring, G.K. and Frankel, M.: New data on lithium and haloperidol incompatibility. Am. J. Psychiatry, 138 : 818-821, 1981.
26) West, A. P.: Lithium neurotoxicity in schizophrenic and schizoaffective patients. Int. Pharmacopsychiatry, 17 : 91-103, 1982.
27) Yassa, R.: A case of lithium-chlorpromazine interaction. J. Clin. Psychiatry, 47 : 90-91, 1986.

III 適用上の諸問題

他の精神科治療法との関連

はじめに

　一般に，2種類の治療法の併用でおこる相互作用には，3種類あると言われる(図1)[60]。それは，1.治療効果なし，2.負の効果，3.付加的効果，であ

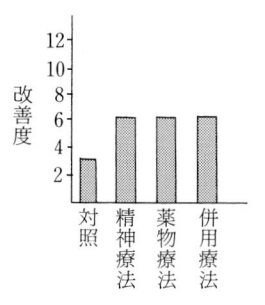

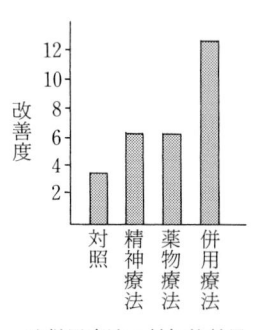

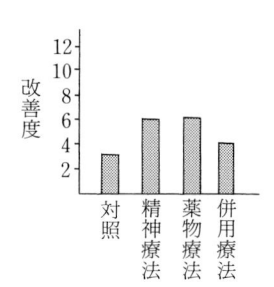

1)併用療法：治療効果なし
2)併用療法：負の効果
3)併用療法：付加的効果
4)併用療法：促進的効果

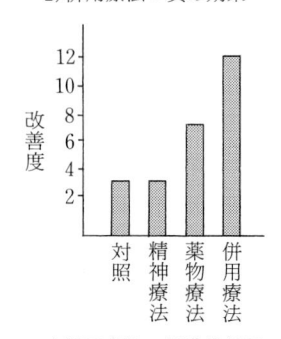

図1　薬物療法と精神療法の併用（Klerman, G.L.[60]より）

る。理想的な付加的効果は相乗的であり，併用療法が，二種の治療効果の和より大きいものと言われる。その他に4."促進"効果があり，これは1つの治療のみでは無効であるが，併用により効果を促進するものである。たとえば，精神分裂病で，精神療法のみでは無効だが，薬物と併用することにより効果をあらわす場合である。

ここでは，主として薬物療法の立場からの報告を中心に，まずその薬物療法と精神療法との関連を概観してみたい。

1. 精神療法

1950年代に，二重盲検法による薬物療法の効果や電気けいれん療法(ECT)の再評価を唱える研究が増え，精神療法の価値に疑問が投げかけられた。そして，精神療法の理念と事実の間の隔たりが問題となり，その有用性，特に薬物療法に及ぼす相乗的な効果の検証が米国を中心に行われた。

Klerman は，精神療法と薬物療法の併用が採用される前に，4つの科学的実証がなされるべきであるとしている[61]。

それは，1)各々の治療法の効果の実証，2)治療の作用機序と作用の理解，3) 2つの治療の橋渡しとしての併用療法の基礎的概念の確立，4)併用療法の効果の実証，である。

彼はまた，精神療法と薬物療法の相互に及ぼす影響について，ポジティブな面とネガティブな面についてそれぞれ列挙している。

まず薬物療法が精神療法に及ぼすネガティブな影響として，次の点をあげている。

1. 薬物により症状が減少する結果，精神療法を中断する動機となる。
2. 薬物療法は心的防衛を切り崩す。
3. 薬物療法は治療への期待に反する可能性がある。

一方，薬物療法が精神療法に及ぼすポジティブな影響としては次の4点をあげている。

1. 薬物は精神療法への導入を促進する。
2. 薬物は精神療法を受けるのに必要な自我の心理的機能に影響を及ぼす。

3. 薬物は心的な解除反応を促進する。

4. 薬物は治療への期待や身体症状(スティグマ)に良い影響がある。

また,逆に精神療法が薬物療法に及ぼすネガティブな影響としては次の点である。

1. 薬物の効果を生化学的なものだけに置き換えてとらえる。

2. 精神療法は症状を破壊することがある。

次に精神療法が薬物療法に及ぼすポジティブな影響としては,

1. リハビリテーションとしての精神療法。

2. 精神療法により服薬のコンプライアンスが高まり,服薬が守られる。

実際に精神療法と薬物療法を併用する可能性して Rüger, U.[115] は,次の4つの場合をあげている。

1) 精神療法の開始期における導入としての薬物併用。

2) 精神療法の経過中における一時的な薬物併用。

3) 精神療法の全期間における薬物の併用。

4) 反対に,長期の薬物療法における一時的な精神療法の併用。

我が国では西園[103]が,両治療法の併用の実際と研究について,次の3つに分けている。

1) 通常の向精神薬療法に比較的簡便な精神療法を併用する小薬物精神療法。

2) 向精神薬の作用を精神分析理論で解釈し,薬物と精神分析療法を統合する方法。

3) 精神刺激薬(LSDなど)により無意識の内界の抑圧を取り除き,自我を強化しようとする方法。

向精神薬療法と精神療法を併用する功罪については,精神療法の立場からは,研究方法上の問題点[17]や実際の適応上の疑問点[13]について指摘もある。しかし,ほとんどの精神疾患は精神および身体の両者の基盤から生じており,適切な向精神薬療法を施すことが,精神療法において患者との良好な治療関係を結ぶ前提条件であるといえる[65]。

そして一口に精神療法と言ってもさまざまな種類がある。ここでは個人的

あるいは集団精神療法のみならず, 環境療法 (milieu therapy), 社会療法 (social therapy), 行動療法, 家族療法なども含めた広義の精神療法との関連について述べる。

1.1 精神分裂病

精神疾患に対する主な治療として, 精神療法と向精神薬療法があるが, この両者の有効性と限界を客観的に調べた報告はさほど多くはない。特に精神療法の効果について正確な方法により判定するのはむずかしい[17]。ここでは, Klein, D.F.ら[58] や Ban, T.A.[4], および八木[152] の総説をもとに, 精神分裂病に対する精神療法と薬物療法との関係についての報告を, 入院と外来患者に分けて概観する。

1.1.1 入院患者

抗精神病薬が臨床に導入された1950年代より, 精神療法と比べた抗精神病薬療法の優位性や, 両者の治療法の併用による"促進的"効果について米国を中心に報告されている。

Cowden, R. C.ら(1956)[9] は慢性の入院精神分裂病者8例ずつに, chlorpromazine のみと, chlorpromazine と集団精神療法を4ヵ月行い, 後者の方が前者より良い結果を示す傾向 ($p<0.1$) があったとしている。

King, P.D.(1958)[56] は, 慢性の分裂病入院患者に, 集中的電気けいれん療法(ECT) (1日2回, 11日), chlorpromazine (300 mg/日), および集団精神療法の3種の治療を行い, 薬物治療が最も良い結果であったとした。

Evangelakis (1961)は, 20例の慢性入院分裂病者を, 1.プラセボと病院内外での活動と集団精神療法 (週2回), 2.trifluoperazine のみ, 3.trifluoperazine と院内活動, 4.trifluoperazine と院外活動, 5.trifluoperazine と院内・外活動と集団精神療法, の5種の治療に分けると, 第1群の結果が最も悪く, 第2群が中間で, 第3, 4, 5群はほぼ同等で最も良い結果であったとし, 生活療法, 特に院外での活動の相乗効果を報告している[57]。

"道徳療法 moral treatment" (作業療法に相当) の併用については, 1963年に Hamilton, M.ら[37] が報告しており, 男女63名ずつの慢性荒廃分裂病者

に薬物（trifluoperazine と prochlorperazine）と道徳療法およびプラセボを組み合わせて4ヵ月の治療の結果，両薬物ともに有効であったが，道徳療法の効果は男性にのみみられ，薬物に匹敵する効果であった。併用療法は単独での治療と同等の効果であった。同様に Greenblatt (1965) は，115人の慢性分裂病者についての研究で，6ヵ月後において，社会療法と薬物療法の併用の改善率が33％であり，薬物療法単独での改善率23％よりややすぐれており，この事実は36ヵ月後の評価においてもあてはまったと報告し，Borowskiら (1969) も妄想型分裂病者において，chlorpromazine と集団精神療法の併用が，抗精神病薬単独よりも優れていたことを示した[4]。

一方，精神療法の単独あるいは併用での治療効果については否定的な報告もなされている。

Grinspoon, L. ら (1968, 1972)[34,35] は20例の入院慢性精神分裂病者を，1. 個人精神療法（精神分析指向）と環境療法とプラセボ，2. 個人精神療法と環境療法と thioridazine, の2群に分けて2年間治療した結果，実薬群の方が症状の減少が有意に大で，精神療法も受けやすくなった一方，第1群では変化は見られなかったとしている。彼は，精神療法のみでは効果は全く見られないことから，慢性分裂病に対する効果を疑問視した。

多施設での研究（Honigfeld ら，1965）では，256例の高齢の精神分裂病者を，3種の薬剤と社会集団精神療法の有無で8種類に組み合わせて治療した。その結果，抗精神病薬（acetophenazine や trifluoperazine）の投与群が良い結果であり，集団精神療法には相乗効果もなく，併用しても薬物の効果を高めないとしている[58]。

特に急性の分裂病者については，精神療法単独の効果は肯定的な結果が得られていない。Gorham ら (1964) は150例の急性例に対して薬物療法 (thioridazine) と集団精神療法（熟練者による週3回）の効果を比較しており，12週後に集団精神療法単独の群は有意の改善を示さなかったのに対して，薬物療法群は集団精神療法の併用の有無にかかわらず，有意の改善を示したと報告した（図2）[152]。

このような治療効果の比較研究で最も組織的かつ長期にわたるのは May

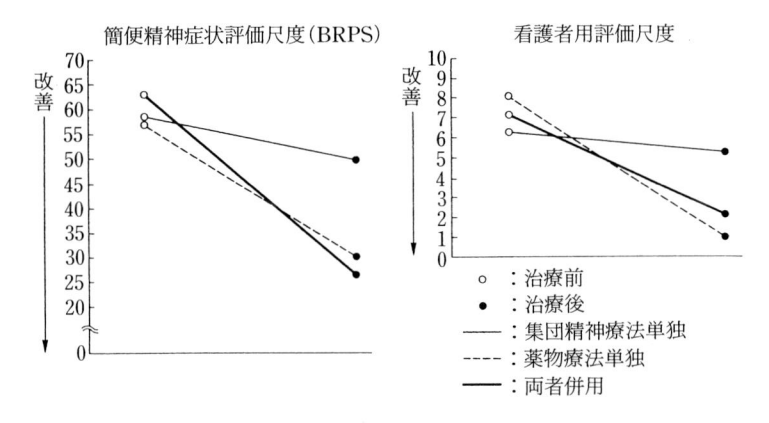

図2 集団精神療法と薬物療法の比較（急性例）
Gorham(1964), 八木（1993）[152] より

らによるもの[83～87]である．最初の報告（1964年）では，初回入院者80名を対象に，対照治療（一般看護と作業療法），薬物療法（trifluoperazine），個人精神療法(週2時間以上)，両者の併用の4群を比較した．最長1年の治療の結果，薬物療法群は精神療法の併用の有無にかかわらず，有意に退院率が高く，入院期間を短縮したのに対し，精神療法単独の群では退院率と入院期間についての利点が認められなかった．翌年さらに初回入院100名について，電気けいれん療法を加えた5群の治療の，入院後3年間の追跡比較においても，類似の結果を報告している．1968年には228例の初回入院の精神分裂病を5種の治療群に分けて比較した．その結果においても同様に，薬物療法の患者が，精神療法の併用の有無にかかわらず最も良い結果であり，併用群が単独治療群よりまさる利点はみられなかったとした．また，ECTは薬物単独や薬物と精神療法の併用群より劣り，さらに精神療法や環境療法は効果が最も劣り，長期の入院を要するため費用が最大になるとした（図3）．

　他方，精神療法の立場からは，抗精神病薬の投与によって，患者の依存心が強くなり，精神療法上，洞察ができにくくなり，精神科医にとっては患者の対人関係や精神内界への関心が減り，治療上有害な権威主義的な感情も生ずるという否定的な見解もある．さらに，入院患者に対して，熟練者による

III 適用上の諸問題

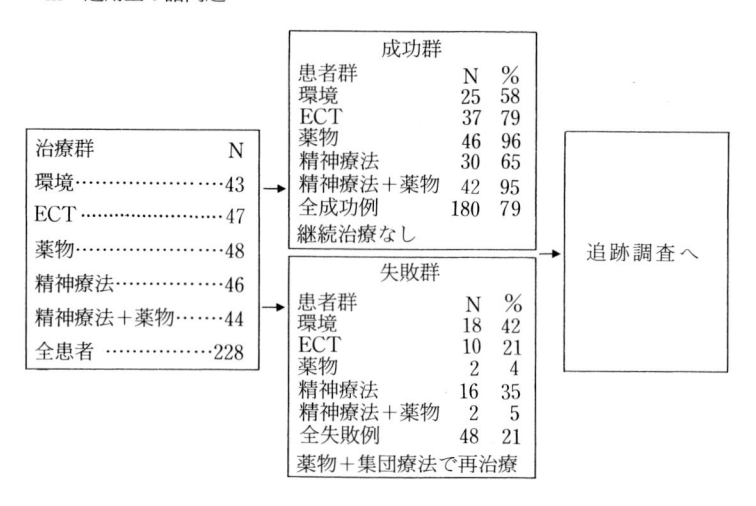

治療群	N
環境	43
ECT	47
薬物	48
精神療法	46
精神療法＋薬物	44
全患者	228

成功群
患者群	N	%
環境	25	58
ECT	37	79
薬物	46	96
精神療法	30	65
精神療法＋薬物	42	95
全成功例	180	79

継続治療なし

失敗群
患者群	N	%
環境	18	42
ECT	10	21
薬物	2	4
精神療法	16	35
精神療法＋薬物	2	5
全失敗例	48	21

薬物＋集団療法で再治療

→ 追跡調査へ

図3 追跡調査前の治療成功群と失敗群 (Mayら[85,86])

精神療法と，未熟者による精神療法を行い，薬物は未熟者による精神療法で治療する場合にのみ助けになるという指摘もある[58]。

次に1970年代に入ると，精神療法の種類や併用期間によっては適応があり，患者の状態と経過に応じた精神療法を選べば，相乗的な効果も生まれると考える報告が出てくる。

Von Lommelら(1972)は，2種の抗精神病薬(penfluridolとhaloperidol)と社会療法（運動治療や作業など）の有無で4群に分けて，30例の慢性精神分裂病者を治療し，その結果，penfluridolと社会療法の併用の場合が最大の変化を示したと報告した[58]。

Matussek, P.ら[78] は4年以上の長期の精神療法に薬物を組み合わせることで付加的な効果があり，治療終結後も効果が認められるとしている。

前述のMay(1974)も，入院分裂病患者に個人精神療法や標準的な集団療法を行っても，通常の治療よりも改善度が高いことはないが，葛藤の解消（conflict resolution）や洞察を目的としない集団療法は，一助となるとしている[58]。環境療法については，薬物なしでも慢性例の一部に行動変化を生ずる

が，それ自体は強力な治療法ではなく，薬物との併用によって良い相互作用を発揮するといわれる[152]。

そして1970年代の後半には，急性例に対する強力な環境療法の効果が指摘され，抗精神病薬を投与された対照群と比較して，短期間の転帰では同等かやや劣るものの，1〜3年後の転帰では優ることが報告された[152]。

入院治療の長期効果について May は3〜5年間の追跡調査 (1976, 1981) を行っており，薬物療法は，初回退院後の入院日数について個人精神療法や環境療法に優るものの，ECT とは有意差がない。さらに初回退院3年後には，他の治療法と比較した薬物療法の優位性が消えはじめ，入院中に治療が成功した群については，薬物療法と精神療法の利害の差が目立たなくなると報告している。

また，家族との関係について Haas, G.L. ら[36] は，入院治療中の家族への働きかけが，退院時の患者の状態に，ある程度効果をもつことを示した。

近年 Lieberman らは，分裂病者に特有の認知障害を広く情報処理障害としてとらえ，その改善を目的とした生活技能訓練（SST：social skills training）を提唱している[77]。これは一種の行動療法であり，このなかに服薬自己管理についての技法も含まれており，その効果が報告されている。Lieberman によると，指示的で教育的な治療セッションにより，患者の対人関係における行動上の欠陥が改善され，その行動を新しい複雑な状況でも適応できる。

また，入院慢性例に対しての社会・環境療法として，本邦でも古くから生活指導，作業，レクリエーションを包括する生活療法があり，欠陥分裂病像を改善することがいわれた。これは欧米のように対照試験による結果ではないが，上述のSSTにつながる内容を含んでいたといわれる。

このように，入院の急性あるいは慢性の精神分裂病患者においては，薬物療法の必要性は動かしがたいが，社会適応や環境調整を目的とした精神療法，つまり社会・環境療法や，行動療法的な精神療法の"促進的"効果は認められるといって良いであろう。後述するように，前者の治療は家族の感情表出度（Expressed Emotion）研究から派生した家族の治療教育に発展し，後者は患者の生活技能訓練法へと進んで行った。しかし，具体的な併用の時期や

効果内容の検証については今後の研究が期待される。

1.1.2 外来患者

　一般に入院治療と同様に個人的精神療法，特に洞察を目的とした精神療法は，分裂病の維持療法に特に効果があることは証明されていない[122]。しかし，外来治療において，抗精神病薬療法と，特に社会，職業面のリハビリテーションや問題解決（problem solving）に焦点をおいた精神療法の場合には，精神分裂病者の長期における転帰に良い結果をもたらし，再発率を減らすのみならず社会生活への適応を改善するといえる[58]。

　Hogarty, G.E. ら（1973, 1974）[40,41]は，chlorpromazine と社会療法（社会的な問題解決や職業訓練の治療，major role therapy＝MRT）のそれぞれの有無を組み合わせて，4種類の治療を，退院後の 374 例の慢性精神分裂病者に行った。その比較の結果，chlorpromazine の投与群とプラセボ群の再発率は，最初の1年は 30.91％対 67.48％で，2年後は 48％対 80％と薬物投与群が有意に良く，MRT の有無では 1,2 年後ともに再発率に有意差はなかった（1年後 45.79％対 51.39％）。しかし，少なくとも 6 ヵ月までに再発しなかった患者の中では，MRT の有無で 7～24 ヵ月後の再発率が，44.3％対 57.8％と有意の差になり，MRT の効果が認められた。また，chlorpromazine と MRT の併用群は，薬物単独群より対人関係などの適応が良く，その相互の効果は少なくとも 18 ヵ月後に現れ始め，さらに 2 年後の再発率は他の 3 群に比べて低かった（図 4）。

　Hogarty の共同研究者である Goldberg, S.C. ら[29]は，MRT の再発に対する予防的効果が患者によって一様でないことを示した。つまり，無症状で"良い徴候"のある分裂病者の再発には効果がある一方，症状が重い分裂病者では MRT はかえって再発を早める結果であった。彼らは MRT の導入は，患者が無症状になるまで延期することを勧めている。

　Hogarty ら（1979）[42]はさらに，デポ剤の fluphenazine decanoate を用いて次の結果を報告している。105 例の精神分裂病者を，fluphenazine decanoate と経口 fluphenazine の治療群に分け，それぞれをケースワーカーによる密度の高い社会療法と，低い観察群に分け，経過をみると，1年後に

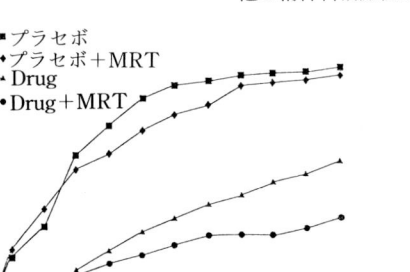

図4 Chlorpromazine(Drug)とプラセボ，およびmajor role therapy (MRT)の有無による4種類の治療患者の再発率（Hogarty[40,41]より）

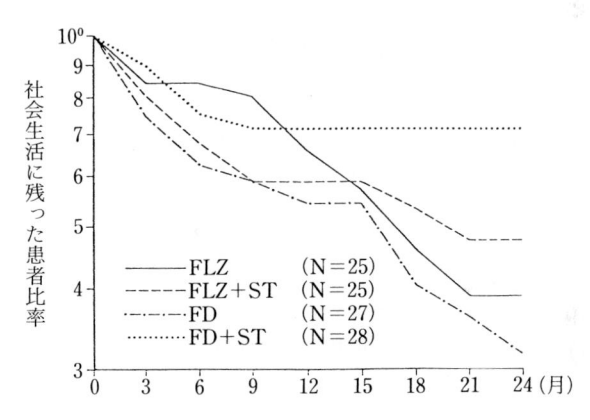

図5 社会生活に残った患者の比率 （Hogarty[42]より）
FLZ：経口fluphenazine, FD：fluphenazine decanoate
ST：社会療法

は4群で差はないのに，2年後に社会生活に残った患者数は，fluphenazine decanoateと社会療法の併用群が多かった。しかも退院後8ヵ月以降にこの併用群で再発者はいなかった。経口fluphenazineとdecanoate群との間，および社会療法の質的な違いで，再発率に有意差はなかった（図5）。

最近の外来での分裂病の精神療法に関する研究では，患者の社会的能力の

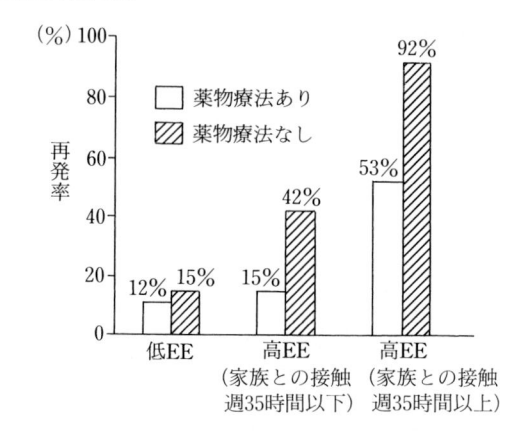

図6 感情表出度（EE）の高い家族と低い家族における
分裂病患者の9ヵ月後の再発率(Vaughnら[142]より)

獲得と同時に，家族を含めた精神療法に焦点が当てられており，中でも患者を取り巻く家族の感情表出度の違いに応じた治療研究がなされている[68,105]。

　英国の Vaughn, C.E. ら (1976)[142] は，Brown ら (1972) の研究にもとづき，分裂病の家族の中で，感情表出度の高い家族と，低い家族に分けて9ヵ月後の再発率を調べた(図6)。感情表出度の低い家族の分裂病者は，表出度の高い家族の分裂病者より再発は少なかった。次にこの感情表出度の高い家族との接触時間が短い（週に35時間以下）群と，長い（35時間以上）群とに分けると，短い群の方が再発率が低く，また服薬群の方が非服薬群より低かった。この家族との接触が短い服薬群は，感情表出度の低い家族の患者群と再発率は同じであった。感情表出度の低い家族の患者群は，家族との接触の長短や服薬の有無にかかわらず，一様に再発率は低かった。

　Goldstein, M.J. らは，低用量と通常量の fluphenazine enanthate と，家族療法の組み合わせで4種類の治療を初回入院の分裂病者に6週間行い，次の結果を得ている。4種類の治療群の中では，低用量の fluphenazine enanthate と家族療法の組み合わせが再発が少なく，精神症状が少ない傾向があり，家族療法を受けなかった群では，常用量の薬物療法の方が良い結果であった。

つまり，家族療法と薬物療法との間には相乗的効果があり，家族療法を受けた症例は，低用量でも維持されることを示した[30]。

Goldstein[31] はさらに fluphenazine decanoate の低用量（5～10 mg）療法の可能性について検討しており，非再発率は同程度で，抑制やアカシジアの副作用が少ない利点があるが，2 年目に入ると病状悪化がみられ，より強力な治療法が必要になるとしている。

Vaughn ら[143] はさらに，カリフォルニアにおいて同様の調査を行い，感情表出の高い群では，家族との接触が短い場合にのみ，規則的服薬の再発の予防効果があるとしている。そして，患者の予後を良くするためには，1) 感情表出度の低い家庭環境であるか，2) 規則的服薬と感情表出度の高い家族との接触を減らすことが必要であるとした。

Falloon, I.R.H. ら[19] も，分裂病の治療教育やコミュニケーション方法の改善など，家族療法の効果を重視した。36 例を 2 群に分け，退院後 9 ヵ月の再発率は，病院での個人的精神療法の群で 8 例（44％）に比べて，家庭での家族療法を受けた患者の方が 1 例（6％）とはるかに低かった。また平均入院日数や症状評価においても，個人の支持的治療よりも家族療法の方が優れていた。

同じ Falloon ら[20,21] は，2 年後の転帰についても報告しており，行動療法（問題指向型）の精神療法を受けた家族では，個人的精神療法の場合に比べて，家族の感情問題や社会機能の面でも改善が大きく，主観的負担感も低く，患者の行動異常や社会適応能力の欠陥も有意に少ないことを示した。

Leff, J. ら[66,67] も，家族への治療教育の重要性を示した。感情表出度の高い家族の中で，通常の治療を受けた患者の 9 ヵ月後の再発率は 50％であるのに対し，家族療法を受けた場合は 9％であった（$p=0.04$）。さらに，家族の感情表出度や接触の時間を減らした群では，2 年後の再発率は 14％であるのに対して，通常の治療群では 78％で有意の差があることを示した。

Kavanagh, D.J.[55] によると，これらの報告での 9～12 ヵ月後の患者の再発率は，感情表出度の高い家族群で平均 48％，低い家族群で平均 21％としている。以上の報告にみられる家族療法の内容について，後藤[32] は表 1 のよう

表1 精神分裂病の心理教育的家族療法（諸家の特徴）（後藤[32]より）

	頻度	期間	参加者	方法
Goldsteinら	1週1回	6週	単家族 含家族	crisis-oriented family therapy
Leffら	2週1回	9ヵ月	家族のみのgroup その後単家族	最初の4回の教育プログラム（単家族）ありsocial treatment package
Falloonら	2週1回	6ヵ月	単家族 含患者	behavioral family management
AndersonとHogarty	2週1回	6ヵ月	単家族 workshopはgroup	psycho educational family therapy ＋SST
McFarlaneら	2週1回 1月1回	1年 1年	複合家族 group	psycho educational multiple family therapy

にまとめている。

　薬物療法に前述の生活技能訓練（SST）や家族療法を組み合わせて治療する多元的な方法の成果も報告されている。

　Wallace, C.J.とLiberman, R.P. (1985)[144]は，家族の感情表出度の高い28例の男性分裂病患者に，薬物療法（thioridazineとchlorpromazine）と家族療法（コミュニケーションと問題解決指向）をベースにして，無作為にSSTないしholistic health therapy（週5日のヨガ，散歩，ジョギング，瞑想）の二群に分けて治療を行い比較した。9週間の入院治療前と退院後24ヵ月の評価において，両群とも精神症状は有意に改善したが，SST併用群の方が各種の生活技能について優れ，再発や再入院数が少なかった。

　Hogartyら[43]も，感情表出度の高い家族に対する治療教育と，患者の生活技能訓練の重要性を示した。103例の精神分裂病者を，薬物療法に加えて，家族療法，患者の生活技能訓練，両者の治療，対照群（一般的な支持療法）の4群に分け，1年後の再発率を見た。その結果は，家族療法群で19％，生活

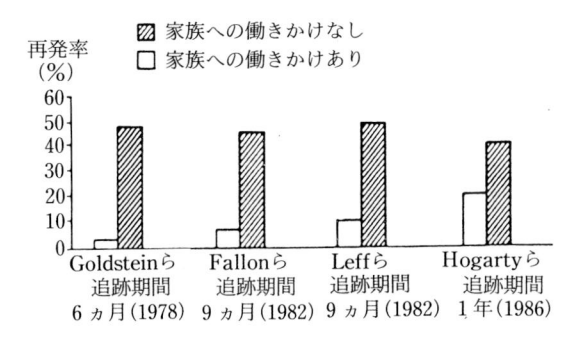

```
再発率
 (%)          ▨ 家族への働きかけなし
              □ 家族への働きかけあり
  60
  50
  40
  30
  20
  10
   0
     Goldsteinら  Fallonら    Leffら      Hogartyら
     追跡期間     追跡期間    追跡期間     追跡期間
     6ヵ月(1978)  9ヵ月(1982) 9ヵ月(1982)  1年(1986)
```

図7 精神分裂病の家族療法併用と再発率(Goldstein, 1989[31]より)

技能訓練で20％，両者の併用群で0％，薬物だけの対照群で41％（のちに38％に訂正）であった。つまり，家族療法や患者の生活技能訓練は，単独でも有意に再発率を減少させ，両者の併用ではさらに相乗的に再発率が低下する点を報告した。また家族の感情表出度が低下した群と，高いままの家族とでは，低下した群での再発が減ることを示した。しかし，2年後の再発率は，対照群が62％であるのに対して，家族療法群では29％と効果は持続していたが，生活技能訓練群では50％と失われ，併用群でも25％が再発し，相乗効果は持続しなかった[44]。つまり，患者の症状の悪化と家族の感情表出度が高まるのは，いずれが原因とも結果とも断定しにくい面があり，これらの社会・家族療法は，分裂病の再発を防止していると言うよりも，延期しているのではとも述べている。

Goldstein[31]は，上記の主要な報告を図示し，通常の薬物療法に加えて，6ヵ月～1年の家族教育プログラムを行うと再発率が低く，社会適応性が増すことを示した（図7）。

この家族の感情表出についての研究は，英語圏以外にも広がっており，比較文化的な差や恒常性，疾患特異性の問題点などが報告されている。感情表出度と分裂病の予後との相関は，フランスの追試（Barrelet, L.[3]）では支持されたが，その後の英国（Macmillan, 1987）やオーストラリアの研究（Parker, G.[108]）では支持されなかった[152]。さらにドイツのMüller, P.ら[97]は，同程度

の感情表出度のある家族の分裂病群（42例）と，感情病や神経症の患者群（43例）とを比較して，診断名にかかわらず経過に影響を与えていることから，家族の高い感情表出は，分裂病だけでなく，他の精神障害にも共通してみられる疾病経過の悪い場合の家族の負担と反応の結果であるとしている。日本での太田らの研究[106]では，感情表出と2年後の転帰との間に相関はみられなかったが，家族の病因解釈と感情表出を組み合わせた結果を報告している。つまり，家族が心因・環境因論的な病因解釈に固執せずに，幅広い病因解釈を行い，かつ感情表出の低い患者群では有意に転帰が良く，この結果から，分裂病者の症状や病因に対する家族側の解釈の要因もあり，欧米と違った文化差を指摘している。

さらにこの感情表出は，家族の恒常的な特性（trait）ではなく，家族と患者の相互関係を反応し時間とともに変化する状態（state）であるという見解もある[152]。

Stirling, J. ら[130]は，初発ないし入院早期の分裂病者30例の家族に対して，入院時と18ヵ月後の感情表出度について比較しており，入院時の感情表出度と18ヵ月後の再発との相関はなく，転帰の良い患者では18ヵ月後に高い感情表出度が低い感情表出度に変化しており，この結果から，家族の感情表出度と患者の精神状態は相互に影響しあい，発達する特性があるとしている。

Müller ら[98]は同一の外来分裂病者について縦断的（"鏡像的な"）病歴を用いて比較している。彼らは，5年以内の入院歴を有する外来分裂病者89名（36％が初回，64％が再入院）に対して，1年半から2年間，抗精神病薬療法と患者や近親に対する個人的（一部集団）精神療法を併用し，5年以内の再入院期間をみたところ，併用治療前には年平均10週であったものが，治療後には2.1週に減少したと報告した。彼らは，退院後の集中的・多次元的なケアにより，その後の入院期間や治療費を減らすが，より長期にみると，とくに頻回入院患者では次第に入院期間は増えていくとしている。

これらの家族の感情表出度研究にみられるように，分裂病者のとくに精神療法の種類と相互作用については，未だに検討されるべき課題は残されてい

る。しかし，実際の治療面からは，薬物か精神療法かという二者択一の方法から，薬物療法をベースに，患者自身にはSSTを行いながら家族療法を併用していくなどの，分裂病の'多次元療法'[133,134]が発展しつつあるといえよう。

最近は，risperidoneのようなセロトニン・ドーパミン拮抗薬（SDA）により，精神分裂病の精神療法や社会復帰への導入が容易になり，集団への参加や，患者のQOLも改善すると報告されている[162]。また，社会心理的な治療法についても，研究のエビデンスに基づいた方法が求められ，家族への心理教育，患者への心理社会技能訓練，個人精神療法，および認知行動療法などの分裂病に対する有効性が報告されている[164]。

家族の感情表出（EE）と再発に関する研究のメタ分析では，89％の報告にそれらの相関を認め，高EEの場合の65％，低EEの場合の35％の患者が再発した結果になった。また，再発者の1/3は高いEEにより再発したことになり，非再発者の2/3は低いEEのために再発しなかったといえた。この家族のEEと再発との相関は，とくに慢性の分裂病者で強くみられた。さらにこの報告では，気分障害や摂食障害の方が，分裂病よりも家族のEEの影響が強いとしている[158]。

認知行動療法にもとづく心理教育・精神療法的な介入が，分裂病の治療に有効であることは，広く認められつつあるが，最近ではその組み合わせによる有効性と，患者側の特性との関係が報告されている。

Normanら（1999）[166]は，幻覚や妄想症状のある精神病（分裂病や分裂感情障害など）に対する認知行動療法（CBT）の報告をレビューしている。それによると，たいていの研究がCBTにより精神病症状が減少すると報告し，退院を早めるという報告もある。Hogartyらの3年以上の追跡研究でも，CBTを含む"個人療法"では，再発率の低下や患者の適応性の改善が継続して認められている。しかしこの"個人療法"は，家族と同居している患者では再発を防ぐが，家族と別居の患者では再発率を高め，このような治療法は，生活環境が不安定な患者では，症状を悪化させることもあるとしている。また，Druryらの報告では，CBTは陽性症状と妄想的確信度を減少させ，その効果は9ヵ月後もつづくが，思考解体や陰性症状は変わらなかったとしてい

る。Normanらは，CBTのさらなる比較対照試験が望まれ，CBTの最も有用な臨床適応は，精神病の初期段階であろうと述べている。

ドイツのKlingbergら(1999)[161]は，心理教育的な服薬トレーニング(PMT)，認知療法(CP)，キーパーソンへのカウンセリング(KC)と，それらの組み合わせた方法で分裂病者の再入院率をみている。2年間の追跡調査では，各々の治療法全体では対照群と差がない(38％対50％)のに，3つを組み合わせた方法(PMT+CP+KC)では，24％対50％と有意差がみられたとしている。しかしその差は，予後が悪いと予測された群ではみられずに，予後良好と予測された患者群においてのみみられ，PMT+CP+KCの治療では29ヵ月の間再入院がみられなかった。したがって，前者のようなより脆弱性の高い患者群では，コーピングの方法を習得し，再発をまぬがれるだけの能力が不足しているとしている。

同じ研究グループ[160]は，上記の治療法を組み合わせた4群(PMT，PMT+CP，PMT+KC，PMT+CP+KC)の5年後の再発率を対照群とくらべており，4つの治療群と対照群との間には有意差がない(57％対69％)のに，最も集中的な治療群(PMT+CP+KC)では，対照群より有意に再入院率が低かった(42％対69％)。また，再入院率に減少がみられたのは，キーパーソンに対するカウンセリングを加えた治療群のみであるとして，患者への精神療法だけでは長期的に再発を減少させることはできないとしている。

また，作業療法との関連では次のような報告がある。外来の慢性分裂病者に対する就労目的の作業療法(work therapy)を3年間行い，療法を継続したままの患者群の方が再入院をまぬがれ，1/3の患者は自分のリハビリの目的を達成していた。このリハビリの結果は，患者個人の期待度によるところが大きく，良い結果の予測因子としては，精神病理学的症状が少ない，社会適応が良い，高学歴，作業療法の導入が早期であることがあげられた[170]。

一方Libermanら(1998)の報告[163]では，通常の心理社会的な作業療法と，生活技能訓練(SST)を無作為に外来の慢性分裂病者に6ヵ月施行し，18ヵ月後の生活技能の改善度をみると，SSTの方が有意に優っているとしている。このように心理社会的な治療法においても，慢性分裂病者の何を標的と

して治療し，どのような評価で改善がみられるか，研究のエビデンスが求められるようになっている。

1.2 うつ病と躁うつ病
1.2.1 うつ病

うつ病に対しては，精神療法と薬物療法の組み合わせによる相乗作用を認める報告が多い。

Lesse, S.(1969，1978)は，851例の患者について，薬物療法と精神療法(精神分析的)を併用した群と，精神療法単独の群，および電気けいれん療法(ECT)の群を比べている。その結果，併用群の83％が遅くとも3週以内に改善を示したのに，精神療法単独群の改善は16％に過ぎなかった。またECT群は86％が早期の改善を示したが，6ヵ月後には併用治療の方が78％対72％の改善率でやや優位であった[69]。

Rounsaville, B.J.とKlerman, G.L.[114]は，総論のところで述べた精神療法と薬物療法のネガティブな相互作用に関して，56名のうつ病例で反証し，併用療法の有効性を強調している。

うつ病に用いられる精神療法として，Weissman, M.M.[147]は表2にあるような5種のものを挙げている。彼によると，この5つの精神療法は，単独でもうつ病に対しては有効であり，薬物療法との比較では，認知療法が薬物(imipramine)よりすぐれているとする報告と，同等とする報告がそれぞれ1件あった。他の3つの報告では症状によって異なり，うつ病の再発防止と症状の軽減という点では，薬物の方が精神療法(対人関係調整，集団療法，配偶者療法)より優れていた。しかし，社会生活上の機能については，精神療法の方が優位であった。そして，外来での単極性うつ病患者には，両者の併用は相乗的効果があり，いずれの単独療法より有効であるとしている。

米国では，精神療法の中でもとくに行動的な認知療法の効果を認める報告は多く，非精神病性や単極性うつ病外来患者に対しては広く支持されている。Rush, A.J.[116]によると，行動・認知療法は薬物療法や短期間の力動的精神療法より優れており，そして，一般医外来でのうつ病患者に対しては，認知療

608 III 適用上の諸問題

表2 うつ病者に試みられる精神療法

認知療法（Cognitive Therapy）
うつ状態に陥っている患者に，本人の現在体験しつつある状況・状態を受けとめるように指導する。自分の状態，疾患についての誤解，誤った認識を正すことが，特に病態を回復させるのに役立つ。

対人関係療法（Interpersonal Psychotherapy）
うつ病の発生は社会的・対人関係のひずみとしてとらえることができるので，うつ状態の患者と，本人にとって重要な人との間の関係の調整をはかる。

行動療法的接近（Behavioral Approaches）
うつ病の発生を刺激に対する反応としてとらえていく。補強が常に行われていないとうつ病を生み出すことになる。個人の行動の中で，プラスの補強をしていかねばならないことになる。

夫婦間の配偶者療法（Marital Therapy）
夫婦関係がそのまま，本人の考え方，行動，感情に影響を与える。うつ病者の症状の消褪はこの夫婦間における調整によってもなしえるものである。

集団療法（Group Therapy）
精神療法家と患者集団は協力し合って，互いに，自分たちの感情・情緒を統制し，人間関係における態度・行動を調整することを効果的に学ぶ。

Weissman, M.M.（日向野，霜山訳）[147]より転載（一部改変）

法が抗うつ薬療法より優れており，病院外来でのうつ病患者では，認知療法は抗うつ薬治療の効果と差は少なく，両者の併用は単独の治療法より優れていると述べている。とくに12週間の短期治療では，抑うつ症状の自己評価尺度では，薬物療法よりも認知療法の方が優れているという[62]。

さらに認知療法とならんで，対人関係療法の効果についても検証されている。NIMHによる多施設共同研究において，認知療法と対人関係療法の有効性は，薬物療法（imipramine）とほぼ同等であった。プラセボ投与では30％の改善率が，その他の治療法では50～60％の患者で症状の改善がみられ，とくにimipramine療法では，うつ症状の改善が早いという特徴があった。認知療法と対人関係療法でも，改善は16週までにはimipramine療法に追いついた[28]。この認知療法と対人関係療法は，後述するように，うつ病の維持療法での再発防止効果も報告されている。

以上のように，うつ病に対する精神療法，特に認知療法や対人関係に焦点

をおいた精神療法の，単独あるいは薬物との併用での有用性を唱える報告があるが，併用での相乗効果を疑問視するものもある。

　Murphy, G.E. ら[99]は，nortriptyline 単独，両者の併用，認知療法とプラセボの組み合わせは，それぞれ同等の効果をもつが，併用が単独の治療より優れているとは言えないとしている。また外来患者においても，認知療法単独と，認知療法と抗うつ薬療法の併用とで，効果に差が見られなかったとしている。Bellack, A.S. ら[5,38]も，薬物(amitriptyline)，生活技能訓練(SST)，および通常の精神療法を比較して，いずれも同等の効果があり，amitriptyline と SST の併用の場合も効果に差がない結果を報告している。

　Conte, H.R. ら[10]は，1974～1984 年の外来うつ病者に対する併用療法の報告をまとめ，併用がプラセボより優れているのは明らかであるが，薬物療法や精神療法単独での治療よりはわずかに優れているに過ぎないと述べている。Meterissian, G.B. ら[89]も，1977 年以降の 11 編の比較研究をとりあげ(表 3)，精神療法単独と併用療法の効果が等しいとする報告が 4 編，併用療法だけが促進効果を有するという報告が 2 編，imipramine より認知療法が優れている，nortriptyline と認知療法は同等，対人関係療法と amitriptyline の併用が各々の単独より優れている，行動療法が amitriptyline より優れている，認知療法が薬物より優れているとするが一般科医によるもの，がそれぞれ 1 編ずつであった。彼らは薬物療法の立場から，これらの報告が，抗うつ薬の至適用量が投与されていない，血中濃度をモニターしていない，難治例に対して他の抗うつ薬や MAOI などに置換して効果促進をはかる方法がとられていない，専門家でなかったり未経験者による薬物療法がなされている場合がある，などの問題点をあげている。

　いずれにせよ，うつ病の亜型や重症度および経過によって治療効果も異なるわけで，従来は，内因性うつ病で重症の患者は，三環系抗うつ薬の治療に良く反応し，認知行動療法や対人関係療法は非内因性うつ病に有効であるといわれている[51,116]。

　このように，うつ病の中でも，原因によって治療法の選択が違っており，さらに同種のうつ病スペクトラムの中でも，経過や症状によって治療の重心

表3 うつ病に対する精神療法,薬物療法,両者の併用の効果比較研究(1977年以降)
(Meterissian と Bradewejn, 1989)[89]

研 究	治療群	対象例	結 果
Rush ら (1977)	CT/IMI	Unipolar depression (N=41)	CT>IMI
Weissman (1979)	IPT/AMI/IPT+AMI/支持的療法	Acute major depression (n=96)	IPT+AMI>IPT=AMI>支持的療法
McLean と Hakstian (1979)	洞察療法/BT/RT/AMI	Primary major depression (n=178)	BT>AMI=RT>洞察療法
Blackburn ら (1981)	CT/CT+AMI or CLOMI/AMI or CLOMI	Primary major depression (N=64), GP vs. OPD	GP:CT, CT+薬物>薬物 OPD:CT+薬物>CT>薬物
Wilson (1982)	BT+AMI/BT+P	Unipolar/reactive depression (N=64)	①
Roth ら (1982)	自己コントロール/自己コントロール+DESI	Major depression (N=125)	②
Bellack ら (1983)	AMI/SST+AMI/SST+P/力動的精神療法+P	Major depression (N=125)	③
Murphy ら (1984)	CT/CT+NOR/NOR/CT+P	Primary major depression (N=70)	④
Beck ら (1985)	CT/CT+AMI	Primary major depression (N=33)	⑤
Elkin ら (1985)	CT/IPT/IMI(CM)/P(CM)	Major depressive disorder(疑) (N=240)	⑥
Covi と Lipman (1987)	CGT/CGT+IMI/TRAD	Primary major depression (N=70)	CGT=CGT+IMI>TRAD

CT, 認知療法;IPT, 対人関係療法;BT, 行動療法;RT, 弛緩療法;SST, 生活技能訓練;TRD, 伝統的集団精神療法;CGT, 集団認知療法;IMI, imipramine;AMI, amitriptyline;CLOMI, clomipramine;DESI, desipramine;NOR, nortriptyline;P, プラセボ;GP, 一般医;OPD, 外来部門;CM, 臨床的管理

① AMT追加で促進的効果,② DESI追加で促進的効果,③ 全治療で同等,④ 全治療で同等,NOR群で脱落例最多,⑤ 両治療で同等,1年目でAMI群でより良好,⑥ 結果は不採用

を変えていくべきだともいえる。その根拠となる報告として次のものがある。

　WeissmanとKlerman[148]は，81名の外来抑うつ患者（DSM-Ⅲ，RDC）に，1.精神療法（対人関係調整）単独，2.amitriptyline単独，3.両者，の3つの治療法を無作為に分けて行い，16週での結果を述べている。

　まず，急性例の治療では，精神療法を行った患者の方が，特定の治療をしなかった群より，症状の残存や悪化例が有意に少なかった。精神療法と三環系抗うつ薬とでは，症状の改善は同等で，両者ともに無治療群よりは良いが，症状により差異があり，たとえば，気分の改善や作業能力，興味，自殺念慮，罪業感に対しては精神療法の方が効果があり，植物神経症状，特に睡眠，食欲障害や身体愁訴に対してはamitriptylineの方が効き，睡眠の改善は1週以内の早期にみられる。また，3.の両者の治療の併用は，個別の治療より優っており，効果は相乗的であり，併用による欠点もみられなかったとしている。

　そして患者側の特性として，内因性うつ病の場合は，精神療法と薬物治療の併用が最も良く，精神療法のみでは効果は少なく，無治療群と比べて差はみとめられなかった。薬物療法単独の場合はその中間であった。一方，状況因性（非内因性）うつ病の患者には，3者の治療が同等に効果があり，いずれも無治療群より優っていた。つまり，状況因性のうつ病者は，精神療法のみでも十分に反応を示し，薬物の併用はそれほど重要とは考えられないが，内因性うつ病は，精神療法のみでは十分に改善しない。また短期間の治療では，患者の人格特性は，効果に影響を及ぼさなかった。つまり，定型うつ病に人格障害が伴っていても，急性期の場合には薬物の使用は避けられないとしている。

　長期の維持療法においては，次の結果であった。急性の抑うつ状態から回復した150の女性例において，精神療法（毎週1回，経験ある精神科ソーシャルワーカーによる）群と，非精神療法群（月1回の訪問），amitriptyline群，プラセボ群などが比較された。再発しなかった患者群に関して，精神療法群の方が，非精神療法群に比べ社会活動や対人関係において優れ，それは6〜8ヵ月後に有意の差となり，社会適応において全般的な改善を示した。しかし，

再発症状の予防に関しては，精神療法は amitriptyline に比べて劣っており，amitriptyline 単独治療群の方が，精神療法群より抑うつ症状を示すことは少なかった。したがって，両者の併用療法が，再発の面からも社会活動の面からも最も有効で，急性例の場合と同様の結果であった。1年後の調査では，30％が無症状で，60％に軽度の症状再燃が認められ，10％においては慢性の抑うつ状態であった。長期予後においては，もともと神経症的性格の認められた患者や，薬物も精神療法も受けなかった患者は悪い結果となった。

このように，薬物と精神療法の併用については，各単独療法よりも，また対照群よりもすぐれているとする報告が多くあり，各治療を単独で施行した場合は治療効果のある標的症状は単一に偏るが，併用すると広い範囲に効果が見られる。精神療法は，社会生活機能や対人関係調整の面に効果がみられ，薬物はうつ病の植物神経系の症状，特に睡眠，食欲に効果がみられ，効果の発現も早いといえる[147]。

最近では，Pittsburg 大学のグループが再発を繰り返す単極性うつ病の維持療法について一連の研究報告[23〜26,63,64]をしている。Frank，E. と Kupfer，D.J. らは，2年半以内に再発を繰り返している単極性うつ病者128名を，(1) imipramine 平均 200 mg 投与，(2) imipramine 投与と月1回の対人関係療法 (IPT)，(3)プラセボ投与，(4) IPT のみ，(5) IPT とプラセボ，の5群に分けて，まず試験前に投与していた薬物（imipramine 150〜300 mg/日）を中断した3群を比較している。その結果，IPT を行った群では寛解期間が有意に長く，プラセボのみが投与された群では 21 週までに 50％が再発したのに対して，IPT を行った群では 61 週を要したとして，月1回の IPT が，薬物を止めたあとの寛解の維持に有効な点を報告している (1989)。次いで彼ら (1991) は3年間の維持療法を行い，まず IPT のなかでもより対人関係に重点を置いた精神療法の方が，寛解の維持期間が長いと，質の高い IPT の重要性を示した。さらに5群の維持療法を比較して図8のような結果を得ている。つまり，IPT の維持療法 (IPT-M) を受けている者は，プラセボに比べ再発しない者が多いが，最も有効であったのは IPT-M と imipramine の併用であり，80％の再発を防止している。再発防止には，imipramine の投与量を漸

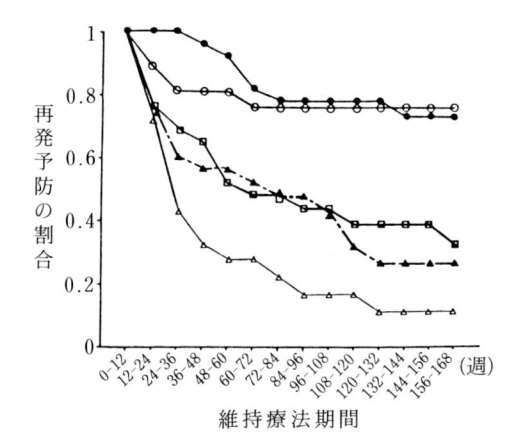

他の精神科治療法との関連　613

図8 再発を繰り返すうつ病患者に対する維持療法の結果（Frankら[24]より）
● : IPT-Mとimipramine併用
○ : imipramine投与のみ
□ : IPT-Mのみ
▲ : IPT-Mとプラセボ併用
△ : プラセボのみ
(IPT : 対人関係療法, M : 維持療法)

減するよりも，急性期の投与量を継続する方法が有効であり，対人関係療法は，うつ病相間の期間を延長する効果があるとしている。彼らはさらに2年間のプラセボ投与群との二重盲検比較により，imipramine 平均 200 mg 投与を計5年間継続するメリットを報告している（Kupferら，1992）。

Frankらは，うつ病の亜群と維持療法の効果との関係についても報告している。前述の反復性うつ病の128名を，(1)メランコリーかつ内因性，(2)非メランコリーで内因性，(3)非メランコリーかつ非内因性，に分けて5種類の維持療法を行い，治療群全体では，3群間の非再発期間に差はみられなかったが，薬物療法を受けずに精神療法（IPT-M）のみを受けた群では，非再発期間が(1)(2)(3)の順に非内因性ほど長くなっており，彼らは，長期の精神療法の場合にのみ，これらの亜群化が治療予測上の意味をもつとしている。

同じグループ[112]は，60〜80歳の高齢の反復性うつ病者に対して，nortriptyline（血中濃度 80〜120 ng/ml に調整）と IPT の併用を，急性期治療

(9.1週)と維持治療(16週)として行い,78.8％が完全寛解し,効果がなかったのは16.7％であった。これは,従来の報告による薬物あるいは精神療法の単独での治療効果（6〜9週で60〜70％）よりは若干優れているという。また同様に,imipramineによる急性期投与（150〜300 mg）の全量投与と半量投与の3年間の維持療法の結果を比較しており,全量投与の方が,非再発の累積確率も非再発期間も優れており,半量投与群の再発危険率は,全量投与群の3.3倍であった[26]。

認知行動療法（CBT）の再発防止効果についてもPittsburg大学のThase, M.E.ら[137,138]が報告しており,16週間のCBTの効果のみられた50名の大うつ病について,1年間の追跡調査の結果,再発者は16名(32％)であった。一方,薬物療法を適正に施行したHollon, S.D.らの報告[45]では,107名の非内因性の外来うつ病者を認知療法,imipramine（最大200〜300 mg/日）,両者の併用療法,の3群に分けて12週の治療後の結果,前二者の治療法の間で反応に有意差がなく,これはより重症の例でも同じ結果であった。CBTと薬物療法との併用療法が単独療法より優れている点は明らかでなかった。

NIMHのグループ[18,129]は,対人関係療法と認知療法の比較をして,うつ病患者の特性によって治療の反応性がちがうという報告をしている。大うつ病外来患者250名を,無作為に対人関係療法（IPT）,認知行動療法（CBT）,imipramine（平均185 mg/日）投与,プラセボ投与の4種の治療群に分けて16週間の治療を行った結果,最終的な治療効果は,imipramine群が最も良く,プラセボ群が一番悪く,2つの精神療法群は中間の結果を示した。とくに比較的重症の群において,この治療効果の差が確認された。また患者側の特性では,社会適応機能障害の軽い者はIPTに,認知機能障害の軽い者はCBTやimipramineに,職業上の機能障害の高い者はimipramineに反応が良く,うつ病の重症度が高いとimipramineやIPTに反応が良かった。

以上のように,研究方法の違いもあり,薬物療法と精神療法の併用が,単独療法よりも優れているかどうかについては,研究での結論が出たとはいいがたい。しかし,対人関係療法などの精神療法は,特に非内因性うつ病の再発防止の面において,併用の効果が明らかに見られる。うつ病の急性期およ

び維持期においても,適正かつ十分な薬物療法の上に,患者の特性を多元的に把握した上で,行動療法や対人関係に焦点を置いた精神療法を選択して施行するのが実際的といえよう。

Thase ら (1997)[171] は,大うつ病に対する治療報告のメタ分析を行っている。それによると,精神療法群(認知行動療法ないし対人関係療法)と併用療法群(対人関係療法と抗うつ薬療法)とを比較して,併用療法は,軽症のうつ病には必ずしも優位ではなく,重症の再発性のうつ病に対して優位性が認められるとしている。

Blackburn ら (1997) は,再発性うつ病の急性期 (16 週) と維持療法期 (2 年間) における認知療法と抗うつ薬療法を比較しており,急性期には同様の改善がみられ,治療法による差はみられなかった。維持療法期にもいずれも有意な症状改善があり,治療法による効果の差や改善経過に差はみられなかった。この結果は,認知療法による維持治療は,薬物療法と同等の予防効果があることを示唆していた。

同様に Gloaguen ら (1998)[159] によるうつ病の認知療法のメタ分析では,抗うつ薬より効果があり,行動療法と同程度の治療効果を示し,力動的精神療法や対人関係療法,非支持的精神療法,支持的精神療法,リラクゼーションより有効であった。また長期予後でも,認知療法は抗うつ薬と同等もしくはより優れた再発予防効果がみられた。

Paykel ら (1999)[169] も難治うつ病に対する認知療法の再発予防効果を認めている。彼らは残遺症状のみられる大うつ病者に対し,抗うつ薬の維持治療に加えて,認知療法の併用群と非併用群との比較をしており,認知療法の併用により,大うつ病の再発率と残遺症状が減少し,68 週後の再発率は,対照群が 47 %,併用群が 29 %の結果であった。

一方,思春期の大うつ病患者に,認知行動療法,家族に対する系統的な行動療法,非指示的な支持的精神療法を 12 週から 16 週間行ない,2 年後の転帰に有意差はみられなかったという Birmaher らの報告 (2000)[156] もある。

2000 年に出版された米国精神医学会の「大うつ病の治療ガイドライン修正版」[155] によると,中等度から重度の大うつ病の場合は抗うつ薬療法が必要で

あり，軽度から中等度の大うつ病の場合は精神療法が初期治療になりうる。精神療法が適応となるのは，心理社会的ストレスが明らかな場合，精神内界の葛藤，対人関係の問題，そして人格障害の合併のある場合である。中等度から重度の大うつ病で，上記の問題が併存する場合には，当初から精神療法と薬物療法の併用が有用であり，さらに単一の治療で部分的な効果しか得られなかった患者や，治療に対する遵守性が悪い場合にも併用療法が推奨される。

1.2.2 躁うつ病

うつ病に比べて，躁うつ病の薬物治療と精神療法の併用療法に関する文献は少ない。しかし，lithium は躁うつ病の治療として確立し，精神療法が実行可能な補助的治療になり，患者の人格構造を把握し，社会適応のための精神療法に充分に時間をかけることが可能となったと言われる。Jamison, K.ら[46]は，lithium 治療における精神療法の現実的問題として，症状自体に lithium が直接作用し，患者の以前の機能が変化する点をあげている。つまり，エネルギーレベルの減少，幸福感の喪失，睡眠過多，生産性や創造性の喪失，性欲の低下などである。患者側から見れば，これらの面の増加によって，自らの生活に多大な寄与をし，社会生活上も活発になっていると言われる。

このような状況では，患者が受ける不快感によって，lithium の服用が中断したり，特に治療者との関係が薄いと服薬のコンプライアンスが問題となる。lithium による患者の生産性と創造性の低下とともに，疾病の否認が服薬の拒否と関係があるといわれる。また患者の軽躁状態を家族が希望している点を指摘する者もある。

Jamison ら[46]は，lithium 治療における精神療法の課題として以下の点をあげている。

1) lithium の遅発性の効果，2) 作用の強化特性が不明，3) 患者の服用期間が不定であり，症状から服薬の動機づけがしにくい，4) 服薬の拒否が再発の徴候であり，時間的にあとでおこる場合がある。

最近では精神療法と lithium 療法の併用により，再入院の回数が減し，社会適応が良くなるなどの利点を強調する報告がある。Wulsin, L.ら[150]は，22 例

の躁うつ病に対する4年半の治療経験をもとに，集団精神療法の併用は，患者に(1)病気に関する実際的な情報が得られる，(2) lithium や他の治療法に関する知識，(3)経過中にみられる対人的障害について話し合う，といった利点があるとしている。

また O'Connel, R.A. ら[104]は，長期の lithium 療法にかかわらず，躁うつ病の20～30％が再発する要因として心理社会的なものもあるとの観点から，60例の RDC で躁うつ病を lithium で1年間治療し，社会的援助（social support）が，良好な予後に強く関連した結果を報告している。

家族との関係では，Miklowitz, D.J. ら[91]は，躁うつ病（分裂感情病も含む）の家族に関して，感情表出度が高いと退院後の再発率が高い，という分裂病と同様の結果を得ている。また，Haas ら[36]も，入院治療中の家族への介入は，大感情病群の退院時の症状に著しい効果があることを示した。

双極性障害の薬物療法と心理社会的介入に関しては，次の報告がある。患者の心理教育や家族療法は，lithium の服薬コンプライアンスを向上させ，再入院を減少させる。集団療法も同様で，認知療法はうつ病相に効果的である。退院後の感情障害患者に行動療法的な家族指導を行うと再入院率が低かった。また，対人関係問題を解決して生活リズムを整える治療法が，薬物療法より優れていたとする報告などがある。一般に躁病相には精神療法は無効なことが多いが，限界設定，支持的援助，刺激の削減などの精神療法的なアプローチが必要である。うつ病相には認知行動療法，安定期には対人関係生活リズム療法が，また陰性感情の目立つ家族には家族療法が適応になるといわれる[168]。

1.3 神経症

最近では，神経症の病因は多様であり，なかには心理的要因のみならず生物学的要因に規定された症例が存在することも明らかになっており，このような多次元的な要因に相応させながら，適切な精神療法と薬物療法を選択するようになってきている[121]。たとえば，抗不安薬は，不安状態のなかのパニック障害，全般性不安障害，心的外傷後ストレス障害に有効であり，強迫性

障害では抗うつ薬，とくに clomipramine が効果があり[14,102]，この clomi-pramine のセロトニン再取り込み阻害作用から，強迫性障害の"セロトニン仮説"が提唱されると同時に，fluvoxamine などのセロトニンの選択的阻害作用薬の有効性が指摘されている[101]。

近年，恐怖症・強迫神経症に用いる行動療法が脚光を浴びている。その中では，当初，系統的脱感作療法や弛緩法 (relaxation) が中心であったが，最近では不安をひきおこす刺激に直面（暴露）させる exposure 法が主流となっている[75,119]。この exposure 法には，想像上 (imaginal) と現実的 (*in vivo*)，急速と段階的，治療者援助と自主的，短期と長期，個人と集団などの方法上の種類があるが，総合すると現実的，段階的で治療者が援助する形の長期の exposure 法が最も有効といわれる[90]。

ここでは，米国を中心に，恐怖・強迫神経症や摂食障害に対する精神（主に行動）療法と薬物療法とを比較した報告について概説する。

1.3.1 恐 怖 症

不安神経症や恐怖症の精神療法について，精神力動的な方法が当初期待されたほどの成功をおさめなかった。そこで，行動療法が注目されるようになり，抗うつ薬とくに imipramine と，行動療法や支持的精神療法の効果についての検証がなされた。

広場恐怖 agoraphobia の精神療法に関して，exposure 法にもとづいた行動療法が，患者の 60〜70％に改善をもたらし，効果も持続するといわれる。薬物療法では，MAO 阻害薬（phenelzine）と三環系抗うつ薬（imipramine）は両方ともに広場恐怖に効果があるとされている[80]。

両者の治療の比較として，薬物療法の改善率は行動療法の場合と大差なく，薬物療法の大きな違いは，中断後の再発率が高い（約 25％）ことであるともいわれる。

まず Zitrin, C.M. ら (1978) は，218 例の広場恐怖，単一恐怖，両者の混合の恐怖症，の患者に 26 週の間，行動療法（系統的脱感作など）と imipramine，行動療法とプラセボ，支持的精神療法と imipramine，の 3 種の治療法を行い比較した。その結果，3 群の大部分の患者が，中等度ないし著明な改善を示

した。しかし恐怖症の種類によって，効果に差がみられた。つまり，パニック発作を伴う広場恐怖と混合恐怖の患者に対しては，imipramine がプラセボより有意に優れており，支持的精神療法と行動療法は，両者ともに顕著な効果がみられたが，両者の間には有意差はなかった。単一恐怖に対しては，3種の治療ともに有意の改善がみられたが，3種間で有意差はなかった。つまり行動療法が，支持的精神療法に比べて優れていることはない結果といえた[59]。

その他に，76例の広場恐怖の女性患者に，集団療法と，imipramine ないしプラセボを組み合わせた二重盲検法の研究を行っている。それによると，両群ともに大多数の患者が中等度以上の改善を示した。しかし，imipramine は恐怖症状，不安発作，全般改善度でプラセボより有意に優れた結果であった。また，以前に imipramine と脱感作治療をした患者を比較すると，14週後には脱感作をした患者の方が改善が顕著であったが，治療の最終時点では有意差はなかった[59]。Zitrin らの用いた行動療法は比較的弱いといわれ，彼らは後の研究(1980)で，脱感作療法に変えて exposure 法を用いており，imipramine との併用で，70％に中等度から著明な改善がみられ，imipramine がその効果を増強することを示している[90]。

相乗的効果について Marks, I.M.[73] は，系統的な exposure 法で治療していた慢性の広場恐怖に，imipramine を加えても相乗効果はみられないとしている。

彼ら[73]は45例のパニック発作を伴う広場恐怖の患者に，a) imipramine と治療者援助の exposure 法，b) imipramine と弛緩療法，c) exposure 法とプラセボ，d) 弛緩療法とプラセボ，の4群の治療を行い，いずれも明らかな改善を示し，それは1～2年の追跡調査でも持続し，2/3の例では改善ないし著明改善のままであったが，治療群間の差はなく付加的な効果はみられなかったとした。後の解析では，imipramine は exposure の効果を増強するが，追跡調査時には付加的効果は消失するとしている[90]。

Telch, M.J. らも，37例の治療比較をしており，現実的(in vivo) exposure 法は，imipramine の併用にかかわりなく独自の改善を示し，imipramine は

8週間の治験終了時にはexposure法に対して促進効果がみられるが，問題点として，拒否率や脱落，再発率の高い点をあげている[90]。

Mavissakalian, M.R.ら[79,80]は，広場恐怖の患者を，1. imipramine（200 mgまで）と行動療法（治療者が援助する形でのflooding）の併用，2. imipramine単独，3. flooding単独，4. 対照群，と無作為に4群に分け，12週後の結果をみた。49例が治療を完了した。3者の治療は，いずれも対照群より優れていたものの，3者間で治療後の結果に差はないことから，imipramineとflooding法とは同等の効果であり，相乗的効果は認められなかったとした。imipramineの抑うつやパニック発作に対する効果は，4週目で有意に大きく，8週まで持続し，抑うつに対する効果は12週でも有意に大であった。flooding法では人ごみを歩くというテストでは良い成績であった。治療終了時では，抑うつ症状に対するimipramineの効果を除いて，両者の治療に有意な差はなかった。つまり，imipramineとflooding法とは，パニック発作に対して同等の効果を持ち，前者は早期には気分に対して優れた効果があり，後者はパニック回避が少なくなる点で優れていることが示唆された。

同じ著者ら[79]は，18例のパニック発作の患者をimipramine（平均125 mgを投与）と，imipramine＋プログラム法（自主的なexposure法）の2群に分け，3ヵ月後の相乗的作用の結果も調べている。それによれば，効果判定の上で，imipramine群が最も優れているが，恐怖症状については両者の治療の併用で有意に大きな変化がみられた。つまりimipramineの恐怖症状に対する効果とともに，プログラム法がimipramineの効果を増強させることを示した。

次に彼ら[81]は行動療法のなかでも，治療者援助のexposure（flooding）法と，自主的なプログラム法との比較をしており，imipramine，プラセボとの二重盲検法で12週の急性治療の結果，全治療群とも有意の改善を示し，とくにimipramineは，プログラム法に比較して優れていた。最終的に良好な機能は，flooding法とimipramineが58％，flooding法とプラセボが46％，プログラム法とimipramineが59％，プログラム法とプラセボが36％にみられ，flooding, imipramine, あるいは両者の併用ともにプログラム法単独より優れ

ているが, imipramine と flooding 法との相乗的効果はみられなかった。これらの治療を中止した後も治療効果は持続し, 1ヵ月後では imipramine 治療の効果が有意であるが, 6ヵ月, 1年後には有意でなくなり, 2年後では逆に flooding の効果の方が有意のレベルに至った。imipramine と flooding の相乗作用はみられなかった。

このように, imipramine と行動療法は有効な標的症状や時期が異なり, 両者の相乗効果にも差が出てくるので, それに合わせた治療選択が必要ともいえる。

Agras, W.S. らによると, 治療開始8週まで imipramine の気分に対する効果がみられ, 16週と24週目では抑うつや回避行動に対して効果があり, プログラム法と併用すると, 状況的なパニック発作を軽減し, この併用療法が全般改善度でも優れており, 6ヵ月で62％の患者が非常に良好な転帰を示した。一方, 同じ数字は, imipramine と集団での exposure 法の場合は32％, 集団 exposure 法とプラセボ群では37％, プログラム法とプラセボでも20％と劣っていた[90]。

この報告にもとづいて Michelson, L.K.[90] は, imipramine は気分に対して早期の効果があり, プログラム法と組み合わせると, 状況性のパニック発作の頻度や恐怖による回避を減らす。しかし, パニック発作を減らす効果において imipramine と現実的な (*in vivo*) exposure 法との効果の差はなく, この治療者が援助する *in vivo* exposure 法は, 単に exposure の知識を教示する方法よりも, 予期不安や恐怖による回避行動を減らす点において優れているという。

最近の Nagy, L.M. らの研究[100] においても, imipramine と約4ヵ月の集団行動療法 (心理教育, 弛緩法, 認知療法, exposure 法の組み合わせ) により, 治療効果が1～5年の間保持され, しかも薬物を減量ないし中止しても効果が持続するものが多かった。

なお, 前述の Mavissakalian ら[82] は, imipramine の6ヵ月の急性期治療と, その後1年間維持投与を追加した群を比較しており, 維持治療を追加した群の方がパニック症状の再発が少ないことを報告している。

Imipramineに代わり，セロトニン系抗うつ薬のclomipramineによる恐怖症治療の報告もあるが，副作用による脱落率が35％前後あり，後述するように，主に強迫性障害に対する効果を報告したものが多かった。しかし，最近Modigh, K. ら[96]は，パニック性障害患者に対してclomipramineの低用量（25～200 mg）がimipramine（50～250 mg）と同等の効果を認め，diazepamの併用で脱落例が少ないことを報告している。また，同じセロトニン再吸収阻害薬のfluvoxamineと認知療法を比較し，fluvoxamine治療（50～300 mg/日）群が，認知療法やプラセボ投与患者よりも優れた改善度を示したという報告[7]もある。

　パニック発作を伴う広場恐怖に対する治療をまとめてMichelson[90]は，三環系抗うつ薬は認知療法に比べて脱落率が高く，通常の精神療法の併用でもこの率は低下せず，総じて認知行動療法が最も有用で，74％の改善率を示すと述べている。また，認知療法では薬物療法よりも再発率が低く，行動療法は三環系抗うつ薬との併用で，薬物単独よりも再発率を低下させるとしている。

　また，古くよりベンゾジアゼピン系抗不安薬による治療も多い。ベンゾジアゼピン系薬物は，神経症に対し一時的に不安を軽減するには価値があるが，精神療法の併用の有無にかかわらず，持続的な有用性はなく，大量ではexposure法などの行動療法の妨げになるともいわれる[76]。しかし，現実には行動療法を受けている不安性障害患者のほとんど（55～95％）には抗不安薬が投与されている。米国における794名のパニック障害の治療実態調査によると，行動療法を受けたものは女性の15％，男性の12％にすぎず，薬物療法は女性の83％，男性の86％と多く，このうちベンゾジアゼピンがそれぞれ77％と73％に投与されており，imipramineは4％と6％と少なく，パニック障害に有効とされる三環系抗うつ薬と行動療法の併用は，米国においても意外に少ないといえる[135]。そして抗不安薬併用が，行動療法（exposure）の際の不安を軽くしている可能性があり，長期間の有効性は不確かであるが，短期間の併用療法における効果については，6報告中否定的なものはひとつだけで，4報告は付加的な効果を示している（表4 [145]）。

表4 不安障害に対する行動療法とベンゾジアゼピン系薬物の比較
(Wardle[145]より)

研究	治療	薬物	効果判定	結果
Hussain (1971)	Flooding	Thiopental	①	薬物＞薬物なし
	脱感作	薬物なし	②	薬物＞薬物なし
Markら (1972)	Exposure	Diazepam	①	薬物＞プラセボ
		プラセボ	②	薬物＞プラセボ
JohnstonとGath (1973)	Exposure	Diazepam	予期不安	薬物＞プラセボ
		プラセボ	③	薬物＞プラセボ
			皮膚伝導	薬物＞プラセボ
HafnerとMarks (1976)	Exposure	Diazepam	②	薬物＝プラセボ
		プラセボ	パニック数	薬物＞プラセボ
			予期不安	薬物＞プラセボ
			不快感	薬物＞プラセボ
Whiteheadら (1978)	Exposure	Diazepam	②	薬物＝プラセボ
		プラセボ	③	薬物＝プラセボ
Chamblessら (1979)	Flooding	Brevital	①	薬物＜薬物なし
		薬物なし	②	薬物＜薬物なし
			③	薬物＝薬物なし

①治療者判定，②患者判定，③行動評価

　しかし，これらの報告は，いずれも diazepam を主とした低力価の薬物によるものである。そして最近では，とくに alprazolam など高力価ベンゾジアゼピンでの報告がみられるが，これらのベンゾジアゼピン系薬物は不安を早期に消失させるが，精神的依存，耐性形成，副作用，高い再発率などの問題点がある。
　Hoehn-Saric, R. ら[39]は，全般性不安障害に対する alprazolam と imipramine の効果を比較して，imipramine の方が副作用の頻度は高く，alprazolam は治療早期に睡眠障害，呼吸循環器，自律神経症状など身体症状を軽減し，imipramine は治療2，3週目の不安，強迫，対人的過敏，妄想傾向，抑うつ感を軽減させる点で優れていると報告している。Ballinger は，500例の不安性障害に alprazolam 最高 10 mg とプラセボを8週間投与して，前者

の60％と後者の30％にパニック発作が消失したが，最終的にはalprazolamの中断後90％が再発したと報告した[90]。Schweizer, E.とRickels, K.ら[113,124]も両薬剤の比較をしており，imipramineは患者の服薬受け入れが悪い一方，alprazolamには離脱症状がほとんどの症例でみられ，33％の患者で中断ができなかったとしている。

Kloskoらはalprazolamと認知行動療法を比較して，前者の50％，後者の87％のパニック発作が消失したと報告した[90]。

先述のMarksら[76]は，パニック障害(広場恐怖)の患者に対するこのalprazolamと行動療法の長期比較試験を行っている。154例に対して，(1) alprazolam(最高10 mg/日)とexposure法の併用，(2) alprazolamと弛緩療法(精神療法のプラセボ)，(3)プラセボとexposure法，(4)プラセボと弛緩療法(二重プラセボ)，の4種類の治療を8週間行った後，8週間漸減し，さらに6ヵ月の追跡期間を加えた計10ヵ月間の試験を施行した。その結果，パニック発作に対する効果は4治療群で同様に良く，追跡調査時における恐怖症など発作以外の症状は，alprazolamもexposure法も有効ではあるが，後者が前者の2倍程の効果があった。つまり，alprazolamによる治療効果は，漸減から追跡期間には消失するのに対して，exposure法による効果は持続した。また，両者の併用による増強効果は，治療期間中にはかろうじてみられるが，その後は改善は減ると報告している。

このように，パニック障害に対する高力価ベンゾジアゼピン投与の場合，中断後の再発が問題点であるが，認知行動療法を併用すれば中断後も良い結果が得られている。Otto, M.W.ら[107]は，最低6ヵ月の間alprazolamないしclonazepamを投与したパニック障害の33例に対して，薬物の漸減のみ，漸減と10週の集団認知行動療法併用群を比較して，併用群では76％が中断に成功したのに対して，漸減のみの場合は25％と有意差があった。alprazolamとclonazepamで中断成功率に差はなかった。3ヵ月後の追跡調査でも認知行動療法群では77％が発作がなかった。

このようなパニック障害の薬物療法の問題点に対する解決法として，竹内ら[132]は，imipramineとalprazolamの併用から開始し，発作が抑制された

後，alprazolam を漸減して imipramine 単味の維持療法に切り替えていく方法を推奨している。

社会恐怖（social phobia）に対しての治療研究は少ないが，Gelernter, C. S. ら[27]は65例に対して集団認知療法と薬物療法(phenelzine，alprazolam，プラセボ）を12週間行い，2ヵ月後の追跡調査をして，4種の治療法の比較をしている。その結果，自己評価ではいずれも有意の改善を示し，4種の治療法間で改善に有意差はみられなかった。医師の評価では実薬群がプラセボより大きな改善を示し，とくに追跡時に phenelzine では改善が持続していたが，alprazolam ではプラセボとの有意差を認めないという結果から，MAO 阻害薬である phenelzine の持続効果を強調している。

パニック障害の治療のメタ分析として，van Balkom らの報告(1997)[174]がある。それによると，パニック発作に対して，抗うつ薬，パニックの心理的マネージメント，高力価の benzodiazepine 系薬物，抗うつ薬と現実的な exposure 法の併用，のいずれの治療も対照群より優れていたが，現実的な exposure 法の単独使用だけが有効でなかった。広場恐怖的な回避行動には，全ての治療が対照群より優っていた。パニック発作に関しては，諸治療間に差はみられなかった。広場恐怖的な回避行動に関しては，抗うつ薬と現実的な exposure 法の併用が，他の治療法より優れており，この併用療法が，パニック発作に対する最も有効な短期治療法であった。

1992年と97年に施行されたパニック障害に対する治療法の国際的なアンケート[173]によれば，薬物療法と認知行動療法の併用を初期治療としてあげる者が多く，薬物では5年間に古典的抗うつ薬から選択的セロトニン再吸収阻害薬（SSRI）が取って代わるようになったが，なお効果の不十分な例には，古典的抗うつ薬単独か，抗うつ薬と benzodiazepine 系薬物の併用を推奨する者が多かった。

1.3.2 強迫神経症

強迫神経症（強迫性障害；OCD）に対する薬物療法（clomipramine）と行動療法(exposure 法)の有効性の比較としては，Solymon と Sookman(1977) が報告しており，15例の OCD に6週間の clomipramine (300 mg) ないし6

ヵ月の exposure 法を施行しており，exposure 法の方が強迫儀式や社会的機能の面で優れており，clomipramine は抗不安や恐怖に対する効果が若干大きいとしている。つづいて Rachman らの報告があり，彼らは 40 例の OCD に対する両治療法を比較しており，7 週目では exposure 法が弛緩法に比べて薬物療法の併用の有無にかかわらず優れており，clomipramine は不快感，浮動性不安，抑うつなどで効果を認めている[1]。

1 年後の follow up として，Mark と Stern らの研究[73]がある。彼らは同じ 40 例の慢性強迫症患者に，無作為に clomipramine ないしプラセボを 8 ヵ月投与し，その間に行動療法（exposure 法と弛緩法）を行い，それぞれを比較した。その結果，clomipramine では，抑うつ気分を伴った患者の強迫行為や社会適応で改善がみられ，行動療法への導入を容易にしたが，弛緩療法はほとんど効果がなく，exposure 法は強迫行為に対して持続的な改善を示した。つまり，抑うつ気分を伴った強迫症には clomipramine が良く，伴わない場合には exposure 法が治療法であるとしている。

このように Marks は，OCD に対して行動療法と薬物療法の両治療法とも有効であるが，抗うつ薬は exposure 法を患者が拒否したり，治療が失敗したり，合わない場合に試みる価値があるとしている。また，行動療法には薬物療法にはない長期効果があり，clomipramine を中断後の再発率は高いのに対し，exposure 法は長期の良好な転帰と相関があるという (Zetin, M.[153])。Greist, J.H.[33] も，行動療法と薬物療法を併用ないし継続すると，強迫性障害患者の 90％に症状改善がみられると述べている。両治療法は，ECT や力動的精神療法や認知療法より優れており，セロトニン再吸収阻害作用のある抗うつ薬により強迫症状の 30〜42％は軽減し，exposure 法などの行動療法は 50％以上の症状改善を示すとした。しかし，行動療法はうつ状態や妄想をもった患者には効果がないとしている。

このように強迫性障害に行動療法 (exposure) が有効であり，特に強迫行為には現実的 exposure 法 (exposure in vivo) を用い，強迫観念に対しては想像的 exposure 法 (exposure in imagination) を適応する方法が推奨されている。とくに前者の方法が有効であり，各治療セッションの間に自分で行

う exposure 法が大切といわれる[119]。そして，薬物ではセロトニン再吸収阻害作用のある clomipramine による治療が最も良い結果を出しており，難治例には十分な治療期間と用量（250 mg/日まで）が必要であるが，MAO 阻害剤には速効性があり，clomipramine の効果が不十分な時に試みるべきといわれる[50]。我が国では抗不安薬の bromazepam の有効性が報告されている[53]が，行動療法との関連については未だ研究の余地は残されている。

　Abel, J.L.[1] は，OCD に対する治療比較研究をまとめ，exposure 法（反応防止）は，とくに強迫的儀式に有効であり，clomipramine は重症の抑うつや強迫観念，過大な観念化のみられる OCD により効果がみられる一方，exposure 法には副作用や脱落例の少なさや維持効果において利点があり，薬物療法の利点は時間や労力の少なさにあるとして，両者の併用療法が OCD の全ての症状を，しかも併発する症状（抑うつなど）をも含めて改善し，重症例にも適応できると結論付けている。

　家族を対象にした治療法の研究としては，配偶者療法（conjoint marital therapy）と bromazepam，および thioridazine との組み合わせを比較した Dencker, S.J. らの報告[12]があり，神経症症状に対して，bromazepam の方が thioridazine よりも効果的であり，配偶者療法との併用により，明らかな相乗効果があるとしている。また，OCD の 15 例ずつを患者のみと，家族を共同治療者として自宅で行動療法を行った研究（Metha, 1990）でも，治療終了時，追跡期間ともに家族が参加して良い結果を得ている[153]。

　以上のように，近年，不安性障害の治療法について米国を中心に活発な比較研究がみられるが，それをまとめて Wurthmann, C.ら[151] は次のように述べている。

　パニック障害を伴う広場恐怖に対しては薬物（imipramine）が first choice であり，広場恐怖，単一恐怖，社会恐怖に対しては行動療法の有効性が高く，対照試験の結果では薬物の有用性は低い。OCD に対しては，clomipramine と行動療法が精神療法より優れており，心的外傷後ストレス障害には，まず支持的精神療法が必要であり，薬物療法の効果は限られている。全般性不安障害の治療には，抗精神病薬，ベンゾジアゼピン，鎮静作用の抗うつ薬，β-

ブロッカーが適しており，集中的な精神療法や弛緩法が併用される。

最近も OCD に対する SSRI による薬物療法と認知行動療法（CBT）の相互作用を認める報告はあり，CBT は強迫観念の強さを軽減し，薬物療法のあとに CBT を施した方が，両者を同時に施すよりも改善が大きいとしている[167]。また，抜毛症に薬物（clomipramine）よりも認知行動療法が有効とする報告[165]や，注意欠陥/多動性障害（ADHD）の症状に薬物療法や，行動療法との併用が，行動療法単独よりも優れていたとする報告[172]もある。

1.3.3 摂食障害（神経性食欲不振症・過食症）

神経性食欲不振症 anorexia nervosa に関しては，薬物が効くという報告と効果を認めない報告があり，前者のものとして，chlorpromazine の 1 日量 150〜1,000 mg の投与が，体重を増加させ入院期間を短くするというものや，cyproheptadine 32 mg, amitriptyrine 160 mg, プラセボの 3 つの治療を二重盲検法で比較し，cyproheptadine はプラセボより体重を増加させ，さらにハミルトンうつ病評価尺度においても抑うつ症状を改善させたという報告もある。その他にも，lithium はプラセボと比較して体重増加で優れているとか，pimozide がプラセボとの比較で，体重の増加を進める結果であったり，amitriptyrine は効果があり，dysphoria を軽減するという報告もある[16]。また，二重盲検法で有効性が示された抗うつ薬は clomipramine だけであり，抗てんかん薬の diphenylhydantoin の有効性を交差二重盲検法で報告したもの[95]や，食欲亢進作用のある sulpiride の奏効例も報告されている[57]。

しかし，薬物の効果に否定的な報告もある。chlorimipramine や cyproheptadine がプラセボに比べて体重増加で優れていないというものや，Eckert, E.D. ら[16]は，より重症の神経性食欲不振症者に対して，cyproheptadine は有効であったが，症例を 81 から 105 例に増やした場合には体重増加の作用が認められなかったと報告している。また lithium の場合，中毒の危険性がある[111]。

このように神経性食欲不振症に効果があると報告された薬物は多いが，ほとんどは大規模の系統的な試験で試されていないといわれる[16]。また，精神療法と薬物療法との比較試験も少ない。

Agras は，行動療法（体重増加の強化法 structured reinforcement）で治療した患者の方が，医学的療法（ベッド抑制，摂取の勧め，精神療法，家族療法，経管栄養）や薬物療法よりも有効であったとしている。
　また，Eckert[16]によれば，105 例の神経性食欲不振症者を，1. cyproheptadine と行動療法，2. cyproheptadine 投与のみ，3. 行動療法のみ，4. プラセボ，の 4 群に分けて治療した結果，1. cyproheptadine と行動療法を受けた群は，他の 3 群と比べて体重増加で優れてはいなかったし，この併用療法が有効な特異的な亜群を見つけ出すこともできなかったとしている。しかし，薬物は胃内容排泄時間や過活動性，気分の波，強迫，睡眠障害，食欲不振行動などの「内因性」の神経食欲不振症状には影響を及ぼす。そして，神経性食欲不振症の急性期には，精神療法（主に行動療法）と薬物療法の併用が最も効果的と述べている。
　神経性過食症（bulimia nervosa）は感情病との近縁性が指摘されており，薬物療法としては imipramine, amitriptyline, desipramine, mianserin などの三環系抗うつ薬や，MAO 阻害剤の phenelzine の有効性が報告されている。また，抗てんかん薬である diphenylhydantoin や carbamazepine が有効な症例が存在するといわれるが，確認はされていない[57,94,111]。セロトニン再吸収阻害作用のある fluoxetine には体重減少作用があり，外来患者 387 例に 8 週間の二重盲検法で投与した結果，プラセボ群に比較して，過食や嘔吐のエピソードは有意な改善を示し，脱落者も差がなかったという報告[23]がある。精神療法として，精神力動的療法，家族療法のほか，認知療法をはじめとする行動療法や集団療法も行われている。とくに家族療法の有効性を結論づけるデータが増えており[111]，若年発症で発症まもない神経性食欲不振症に効果をみとめる報告[117]がある。
　薬物療法との比較では，Mitchell, J.E. ら[94]は，外来の過食症 155 例を対象に，(1) imipramine, (2) プラセボ，(3) imipramine と集中的集団精神療法，(4) プラセボと集中的集団精神療法，の治療を 12 週間行っている。その結果，実際の治療を行った 3 群では，プラセボ群に比較して標的の摂食行動が有意に減少し，気分の改善もみられた。そして，抗うつ薬療法よりも，集団精神療

法を施行した群の方が改善度は大きかった。摂食行動の改善では，薬物療法と精神療法の併用が，精神療法単独よりも優れているとはいえなかったが，抑うつと不安症状の改善は大きかった。

Marcus, M.D. ら[71]は，肥満者に対するfluoxetineと行動療法併用群と，行動療法単独群の効果を二重盲検法で比較して，1年間での体重減少は併用群の方が有意に大きいが，この有意差は気晴らし食いのある患者ではみられず，しかもこの効果は長続きせず，約20週で薄らいでゆくと報告している。

このように神経性食欲不振症や過食症に対する適切な治療法には今後の課題が残されているが，薬物療法と精神療法との併用に関して，相乗的効果を認める報告もある。また，薬物療法は併発症状には特に効くといわれる。

過食症への薬物療法と認知行動療法（CBT）の併用については，抗うつ薬療法よりCBTが優れており，CBTを併用すると，抗うつ薬を中止しても症状の再発が防止される。抗うつ薬とCBTの併用は，CBTとプラセボの併用より優れているが，CBTはコストが高いとされる[154]。

1.3.3 境界例

境界例患者の場合にも薬物療法と精神療法の併用は推奨されており，特に気分や行動面で改善がみられる[11]。精神療法の最中に，攻撃的衝動や不安のみられる場合には抗精神病薬を用い，自殺傾向を伴う抑うつには抗うつ薬を併用すべきであるといわれる[115]。

Links, P.S. ら[70]は，DSM-IIIの第I軸診断に応じてlithiumや抗うつ薬，少量の抗精神病薬などを選択すべきとしており，実際に境界性人格障害には，抑うつや不安，思考と認知の歪み，衝動行為など薬物療法の標的となる症状があり，多くの症例で薬物療法が行われているのが現状である[93]。

1.3.4 その他

薬物療法と精神療法，特に行動療法との併用は，その他の精神症状や障害にも有効性が報告されつつある。McClusky, H.Y.[88] と Milby, J.B.[92] らは，入眠困難型の不眠患者に対してtriazolam服用と行動療法（刺激コントロール弛緩法）を比較し，前者が即効性に優れ，行動療法は長期効果に利点があり，両者の併用は薬物単独に比べて，入眠時間，全睡眠時間，朝の休息感の

また，子供の骨髄穿刺や腰椎穿刺の痛みに対して，diazepamと行動療法が行われているが，単独での効果はみられるものの，併用が単独治療より優れてはいない[49]。

2. ショック療法

1950年代から60年代にかけて，精神分裂病や感情病に対する向精神薬療法の発展にともない，電気けいれん療法（ECT）の使用頻度は減少し，最近では精神科入院患者の約4％に用いられるにすぎない[146]。このようにショック療法を施行する機会は最近少なくなっているものの，その有効性を唱える報告は少なくない。

2.1 精神分裂病
2.1.1 電気けいれん療法（ECT）

ECTは急性期の精神分裂病に効果があるとされているが，抗精神病薬が急性分裂病にはかなりの効果を有することから，臨床的には，薬物治療にECTを加える利点があるかどうかが問題となる。

併用療法は急性精神分裂病者では利点がみられ，慢性の場合はそれが欠けているといわれる。従来，ECT単独の場合よりも，chlorpromazineを併用した場合の方が，短期間に改善するという報告や，併用療法の安全性を示す報告があった[141]。Turek, I.S.ら[139]は併用の利点として，急性の精神病症状を早期に解消し，入院期間を短縮し，再入院の回数を減らすことをあげている。Aobaら[2]は，その一因として，ECTにより，ラジオレセプターアッセイで測った血漿や赤血球中のhaloperidolの活性が増すことを示した。しかし向精神薬の大量では，ECTとの併用で，神経心理ないし神経生理的な副作用が増強するともいわれる[146]。

二重盲検法による報告としては，Taylor, C.B.とFleminger, J.J.[136]は，標準量の抗精神病薬療法中の妄想型分裂病20例を2群に分け，二重盲検法でECTを8～12回施行した。その結果，ECTを加えた群の方が改善度は大き

かったが，16週後ではその差は少なかったと報告している。

ECTの併用は，抗精神病薬を大量に用いれば同等ではないかという点に関して，次のような報告がある。Janakiramaiah, N. ら[47]は，chlorpromazineの高用量（500 mg/日）投与群と低用量（300 mg/日）投与群に分け，それぞれECTの併用と非併用群に分けてその利点を調べた。そしてECTを加えることにより，低用量群では早く改善するが，高用量群ではこの利点が明らかでないとした。

Salzman, C.[120]は，ECTと抗精神病薬は同様の反応を示し，予防効果についても差はないとしている。その他，緊張病症状や躁病性興奮，あるいは産褥期精神病にはECTが効くという報告もある。

2.1.2 その他のショック療法

薬物療法と，インシュリンなどその他のショック療法を比較した研究は，旧ソ連をはじめ共産圏に多い。

Smoczynski, S.[128]は，315例の妄想型分裂病の経過を調べ，治療の方法と再発の関係について，薬物による維持療法だけでは再入院を防ぐためには不十分であり，過去に受けた治療によるとしている。つまり，ECTを受けた後の寛解の期間が最も短く，インシュリン治療の後や，インシュリン，clorpromazine，ECTの三者の併用の場合が寛解状態は最も長いとしている。

Vachutka, J.[140]は，1970～1975年にinsulin coma療法を受けた63例の精神分裂病者と，向精神薬治療だけの70例を比較し，insulin coma療法は長期間を要するが，寛解状態は長く安定しており，1975～79年における再入院数も少なかったとしている。

しかしCmyдebuy, A.B.[8]は，緩徐に発症した精神分裂病者で，体感-心気症状のある155例を治療し，抗精神病薬の高用量や，atropineやinsulin coma療法では効果がなく，ベンゾジアゼピン系薬物の非経口的投与と抗精神病薬少量の併用が最も有効であったとしている。

またKalinin, V.V.[52]は，集中的なinsulin coma療法と，向精神薬療法の治療開始後1ヵ月の効果を比較し，前者は挿話的ないしは発作的な分裂病にみられる分裂情動性の症状群に最も効果があり，持続性の経過の分裂病にみ

られる神経症様，あるいは妄想幻覚症状群には効果が少なかったとしている。
　長期予後に及ぼす効果については次の報告がある。
　Saarma, J.[118]は，治療法の異なる4時期に入院した精神分裂病50例ずつの予後を調査した。つまり，1. 1930～36年の積極的な治療法のなかった時期に入院した群，2. 1937～49年のけいれん療法（korazolや電気）の時代に入院した群，3. 1950～55年のインシュリン療法時代に入院した群，4. 1956～63年の抗精神病薬療法時代に入院した群，である。退院時の結果では，第1群が他の3群よりも悪く，3つの治療群の間では，ECT群がインシュリンや抗精神病薬群より悪い結果であった。10年後の転帰では，重症の欠陥状態の患者数は，この3群でほぼ同じであり，第1群より少なかったが，治癒した患者数はインシュリン治療群で最も多く，その数は各時期で安定していた。
　Pavlovsky, P.（チェコ）[109]は，1969～1973年に入院した精神分裂病の患者のうち，向精神薬のみで治療を受けた32例と，向精神薬とインシュリン治療の併用療法を受けた59例の，10～15年後の予後を調べ，併用療法の方が寛解期間が有意に長く，再入院の期間が短く，回数も少ない，とインシュリン療法の併用を勧めている。
　このように，共産圏における研究では，今なおインシュリン療法の有効性を唱えており，急性の精神分裂病に対する効果のみならず，併用にしろ単独にしろ，長期の予後においてもその有効性が報告されているのは興味深い。

2.2　うつ病

　ECTは，精神分裂病性症状群よりも内因性の（植物神経性）抑うつ疾患に効果があり[146]，ECTと模擬のECTを比べた報告の多くは，ECTのうつ病に対する有効性を示している。Leicestershireは，ECTは，模擬ECTに比べて12～28週では差はないものの，2週後や4週後には明らかにECTに優れた効果があり，妄想や抑制のある患者には特に有効で，神経症性うつ病には効果に差がないとしている。
　Greenblattら（1964）は，躁うつ病，退行期，神経症性，分裂病性の各抑うつ患者に無作為に，ECT, imipramine, phenelzine, isocarboxazid，プラ

セボ，のいずれかの治療を行い，躁うつ病に対しては ECT は isocarboxazid やプラセボより優れ，また，退行期うつ病の場合には，ECT が imipramine や isocarboxazid より優れていることを示した[58]。

このように，うつ病に対して，三環系抗うつ薬（amitriptyrine や imipramine）や MAO 阻害剤と，ECT とを比べた報告では，ECT の方がこれらの薬物やプラセボより優れているといわれる[141]。これは，特にうつ病が重症の場合や，妄想を伴う場合に顕著であり，症例の83％は ECT に反応するのに対し，imipramine に反応するのは35〜40％に過ぎないともいわれる。

Turek ら[139]によれば，ECT と抗うつ薬，imipramine 療法との比較で，ECT の方が優れているとする報告と，両者で同等であるとする報告があるが，imipramine の方が優れているとする報告はないといわれる。二重盲検法での報告として，Robin らは，ECT 群では imipramine 投与群に比べ，入院期間が短く早期に退院できるとしている。Wilson らは，ECT と imipramine の治療の組み合わせにより，患者を4群に分けて治療した。その結果，ECT は imipramine より優れており，ECT と imipramine の併用療法は，ECT のみで治療した群と比べて差はない。しかし，imipramine の高用量では ECT と同等の効果であったとしている。

Janicak, P.G. ら[48]は，重症うつ病に対する ECT と，他の治療法を二重盲検法で比較した報告をまとめており，模擬 ECT，プラセボ，三環系薬物，MAO 阻害薬に対する ECT の優位性を示している。結局，ECT の有効率は，全体で77.8％，模擬 ECT は27.6％，プラセボ37.6％，三環系薬物64.3％，MAOI 32％であったという。

また，Black, D.W.G. ら[6]は，大うつ病ないし分裂情動性疾患（RDC）の1,495例の診療録から，1)ECT 群，2)抗うつ薬通常投与群，3)抗うつ薬不十分投与群，4)いずれの治療も受けていない群，に分けてその効果をみている。著明改善は1，2，3，4群でそれぞれ，70，48，50，45％と ECT 群で優れ，ECT 群では，分裂情動性疾患や妄想を伴う場合，一次性抑うつの場合に著明改善が多かった。また抗うつ薬が無効で，ECT を施行された患者の73％が著明改善したのに対し，ECT 無効例に抗うつ薬を投与した場合には，改善率は

低かった。そして抗精神病薬の併用で改善率に差はなかった。その他にも、英国での共同研究によると、imipramine に反応しなかった患者の50％がECTで改善したという[58]。Stoudemire, A. ら[131]は、55歳以上の高齢の大うつ病について、三環系抗うつ薬による治療と ECT を比較しており、Mattis 痴呆評価尺度による認知障害のある患者群では、薬物療法では6ヵ月後の変化はみられないのに対し、ECTでは有意の改善を示した。

このように、うつ病の治療において ECT は抗うつ薬よりも有効であることを示す報告が多く、特に早期に寛解が得られる利点がある[146]。また ECT は向精神薬に反応しなかったうつ病患者に有効なことも多く、特に精神病性のうつ病や身体に関する妄想を伴ううつ病患者の場合に当てはまるといわれる。

また、Markowitz, J.ら[72]は、うつ病の治療において、ECT で治療された患者は、三環系抗うつ薬で治療された患者より、入院期間が短く、入院費用も安くすむことを示した。

さらに Avery らは、種々の治療を受けた519名の抑うつ患者の3年後の死亡率を調べ、ECT 治療を受けた患者は、抗うつ薬の不適切な用量で治療された患者や、ECTも抗うつ剤も受けなかった患者より、死亡率が低い、としている。

このように、重症うつ病患者では ECT は特に有効な治療法であるが、中等症の患者では、自然にあるいは非特異的治療（模擬 ECT、プラセボ投与や入院）により寛解することもあるといわれ、うつ病の重症度だけでなく、抑うつ症状の内容、あるいは経過によって治療の第一選択は変わってこよう。また、今日のうつ病の治療としては、抗うつ薬が主流であり（上島）[54]、ECT の場合は再発の多さが問題となる。NIMH の多施設共同研究（Winokur, G.[149]）では、23例の躁病・分裂感情病と42例のうつ病に対して、薬物の併用のもとにECTを受けた群と受けなかった群の5年間の経過を追跡比較しており、両者間で病相数に差はないが、ECT 群の方が入院回数が多かった。また、うつ病改善後の三環系抗うつ薬投与の効果を合わせてみると、相互作用はみられず、ECTは入院回数を増加させ、抗うつ薬は入院回数に影響はないが病相

数を増加させたと報告している。

　ECTと抗うつ薬の併用に関しては，一般に副作用のため，勧められていない。しかし，経過に応じた併用により再発の危険性が減る患者もいるといわれる。

　ECTにベンゾジアゼピン系薬物を併用すると，けいれん閾値の上昇やけいれん持続時間の短縮がおこるといわれ，ECTに反応しない患者が多くなり，反応しても抑うつ症状の改善度が少ないと報告されている[110]。

　ECTとlithiumの併用は治療効果を減らし，神経心理的な副作用を増やすので，勧められていない。Small, J. G. ら[126]は，ECT単独群に比べて，ECT-lithium併用群に錯乱や健忘が有意に多く出現し，1例には発熱を伴った脳炎様症状がみられ，別の1例には側頭葉てんかんの自動症がみられたと報告した。しかし，最近のレビュー（Small[127]）では，lithiumの併用群と非併用群とで治療効果や，神経学的な副作用に有意差はなく，時に有用な報告もあり，器質性脳症候群やけいれんの副作用は両者の単独療法でもみられるもので，非可逆性になるのは稀としている。Schou, M.[123]も, lithium療法やECT単独で効果のない症例に対しては，注意しながら併用してもよいと述べている。

お わ り に

　本編では，向精神薬療法と他の精神科治療法との関連について，欧米で報告された主要なものをできるだけ詳しく紹介した。薬物療法と他の治療法との関連については，最近報告が相次ぎ，その研究方法と治療の立場によって，結論が微妙に異なる傾向がある。それは裏を返せば，すべての精神疾患の要因が，心理・身体・社会と多次元にわたり，それぞれの次元に合わせた包括的な治療法が必要なことにもよる[133,134]。

　精神疾患の原因が単一なもので把握できないことは，多次元診断においてKretschmer, E. がすでに示している[134]。精神疾患の治療においても，単一の治療法に限界があることは，日常の臨床場面ではよく経験することである。この立場に従って，精神疾患の治療を有効に行おうとするならば，診断のみ

ならず，治療においても多次元的な観点は不可欠といえる。その意味で，薬物療法と他の精神科治療との関係をながめてみると，当初は薬物療法の優位性を比較する報告が続き，ある程度の効用と限界がわかると，次にはその効果を最大限に発揮する精神症状群や状態像を抽出し，効率の良い併用療法へと研究の方向が向けられている。言い換えると，向精神薬療法を有効に活用するために，精神科の疾患単位から，症状群とその構成要因を柔軟に把握する視点が求められている。あるいは疾患を取り巻く社会（家族）への治療的関わり合いにも研究は進んでいる。この意味でも，薬物療法は治療的な立場から，精神病理学でのより綿密な状態像の診断と分析，精神疾患の再分類や再編成，あるいは社会精神医学への方向性を促してきたとも言えよう。

文　献

1) Abel, J.L.: Exposure with response prevention and serotonergic antidpressants in the treatment of obsessive compulsive disorder: A review and implications for interdisciplinary treatment. Behav. Res. Ther., 31(5): 463-478, 1993.
2) Aoba, A., Kakita, Y., Yamaguchi, N.: Electroconvulsive therapy increases plasma and blood cell haloperidol neuroleptic activities. Life Sci., 33: 1797-1803, 1983.
3) Barrelet, L., Pellizzer, G. and Ammann, L.: Family expresscd emotion and outcome of schizophrenics. Schweiz. Arch. Neurol. Psychiatry, 139: 27-34, 1988.
4) Ban, T.A（風祭元訳）：精神分裂病と向精神薬療法．国際医書出版，東京，1974．
5) Bellack, A.S., Hersen, M. and Himmelhoch, J.: Social skills training compared with pharmacotherapy and psychotherapy in the treatment of unipolar depression. Am. J. Psychiatry, 138: 1562, 1981.
6) Black, D.W.G., Winokur, G., Nasrallah, A.: The trteatment of depression: Electroconvulsive therapy v. antidepressants. Compr. Psychiatry, 28: 169, 1987.
7) Black, D.W., Wesner, R., Bowers, W. et al.: A comparison of fluvoxamine, cognitive therapy, and placebo in the treatment of panic disorder. Arch. Gen. Psychiatry, 50, 44-50, 1993.
8) Смудебuy, A.B., Basov, A.M., Dubnitskaja, E.B. et al.: K probleme psikhofarmakoterapii maloprogredientnoi ipokhondricheskoi shizofrenii. Zh. Neuropat. Psikhiat. S.S. Korsakova, 78: 1583-1587, 1978.
9) Cowden, R.C., Zaw, M., Hague, J.R. et al.: Chlorpromazine: alone and as an adjunct to group psychotherapy in the treatment of psychiatric patients. Am. J. Psychiatry, 112: 898, 1956.
10) Conte, H.R., Plutchik, R. and Wild, K.V.: Combined psychotherapy and phar-

macotherapy for depression. Arch. Gen. Psychiatry, 43 : 471, 1986
11) Cowdry, R.W., Gardner, D.L. : Pharmacotherapy of borderline personality disorder. Arch. Gen. Psychiatry, 45 : 111, 1988
12) Dencker, S.J., Fasth, B.J., Fasth, B.G. : Combination of psychotherapy and drugs in the treatment of neurosis. Acta Psychiatr. Scand., 74 : 569, 1986.
13) Dewan, M.J. : Adding medications to ongoing psychotherapy : Indications and pitfalls. Am. J. Psychotherapy, XLVI(1) : 102, 1992.
14) Dommise, C.S., Hayes, P.E. : Current concepts in clinical therapeutics : Anxiety disorders, part 2. Clinical Pharmacy, 6 : 196, 1987.
15) Eckert, E.D., Goldberg, S.G., Halumi, K.A. et al. : Behavior therapy in anorexia nervosa. Br. J. Psychiatry, 134 : 55, 1979.
16) Eckert, E.D., Halmi, K.A. : Anorexia Nervosa : Psychological Therapies and Pharmacotherapy. Combining Psychotherapy and Drug Therapy in Clinical Practice. ed. by Bietman, B.D., Klerman, G.L., MTS Press Limited, Lancaster, 1984.
17) Elkin, I., Pikonis P.A., Docherty, J.P. et al. : Conceptual and methodological issues in comparative studies of psychotherapy and pharmacotherapy, I, II. Am. J. Psychiatry, 145 : 909, 1988.
18) Elkin, I.M.T., Shea, J.H., Watkins, et al. : National institute of mental health treatment of depression collaborative research program. Arch. Gen. Psychiatry, 46 : 971-982, 1989.
19) Falloon, I.R.H., Boyd, J.L., McGill, C.W. et al. : Family management in the prevention of exacerbations of schizophrenia. N. Engl. J. Med., 306 : 1437, 1982.
20) Falloon, I.R.H., Boyd J.L., McGill, C.W. et al. : Family management in the prevention of morbidity of schizophrenia. Arch. Gen. Psychiatry, 42 : 887, 1985.
21) Falloon, I.R.H., McGill, C.W. Boyd, J.L. et al. : Family management in the prevention of morbidity of schizophrenia : Social outcome of a two-year longitudinal study. Psychol. Med., 17 : 59, 1987.
22) Fluoxetine Bulimia Nervosa Collaborative Study Group : Fluoxetine in the treatment of bulimia nervosa. Arch. Gen. Psychiatry, 49 : 139-147, 1992.
23) Frank, E., Kupfer, D.J., Perel, J.M. et al. : Three-year outcomes for maintenance therapies in recurrent depression. Arch. Gen. Psychiatry, 47 : 1093, 1990.
24) Frank, E., Kupfer, D.J., Wagner, E.F. et al. : Efficacy of interpersonal psychotherapy as a maintenance treatment of recurrent depression. Arch. Gen. Psychiatry, 48 : 1053, 1991.
25) Frank, E., Kupfer, D.J., Hamer, T. et al. : Maintenance treatment and psychobiologic correlates of endogenous subtypes. J. Affect. Disord., 25 : 181, 1992.
26) Frank, E., Kupfer, D.J., Perel, J. M. et al. : Comparison of full-dose versus half-dose pharmacotherapy in the maintenance treatment of recurrent depression. J. Affect. Disord., 27 : 139. 1993.
27) Gelernter, C.S., Uhde, T.W., Cimbolic, P. et al. : Cognitive-behavioral and phar-

macological tratments of social phobia. Arch. Gen. Psychiatry, 48 : 938, 1991.
28) Glass, R.M. and Freedman, D.X. (中島照夫訳): 精神医学, JAMA (日本語訳) 5月号, 107, 1987.
29) Goldberg, S.C., Schooler, N.A., Hogarty, G.E. : Prediction of relapse in schizophrenic outpatients treated by drug and sociotherapy. Arch. Gen. Psychiatry, 34 : 171, 1977.
30) Goldstein, M.J. : Schizophrenia ; The Interaction of Family and Neuroleptic Therapy. In ; Combining Psychotherapy and Drug in Clinical Practice. ed by Beitman and Klerman, Spectrum Publication, New York, 1984.
31) Goldstein, M.J.(岡崎裕士, 道辻俊一郎, 中根允文): 薬物療法と家族療法を併用した精神分裂病の治療. 精神科治療学, 4 : 623-631, 1989.
32) 後藤雅博: EEと心理教育的家族療法. こころの臨床ア・ラ・カルト, 41, 1993.
33) Greist, J.H. : Treatment of obsessive-compulsive disorder : Psychotherapies, drugs, and other somatic treatment. J. Clin. Psychiatry, 51 : 8 : 44, 1990.
34) Grinspoon, L., Ewalt, J.R., Schader, R.I. : Psychotherapy and pharmacotherapy in chronic schizophrenia. Am. J. Psychiatry, 124 : 1645, 1968.
35) Grinspoon, L., Ewalt, J.R., Schader, R.I. : Schizophrenia Pharmacotherapy and Psychotherapy. Williams & Wilkins, Baltimore, 1972.
36) Haas, G.L., Glick, J.F. and Clarkin, J.F. et al. : Inpatient family intervention ; A randomized clinical trial II. Arch. Gen. Psychiatry, 45 : 217, 1988.
37) Hamilton, M., Hordern, A., Waldrop, F. et al. : A controlled trial on the value of prochlorperazine, trifluoperazine, and intensive group treatment. Br. J. Psychiatry, 109 : 510-522, 1963.
38) Hersen, M., Bellack, A.S. and Himmelhoch, J. : Effects of social skill training, amitriptyline, and psychotherapy in unipolar depressed women. Behav. Ther., 15 : 21, 1984
39) Hoehn-Saric, R., McLeod, D.R. and Zimmerli, W.D. : Differential effects of alprazolam and imipramine in generalized anxiety disorder : Somatic versus psychic symptoms. Arch. Gen. Psychiatry, 49 : 293-301, 1988.
40) Hogarty, G.E., Goldberg, S.C., Schooler, N.A. : Drug and sociotherapy in the aftercare of schizophrenic patients. Arch. Gen. Psychiatry, 28 : 54, 1973.
41) Hogarty, G.E., Goldberg, S.C., Schooler, N.A. : Drug and sociotherapy in the aftercare of schizophrenic patients. II. Arch. Gen. Psychiatry, 31 : 603, 1974.
42) Hogarty, G.E., Schooler, N.A., Ulrich, R. : Fluphenazine and social therapy in the afercare of schizophrenic patients. Arch. Gen. Psychiatry, 36 : 1283, 1979.
43) Hogarty, G.E., Anderson, C.M., Reiss, D.J. et al. : Family psychoeducation, social skills training, and maintenance chemotherapy in the aftercare treatment of schizophrenia. Arch. Gen. Psychiatry, 43 : 633, 1986.
44) Hogarty, G.E., Anderson, C. M., Reiss, D. J. et al. : Family psychoeducation, social skills training, and maintenance chemotherapy in the aftercare treatment of schizophrenia. II : two-year effects of a controlled study on relapse and

adjustment. Arch. Gen. Psychiatry, 18：340-347, 1991.
45) Hollon, S.D., Derubeis, R.J., Evans, M.D. et al.：Cognitive therapy and pharmacotherapy for depression. Arch. Gen. Psychiatry, 49：774, 1992.
46) Jamison, K. and Goodwin, F.K.：リチウム治療中の躁鬱病患者に対する精神療法. 精神療法と向精神薬(グリーンヒル, グラニッツ編, 日向野, 霜山訳), 産業図書, 東京, 1984.
47) Janakiramaiah, N., Channabasavanna, S.M., Narasimha, M.N.S.：ECT／chlorpromazine combinations vs chlorpromazine alone in acutely schizophrenic patients. Acta. Psychiatr. Scand., 66：464, 1982.
48) Janicak, P.G., Davis, J.M., Gibbons, R.D.：Efficacy of ECT：A meta-analysis. Am. J. Psychiatry, 142：297, 1985.
49) Jay, S.M., Elliott, C.H., Woody, P.D. et al.：An investigation of cognitive-behavior therapy combined with oral valium for children undergoing painful medical procedures. Health Psychology, 10(5)：317, 1991.
50) Jenike, M.A.：Approaches to the patient with treatment-refracotory obsessive compulsive disorder. J. Clin. Psychiatry, 51 (2, suppl.)：15-21, 1990.
51) Johnson, G.F.S., Wilson, P.：The management of depression：a review of pharmacological and non-pharmacological treatments. Med. J. Aust., 151：397-406, 1989.
52) Kalinin, V.V., Rubik, V.A.：Mesto insulinokomatoznoi terapii sredi sovremennykh metodov lechenija bol'nykh pristupoobraznoi shizofreniei. Zh. neuropat. psikhiat. S.S.Korsakova. 85：745-749, 1985.
53) 上島国利：強迫神経症の薬物療法. 作田勉編・強迫神経症の治療, p.147, 金剛出版, 東京, 1990.
54) 上島国利編：今日のうつ病治療. 金剛出版, 東京, 1990.
55) Kavanagh, D.J.：Recent developments in expressed emotion and schizophrenia. Br. J. Psychiatry, 160：601-620, 1992.
56) King, P.D.：Regressive ECT, chlorpromazine, and group therapy in treatment of hospitalized chronic schizophrenia. Am. J. Psychiatry, 115：354, 1958.
57) 切池信夫, 西脇新一, 川北幸男：摂食障害の薬物療法. 臨床精神医学, 16：1631, 1987.
58) Klein, D.F., Gittelman, R., Quitkin, F. et al.：Diagnosis and Drug Treatment of Psychiatric Disorders. Williams & Wilkins, Baltimore, 1980.
59) Klein, D.F., Liebowitz, M.R.：不安神経症と恐怖症における薬物治療下の精神療法の方向づけ. 精神療法と向精神薬(グリーンヒル, グラニック編, 日向野, 霜山訳), 産業図書, 東京, 1984.
60) Klerman, G.L.：Research Considerations in Evaluating Combined Treatments. Combining Psychotherapy and Drug Therapy in Clinical Practice. ed. by Beitman, B.D., Klerman, G.L., Spectrum Publication, New York, 1984.
61) Klerman, G.L.：組み合わせ治療の概念. 精神療法と向精神薬 (グリーンヒル, グラニック著, 日向野, 霜山訳), p. 15, 産業図書, 東京, 1984.
62) Kovacs, M., Rush, A.J., Beek, A.T. et al.：Depressed outpatients treated with

cognitive therapy or pharmacotherapy. Arch. Gen. Psychiatry, 38：33, 1981.
63) Kupfer, D.J：Long-term treatment of depression. J. Clin. Psychiatry, 52(5) (suppl.)：28, 1991
64) Kupfer, D.J., Frank, E., Perel, J.M. et al.：Five-year outcome for maintenance therapies in recurrent depression. Arch. Gen. Psychiatry, 49：769, 1992.
65) Langer, G., Heimann, H.：Psychopharmaka, Grundlagen und Therapie. Springer -Verlag, Wien, New York, 1983.
66) Leff, J., Kuipers, L., Berkowitz, R. et al.：A controlled trial of social intervention in the families of schizophrenic patients. Br. J. Psychiatry, 141：121, 1982.
67) Leff, J., Kuipers, L., Berkowitz, R. et al.：A controlled trial of social intervention in the families of schizophrenic patients；Two year follow-up. Br. J. Psychiatry, 146：594, 1985.
68) レフ, J., ヴォーン, C.(三野善央，牛島定信訳)：分裂病と家族の感情書出. 金剛出版, 東京, 1991.
69) Lesse, S.：Psychotherapy in combination with antidepressant drugs in severely depressed outpatients. Am. J. Psychotherapy, 32：48, 1978.
70) Links, P.S. and Steiner, M.：Psychopharmacologic management of patients with borderline personality disorder. Can. J. Psychiatry, 33：355-359, 1988.
71) Marcus, M.D., Wing, R.R., Ewing, L. et al.：A double-blind, placebo-controlled trial of fluoxetine plus behavior modification in the treatment of obese binge-eaters and non-binge-eaters Am. J. Psychiatry, 147：876-881, 1990.
72) Markowitz, J., Brown, R., Sweeney, J.：Reduced length and cost of hospital stay for major depression in patients treated with ECT. Am. J. Psychiatry, 144：1025, 1987.
73) Marks, I.M., Stern, R.S. et al.：Clomipramine and exposure for obsessive-compulsive rituals I. Br. J. Psychiatry, 136：1, 1980.
74) Marks, I.：Comparative studies on benzodiazepines and psychotherapies. L'Encephale., 9：23, 1983
75) マークス, I.M（竹内龍雄訳）：行動精神療法. 中央洋書出版, 東京, 1988.
76) Marks, I.M., Swinson, R.P., Basoglu, M. et al.：Alprazolam and exposure alone and combined in panic disorder with agoraphobia, a controlled study in London and Tronto. Br. J. Psychiatry, 162：776, 1993.
77) 町沢静夫：分裂病者の認知障害と social skills training. 精神科 Mook, 22：160, 金原出版, 東京, 1988.
78) Matussek, P., Triebel, A.：Die Wirksamkeit der Psychotherapie bei 44 Schizophrenien. Nervenarzt, 45：569, 1974.
79) Mavissakalian, M.R., Michelson, L., Dealy, R.S.：Pharmacologic treatment of agoraphobia：imipramine vs imipramine with programmed practice. Br. J. Psychiatry, 143：348, 1983.
80) Mavissakalian, M.R.：Agoraphobia：Behavioral Therapy and Pharmacotherapy. Combining Psychotherapy and Drug Therapy in Clinical Practice. ed. by

Bietman, B.D., Klerman, G.L., Spectrum Publication, New York, 1984.
81) Mavissakaliam, M., Michelson, L.: Two-year follow-up of exposure and imipramine treatment of agoraphobia. Am. J. Psychiatry, 143(9): 1106, 1986.
82) Mavissakalian, M., Perel, J. M.: Protective effects of imipramine maintenance treatment in panic disorder with agoraphobia. Am. J. Psychiatry, 149: 1053-1057, 1992.
83) May, P.R.A., Tuma, A.H.: The effect of psychotherapy and stelazine on length of hospital stay, release rate and supplemental treatment of schizophrenic patients. J. Nerv. Ment. Dis., 139: 362-369, 1964.
84) May, P.R.A., Tuma, A.H.: Treatment of schizophrenia. An experimental study of five treatment methods. Br. J. Psychiatry, 111: 503-510, 1965.
85) May, P.R.A., Tuma, A.H., Dixon, W.J.: Schizophrenia—A follow-up study of results of treatment. I. Design and other problems. Arch. Gen. Psychiatry, 33: 474, 1976a.
86) May, P.R.A., Tuma, A.H., Yale, C. et al.: Schizophrenia—A follow-up study of results of treatment. II. Hospital stay over two to five years. Arch. Gen. Psychiatry, 33: 481, 1976b.
87) May, P.R.A., Tuma, A.H., Dixon, W.J. et al.: Schizophrenia—A follow-up study of results of treatment. I. Design and other problems. Arch. Gen. Psychiatry, 38: 776, 1981.
88) McClusky, H.Y., Milby, J.B., Switzer, P.K. et al.: Efficacy of behavioral versus triazolam treatment in persistent sleep-onset insomnia. Am. J. Psychiatry, 148, 121-126, 1991.
89) Meterissian, G. B., Bradewejn, J.: Comparative studies on the efficacy of psychotherapy, pharmacotherapy, and their combination in depression: Was adequate pharmacotherapy provided? J. Clin. Psychopharmacol., 9(5): 334-337, 1989.
90) Michelson, L.K., Marchione, K.: Behavioral, cognitive, and pharmacological treatments of panic disorder with agoraphobia: Critique and synthesis. J. Consult. Clin. Psychol., 59: 100, 1991.
91) Miklowitz, D.J., Goldstein, M.J., Neuchterlein, K.H. et al: Family factors and the course of bipolar affective disorder. Arch Gen. Psychiatry, 45: 225, 1988.
92) Milby, J.B., Williams, V., Hall, J.N. et al.: Effectiveness of combined triazolam-behavioral therapy for primary insomnia. Am. J. Psychiatry, 150(8): 1259, 1993.
93) 皆川邦直, 三宅由子:境界例. p.136, 医学書院, 東京, 1993.
94) Mitchell, J.E., Pyle, R.L., Eckert, E.D. et al.: A comparison study of antidepressants and structured intensive group psychotherapy in the treatment of bulimia nervosa. Arch. Gen. Psychiatry, 47: 149, 1990.
95) 宮岡等:神経症の周辺領域. 精神科MOOK増刊1: 315(八木剛平編:精神科領域における薬物療法), 金原出版, 東京, 1989.
96) Modigh, K., Westberg, P., Eriksson, E.: Superiority of clomipramine over imipramine in the treatment of panic disorder: A placebo-controlled trial. J. Clin.

Psychopharmacol., 12 : 251-261, 1992.
97) Müller, P., Burger, C. and Oeffler, W. : Expressed emotion und ihr Zusammenhang mit Verlaufsmerkmalen schizophrener, zyklothymer und neurotischer Patienten. Nervenarzt, 59 : 223-228, 1988.
98) Müller, P., Schöneich, D. : Einfluß kombinierder Pharmako-und Psychotherapie in einer Schizophrenie-ambulanz Auf Rehospitalisierungszeiten und Behandlungskosten. Psychiatr. Prax., 19 : 91, 1992.
99) Murphy, G.E., Simons, A.D. and Wetzel, R.D. : Cognitive therapy and pharmacotherapy. Arch. Gen. Psychiatry, 41 : 33, 1984.
100) Nagy, L.M., Krystal, J.H., Charney, D.S. et al. : Long-term outcome of panic disoder after short-term impranime and behavioral group treatment : 2.9-year naturalistic follow-up study. J. Clin. Psychopharmacol., 13 : 16, 1993.
101) 中嶋照夫, 多賀千明 : 強迫性障害の薬物治療. 精神医学, 36(1) : 54, 1994.
102) 西園昌之 : 抗不安薬と精神療法. 神経精神薬理, 6 : 803, 1984.
103) 西園昌之 : 薬物精神療法 (宮本忠雄編, 精神分裂病の精神療法). 金剛出版, 東京, 1984.
104) O'Connel, R.A., Mayo, J.A., Eng, L.K. et al. : Social support and long-term lithium outcome. Br. J. Psychiatry, 147 : 272, 1985.
105) 大島巌 : 精神科リハビリテーション領域における英米の家族研究の動向—EE 研究をめぐって. 精神科 MOOK, 22 : 305, 金原出版, 東京, 1988.
106) 太田保之, 中根允文 : 環境の治療的および反治療的作用—精神分裂病者の家族を中心に. 精神科 MOOK 増刊, 1 : 26 (八木剛平編 : 精神科領域における薬物療法) 金原出版, 東京, 1989.
107) Otto, M.W., Pollack, M.H., Sachs, G.S. et al. : Discontinuation of benzodiazepine treatment : Efficacy of cognitive-behavioral therapy for patients with panic disorder. Am. J. Psychiatry, 150(10) : 1485, 1993.
108) Parker, G., Johnston, P. and Hayward, L. : Parental 'Expressed Emotion' as a predictor of schizophrenic relapse. Arch. Gen. Psychiatry, 45 : 806, 1988.
109) Pavlovsky, P., Mala, H., Dufkova, D. et al. : Catamnestic evaluation of the therapy of schizophrenia by insuline comas. Czech. Psychiat., 81 : 391, 1985.
110) Pettinati, H. M., Stephens, S.M., Willis, K.M. et al. : Evidence for less improvement in depression in patients taking benzodiazepines during unilateral ECT. Am. J. Psychiatry, 147, 1029-1035, 1990.
111) Powers, S., Femandez, R.C., Fla, T. (保崎秀夫, 高木洲一郎監訳) : 神経性食欲不振症過食症の治療. 医学書院, 東京, 1989.
112) Reynolds, C.F., Frank, E., Perel, J.M. et al : Combinde pharmacotherapy and psychotherapy in the acute and continuation treatment of elderly patients with recurrent major depression : A preliminary report. Am. J. Psychiatry, 149(12) : 1687, 1992.
113) Rickels, K., Schweizer, E., Weiss, S. et al. : Maintenance drug treatment for panic disorder. II. Short-and long-term outcome after drug taper. Arch. Gen. Psychiatry, 50 : 61-68, 1993.

114) Rounsaville, B.J., Klerman, G.L. et al.：Do pharmacotherapy and psychotherapy for depression conflict? Arch. Gen. Psychiatry, 38：24, 1981.
115) Rüger, U.：Kombinationen von psychiatrischer Pharmakotherapie und Psychotherapie. Nervenarzt, 50：491, 1979.
116) Rush, A.J.：Cognitive Therapy in Combination with Antidepressant Medication. Combining Psychotherapy and Drug Therapy in Clinical Practice, ed. by Beitman, B.D., Klerman, G.L., p. 121, Spectrum Publication, New York, 1984.
117) Russell, G.F.M., Szmukler, G.I. and Dare, C. et al.：An evaluation of family therapy in anorexia norvosa and bulimia nervosa. Arch. Gen. Psychiatry, 44：1047, 1987.
118) Saarma, J.：Katamnestische Untersuchungen von Behandlungsergebnis en bei Schizophrenen. Psychiat. Neurol. med. Psychol., 35：587-597, 1983.
119) 作田勉：強迫神経症の治療．金剛出版，東京，1990．
120) Salzman, C.：The use of ECT in the treatment of schizophrenia. Am. J. Psychiatry, 137：1032, 1980.
121) 佐藤哲哉，佐藤新，飯田真：神経症に対する薬物と精神療法，多次元病因論の視点から．精神療法，12(4)：334, 1986．
122) Schooler, N.A.：The efficacy of antipsychotic drugs and family therapies in the maintenance treatment of schizophrenia. J. Clin. Psychopharmacol., 6 Suppl.：118S, 1986.
123) Schou, M. Lithium and electroconvulsive therapy：Adversaries, competitors, allies? Acta Psychiatr. Scand., 84, 435-438, 1991.
124) Schweizer, E., Rickels, K., Weiss,S. et al.：Maintenance drug treatment of panic disorder. I. Results of a prospective, placebo-controlled comparison of alprazolam and imipramine. Arch. Gen. Psychiatry, 50：51, 1993.
125) Shaw, J., Bochner, F., Brooks, P.M. et al.：The management of depression：a review of pharmacological and non-pharmacological tretments. Med. J. Aust., 151：397, 1989
126) Small, J.G., Kellams, J.J. et al.：Complications with electroconvulsive treatment combined with lithium. Biol. Psychiatry, 15：103, 1980.
127) Small, J.G., Milstein, V.：Lithium interactions：Lithium and electroconvulsive thelapy. J. Clin. Psychopharmacol., 10：346, 1990.
128) Smoczynski, S.：Tretment-related relapses in paranoid schizophrenia. Psychiatr. Pol. VII, Nr. 3, 247, 1973.
129) Sotsky, S.M., Glass, D.R., Shea, M.T. et al.：Patient predictors of response to psychotherapy and pharmacotherapy：Findings in the NIMH treatment of depression collaborative research program. Am. J. Psychiatry, 148(8)：997, 1991.
130) Stirling, J., Tantam, D., Thomas, P. et al.：Expressed emotion and schizophrenia：the ontogeny of EE during an 18-youth follow-up. Psychol. Med., 23：771, 1993.
131) Stoudemire, A., Hill, C.D., Morris, R. et al.：Cognitive outcome following tricy-

clic and electroconvulsive treatment of major depression in the elderly. Am. J. Psychiatry, 148：1336-1340, 1991.
132) 竹内籠雄, 花沢寿：パニック障害の治療. 精神科治療学, 8(6)：633-639, 1993.
133) 立山萬里：薬物療法と精神療法の相互作用. 精神科 MOOK 増刊 1：39(八木剛平編：精神科領域における薬物療法) 金原出版, 東京, 1989.
134) 立山萬里：分裂病の症状学と"多次元療法"(浅井昌弘, 八木剛平監修：精神分裂病治療のストラテジー), 1, 国際医書出版, 東京, 1991.
135) Taylor, C.B., King, R., Margraf, J. et al.：Use of medication and in vivo exposure in volunteers for panic disorder research. Am. J. Psychiatry, 146, 1423-1426, 1989.
136) Taylor, P., Fleminger, J.J.：ECT for schizophrenia. Lancet, 28：180, 1980.
137) Thase, M.E., Simons, A.D., Cahalame, J. et al.：Severity of deperssion and response to cognitive behavior therapy. Am. J. Psychiatry, 148(6)：784, 1991.
138) Thase, M.E., Simons, A.D., McGeary, J. et al.：Relapse after cognitive behavior therapy of depression：Potential implications for longer courses of treatment. Am. J. Psychiatry, 149：1046, 1992.
139) Turek, I.S., Hanlon, T.E.：The effectiveness and safety of electroconvulsive therapy. J. Nerv. Ment. Dis., 164：419, 1977.
140) Vachutka, J.：Catamnestic investigation of schizophrenics treated with insulin coma therapy and schizophrenics treated with neuroleptics. Czech. Psychiat., 79：392-395, 1983.
141) Varghese, F.T.N., Bruce S.S.：Electroconvulsive therapy in 1985. Med. J. Aust., 143：192, 1985.
142) Vaughn, C.E., Leff, J.：The influence of family and social factors on the course of psychiatric illness. Br. J. Psychiatry. 129：125, 1976.
143) Vaughn, C.E., Snyder, K.S., Jones, S. et al.：Family factors in schizophrenic relapse. Arch. Gen. Psychiatry, 42：1169, 1984.
144) Wallace, C.J., Liberman, R.P.：Social skills training for patients with schizophrenia：A controlled clinical trial. Psychiatry Res., 15：239, 1985.
145) Wardle, J.：Behaviour therapy and benzodiazepines：Allies or antagonists？ Br. J. Psychiatry, 156：163, 1990.
146) Weiner, R. D.：The psychiatric use of electrically induced seizures. Am. J. Psychiatry, 136：1507, 1979.
147) Weissman, M.M.：種々のうつ病に対する薬物療法と精神療法. 精神療法と向精神薬 (グリーンヒル, グラニック編, 日向野, 霜山訳), 産業図書, 東京, 1984.
148) Weissman, M.M., Klerman, G.L.：Depression：Interpersonal Psychotherapy and Tricyclics. Combining Psychotherapy and Drug Therapy in Clinical Practice, ed. by Beitman, B.D., Klerman, G.L., 149, Spectrum Publication, New York, 1984.
149) Winokur, G., Coryell, W., Keller, M. et al.：Relationship of electroconviulsive therapy to course in affective Illness：A collaborative study. Eur. Arch. Psychiatr. Clin. Newrosci., 240：54-59, 1990.
150) Wulsin, L., Bachop M. and Hoffman, D.：Group therapy in manic-depressive

illness. Am. J. Psychotherapy, 62：263, 1988.
151) Wurthmann, C., Klieser, E.：Moglichkeiten der Therapie von Angststorungen des DSM-III-R. Fortschr. Neurol. Psychiat., 60：91, 1992.
152) 八木剛平：精神分裂病の薬物治療学，ネオヒポクラティズムの提唱．金原出版，東京，1993.
153) Zetin, M., Kramer, M.A：Obsessive-compulsive disorder. Hosp. Community Psychiatry, 43：689, 1992.

―――――――――――――――― 追 加 文 献 ――――――――――――――――

154) Agras, W.S.：Pharmacotherapy of bulimia nervosa and binge eating disorder：longer-term outcomes. Psychopharmacol. Bull, 33：433-436, 1997.
155) American Psychiatric Association：Practice guideline for the treatment of patients with major depressive disorder (Revision). Am. J. Psychiatry, 157 (Supple4)：1-6, 2000.
156) Birmaher, B., Brent, D.A., Kolko, D., et al.：Clinical outcome after short-term psychotherapy for adolescents with major depressive disorder. Arch. Gen. Psychiatry, 57：29-36, 2000.
157) Blackburn, I.-M., Moore, R.G.：Controlled acute and follow-up trial of cognitive therapy and pharmacotherapy in out-patients with recurrent depression. Br. J. Psychiatry, 171：328-334, 1997.
158) Butzlaff, R.L., Hooley, J.M.：Expressed emotion and psychiatric relapse a meta-analysis. Arch. Gen. Psychiatry, 55：547-552, 1998.
159) Gloaguen, V., Cottraux, J., Cucherat, M., et al.：A meta-analysis of the effects of cognitive therapy in depressed patients. J. Affective Disord, 49：59-72, 1998.
160) Hornung, W.P., Feldmann, R., Klingberg, S., et al：Long-term effects of a psychoeducational psychotherapeutic intervention for schizophrenic outpatients and their key-persons-resultus of a five-year follow-up. Eur. Arch. Psychiatry Clin. Neurosci, 249：162-167, 1999.
161) Klingberg, S., Buchkremer, G., Holle, R., et al.：Differential therapy effects of psychoeducational psychotherapy for schizophrenic patients-results of a 2-year follow-up. Eur. Arch. Psychiatry Clin. Neurosci, 249：66-72, 1999.
162) Laini, V., Arduini, A., Critelli, E., et al.：Psychopharmacological treatment with risperiodone and psychotherapic-rehabilitative approaches in schizophrenia and personality disorders. new trends exp. Clin. Psychiatry, 15：209-213, 1999.
163) Liberman, R.P., Wallace, C.J., BlackwellG. et al：Skills training versus psychosocial occupational therapy for persons with persistent schizophrenia. Am. J. Psychiatry, 155：1087-1091, 1998.
164) NIMH：Psychosocial treatment for schizophrenia. Schizophr. Bull, 26：1, 2000.
165) Ninan, P.T., Rothbaum, B.O., Marsteller, F.A., et al.：A placebo-controlled trial of cognitive-behavioral therapy and clomipramine in trichotillomania. J. Clin. Psychiatry, 61：47-50, 2000.

166) Norman, R. MG., Townsend, L.A., et al.: Cognitive-behavioural therapy for psychosis: A status report. Can. J. Psychiatry, 44: 245-252, 1999.
167) O'connor, K., Todorov, C., Robillard, S., et al.: Cognitive-behaviour therapy and medication in the treatment of obsessive-compulsive disorder: A controlled study. Can. J. Psychiatry, 44: 64-71, 1999.
168) Parkh, S.V., Kusumakar, V., Haslam, D. RS., et al: Psychosocial interventions as an adjunct to pharmacotherapy in bipolar disorder. Can. J. Psychiatry, 42: 74-78, 1997.
169) Paykel, E.S., Scott, J., Teasdale, J., D., et al.: Prevention of relapse in residual depression by cognitive therapy. A contorolled trial. Arch. Gen. Psychiatry, 56: 829-835, 1999.
170) Reker, T., Eikelmann, B.: Work Therapy for Schizophrenic Patients: Results of a 3-year prospective study in Germany. Eur. Arch. Psychiatr. Clin. Neurosci, 247: 314-319, 1997.
171) Thase, M.E., Greenhouse, J.B., Frank, E., et al.: Treatment of major depression with psychotherapy or psychotherapy-pharmacotherapy combinations. Arch. Gen. Psychiatry, 54: 1009-1015, 1997.
172) The MTA Cooperative Group.: A 14-month randomized clinical trial of treatment strategies for attention-deficit/hyperactivity disorder. Arch. Gen. Psychiatry, 56: 1073-1086, 1999.
173) Uhlenhuth, E.H., Balter, M.B., Ban, T.A. et al.: International study of judgement on therapeutic use of benzodiazepines and psychotherapeutic medication: V. treatment strategies in panic disorder, 1992-1997. J. Clin. Psychopharmcol. 18 (Supple.2): 27-31, 1998.
174) van Balkom A.J., Bakkeur, A., Spinhoven, P., et al.: A meta-analysis of the treatment of panic disorder with or without agoraphobia: a comparison of psychopharmacological, cognitive-behavioral, and combination treatments. J. Ner. Men. Dis. 185: 510-516, 1997.

索　引

欧　語

α_1-asid glycoprotein (α_1-AGP)　482, 483
α_1-酸性糖蛋白　545, 547
α2アドレナリン受容体　93
β-carboline　187
β遮断薬　24, 518
5-HT$_{1A}$受容体　92, 93, 168
acetaminophen　554
amitriptyline　127, 129, 130, 132, 137, 138, 194, 197, 213, 216, 218, 433, 529, 575, 577, 580, 609, 610, 628
acetazolamide　233
acetophenazine　401, 594
Adams-Stokes症候群　370, 371
adrenaline　550, 554
affective symptom　420
air-bubble法　457
akinetic depression　368, 434, 466
akinetic mutism　371
alprazolam　170, 431, 517, 533, 535, 568, 623, 624, 625
amantadine　427
ambulation　171
AMDP (Arbeitsgemeinschaft für Methodikund Dokumentation in der Psychiatrie)-System　291
aminophylline　233
amoxapine　104, 130, 213, 217, 574
amphetamine　6, 131, 364
apomorphine　137, 564
arousal symptom　420
atropine　130, 632
atypical neuroleptics → 非定型抗精神病薬
Behavioral Disturbance Index (BDI)　344
benperidol　17
benztropine　427
bicuculline　181
biperiden　427, 433
Bleuler, E.　350
BPRS (Brief Psychiatric Rating Scale)　290
bromazepam　170, 627
bromocriptine　364, 427
bromperidol decanoate　461
buspirone　168
butaperazine　405, 409, 410
BZP → ベンゾジアゼピン
cAMP　124
c-fos　81, 95
cGMP　124, 125
caffeine　233
carpipramine　427
carbamazepine　25, 147, 148, 149, 227, 359, 433, 512, 517, 521, 531, 587, 629
chlorazepate　170
chlordiazepoxide　24, 168, 195, 219, 431, 514, 565, 569
chlorpromazine (CPZ)　9, 18, 42, 61, 79, 139, 194, 197, 326, 338, 348, 359, 377, 400, 403, 412, 427, 433, 461, 506, 513, 514, 521, 530, 567, 576, 587, 593, 598, 628, 631
――の代謝　207
――の代謝経路　396
――による死亡例　373
chlorpropamide　487
chlorprothixene　373, 376, 433
cholecystokinine　336
cimetidine　487, 556
CINP (collegium Internationale Neuro-Psychopharmacologicum)　15
clomipramine　24, 130, 132, 137, 361, 512, 518, 618, 622, 625, 626, 628
clonazepam　170, 229, 431, 512, 569
clonidine　138, 140, 519
clopenthixol decanoate　460
clorazepate　220
clotiazepam　170

cloxazolam　170
clozapine　20, 21, 75, 77, 80, 81, 130
cocaine　131, 364
CPRS (Comprehensive Psychopathological Rating Scale)　209, 291
CYP　→　チトクローム P 450
CYP 2 D 6　264, 269
CYP 2 C 19　269
CYP 3 A　266
CYP 3 A 4　266, 270, 271
cyproheptadine　628
D_2 ドパミン受容体　63, 86
D_2 受容体　46, 53, 61
DA　→　ドパミン
Delay, J.　42
Deniker, P.　42
delusional depression　580
denervation hypersensitivity　550
depression‐pseudoparkinsonian response　368
desipramine　135, 138, 140, 213, 514, 519, 575
desmethyldiazepam　170
dextroamphetamine　511
diazepam　23, 169, 195, 219, 225, 505, 565, 566, 567, 631
digitalis　233
digitoxin　552
digoxin　551
diphenylhydantoin　628, 629
dissociative reaction　565
disulfiram　225, 231
domperidone　62
DOPAC (3,4-dihydroxy phenylacetic acid)　114
doxepin　129, 213
droperidol　365
drug holiday　→　休薬日
DSM-II, III　289
dysphoria　628
EBM (evidence-baced medicine)　400
ECT　→　電気けいれん療法
endogenous neuroleptic　336
endorphin　188

energizer-type drug　565
enkephalin　188
ephedrine　6
EPS　→　錐体外路症状
estazolam　170, 431, 567
ethosuximide　229
etizolam　170, 431, 570
exposure 法　618, 620, 625
　　現実的(想像的)――　626
extrapyramidal neuroleptic syndrome　366
ex vivo オートラジオグラフィー　97
fast transmission　124
FDA　515
5-HIAA　114
5-HT_2 受容体　51, 80
5-HT 症候群　144
first-pass effect　461, 483
fludiazepam　170
flunitrazepam　170
fluoxetine　23, 136, 141, 630
flupenthixol　107
――decanoate　460
flupentixol　349, 360, 361
fluphenazine　16, 19, 332, 360, 385, 401, 407, 409, 568
――decanoate (FD)　332, 384, 452, 458, 598, 601
――enanthate (FE)　373, 384, 452, 454, 458, 600
――による急速神経遮断法　409
flurazepam　170
fluspirilene　332, 398
flutazoram　170
frutoprazepam　170
fluvoxamine　23, 494, 536, 622
freezing　171
furosemide　233
GABA　131
――受容体　181
GAS (Global Assessment Scale)　291
GBS (Gottfries・Brane・Steen) 痴呆症状評価尺度　292
GCP (Good Clinical Practice)　295

新──　295
Gilles de la Toulett 症候群　209
glutethimide　549
GPMSP　296
G 蛋白　124
H_2 受容体拮抗薬　356
haloperidol (HPD)　17, 18, 19, 77, 79, 81,
　　194, 197, 211, 360, 362, 363, 365, 373, 377,
　　378, 384, 385, 401, 406, 409, 411, 427, 432,
　　508, 513, 518, 528, 583, 631
　　──の代謝経路　396
　　──の大量点滴療法　409
　　──Decanoate　208, 417, 418, 452, 459
　　還元型──　206
Hamilton Anxiety Scale　291
Hamilton Depression Scale　291
High-risk patient　456
holistic health therapy　602
homovanillic acid (HVA)　114
Hospital Adjustment Scale (HAS)　344
Huntington 舞踏病　209
hydroxyzine　168, 512, 522
ICD　289
ICU 症候群　555
imipramine　12, 21, 24, 104, 106, 131, 132,
　　137, 140, 194, 197, 213, 215, 347, 360, 361,
　　433, 515, 517, 575, 576, 577, 578, 609, 612,
　　619, 620, 621, 622, 623, 624
　　──responder (nonresponder)　516
IMPS (The Inpatient Multidimensional Psychiatric Scale)　291
indomethacin　556
insulin　→　インシュリン(IS)療法
iprindol　107, 138, 141
iproniazid　12, 21
ipsapirone　169
isocarboxazid　531, 633
isoniazid　12
isolation aggression　174
ketoconazol　556
Kretschmer, E.　636
levodopa　131, 427, 519
levomepromazine　328, 360, 427, 570
lidocaine　551

lithium　9, 12, 142, 143, 193, 197, 231, 359,
　　430, 454, 494, 507, 516, 528, 583, 584, 585,
　　586, 587, 616, 628, 630
　　──中毒　586
　　──と抗精神病薬の併用による神経毒性　585
　　──の血中濃度　231
　　──の二重盲検試験　288
　　──の薬物動態　231
lofrazepate　170
lorazepam　170, 219, 431, 567
loxapine　528
LSD-25　6
Malamud's Psychiatric Rating Scale
major role therapy (MRT)　356, 598
MARTA (multi-acting receptor targeted
　　antipsychotics)　21, 337
maprotiline　434, 578
MAOI　→　モノアミン酸化酵素阻害薬
MAO 阻害薬　361, 362
medazepam　170
mepazine　328, 340
meperidine　556
mephenesin　11
meprobamate　11, 23, 167, 431
mescalin　6
mesoridazine　569
methamphetamine　564
methemoglobin　554
methyldopa　233, 365
methylphenidate　433, 506, 508, 509, 511,
　　513, 519, 521
metoclopramide　363, 394
mexazoram　170
MHPG (3-methoxy-4-hydroxyphenyleneglycol)　114, 115
mianserin　107, 130, 137, 138, 139, 629
Michaelis-Menten 型　200
Mirror-image design　463
mitral valve prolapse syndrome　550
morphine　188
MRI　104
MSRPP (The Multidimentional Scale for
　　Rating Psychiatric Patients)　290, 340

muscimol 173
natural neuroleptic 336
Nelson の法則 203
neuroimaging 417
neuroleptanalgesia 365
neuroleptic activity 211
neuroleptique 33, 327
　――incisif 453, 460, 464
　――majeur 333
　――thymoanaleptique 360
nimetazepam 170
nitrazepam 170, 433, 570
nooanaleptiques 36
nooleptiques 36
nootropics 37
nortriptyline 138, 194, 213, 216, 575, 576, 609
oxazepam 170, 220, 225
oxazolam 170
oxypertine 349, 401
pandysautonomia 370
PANSS (Positive and Negative Syndrome Scale) 291
Paracelsus 284
paradoxical effect 564
Paré, A. 284
paroxetine 23
PAS 9
pecazine 17
penfluridol 332, 398, 452, 596
perphenazine 361, 401, 411, 426, 575, 577, 580
　――decanoate 461
　――enanthate 461
PET (Positron Emission Tomography) 63, 78, 89, 90, 104, 369
Phase- I (II) 198
phenacetin 554
phenelzine 361, 531, 625, 629, 633
phenobarbital 6, 229, 514, 553
phenytoin 6, 194, 226, 347, 506, 531
picrotoxin 187
pimozide 363, 401, 403
pipothiazine palmitate 460

pipothiazine undecylenate 459
piracetam 37
plateau principle 202
postpsychotic depression 434, 466, 579
prazepam 170, 220
primidone 431
procainamide 487
procarbazine 556
prochlorperazine 328, 349, 401, 594
prodrug 198
promazine 17, 328
promethazine 427
propranolol 168, 347, 434, 518
protriptyline 130, 213
pseudogenes 75
psychotic depression 580
quinidine 552
R - tetrahydrobiopterin（R - THBP） 514
raclopride 369
radioimmunoassay 205
radioreceptor assay 206
rage reaction 564
　acute―― 565
　paradoxical―― 564
rearing 171
regular effect 564
reserpine (RSP) 5, 10, 43, 131, 325, 338, 349, 365, 374
　――の二重盲検試験 288
risperidone 337, 491
ritanserine 337
SANS (Scale for the Assessment of Negative Symptoms) 291
SARI (Serotonin-2 Antagonist/Reuptake Inhibitor) 492
SDA → セロトニン・ドーパミン拮抗薬
sertraline 536
slow transmission 124
slow wave index 544
SNRI (selotonin norepinephrin reuptake inhabitor) 23, 492
somnifen 6
spiperone 369
spiroperidol 19

索　引　653

spironolactone　551
SSRI (selective serotonin reuptake inhabitor)　23, 24, 168, 492
streptomycine　9
stress induced aggression　174
sulfonal　6
sulpiride　42, 44, 46, 55, 77, 79, 361, 362, 363, 364, 376, 394, 401, 519, 628
supersensitive psychosis　372
tandospirone　168, 495
tardive dysmentia　372
tardive dysphrenia　372
tardive psychosis　372
tartrazine　554
TD　→　遅発性ジスキネジア
TDM (therapeutic drug monitoring)　192
　——のガイドライン　193
temazepam　170
thalbutamol　107
therapeutic window　194, 209, 216, 412
thiazide　233
thiethylperazine　365
thioproperazine　349, 400
　——断続療法　407
thioridazine　328, 344, 360, 361, 364, 373, 376, 402, 403, 514, 575, 577, 594, 627
thiothixene　349, 361, 362, 401, 406, 579
thirotropin-releasing hormone (TRH)　336
tiapride　364
tiospirone　337
tranylcipromine　433
trazodone　493
triazolam　170, 225, 630
trifluoperazine　342, 362, 402, 403, 406, 426, 433, 593
triflupromazine　391, 401
trihexyphenidyl　427, 428, 466
trimipramine　127, 129, 130
trional　6
triperidol　349, 376
tyramine　553
valproic acid　228
vegetamin　431

Y-BOCS (Yale-Brown Obsessive Compulsive Scale)　292
yohimbine　139
zimelidine　136, 139
Z-Track 法　457
zopiclone　169
zotepine　376

日本語

あ 行

アカシジア　327, 361, 365, 369, 371, 385, 400, 406, 429, 464
アキネジア　369, 400, 406, 429, 465, 521
悪性腫瘍　553
悪性症候群　367, 371, 376, 385, 386, 454, 508, 516, 586
アザピロン　168
アセチルコリン　113
　——エステラーゼ　121
　——作動性神経　121
アセチルコリン (ACh) 受容体遮断作用　395
アセチル神経系の局在と分布　122
アデニレートシクラーゼ　72
アドレナリン　115, 550
阿片 opium　5, 7
アメンチア　539
アルコール　527
　——薬物依存　364
　——離脱せん妄　364
アルゴリズム，薬物療法　400
アルツハイマー病　103, 122
　——の早期診断　104
アルブミン濃度　545
安定状態維持効果　352
アンヘドニア　533
イオンチャンネル　124
医師患者関係　309
意識障害　489, 495, 499
医師の説明　311
医師の倫理　310
異常色素沈着　366, 372, 376
維持量　414

維持療法　355, 357, 415, 438
　——中断群　355
　——における抗パーキンソン薬の長期併用　428
　——の継続期間と中断後の再発率　423
　回復状態の——　402
　間欠——　423
　長期の——　611
　低用量——　415
　デポ剤による——　456
遺伝子工学　103
遺伝的多型性　269
胃内容排出速度 gastric empting rate（GER）　481
遺尿　517
　——症　519
イノシトール三リン酸　124
イレウス，麻痺性　371, 429
入換え試験　286
インシュリンショック療法　8
インシュリン（IS）療法　341, 633
　——と薬物療法の比較　342
陰性症状　80, 85, 347, 351
陰性症状改善効果　87
イントロン　75
インド蛇木の根（ラウオルフィア・アルカロイド）　5
院内拘禁者数の減少　339
インフォームド—コンセント　310, 311, 312
うつ状態，思春期青年期　529
うつ状態，薬原性の　373
うつ病　360, 528, 633
　——のコリン仮説　130
　——の精神療法　608
　——の長期維持療法　611
　——のモノアミン仮説　131
　季節性——　142
　激越型——　489
　再発を繰り返す——　613
　大——　106
　単極性——　612
　妄想を伴った——　580
運動活性　57, 58, 59
鋭利型薬物　426

嚥下障害　371
エンケファリン　336
エンドルフィン欠乏説　336
黄疸　371, 374
　胆汁うっ滞型——　494
嘔吐　372
　自己誘発性——　535
オープン試験　284
オピオイド　113

か 行

外側被蓋核　115
カウンセリング　504
　家族に対する——　529
化学的解剖　103
覚醒剤　527
過食症（bulimia nervosa）　530, 531, 535
　神経性——　629
下垂体前葉　45, 53
下垂体 D_2 受容体　50
ガスクロマトグラフィ　205
家族とのラポール　507
家族の感情表出度（expressed emotion）　597, 600, 603
家族療法　356, 437, 593, 600
カタトニー　365
カタレプシー　59, 80
カテコールアミン　43, 108, 110
　——生合成経路　109
　——の生理活性　113
　——分解経路　111
学校恐怖　529
活性代謝物　546
葛藤の解消　596
顆粒球減少症　366, 371, 376, 517
カルジアゾールけいれん療法　8
加齢の影響　156
カレンダーパック　317
カロリー制限行動　536
眼科的所見　377
環境学習仮説　438
環境療法（milieu therapy）　346, 356, 357, 436, 593
　——との比較　345

索　引　655

眼球の異常　383
肝クリアランス　483, 485
間欠投与法　423
肝血流量の減少　483
肝硬変患者　545
肝疾患　542
肝障害　546
　　慢性——　366
感情興奮薬（thymeretic）　36
患者の同意能力　312
患者心理，受診時の　310
筋弛緩作用　174
肝除去率　543
肝代謝性薬物　494
肝庇護療法　377
癌の発生率　374
緘黙，選択性　509, 520
奇異反応（paradoxical reaction）　497, 563
記憶　429
　　——減退作用　497
　　——障害　495, 498
気管支うっ滞　371
気管支けいれん　554
奇形児の発生率　374
基質　264
器質性精神病　364
吃音　363, 520
キニジン様作用　550
気分安定薬　494
気分（感情）障害　515
基本症状　350
逆説興奮　365
急速飽和法　407
救命救急センター　554
休薬日（drug holiday）　425, 510
境界例　526, 532, 630
　　——患者の薬物療法　533
競合的拮抗　270, 261
恐慌発作　371
強迫思考　431
強迫症状　513, 626
強迫神経症　625
強迫性障害　518, 534, 625
恐怖症　619

巨赤芽球性貧血　553
起立性低血圧　370, 386, 516
緊張病様昏迷　371
グアニレートシクラーゼ　125
グアニンヌクレオチド　46, 47, 50, 51, 73, 75
空虚感，慢性の　533
空笑　568
薬の歴史　4
クレアチニン—クリアランス　486, 487
グレープフルーツジュース　270
グルクロン酸抱合　496, 545
クロスオーバー試験　286
傾斜板法　174
けいれん発作　377
血圧　550
血液障害，重篤な　371
血液透析　546
血小板　141, 142
血漿蛋白結合率　260
血中濃度　413
　　——のモニタリング　510
　　反復投与における薬物——　202
　　薬物——に影響を与える因子　199
　　薬物——の時間的推移　201
幻覚　429
　　——剤　6
　　——妄想状態　489, 540
　　抗——妄想作用　349
行為障害　517, 518
抗うつ薬　103, 433, 535
　　——代謝物　214
　　——とヒスタミン受容体　127
　　——の急性期効果　127
　　——の血中濃度　215, 217
　　——の作用機序　105
　　——の試験投与　215
　　——の阻害定数　127
　　——のTDM　217
　　——の副作用　129
　　——の慢性期効果　135
　　——の慢性投与時の作用　136
　　——の薬物動態　212
　　——の薬理作用　105
　　三環系——　106, 347, 507, 508, 515, 519

三級アミン—— 136
　　第2世代の—— 22
　　非定型—— 107
　　分裂病に対する——単独治療　576
　　慢性分裂病の陰性症状に対する——併用　578
口渇　370
攻撃的行動　365
攻撃療法　407
高血圧　365
抗コリン作用　490
抗コリン薬　260
抗コンフリクト作用
抗自閉薬　349
恒常性維持機構　8
甲状腺機能亢進（低）症　555
抗精神病薬（antipsychotic drug）　33, 42, 324, 328, 515
　　——と抗うつ薬の併用　574
　　——に対する感受性　505
　　——の血中濃度　208
　　——の血中・脳内分布　394
　　——の血中濃度と副作用　211
　　——の持続投与と間欠投与　424
　　——の神経遮断作用　368
　　——の神経伝達抑制作用　395
　　——の選択　400
　　——の多様化　329
　　——の定義の変遷　334
　　——の適応と変化　338
　　——の電撃療法の併用効果　436
　　——の等価用量　391
　　——の投与期間と治療効果　420
　　——の併用薬　425
　　——の副作用　365, 375
　　——の分類　331, 388
　　——の薬物動態　206
　　——の歴史　324
　　——，代謝（metabolism）　198
　　——，排泄（excretion）　198
　　——，分布（distribution）　197
持効性——　332, 452
定型的——　489
内因性——　336

　　非定型—— 20, 33, 77, 80, 81, 84, 85, 86, 335, 491
向精神薬（psychotropic drug）　30
　　——，抽出—合成の時代　6
　　——に対する警戒心，恐怖心　303
　　——のTDM　206
　　——の科学的薬効評価　289
　　——の概念　30
　　——の吸収 absorption　194
　　——の原疾患に対する影響　541
　　——の体内動態　192
　　——の命名　35
　　——の有効血中濃度　234
　　——の臨床試験　278
　　——の臨床評価　278
　　——の歴史　4
　　——臨床評価の倫理上の問題　293
　　広義の——　4
　　脂溶性——　482
向精神薬の分類
　　Delayの——　32
　　現在の——　37
　　Kleineの——　32
　　古典的——　7
　　Lewinの——　31
　　WHOの——　34
抗躁病薬　494
高速液体クロマトグラフィ　205
酵素誘導　268, 270
抗てんかん薬　347, 506, 513
　　——と向精神薬との関係　513
抗てんかん薬の血中濃度　229, 230
抗てんかん薬の薬物動態　226
喉頭けいれん　371
行動障害　512
行動薬理学（behavioral pharmacology）　13
行動療法　438, 504, 513, 593, 597, 622
　　——的接近　608
高熱症，致死性　366
抗パーキンソン薬　8, 464
　　——中断試験　429
　　——の併用　428
抗ヒスタミン薬　8, 512, 520

索　引　657

高ビリルビン血症　374
抗不安薬　347, 517
　　アザピロン系──　168
　　内因性──　336
　　ベンゾジアゼピン系──　361, 512, 622
興奮状態，妄想構造をもつ　349
抗利尿ホルモン不適合分泌症候群　371
高リポプロテイン血症　552
呼吸器疾患　554
呼吸抑制　374, 554
国際疾病分類　→　ICD
黒質線条体路　51, 56, 57, 93
黒質緻密体（A 9）　93, 94
個別化 individualization　204
コレステロール低下作用　376
コンパートメント・モデル　200
　　──理論　199
コンプライアンス　302, 306, 309, 315, 316, 317, 401, 508, 533
　　──の改善　461
　　──を高める対策　319
　　ドラッグ──　319
コンフリクト（葛藤）行動　173

さ　行

サーカディアンリズム　133
再生不良性貧血　366, 371
再発　422
　　──予防　414
　　──予防効果　352, 356
　　平均──回数　423
細胞内応答様式　124
催眠鎮静症状　490
催眠・鎮静薬　6
作業療法　345, 593, 606
"匙加減"　204
サリドマイド禍　294
三叉神経痛　553
ジアシルグリセロール　124, 125
弛緩法（relaxation）　618
色情行為　568
糸球体濾過率（glomerular filtration rate, GFR）　486
シグマ受容体　81

シグマ受容体拮抗薬　338
試験デザインの問題　209
持効剤　→　デポ剤
思考障害　422
持効製剤化　19
自殺　373, 467
　　──衝動の顕在化　566
思春期青年期　525
　　──患者の薬物療法　525
　　──精神医学（adolescent psychiatry）　525
　　──精神疾患と向精神薬療法　528
　　──と向精神薬　525
　　──の感情障害　534
　　──のうつ病，うつ状態　529
　　──薬物の体内動態　527
ジスキネジア　372, 510, 521
　　呼吸──　554
　　遅発性──（TD）　372, 510, 513, 527
　　非可逆性──　366
　　老人の──　365
ジストニア　327, 369
　　──発作　365
　　急性──　464
　　喉頭──　373
自然治癒率　399
持続睡眠療法　6
失外套症候群　371
疾病観，誤った　302
シナプス後部 D_2 受容体　60
シナプス後部細胞　59
シナプス後部受容体　55
シナプス前部自己受容体　55, 59, 75, 76
自発運動増加作用　563
市販後医薬品調査　296
自閉症，幼児　365
脂肪組織の増加　482
死亡例の報告　373
嗜眠性脳炎　10
社会（生活）技能訓練（SST）　438
社会恐怖（social phobia）　625, 627
社会療法（social therapy）　593
しゃっくり　365
重症筋無力症　372

集団行動療法　621
集団精神療法　344, 593, 594
　──と薬物療法の比較　595
集団療法　345, 435, 608
受診動機の欠如　302
出血　552
受容体結合実験　366
受容体結合実験法　104
受容体親和性　86
馴化作用　174
循環器疾患　549
消化器系障害　493
消化器疾患　555
常同行動　60
条件回避行動　173
条件回避反応　57
小字症　404
情緒障害　517
常同的行動　513
小児　504
　──自閉症　512
　──と向精神薬　504
　──と向精神薬療法　511
　──と向精神薬療法, 初回投与　507
　──と向精神薬療法, 効果と副作用　507
　──の薬物動態　505
初回通過効果　→　first-pass effect
書字試験　404
ショック療法　631
自律神経安定剤, 中枢性の　9
自律神経安定薬　327
自律神経過剰刺激症候群　8
自律神経症状　366, 387, 511
心因反応　540
腎機能低下　487
腎機能障害, lithiumによる　549
腎クリアランス　546
腎疾患　546
神経科学の発展　103
神経遮断閾値　389, 403, 419
神経遮断法, 急速　408
神経遮断薬　324
　──開発　327
　──の精神生理学的特徴　326

　──の双極分類　328
神経症　361
　──様状態　540
神経性食欲不振症（anorexia nervosa）　→
　　摂食障害
神経伝達物質受容体　86, 124, 127
神経毒性, lithiumと抗精神病薬の併用による
　　585
神経ペプチド　113, 116, 336, 434
神経抑制薬　42
進行麻痺　8
心疾患に対する向精神薬の使用　550
心室性期外収縮　490
心室性不整脈　551
心・循環系副作用　370
身体合併症　540
身体疾患に対する向精神薬療法　539-542
　──使用上の原則　542
身体所見の検索　507
身体療法　358
心的エネルギー　31
心的外傷後ストレス障害　627
心電図　508
　──異常　370, 380, 385
　──変化　490
心毒性　492
腎毒性, 向精神薬の　549
シンナー　527
腎濃縮力の低下　372
心不全, うっ血性　549
腎不全　546
　急性──　371
新薬臨床ガイドライン　279
心理的力　31
髄液中濃度の測定　211
推測統計学　292
錐体外路・間脳症候群　327
錐体外路系副作用　85, 94
錐体外路症状（EPS）　130, 211, 327, 333, 337, 368, 371, 383, 427, 464, 511, 513
　──・間脳症候群　327
　──惹起作用　335
　──重症度　428
　──の危険帯域　408

索引 659

──の治療的意義　327
　　運動亢進性──　426
　　急性──　365, 404, 407, 428
　　抗──効果　434
睡眠時驚愕症（夜驚症）　371, 520
睡眠時遊行症（夢中遊行症）　520
睡眠障害　520
睡眠導入薬　171
睡眠薬　497
　　──遊び　535
ステロイド　554
性格障害，境界型および分裂型　362
生活技能訓練（SST）　597, 602
生活療法　597
性機能障害　370, 371, 376, 381
制限酵素の発見　103
制限酵素断片長多型　77
精子の運動抑制　372
精神異常発現物質　6
精神運動性興奮　371
精神科病床数の減少　453
精神科薬物療法の特性　302
精神刺激薬　512, 527, 592
精神症状の質問紙表　290
精神症状の評価尺度　290
精神神経病用薬　30
精神遅滞　504
精神的依存　429
精神的無力症　365
精神治療薬　30
精神病性興奮　348
精神賦活薬（psychic energizer）　12
精神分析療法　592
精神分裂病　→　分裂病
精神変容薬　30
精神薬理学（psychopharmacology）　30
精神療法　357, 435, 504, 513, 591, 607
　　──との比較　343
　　個人──　343, 529, 594
　　小薬物──　592
生体利用率（bioavailability）　196
青斑核　115, 116
生物学的同等性（biological equivalence）　196

生物学的半減期　201
セカンドメッセンジャー　124
脊髄癆様状態　371
赤血球濃度　209
摂食障害　362, 526, 530, 531, 535, 628
説明──同意　310, 507
セロトニン（5-HT）　108, 119, 144
　　──欠乏うつ病　133
　　──作動性神経　117, 119
　　──・シナプスの概略図　120
　　──神経系の局在と分布　120
　　──生合成・分解経路　118
　　──ドーパミン拮抗薬（SDA）　21, 87,
　　　336, 605
5-HT$_{2A}$──受容体　86, 87, 89
線形薬物，非線形薬物　194, 195
線条体　86
線条体 D$_2$ 受容体占拠率　418
喘息患者　554
選択的 5-HT$_{2A}$ 受容体拮抗薬　90
選択的セロトニン再取り込み阻害薬（SSRI）
　　23, 24, 168
選択的ノルアドレナリン再取り込み阻害薬
　　（SNRI）　23
前頭前野　87, 88, 91, 92, 93, 95
セント・ジョーンズ・ワート（SJW）　271
せん妄　429
　　酒精──　364
双極性感情障害（躁うつ病）　516, 528, 617
躁状態　563
　　──の外来治療　454
躁病　359
　　──性興奮　399, 489
　　重症──　454
掻痒症　555
側坐核　95

た 行

代謝　261, 266
代謝回転率　114
体重，脂肪なし（lean body mass）　482
体重増加作用　531
対人関係療法　608, 612, 615
大腸炎，壊死性　371

体内全水分量（total body water） 482
体内滞留時間（variance of residence time, VRT） 204
大麻 7
退薬症状 510, 511
大量療法, 急速 407
他科治療 539
多剤併用 284
多次元診断 636
脱感作療法, 系統的 618
脱分極性不活化 93
脱抑制作用 563
多動 513
多動性障害 511, 517
探索行動 171
探索行動, 動物（ラット）の 563
蛋白結合 505, 547
蛋白結合率 197, 260, 543
チアノーゼ 374
地域精神科専門看護婦 463
知覚変容体験, 発作性 371
治験 293
遅発性ジスキネジア 130, 212, 383
チック障害 518
チトクローム P 450 (CYP) 261, 263, 266, 270, 435, 484
痴呆 490, 491
　仮性—— 295
注意欠陥障害 365
注意欠陥/多動性障害 628
中枢刺激薬 6, 433
中毒性錯乱 366
中毒精神病 7
中脳皮質系ドパミン系 92
中脳辺縁路 58
中脳辺縁系ドパミン系 92
中脳辺縁・皮質系 93
腸閉塞, 麻痺性 374
治療ガイドライン 400
治療教育 504
治療抵抗性患者 85, 211
治療法の科学的評価 287
チロシン 110
　——水酸化酵素 108

鎮静 sedation 348
　——型薬物 426
　——薬 327
低酸素血症 554
低蛋白血症 545
デポ剤（時効性製剤） 19, 332, 384, 385, 398, 403, 452, 465
　——と lithium の併用
　——と倫理 469
　——による外来維持治療 467
　——の維持投与量 455
　——の一時的投与 454
　——の種類と選択 458
　——の初回投与量 455
　——の注射部位 457
　——の注射部位反応 454, 468
　——の適応 453
　——の適応の三原則 456
　——の投与方法 455
　——の臨床比較試験 462
　——の副作用 464
　——の離脱試験 466
　——を嫌う原因 464
　マイルドな—— 454
でまかせ応答 436
電解質バランスの不均衡 495
てんかん焦点の同定 104
てんかん性精神病 364
てんかん発作 371, 513, 520
電気いれん（電撃）療法 (ECT) 341, 342, 435, 591, 607, 631
電気ショック療法 137, 211
伝達物質, 古典的 117
伝達物質, 脳内 574
点鼻療法 519
等価換算表 391
等価用量（equivalent dose） 390
統計解析 292
登校拒否 529
洞性頻脈 370
道徳療法（moral treatment） 345, 593
疼痛 553
疼痛, 慢性 553
糖尿病 372

索　引　661

冬眠麻酔　326
冬眠療法　8
突然死　366, 371, 373
ドパミン (DA)　43, 87
　——拮抗作用　333
　——拮抗薬　58
　——作動薬　55, 59, 60, 364
　——刺激性アデニレートシクラーゼ　44,
　　45, 54, 62
　——自己受容体作動薬　337
　——受容体遮断作用　349
　——伝達路　335
　——抑制性アデニレートシクラーゼ　50
　抗——作用比　335
　選択的——遮断作用　335
　選択的——放出促進作用　91, 92
　分裂病の——仮説　42, 61, 335
ドパミン受容体　42, 56, 86, 394
　——異常　61
　——結合実験　46
　——測定　61
　——，三複合体モデル　48
　——の発見　43
　——の分子生物学的研究　70
　——の分類　44, 50, 71
ド・ラ・トゥーレット症候群　519
トリプトファン　117, 118

な　行

内因性精神病　515
内因性治療物質　336
内分泌症状　376
二重盲検試験　288, 305
日本標準商品分類　34
ニュールンベルグ原則　293
ニューロテンシン受容体　116
乳癌の危険　374
乳汁分泌　54
　——症候群　130
尿酸低下作用　376
尿認知行動療法 (CBT)　605, 615
認知療法　607, 608, 609, 621
脳炎後遺症　454
脳室拡大　372

脳損傷，非可逆的　372
脳代謝賦活薬　513
脳電気活動図　369
脳内実験　91
脳内透析実験　89, 91
脳の糖代謝　369
脳波異常　513
脳波への影響　369, 376
ノルアドレナリン欠乏うつ病　133

は　行

パーキンソニズム　365, 370, 371, 377, 403,
　404, 426, 464, 585
　重症——　465
パーキンソン病　43, 58
パーキンソン薬　425, 427
　抗——中断試験　429
　抗——の併用　428
パーキンソン類似状態　407
パーソナリティ障害　532
背外側線条体　93, 95
配偶者療法　608, 627
肺梗塞　371
排泄　261
バイタルサイン　508, 516
白内障, 老人性　555
発熱療法　8
抜毛症　628
パニック障害　625
パニック発作　624, 625
バルビツール酸　167
反 (非) 社会的異常行動　540
ハンチントン舞踏病　365
汎適応症候群　8
ヒスタミン　108, 122
　——作動性神経　122
　——H_2 受容体阻害作用　129
　——シナプスの概略図　123
皮膚壊死, 栄養障害による　372
皮膚炎, アレルギー性　494
皮膚炎, 脂漏性　370
皮膚症状　370
皮膚電気反応　370
肥満　372, 376, 552

――者　630
評価尺度　290
広場恐怖　618
　　パニック障害を伴う――　627
不安障害　535
　全般性――　627
フェノチアジン誘導体
副甲状腺機能低下　495
副作用，心循環系　370
副作用，中枢神経系　371
副作用の発生機序　365
腹側被蓋野（A 10）　92, 93, 94
フサリン酸　132
腹膜灌流　549
ブチロフェノン誘導体　17
不登校　509, 517
プライバシー権　310
プラセボ　286, 304, 305, 340, 406
　　――効果　303, 304
　　――の心理・生理作用　287
　　――反応率　288
　　活性――　305
　　活性（不活性）――との比較試験　340
　　真の意味の――　305
　　二重――　624
プロスタグランジン　113
プロテインキナーゼ C　125
プロパンジオール　167
プロベネシド　114, 115
ブロム剤　549
プロラクチン　45, 53, 54, 376
　　――産生腫瘍　374
　　――反応　383
分子種　263, 264
分子生物学的研究　70
分布　260
分布容量　548
分離不安障害，神経遮断薬による　518
分裂感情病　430
　　――の抑うつ型　434
分裂情動性精神病　346
分裂病　338, 399, 515, 528, 631
　　偽神経症性――　347, 361
　　残遺――　434

遅発――　489
治療抵抗性――　77, 85, 89
　　――陰性症状　578
　　――再発　462
　　――死後脳　61
　　――と内科疾患における新旧治療法の比較　348
　　――に対する効果の特異性　348
　　――に対する実験的薬物療法の試み　334
　　――の家族療法併用　603
　　――の基本症状　350
　　――の自然再発率　354
　　――慢性例　430
平均滞留時間（mean residence time, MRT）　204
併用禁忌　266
併用療法　591
ヘミコリニウム　121
ヘルシンキ宣言　293
ヘルニア，裂孔　555
辺縁系　93
ベンゾジアゼピン　364, 623
　　――受容体の発見　336
　　――併用　570
　　――誘導体　23
　精神病への――単独治療　564
ベンゾジアゼピン系薬物
　　――の血中濃度　221, 222
　　――の代謝経路　220
　　――の薬物動態　219
抱合反応　198
縫線核　93
暴力行為　569
訪問医療　463
ホスホリパーゼ C　72
勃起症，持続性　372

ま，や，ら，わ行

マイネルト核　121, 122
マラリア発熱療法　8
無作為割付け　286
ムスカリン受容体阻害差用　129
無精液症　372
夢中遊行　586

索　引　663

──症　371
免疫測定法　205
モーメント解析法　204
網膜色素変性　366, 371, 375, 376, 382
持ち越し効果　520
モノアミン酸化酵素阻害型抗うつ薬　21
モノアミン酸化酵素阻害薬（MAOI）　22, 106, 512
模倣言語の獲得　513
森田療法　7
薬原性精神障害　499
薬動力学的相互作用　259, 262
薬物依存　364, 527
　医原性の──　535
薬物総クリアランス　201
薬物相互作用　574
薬物代謝　548
薬物代謝酵素　261
薬物動態学　480
薬物動態学的相互作用　259, 435
薬物投与の一般経路　196

薬物の非治療的，実験的使用　527
薬物療法と精神療法　306, 590
薬力学　487
有機アニオン輸送系　261
有機カチオン輸送系　261
遊戯療法　504
陽性症状　80, 85, 351
抑うつ　365, 385, 420, 579
予後改善効果，長期　357
予約カードシステム　469
ラウオルフィア・セルペンチナ　324, 325, 359, 365
リエゾン精神医学　539
リスボン宣言　311
離脱期精神病　364
離脱症状　376
臨床試験　278
レシプローカルモデル　50
老年者と向精神薬　480
　──処方の原則　498
老年精神薬理学　480

精神治療薬大系　上巻

2001年10月2日　初版第1刷発行

監　　修　三浦貞則
発 行 者　石澤雄司
発 行 元　㈱ 星 和 書 店
　　　　　東京都杉並区上高井戸1-2-5　〒168-0074
　　　　　電　話　03 (3329) 0031（営業部）／ (3329) 0033（編集部）
　　　　　ＦＡＸ　03 (5374) 7186

　©2001　星和書店　　Printed in Japan　　　ISBN4-7911-0455-2

セロトニンと 神経細胞・脳・薬物	鈴木映二 著	A5判 264p 2,200円

〈スタールのヴィジュアル薬理学〉 抗精神病薬の精神薬理	S.M.Stahl 著 田島、林 訳	A5判 160p 2,600円

〈2001年 改訂新版〉 こころの治療薬ハンドブック	青葉安里、 諸川由実代 編	四六判 224p 2,600円

向精神薬の等価換算	稲垣、稲田 藤井、八木 他著	四六判 164p 3,300円

〈臨床精神薬理 第4巻増刊号〉 不眠症の適切な治療と 期待される睡眠薬	「臨床精神薬理」 編集委員会 編	B5判 184頁 3,400円

発行：星和書店　　　　　　　　　価格は本体(税別)です

こころのくすり 最新事情	田島治 著	四六判 160p 1,800円
初回エピソード精神病	Aitchison, Meehan, Murray 著 嶋田博之、藤井康男 訳	四六判 200p 2,600円
実践 漢方医学 精神科医・心療内科医のために	山田和男 神庭重信 著	四六判 200p 2,600円
漢方医学の知識	慶應義塾大学病院 漢方クリニック 監修	A5判 356P 3,800円
薬物脳波学の進歩	Krijzer, Herrmann 編 山寺、木下、千葉 監訳	B5判 278p 5,800円

発行：星和書店

価格は本体(税別)です

M.I.N.I.
精神疾患簡易構造化面接法

シーハン、ルクリュビュ 著
大坪、宮岡、上島 訳

A4判
56p
2,800円

薬原性錐体外路症状の評価と診断
DIEPSSの解説と利用の手引

八木剛平 監修
稲田俊也 著

B5判
72p
4,252円

向精神薬：わが国における20世紀のエビデンス

稲田俊也 編

A4横判
152p
4,600円

陽性・陰性症状評価尺度マニュアル

S.R.ケイ 他著
山田寛 他訳

B5判
78p
5,000円

依存性薬物と乱用・依存・中毒
時代の狭間を見つめて

和田清 著

A5判
184p
1,900円

発行：星和書店　　　　　　　　　価格は本体（税別）です